예지성 있는 심미보철

아름다운 치아수복을 위한 프로토콜

Protocols for Predictable Aesthetic Dental Restorations

저 자

Irfan Ahmad

역 자

오 영 학

남 궁 혁

현 석 환

김 은 희

대한나래출판사

DaehanNarae Publishing, Inc.

Deokwon Bldg. #202
102-65 Yongdu-dong
Dongdaemun-gu
SEOUL 130-820, KOREA
TEL: +82-2-922-0840
FAX: +82-2-922-0841
E-mail: dhpub@chol.com
Website: www.dhpub.com

Translation of Protocols for Predictable Aesthetic Dental Restorations
by Irfan Ahmad

ISBN 978-89-5741-088-2

Printed in Korea

추천사

나는 항상 심미치과를 비롯하여 "미"를 가르치는 사람은 예술적인 "눈"을 가져야 한다고 생각해왔다. 내 생각으로 Irfan Ahmad는 이러한 요구를 충족한다. 내가 그를 처음 보았을 때 나는 심미로 분류된 모든 것에 대한 그의 이해와 관심에 깊은 인상을 받았다. 그러므로 Ahmad 박사가 "예지성 있는 심미보철[Protocols for Predictable Aesthetic Dental Restorations]"을 저술한 것은 적절한 일이다. 기초 및 고급 과정의 심미에 대한 그의 접근은 기반이 잘 다져져 있다. 아마도 우리들 중 누군가는 특정한 술식에 대해 나름대로의 방법을 가지고 있을 것이다. 그럼에도 불구하고 같은 목적을 성취하기 위해 여러 방법이 있다는 걸 이해한다면 Ahmad의 독특한 접근 방법은 우리의 관심을 끌 만한 충분한 이유가 있다. 그의 기막힐 만큼 훌륭한 사진들은 창조적이면서도 교육적이며 단계적 접근을 하고 있어서 이해하기 쉽다. 우리는 스스로 자신이 새로운 기법을 창안하였다고 자임하는 임상가들을 자주 보지만 많은 경우 그들은 그들의 주장을 뒷받침할 근거를 충분히 제시하지 못하고 있다. 그러므로 Ahmad 박사가 그의 예술적인 재능을 뒷받침하는 근거에 기반한 원리를 제시하는 것을 보는 것은 신선한 일이다. 우리 직업의 특성에는 기능적 및 심미적으로 목적했던 결과를 이루고 환자를 만족스럽게 하는 일반적 목표를 얻기 위한 능력이나 기술을 누구나 똑같이 갖고 있지는 못하다. 그러므로 Ahmad 박사가 그의 심미적 목표를 이루기 위해 사용하는 독특한 방법들을 발견하는 일은 신선하면서도 공부가 되는 경험이 될 것이다.

내가 "Esthetics in Dentistry" 초판을 낸 지 30년이 넘었다. 이 책은 치의학의 전문과목 사이에서 중요한 부분뿐만 아니라 전체적으로 심미적인 기법들을 처음으로 포괄적으로 서술한 책이었다. 사실상 거의 모든 치의학의 과목별 전문가들과 작업하면서 이러한 개념은 진단과 치료계획에 있어 일반적인 치료의 표준으로 삼아야 할 것으로 궁극적으로 받아들여져 왔다.

Ahmad 박사는 이러한 개념을 잘 이해하고 있다. 그래서 그는 그의 저술 대부분을 그와 우리가 어떻게 완전-도재 보철물을 더 큰 성공의 길로 이끌 수 있는 지에 대한 세부적인 사항을 설명하는 데 쓰고 있다. 내가 첫 번째 저술에서 한 바와 같이 Ahmad 박사도 성공적인 수복물을 위해서 필수적인 6단계의 치료과정 하나하나에 저서의 각 장을 할애하고 있다. 각각의 단계에 저술의 전체적인 장(chapter)을 할애하는 것에는 중요한 교훈이 있다. 그것은 더 효과적이거나 더 좋은 다른 방법을 배우기 위한 것이 아니라 단계의 각각은 독립적인 전체라는 것이다. 이는 세부사항에 대한 관심에 적절한 시간을 소모하도록 기억을 계속 일깨워주며 결국 우리가 수복물의 각각의 단계에 최선을 다하도록 하게 해준다. 평범한 수복물과 비범함 수복물의 차이를 만드는 것은 세심한 부분에 대한 이러한 관심에 달려 있다. Ahmad 박사는 이러한 차이를 알고 있으며 나는 그가 우리 모두와 그 차이에 대해 공유하고자 하는 것에 너무나 기쁘다.

Roland E. Goldstein, DDS

서문

이 책의 목적은 임상가들에게 자연치와 사실상 구별되지 않는 심미적인 치과수복물을 만들 수 있는 지식을 제공하기 위한 것이다. 심미치과학은 환자의 바램과 임상가의 경험 그리고 도재기공사의 예술적이고 기술적인 숙련도에 영향을 받기 때문에 쉽게 파악하기 어렵다. 심미는 예술과 과학 사이의 애매한 경계에 위치한다. 예술로는 심미적인 수복물을 만들어 내기에 충분하지 않고, 과학만으로는 만족스런 결과를 얻어내기 어렵다. 그러나 심미적 수복물에 필요한 임상 술식은 과학적 연구의 결과로 이루어진 생물학적인 개념에 기반하여 이해할 수 있을 만큼 명확해야 한다. 건강과 기능 그리고 심미의 3요소를 만족시키면서 임상가와 도재기공사는 주위의 경 · 연조직과 조화로우면서도 견고한 보철물을 만들어내어야 한다. 치과수복물의 외형은 주관적인 반응을 일으킨다. 어떤 이에게는 천국이, 다른 이에게는 지옥이 될 수 있는 것이다. 심미는 기술(craft)이 아니라 열정(passion)이며, 가르칠 수 있는 것이 아니라 탐색해야 하는 것이다. Carl Jung에 따르면 "자신의 열정이 만든 지옥을 경험하지 않은 자는 결코 그것을 극복할 수 없다"고 했다.

이 책의 구성은 치료계획에서부터 접착으로 완성될 때까지의 임상적 여정의 순서로 되어 있다. 이러한 시작과 끝 사이에 끼어 있는 장들은 독자들로 하여금 심미적 수복물의 길에서 성공적인 결과를 얻을 수 있도록 인도할 것이다. 대부분의 장은 과학적 논거로 시작해서 실제적인 치료과정을 위한 논리가 적용되는 임상증례로 마무리된다. 학습의 과정은 때때로 번거롭게 보이는 반면, 일단 숙달된 기술은 예견이 가능하고 기능적이며 오래 가는 심미적인 수복물을 만드는 걸 촉진할 수 있다. 더욱이 이 책에 채택된 체계적인 접근은 환자의 감사를 얻게 해주고 임상적 만족을 줄 것이다. 나는 의심할 바 없는 심미치과학의 선구자인 Ronald Goldstein에게 은혜를 입었다. 그리고 Bernard Touati와 Nitzan Bichacho의 자극에 힘입어 이 일을 해 낼 수 있었다. 뿐만 아니라 이 프로젝트를 위해 많은 저명한 임상가들이 직간접적인 도움을 주었다. Avishai Sadan, Gerard Chiche, Marcus Blatz, Tom Trinkner, William Liebenberg, Alan Gluskin, Homa Zadeh, Fereidoun Daftary, Stefano Gracis, Mauro Fradeani, Douglas Terry, Stephen Hancocks, Rafi Romano, Galip Gurel, Alan Sidi, Eric Van Doreen, Youval Elyat, Ervin Weiss, Nitzan Fuhrer, Ilan Gilboa, 그리고 유럽심미치과학회 회원과 Dentology study group의 회원, 특히 임상가와 한마음으로 5년 동안 Dentology의 기초를 세운 Sanjay Sethi에 감사한다.

Stephen Chu의 지원과 우정에 특별한 감사를 전하고 싶은데 색에 대한 그의 책은 이 책의 4장에 영감을 던져 주었다. 나는 또한 기공 작업물을 통해 재능을 보여준 Willi Geller(Maestro), Gerald Ubassy, Jason Kim, Paul Sturridge, Jean Marc Etienne, John Hubbard, David Korson 등의 도재기공사들에게 고마움을 표하고 싶다. 나의 절친한 친구들인 Karl Theis, Magnus Persson, Ann-Louise Holding, Hina Halai, Sital Petel, Bob Muggleston, 아버지 Mansur Armad, 돌아가신 어머니 Bilqis Bibi, 숙모 Razia Khanum, 동생들인 Ayesha와 Samina의 도움이 없었다면 이 일을 끝내지 못했을 것이다. 나는 또한 친절하고 열정적이며 나와 내 아내가 도움이 필요할 때 항상 도움을 준 Omowunmi Braithwaite에게 고마움을 전한다.

끝으로 이 작업을 완결시키기 위해 고된 작업을 해 준 Blackwell출판사의 Caroline Connelly와 모든 직원들에게 감사한다.

Irfan Ahmad

역자 서문

치과진료에 있어서 심미적인 부분은 세월이 흐를수록 더욱 중요해지는 것 같습니다. 그래서 그런지 심미보철에 대한 치과의료 종사자들의 관심이 높고 환자들의 심미에 대한 요구 또한 나날이 높아만 가는 것 같습니다. 이에 부응하여 심미보철수복에 대한 많은 책들이 소개되고 이론이 정립되고 있습니다. 그러나 심미의 기본은 건강하고 기능적이어야 하는데 이 부분에 대한 구체적인 안내를 하고 강조하는 책은 접하기 쉽지 않았습니다. Irfan Ahmad의 "Protocols for Predictable Aesthetic Dental Restorations"는 건강과 기능 및 심미에 대하여 체계적으로 서술하여 이론과 임상 증례를 쉽게 접할 수 있도록 구성되어 있습니다.

좋은치과네트워크에서는 지난 겨울 Irfan Ahmad의 "Protocols for Predictable Aesthetic Dental Restorations"를 선택하여 심미보철수복 세미나를 했는데 책의 내용이 너무 좋아 많은 치과의사, 치과기공사 및 기타 치과의료 종사자들이 공유하는 것이 좋을 것 같아 대한나래출판사에 번역을 제안했습니다. 일단은 그 내용이 체계적이고 기본이 되는 건강과 기능을 강조한 진정한 의미의 심미수복 안내서였기 때문입니다. 흔쾌히 허락해주시고 헌신적으로 도와주신 데 대해 진심으로 감사드립니다. 이 책이 건강과 기능에 바탕을 둔 심미보철수복에 관심이 있는 치과의료 종사자들에게 많은 도움이 되리라고 확신하며 정독하여 각자의 진료환경에 맞는 심미보철 프로토콜을 재정립하는 계기가 되기를 바랍니다.

이 번역서는 좋은치과를 만들려는 사람들의 작은 결과물입니다. 이 책을 번역하는데 많은 도움을 주신 김경신 선생님과 최정원 선생님 그리고 세미나에 참석해주신 여러 선생님들께 진심 어린 감사의 마음을 전합니다. 부족한 점이 많이 있는데 너그러운 마음으로 봐주시고 따끔한 지적을 기대합니다.

2007년 봄기운 속에서

역자 일동

목차

목차

목차

Chapter 1

치료계획 - 평가, 계획 및 치료

Treatment planning - assessment, planning and treatment

학문적이고 교훈적인 과학지식을 실제 임상에 적용하는 일이 바로 치료계획이다. 이러한 목표를 달성하기 위해서는 평가, 계획, 치료라는 체계적인 접근이 필요한데 영어 약자로는 APT(assessment, planning and treatment)로 표현할 수 있다(그림 1-1). 심미치료를 할 때는 다른 치과치료와 다르게 특별한 접근방법이 필요하다. 예를 들면 근관치료의 술식은 감염원을 제거하고 근관을 밀폐하는 것으로 환자의 의견이 거의 또는 전혀 필요하지 않다. 사실 환자는 치료방법은 염두에 없고 증상이 사라지는 것만을 의식할 뿐이다. 반면에 심미치료의 결과는 매우 주관적이어서 환자가 치료과정에 능동적으로 참여하게 된다. 환자나 환자의 가족, 친구들이 전치부 심미보철의 색, 형태, 특징을 평가할 수밖에 없다. 따라서 임상가는 이러한 도전을 극복하는 심미치료만의 특별한 술식을 채택하여 환자의 반대나 만족스럽지 못한 결과를 피해야 한다.

다음 항목들이 갖추어져야 심미치료를 성공적으로 수행할 수 있다:

- 시간
- 능력
- 지식
- 기술
- 경험
- 인내심

이러한 자질이 없이는 심미치료는 불가능하며 성공적일 수도 없다. 심미치료의 목적을 달성하기 위해 APT와 같은 체계적인 접근으로 성공 가능성을 높이고 실패를 줄이도록 한다.

평가(Assessment)

치과의사와 환자가 서로 대면하는 첫 번째 상담에서부터 평가는 시작된다. 치과의사는 이 상담에서 일반 진료와 같은 시간당 수입을 기대할 수는 없지만 결국엔 그만한 가치를 얻게 된다. 이 첫 만남은 매우 심리적인 것으로 치과의사는 환자의 인격, 감정적 특성, 환자가 필요로 하는 것을 파악하고 환자는 치과의 분위기와 진료팀을 신뢰할 수 있는지를 판단한다. 이 만남을 통해 성공적인 치과의사 - 환자 관계가 가능할 것인지가 결정되므로 치과의사는 부정적이고 권위적이기보다는 공감하는 자세와 진실한 태도를 취해야 한다.[1] 심미치료는 종종 여러 단계의 치료계획이 수반되어 치료기간이 길어질 수 있기 때문에 상호존중 관계가 형성되어야 하고, 전 치료기간에 걸쳐 유지되어야 한다. 상호존중과 협력이 이루어지지 않으면 임상기술과 진료팀의 노력에 상관없이 치료는 실패하게 될 것이다.

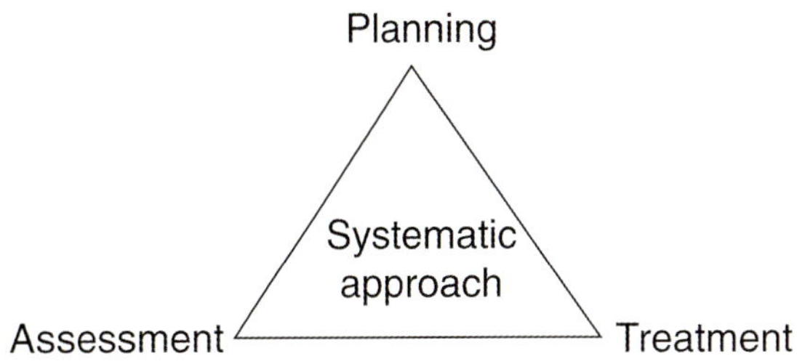

그림 1-1. 치료계획에 체계적으로 접근하기 위한 APT 모델(평가〔assessment〕, 계획〔planning〕, 치료〔treatment〕).

다음 내원은 시간이 더 오래 걸리는데 여러 가지 검사로 정보를 수집하게 된다. 특정한 검사를 위해 병원이나 전문 클리닉으로 환자를 보낼 경우 정보수집은 한 번의 내원으로 끝나지 않을 수도 있다. 정보수집 과정은 병력청취, 검사, 기술적 검사로 나뉜다. 물론 환자의 증상에 상관없이 모든 항목이 모든 환자에게 필요한 것은 아니다. 아래에 각 항목의 특징과 목록을 나열하였다.

(1) 병력:

- 의과 병력 – 당뇨, 저하된 면역 반응, 복용중인 약
- 위험 병력 – 의과적(구강건조증, 당뇨, 면역 억제), 유전적(치주 질환과 치아우식증), 사회(문화, 생활방식의 우선순위), 불소(인구통계학), 지위(사회경제적, 교육), 환경(직업적인 위험), 장애(다운증후군, 간질), 습관(흡연, 치태조절 불량, 빈랑나무열매저작)
- 식이 병력 – 감량 식이요법, 위산 역류, 폭식증

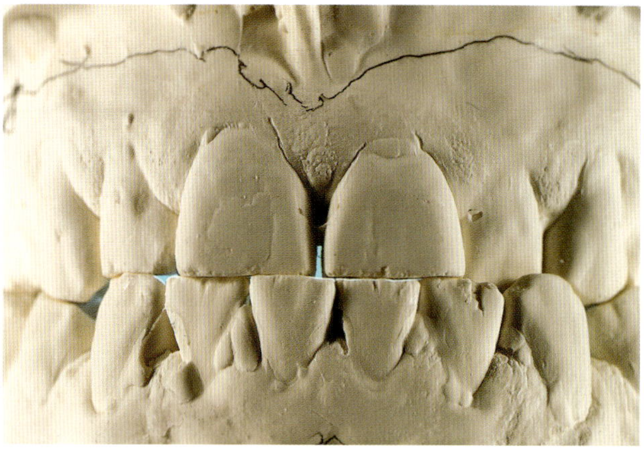

그림 1-2. 낮아진 교합 고경을 보여주는 술전 모형.

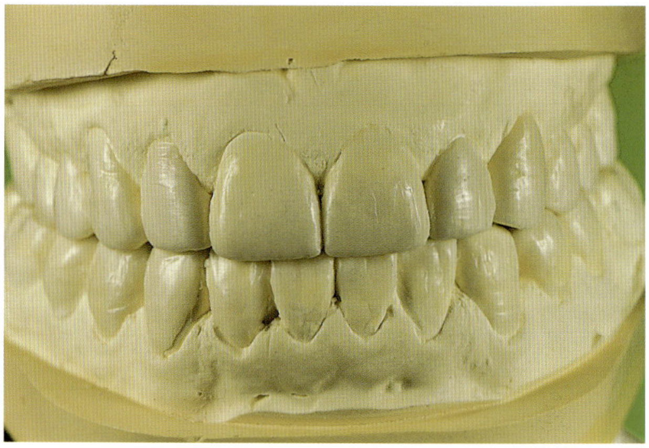

그림 1-3. 그림 1-2의 환자에서 교합 고경을 높인 진단용 납형(Gerald Ubassy의 기공작업, 프랑스).

- 치과 병력 – 치과내원 상황, 이전에 받은 치료, 이전 치과의사한테 받은 기록, 치과공포증, 치료 우선순위, 구강 위생

(2) 검사:

- 문진 – 초기 상담(환자의 말을 듣고 평가하여 주소를 결정할 뿐 아니라 환자의 개성, 기대, 바라는 바를 판단한다)
- 시진:
  - 구외: 안모 대칭성, 안모형태, 입술의 구와 열, 골격의 윤곽, 근육상태, 림프절, 발음
  - 심미: 미소선(smile line), 미소 지을 때 잇몸의 노출 정도, 미소 지을 때와 안정위에서 치아의 노출 정도, 치아의 형태와 색과 질감
  - 구내: 연조직 병소, 혀의 크기, 편도가 커서 기도를 막아 생기는 호흡형태, 혀 내밀기 습관 등은 전치부 보철물을 방해할 수 있다. 치아우식증, 치주조직의 생체형, 부착치은의 폭, Misch 분류에 따른 무치악 치조제의 형태[2], 악궁의 형태(전후방, 측방), 총생과 공극, 대합치와의 간격(과맹출 검사), 과두의 변위, 발치로 인한 치조골 소실, 치아의 마모(미란, 교모, 마모, abfraction), 치아 파절(투과광으로 검사)
  - 교합평가: 중심교합위(CO), 교두감합위(CR), 측방유도(lateral guidance), 전방유도(anterior guidance), 수평 및 수직피개, Spee 만곡과 Wilson 만곡, eccentric contacts, 이갈이, 불량 보철물
- 촉진 – 근육 촉진, 악관절, fremitus, 치아 타진(근관 평가)
- 기록 – 문진, 시진 결과를 기록한다. 환자의 심미에 대한 기대를 확인하기 위해 설문지를 이용한다. 여기에는 환자가 중요하게 여기는 심미적 측면, 예를 들어 색, 모양, 치아의 배열 등에 대한 질문이 포함되어야 한다.

(3) 기술적 검사:

- 교합기에 부착된 진단 모형
- 교합기와 하악 운동 분석기 (jaw movement/registration analysers)
- 진단용 납형(그림 1-2, 1-3)
- 방사선 사진(현재의 것과 이전 치과의사로부터 받은 것)
- 사진 기록(구내 카메라와 35mm 카메라)
- 스캔: CT, linear tomography, 임플란트 치료계획을 세우면서 치조골의 협설 폭과 길이를 평가하기 위한 interactive CT(그림 1-4, 1-5), TMJ 진단을 위한 MRI
- 색조(shade) 분석: visual, digital, 기공사 방문(4장 참조)

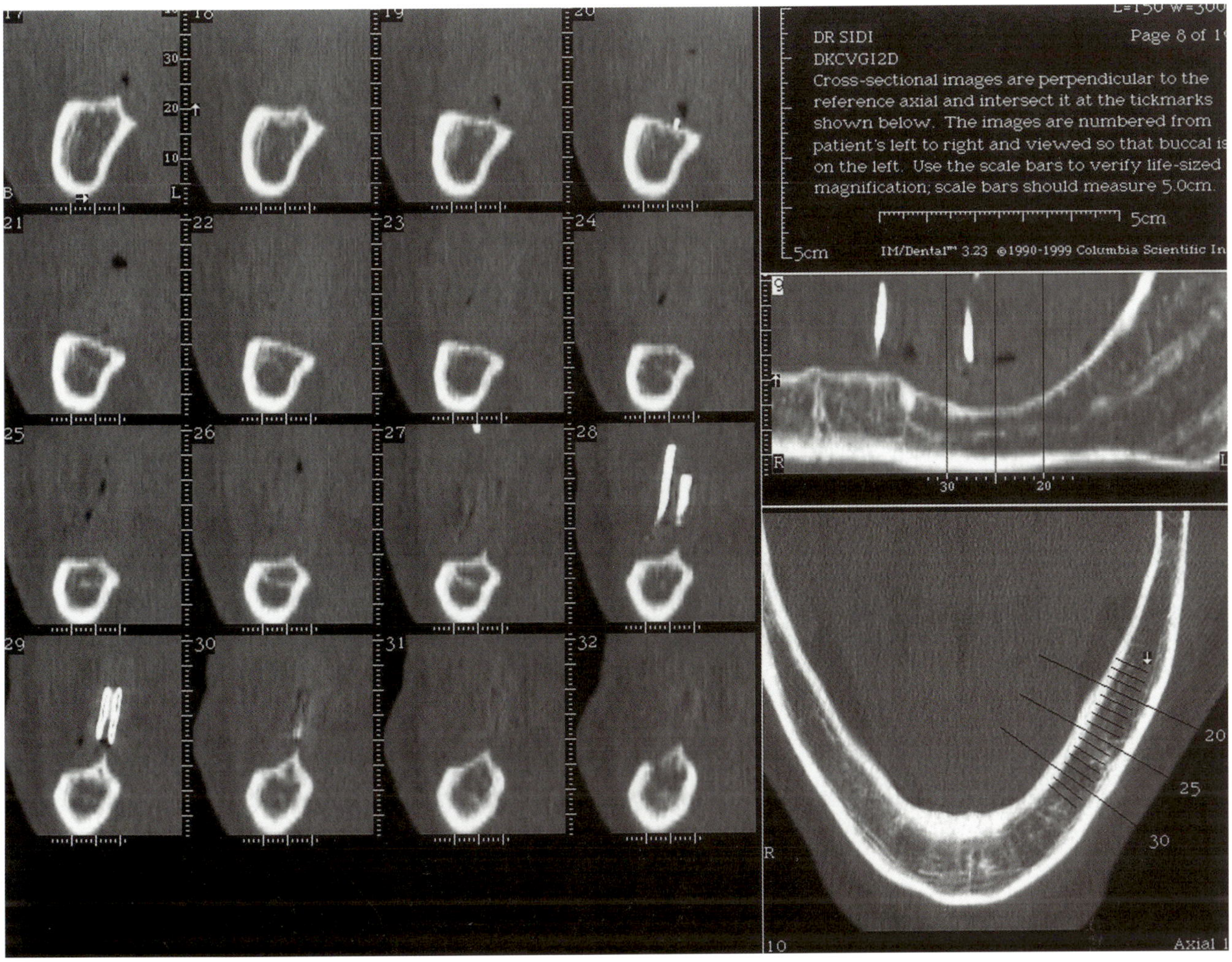

그림 1-4. 임플란트를 식립하기에 불충분한 골을 보여주는 CT scan(image courtesy of Dr. Alan Sidi, UK).

- 치아우식증, 치주검사(도구나 약재를 이용함)
- 치수 생활력 검사(냉온검사, 전기치수검사)
- 세균검사, 생검

계획(Planning)

초기 상담과 병력 청취, 검사, 테스트를 마쳤다면 다음 단계는 계획을 세우는 것이다. 이 계획 단계는 진단, 위험 평가(risk assessment), 근거에 입각한 의사결정(evidence-based decision making), 그리고 치료계획을 환자에게 제시하고 설명하는 과정을 포함한다.

진단(Diagnosis)

임상가는 진단을 내리기 전에 모든 정보를 일관되고 논리적인 방법으로 종합하여 환자의 의과적, 치과적 상태를 마치 퍼즐을 맞추는 것처럼 그림으로 그려내야 한다. 임상가의 경험에 의거해 중요하지 않은 정보는 버리고 적절한 정보는 추려내면서 진단과정이 시작된다.

진단은 계획을 세우는 데 전제가 되며 어떤 치료보다도 먼저 이루어져야 한다. 진단은 단지 현재의 증상적 징후에만 국한되지 않고 병의 원인까지도 포함한다.

최종적인 진단은 치료를 시작하기에 앞서 필수적이다. 예를 들면 파절된 치아나 보철물을 대체 수복물로 수리하는 것만으로는 불충분하다. 성공적으로 수복하려면 왜 파

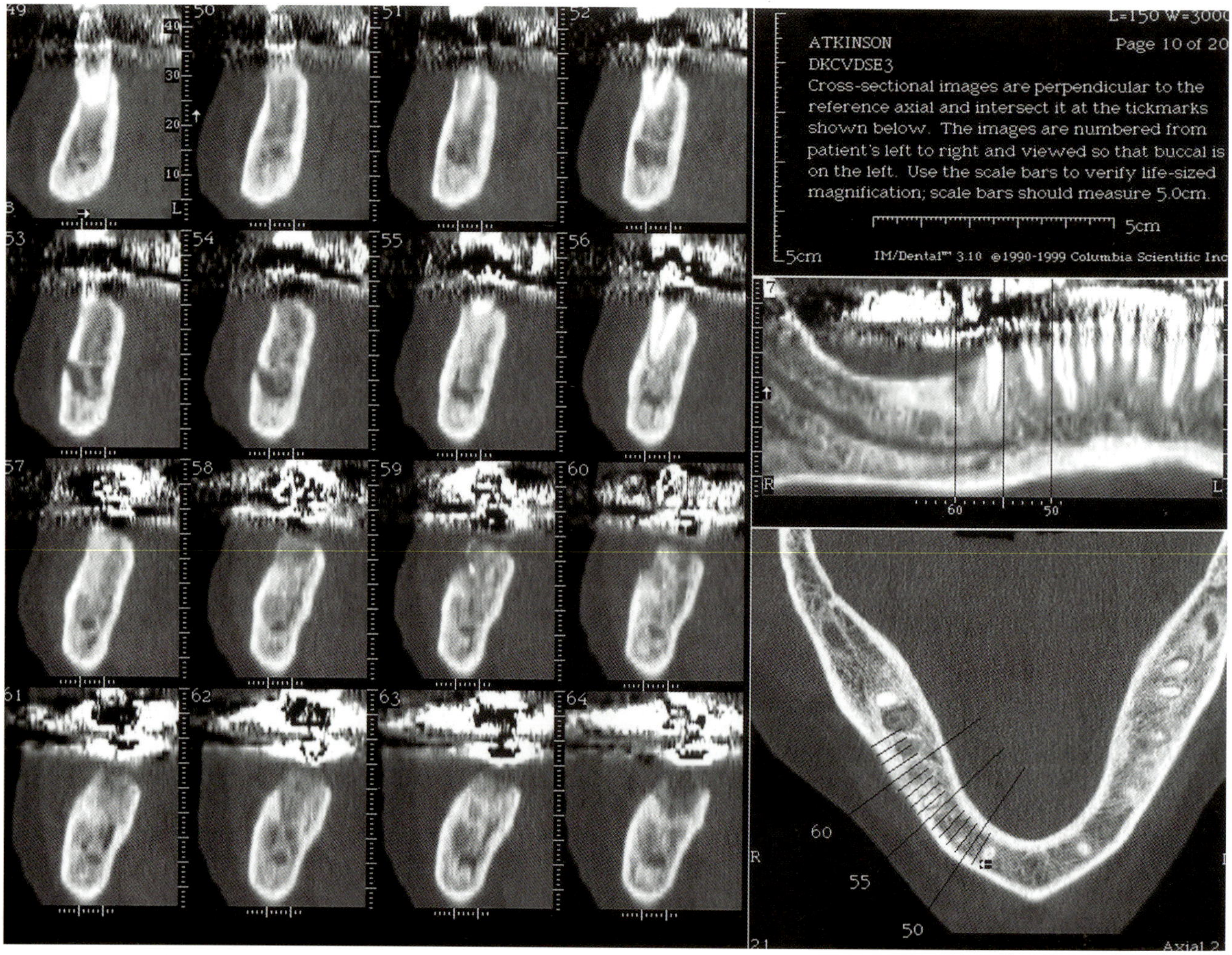

그림 1-5. 임플란트 식립에 충분한 골을 보여주는 CT scan (image courtesy of Dr. Alan Sidi, UK).

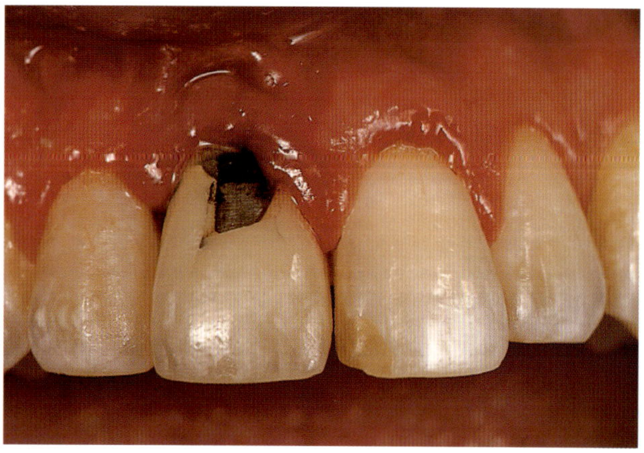

그림 1-6. 도재가 떨어져 나간 금속-도재 보철물.

절되었는지 그 원인을 아는 것이 필수적이다(그림 1-6). 수복을 권하기 전에 교합이상, 치주질환, 근관치료 상태 등과 같은 요소들을 검사해 원인을 규명하고 이를 먼저 치료해야 한다.[3]

위험 평가(Risk assessment)

현재 임상가가 행하는 대부분의 위험 평가는 매우 주관적이어서 일관성이 없으며 정확하지 못하다. 이는 대개 질환의 심각성을 과소평가하는 결과를 낳아서 후에 더 복잡하고 비싼 치료가 필요하게 만든다. 위험 평가의 목적은 치료계획을 환자 개개인의 구강상태의 특성(dental profile)에 맞춤으로써 수복중심의 치료형태(repair model)에서 건강중심의 치료형태(wellness model)로 나아가게 하는 것이다. 이로 인해 질병의 재발을 줄이고 장기적으로 구강건강을 유지하게 될 것이다.

많은 연구에서 양대 구강질환인 치아우식증과 치주질환은 예방할 수 있다고 말하고 있다. 이러한 주장은 위험을 인지하여 위험을 줄이고 적절한 예방 수단을 마련할 수 있다는 데 기초하고 있다.[4] 예를 들어 중증의 치주질환이라는 진단은 치주질환의 위험성이 높다는 것을 의미하지는 않는다. 진단은 현재의 임상검사 결과를 평가하는 반면, 위험 평가는 미래의 질환형태를 평가하고 예상한다. 즉, 전통적인 진단은 이차원적(임상검사와 방사선 사진)이기 때문으로 질환의 정도만 나타낸다. 세 번째인 위험 평가가 생략된 것이다. 치주질환의 삼차원적인 진단은 다음을 포함한다(그림 1-7):

- 임상 검사
- 방사선 사진 평가
- 위험성 예측

이차원적인 진단을 이용하면 모든 환자는 예측할 수 있는 위험성과는 관계없이 똑같은 치료를 받게 될 것이다. 그러나 개개 환자의 위험성을 포함해 삼차원적인 진단을 하면 이차원적 진단이 같다고 해도 각 환자마다 치료계획이 다르게 된다. 치주적인 위험요소는 임플란트나 심미치료가 고려될 때 특히 중요하다. 위험성이 낮은 환자의 경우는 예방요법으로 충분하며 심미치료나 임플란트 치료의 성공 가능성은 높다. 중등도에서 고도의 위험성을 가진 환자에서는 그렇지가 않아서 치주건강을 확립하고 유지하기 위해 보다 광범위한 치주치료와 잦은 리콜이 필요하다. 그리고 이러한 환자들에게는 치주상태가 유지되지 않을 경우 심미치료와 임플란트의 수명이 크게 제한될 수 있다는 것을 미리 고지하여야 한다.

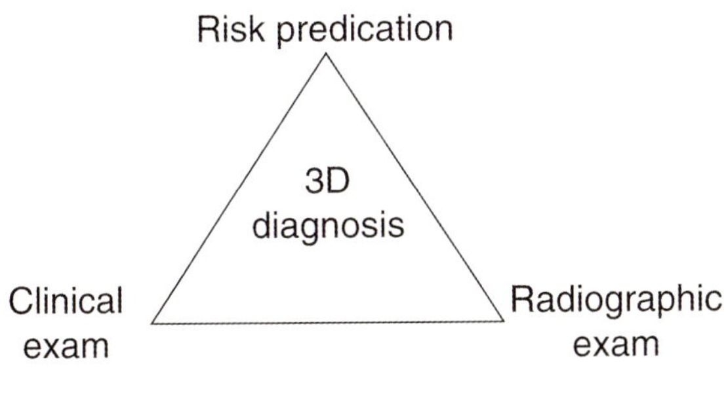

그림 1-7. 삼차원적인 진단 모델.

다음 문제는 얼마나 정확하게 위험성을 평가할 수 있고 예측할 수 있느냐 하는 것이다. 최근 연구에서 전문 임상가들 사이에서도 단지 20% 정도만 평가결과가 일치해 이러한 평가가 그다지 믿을 만하지 않다는 것을 보여 준다. 임상적으로 중요한 것은 검사하는 사람의 판단에 따라 치료가 덜할 수도 있고 과할 수도 있다는 것이다.[5] 그래서 Previser Risk Calculator를 이용한 정량분석이 추천되는데 이는 치주질환의 정도를 1(위험성 낮음)에서 5(위험성 높음)까지의 범위로 세밀하게 예측한다. 이 검사는 최신 컴퓨터 기술을 이용하며 15년 이상 임상적으로 평가되고 있다. 위험성을 평가할 뿐 아니라 현재의 치주 상태를 1(치주건강)에서 100(심한 전반적 치주질환)까지 나타내기도 한다.[6] 이러한 객관적인 평가로 임상가는 위험성에 따라 치료를 수정하고 치주건강을 확립하여 유지하며 후에 더 복잡하고 비용이 많이 드는 치료를 받을 가능성을 줄일 수 있는 단계로 한 걸음 나아갈 수 있게 되었다. 이러한 정량적 분석은 수복(repair) 중심의 치료형태에서 건강관리(wellness) 중심의 치료형태로의 패러다임의 이동이라 할 수 있다.

근거에 입각한 의사 결정과 치료(Evidence-based decision making and treatment)

역사적으로 치의학은 예방법을 강구하는 데 있어서 의학보다 훨씬 앞서 있었다. 치아우식증과 치주질환의 예방치료는 40년에 가까운 과학적 연구와 임상 실험에 의해 확립되었다. 그러나 오늘날 이 분야는 건실한 과학적 기반을 벗어던진 채 검증되지 않은 기술로 포장된 시장논리의 지배를 받고 있다. 이름난 강의에서는 새로 개발된 재료와 장치를 쉽게 추천하며 장기간의 임상적 성공에 대한 근거 없이 환자들에게 사용하도록 한다. 여론을 주도하는 위치에 있는 많은 연자들이 치과 심포지엄에서 강연을 하면서 근거에 입각한 것과는 상관없이 특정한 관점을 반복하여 이야기 한다. 계속하여 반복되는 견해는 정당성 여부와는 상관없이 진실이 되어 버린다.

연자들이 과학적으로 증명된 규칙이나 지침이 아니라 자신들의 임상경험을 피력하고 있다는 걸 미리 주지하면 이러한 접근법도 나쁠 게 없다. 나중에 말하겠지만 임상경험도 근거에 입각한 접근법의 한 부분이다. 하지만 이런 상황에서 동료들과 매체는 전통적인 과학적 접근법을 선호하는 사람들을 낡고 시대에 뒤진다고 혹평한다. 건전한 의사결정을 하기에 신념이 확고하지도 않은 일화와 같은 임상증례를 검토하는 것은 불충분한 일이다.[7]

제조업자들의 관점에서 보면 회사는 새 제품을 소개하여 이윤을 내는 데 열심이고 이는 교육적인 심포지엄을 후원함으로써 치과계로 돌아온다. 더구나 연구는 성가시고 비용이 많이 드는데다가 기간이 길어서 결과가 나올 때 쯤 그 제품은 이미 쓸모가 없어지고 종종 새로운 제품으로 대체된다. 그러면 이런 악순환은 계속 되풀이 된다. 과학적인 접근은 이상적이긴 하지만 혁신과 기술적 발전을 저해한다. 많은 새로운 기술들이 믿을 만한 새로운 제품이 나오기 전에 문제에 직면한다. 궁극적으로 환자의 치료에 영향을 미치는 임상적 결정의 책임은 제조업자가 아니라 치과의사에게 있다. 치료가 잘못되더라도 환자가 제조업자에게 그 책임을 묻지는 않을 것이다. 그러므로 치료가 실패할 경우 비난을 당하거나 업무상 부주의로 제소 당하지 않기 위해서는 치과의사가 근거에 입각한 연구를 바탕으로 적절한 재료를 선택할 의무가 있다. 근거에 입각한 치료는 다음의 세 가지 항목의 조합으로 간결하게 요약할 수 있다(그림 1-8).[8]

- 임상적 지식
- 충실한 과학적 연구
- 환자가 필요로 하는 것과 원하는 것

성공적인 치료는 근거에 입각한 정보와 임상적 판단 그리고 개인적 경험의 조합에 의해 이루어진다. 확실하고 성공적인 결과는 한 가지 요소보다 이러한 조합에 의해 보장된다. 각각의 요소를 살펴보자. 근거에 입각한 정보는 우연에 좌우되는 임상 증례보고 한 가지보다는 무작위적인 임상 실험을 기준으로 한다. 임상적인 판단을 함에 있어서는 적절한 문헌을 읽고 명성 있는 심포지엄에 참석하는 것이 도움이 된다. 마지막으로 개인적 경험이 중요하기는 하지만 이것이 의사결정을 방해하거나 편견이 되어서는 안 된다. 한 환자에게 유용했던 것이 모든 환자에게 공통된 치료법이 되는 것은 아니다.

임상검사 후 가장 적절한 치료법을 선택하는 것은 근거에 입각한 치료법의 세 가지 요소에 영향을 받는다. 임상적 지식과 과학적 연구 그리고 환자가 필요로 하는 것과 원하는 것이 그것이다. 어떤 상황에 처했을 때 바람직한 결과를 위한 해결책은 여러 가지가 있다. 그러나 각각의 방법은 그에 따르는 위험성과 이점에 따라 평가되어야 한다.[9] 예를 들어 상악 전치가 사고로 파절 되었을 때 선택할 수 있는 여러 가지 치료법을 살펴보도록 한다(그림 1-9).

(1) 복합레진으로 직접 수복:

- 장점 – 최소한의 침습으로 가능하며 즉각적이고 경제적이다.

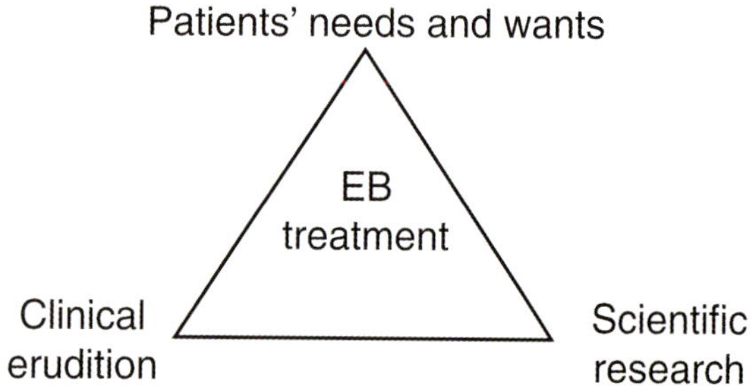

그림 1-8. 근거에 입각한 치료의 구성요소.

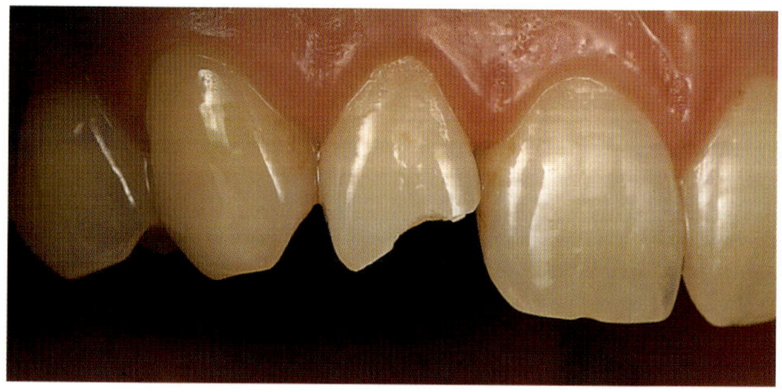

그림 1-9. 외상으로 인한 우측 상악 측절치의 파절.

- 위험성 – 접착과정에 숙련된 기술이 필요하며 착색과 미세누출에 의한 치수감염 가능성이 있고 결과적으로 심미성의 저하, 재수복의 필요성 및 근관치료 가능성이 있다.

(2) 도재 보철물로 수복(베니어 또는 전장관):

- 장점 – 심미성이 뛰어나다.
- 위험성 – 매우 침습적이면서 치료과정이 기술에 민감하다. 치아 삭제 시 외상으로 인해 근관치료 가능성이 있고 인접치와의 조화를 위해 숙련된(따라서 비용이 많이 드는) 기공사가 필요하고 기간이 길어진다. 비용이 많이 들고 부적절한 임상 또는 기공 과정으로 인한 도재 파절의 위험성도 있다.

(3) 발치 후 즉시 임플란트 식립:

- 장점 – 즉각적이고 장래 근관치료 가능성이 없다.
- 위험성 – 외과적 수술이 필요하고 연조직 및 경조직의 치유과정이 예측 불가능해 심미성이 저하될 수 있다. 단일 수복물을 인접치와 조화시켜야 하므로 숙련된(따라서 비용이 많이 드는) 기공사가 필요하고 기간이 길어지며 비용이 많이 든다.

또 다른 예로 근관치료 된 소구치가 치경부에서 파절된 경우를 보자. 근단부에 방사선 투과성 병소가 보이고 화농은 없다(그림 1-10, 1-11). 선택할 수 있는 치료법은 다음과 같다.

(1) 재근관치료 후 치근 내 지지를 얻어 전장관으로 재수복:

- 장점 – 치료술식이 정립되어 있다.
- 위험성 – 재근관치료로 인한 외상과 이미 약해진 치근에 포스트를 하는 데 따른 위험성이 있고 재근관치료 후에도 염증이 다시 재발할 수 있다. 최종 보철물을 위한 유지가 저하된 상태이고 기간이 길어진다.

(2) 치근단 절제 후 치근 내 지지를 얻어 전장관으로 재수복:

- 장점 – 역충전을 하므로 재근관치료로 인해 치근에 외상을 줄 필요가 없다.
- 위험성 – 치근이 짧아져 치근–치관 비율이 나빠지고 최종 보철물을 위한 유지가 저하된 상태이며 기간이 길어진다.

(3) 치관연장술 또는 교정적 정출로 보철물을 위한 유지와 저항을 증가시킴과 동시에 위의 방법 (1) 또는 (2)를 병행:

- 장점 – 최종 보철물 변연 설정을 위해 치근면을 노출시킬 수 있다.
- 위험성 – 치근이 짧아져 치근–치관 비율이 나빠지고 기간이 길어진다.

(4) 발치 후 즉시 임플란트 식립:

- 장점 – 유용하고 예측 가능한 방법이지만, 외과적 수술 경험과 전문성이 필요하다.

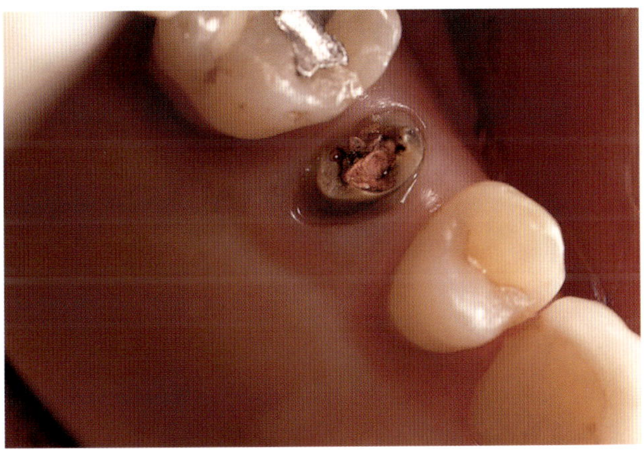

그림 1-10. 근관치료된 제2소구치의 치관 파절.

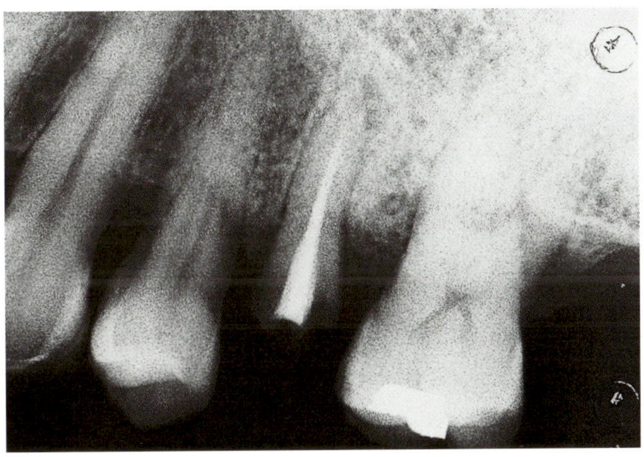

그림 1-11. 얇은 치근 단면과 치근단 방사선 투과상을 보이는 그림 1-10의 방사선 사진.

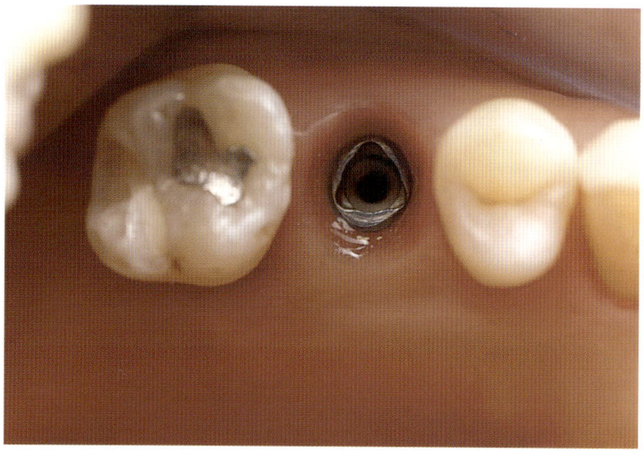

그림 1-12. 외상 없이 발치한 후 즉시 임플란트를 식립(Replace Select, Nobel Biocare).

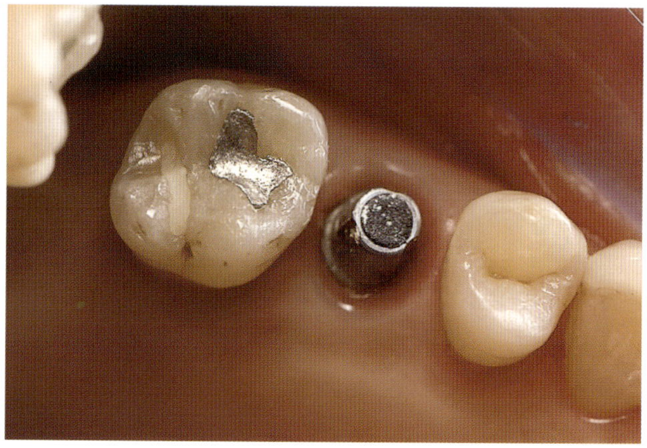

그림 1-13. 즉시 임시 수복물을 하기 전의 지대주.

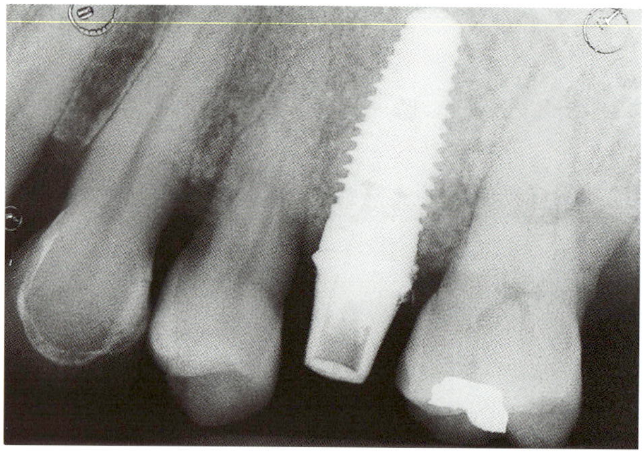

그림 1-14. 골유착을 보여주는 4개월 후의 방사선 사진.

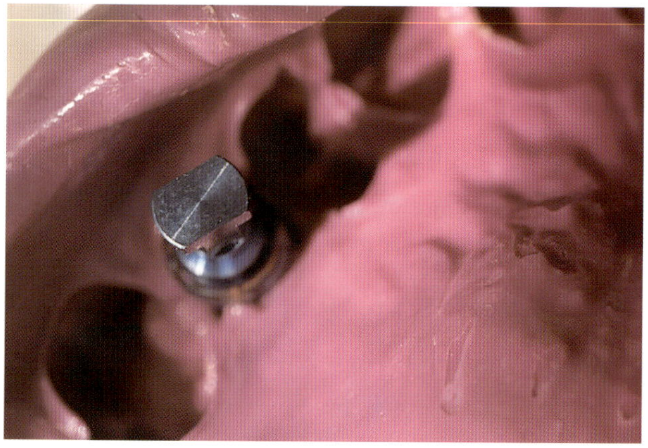

그림 1-15. 최종 보철물을 제작하기 위해 implant analogue를 이용해 인상 채득.

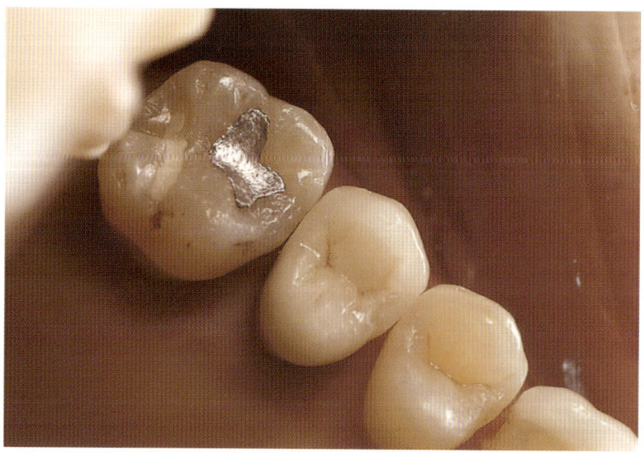

그림 1-16. 완전-도재 보철물이 임플란트에 접착된 상태(그림 1-10과 비교).

- 위험성 – 외과적 수술이 필요하다. 성공적 결과를 위해서는 연조직 및 경조직의 양과 질이 충분해야 한다.

환자는 마지막 치료방법을 선택했다. 첫째, 네 가지 방법 모두 비용이 비슷했다. 둘째, 골과 연조직이 해부학적으로 즉시 임플란트를 식립해 임시 수복물을 장착하기에 적절했고 치근단 부위에 골이 충분하여 비교적 안정적이라고 판단되었으며 임플란트와 치아 사이에 1.5mm의 충분한 간격이 있고 교합간 거리도 충분했다(그림 1-12~16).

가장 적절한 치료계획을 세우는 데는 임상적 검사, 확실한 진단, 위험성 평가가 필요하며 근거에 입각한 접근법(임상적 지식, 충실한 과학적 연구, 환자가 필요로 하는 것과 원하는 것)이 뒤따라야 한다. 근거에 입각한 의사결정과 치료계획을 세움으로써 높은 수준의 진료와 예측 가능한 치료를 하는데 전문가로서의 자신감과 경쟁력을 갖출 수 있게 된다. 근거에 입각한 접근법을 이용할 때는 이 원칙이 실용적인 것임을 이해하는 것이 중요하고 환자가 선호하는 것과 바라는 것 뿐 아니라 자신의 임상경험을 통합하여야 한다.[10]

환자에게 치료계획 제시(Presenting treatment plan proposals to the patient)

치료계획은 일종의 제안이지 군대식 명령이 아니다. 사실 치료는 환자가 확신하지 못한다거나 현재 유행하는 임상형태, 예측하지 못한 문제점 및 경제적인 부담 등의 여러 가지 이유로 변경될 수 있다. 제시된 치료법에 대해 유연성을 가지는 것이 술자의 의무인데, 치료가 진행되면서 계획을 변경하거나 수정하는 것이 바람직하다거나 필요할 수 있다는 것을 처음부터 고지하여야 한다.

치료계획을 제시함에 있어 간결하고 명확하게 말과 글로 소통을 하여야 한다. 방사선 사진과 스캔, 진단 모형, 사진과 같은 시각적인 보조기구들이 말과 글에 신빙성을 더해준다. 새로운 심미치료를 시작할 때는 술자가 행한 치료를 보여주는 것이 종종 어려울 수 있으므로 정보가 담긴 소책자나 치과저널을 이용하는 것이 매우 유용하다. 그렇지만 시간이 갈수록 임상가 자신의 치료 목록이 임상가의 능력에 의심을 갖는 회의적인 환자를 다루는 데 있어 귀중한 자료가 된다. 임상가가 직접 행한 치료결과를 보여주는 것은 환자에게 제시된 치료방법이 임상가가 이전에 했던 것이라는 사실을 확신시킬 수 있다.

많은 환자들이 자신의 구강에서 질환이 진행되고 있다는 것을 모르기 때문에 시각적인 보조기구는 현재의 상태나 잠재적인 문제점에 대해 환자가 스스로 느끼도록 하는데 있어 아주 유용하다(그림 1-17). 시각적인 보조기구는 거울부터 최신의 컴퓨터 소프트웨어에 이르기까지 많은 종류가 있다. 심미치료에 있어서는 치료 전 상태에서부터 심미 분석, 색조 분석, 잠재적인 문제점, 환자의 동의, 술후 결과까지 치료의 매 단계마다 구내, 구외 카메라가 중

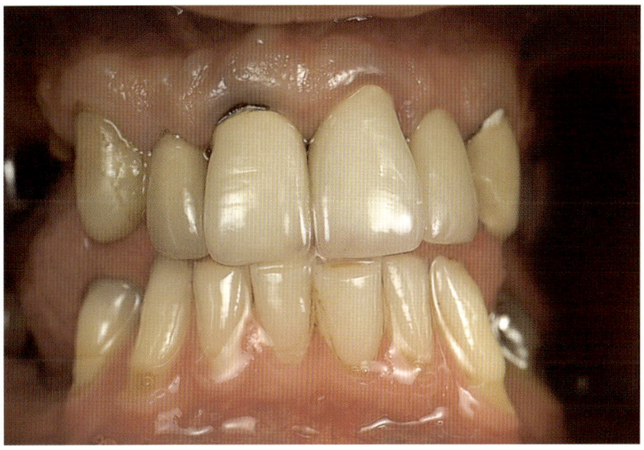

그림 1-17. 환자는 상악 전치부의 불량한 보철물을 인식하지 못하고 있었는데 이후에 이 부위에서 질환이 진행될 수 있다.

요한 역할을 한다.[11] 질 좋은 이미지는 환자-치과의사-전문의-기공사 간의 의사소통 그리고 법의학적인 자료로 중요한데, 특히 치료가 예정했던 대로 진행되지 않을 때 그러하다. 치료계획을 제시할 때 필요한 도구들과 각각의 진단적 가치는 다음과 같다.

- 구외, 구내 사진 – 심미 및 색조 분석, 병소, 불량 보철물
- 제시된 치료의 가능성을 보여주는 컴퓨터 시뮬레이션 – 유용하긴 하지만 이런 형태의 시뮬레이션은 임상적으로 가능하지 않을 수 있다. 특정한 치료방법의 가능성을 보여주기 위해 '가상의' 삼차원적인 형태를 보여주는 것보다 납형(wax-up)을 이용한 '실제의' 형태를 보여주는 것이 나을 것 같다.
- 방사선 사진 – 감염, 치아우식증, 불량한 보철물 변연, 근관치료, 골 소실, 정상조직과 구조
- 골질과 양을 볼 수 있는 스캔 – 임플란트를 할 경우
- 교합기에 장착한 모형 – 교합 평가
- 진단용 납형(wax-up) – 계획하는 수복물의 형태(그림 1-18, 1-19)
- 세균 검사 결과–치주치료의 변경
- 장비를 이용한 치아우식증과 치주 검사–임상 검사를 확인
- 인터넷 웹 사이트 운영 – 치료의 개요, 술자가 성취

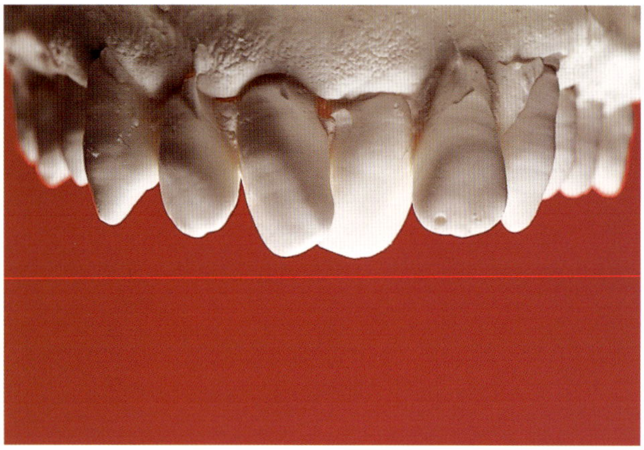

그림 1-18. 상악 전치부의 배열이 매우 고르지 못함.

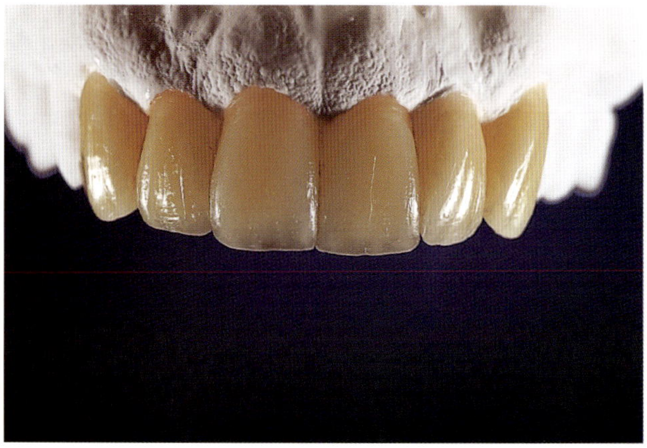

그림 1-19. 그림 1-18 환자의 상악 전치부 진단용 납형을 제작한 상태(Jason Kim의 기공작업, 뉴욕).

할 수 있는 치료결과를 환자에게 보여주기 위해 이용

시각적인 보조자료들을 모두 수집했다면 다음 단계는 이를 환자에게 논리적이고 체계화된 방법으로 전달하는 것이다. 구두 의사소통과 기록에 의한 의사소통이 있다. 구두 의사소통은 침착하고 자유롭게 편안하면서도 서두르지 않는 분위기에서 해야 한다. 지나치게 기술적이지 않아야 하고, 감정에 치우치지 않으며, 위협적이지 않은 단어를 선택해야 한다.[12] 가령 치근단 절제술에 대해 화농이나 출혈과 같은 세부사항을 복잡하게 설명하면 오히려 환자의 적극적인 관심이 떨어질 수 있다. 이 경우 세균을 제거하여 기능과 외관이 더 나아지게 한다고 설명하는 것이 적절하다고 여겨진다. 극단적인 외모의 변신에 대한 현재의 유행을 이야기할 때는 신중함이 필요하다. 이러한 유행은 매체에 의해 과도하게 신진되어 대중들로 하여금 외모의 변신이 이루어질 수 있고 이것이 자신들의 삶을 더 풍요롭게 할 것이라고 믿게 만들고 있다. 이러한 관점이 치과계에도 급속히 전파되어 종종 환자에 이끌려가는 치료결과를 낳는다. 또한 임상가가 환자의 소망을 성급히 판단하여 환자가 외모 변신 쪽으로 결정하도록 영향을 미치는 일도 늘어나고 있다. 불행히도 이러한 영향력 행사의 동기는 순전히 경제적이어서 마케팅적 관점이 윤리나 임상적 필요성보다 우위를 차지하는 경향이 있다. 하지만 치과의학은 패션산업이 아니다. 옷은 유행이 지난 후 벗어 던지면 그만이지만 자연치를 비가역적으로 파괴시켜 만드는 '심미보철' 의 경우는 그럴 수가 없다. 임상가에게는 이러한 딜레마가 있는 것이다.

궁극적으로 환자와 치과의사간의 계약은 문서로 성립된다. 다시 말해 계약서 상의 용어는 기술적이지 않아야 하고 현재의 임상적 상황과 각 치료방법의 단계마다 장점과 위험성(각 치료 방법의 과학적인 근거와 그에 따르는 예후와 함께), 예상되는 치료기간, 비용, 치료비 지불방법, 진료방침(가령 약속을 지키지 않았을 경우), 보증은 어떻게 해주는지에 대해 요약해야 한다. 치료계획에는 또한 사전동의(informed consent)가 포함되어야 한다. 미국의 대부분 주에서 필요한 사전동의는 다음의 여섯 가지 요소를 포함한다[13]:

- 증상과 소견에 대한 정확한 진단
- 제시된 치료의 본질과 목적
- 치료의 위험성
- 성공 가능성
- 다른 선택
- 예후

치료(Treatment)

APT의 마지막은 치료이다. 치료는 생물학적, 임상적, 심리사회적 및 경제적 요소에 영향을 받는다.[14] 생물학적 요소는 치주 생체형(periodontal biotype)과 같은 국소적 요소뿐 아니라 전신건강과 영양학적인 상태까지도 포함한다. 임상적 측면은 지식, 기술, 술자의 숙련도 등을 말하며 경제적인 한계는 추천된 치료의 정교한 정도를 결정하게 된다. 앞서 말했듯이 근거에 입각한 접근법은 문제발생 전에 개입하는 방법이며 구강건강을 증진하고 치아상실을 줄이며 차후에 더 복잡한 시술의 필요성을 줄인다.[15]

심미치료는 근거에 입각한 접근법을 이용하는 것 외에도 술자와 기공사의 예술적 재능에도 좌우된다. 술자는 심미치료를 시작하기 전에 한 걸음 물러서서 자신이 기술적인 능력이 있는지, 심리에 대한 지식과 예술적인 능력이 충분한지 의심해 보는 훈련을 해야 한다. 임상가는 양질의 진료를 함에 있어서 자신의 한계와 전문가로서의 책임감, 효율적인 의사소통, 협동능력 등을 평가해야 한다. 더구나 심미치료는 일상적인 치과진료의 영역이 아니다. 일부 임상가들은 일상적이고 틀에 맞추어진 평범한 치료를 한다. 만약 그렇다면 전문가에게 의뢰하는 것이 현명하다. 전문가는 개개인에 맞는 '단순한 보철물 이상' 의 접근을 한다. 결론적으로 완벽한 것은 시간과 경험을 필요로 하지만 최적의 치과진료는 모든 임상의 도달할 수 있는 목표이고 또 그래야만 한다는 것이다.[16]

일단 치료방법이 정해지면 실행 단계를 고려해 볼 수 있다. 대부분의 심미치료 계획은 다단계이고 여러 분야에 걸쳐 있다. 다음에 시간 순서별 단계를 요약해 놓았다. 모든 환자에게 적용되는 것은 아니지만 완전성을 위해 모든 단계를 열거하였다. 한 단계에서 다음 단계로 넘어갈 때는 2장에서 논의될 건강, 기능, 심미(HFA; health, function, aesthetics)의 세 가지를 염두에 두는 것이 중요하다.

(1) 통증을 경감하고 활동성의 질병을 가라앉힌다.
(2) 예방적 방법으로 구강건강을 회복한다.
(3) APT(평가, 계획, 치료)를 수행한다.
(4) 전신질환이 조절되고 있거나 관찰되고 있음을 확인한다.
(5) 골격적, 교정적, 치은점막 및 골이상을 치료하기 위해 전문가와 상의한다.
(6) 색조 분석이나 제시된 심미치료의 실현 가능성을 기공사와 상의한다.
(7) 치료를 시작한다.

임상증례 연구(Clinical case study)

아래의 임상 증례에서 APT를 이용한 체계적인 접근을 설명하였다.

평가(Assessment)

일차 상담(Initial consultation)

환자는 전치부 심미를 증진시키기 위해 임플란트 의사로부터 의뢰되어 내원하였다. 40세의 여성으로 지적이고 우아하며 섬세하고 상냥하였다. 환자는 이전의 불쾌했던 치과진료의 경험과 실패를 떠올리며 자신의 치아에 대해 매우 걱정하였고 앞으로의 치료에 대해 회의적이었다.

병력(Histories)

- 의과 병력 – 전신질환이나 복용 중인 약 없음
- 위험 병력 – 치주질환의 유전적 소인 없음, 사회-경제적 지위 높음, 직업적인 위험 없음, 비흡연자, 규칙적 운동, 건강에 관심 많음
- 영양 – 건강한 식사
- 치과 병력 – 정기적 방문, 위생사 방문, 이전 치과치료는 불량, 이전 치과의사로부터 받은 기록 없음

검사(Examination)

- 주소 – 전치부 심미성 증진
- 시진 – 림프절 부종 없음, 입술선이 낮음 웃을 때 상악전치가 윗입술에 가려짐(그림 1-20).
- 구내 – 연조직 및 경조직 병소 없음, 유견치 잔존, 상

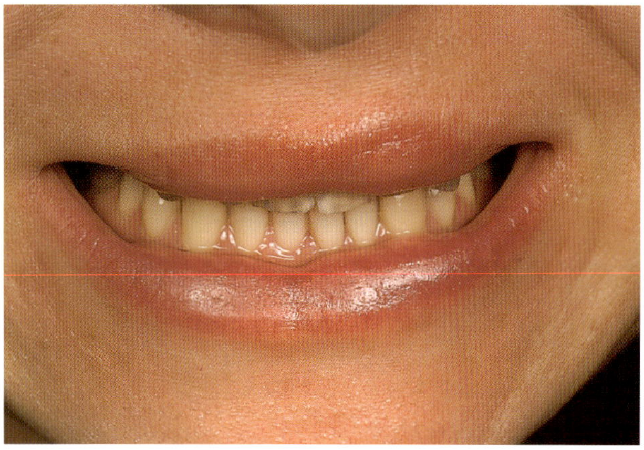

그림 1-20. 상악 전치 치경부 변연을 가리는 낮은 입술선.

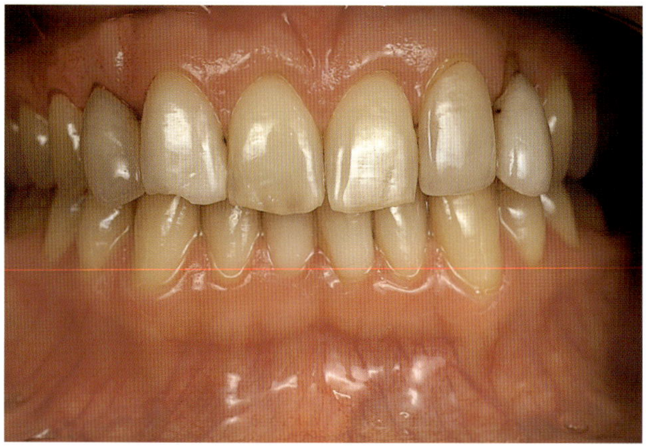

그림 1-21. 치료 전 상태, 중심교합위(자세한 내용은 본문 참조).

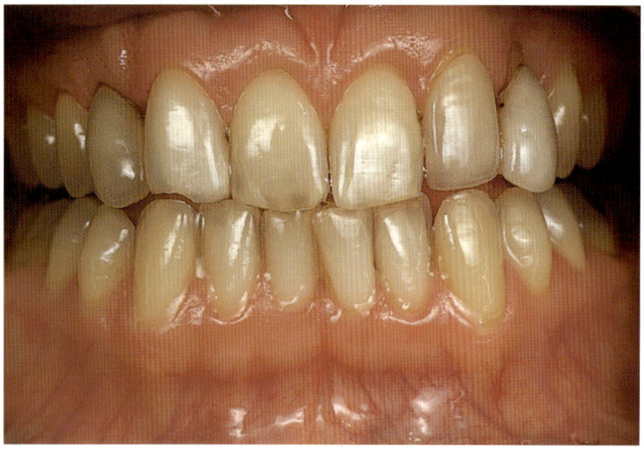

그림 1-22. 치료 전 상태, 전방 운동(자세한 내용은 본문 참조).

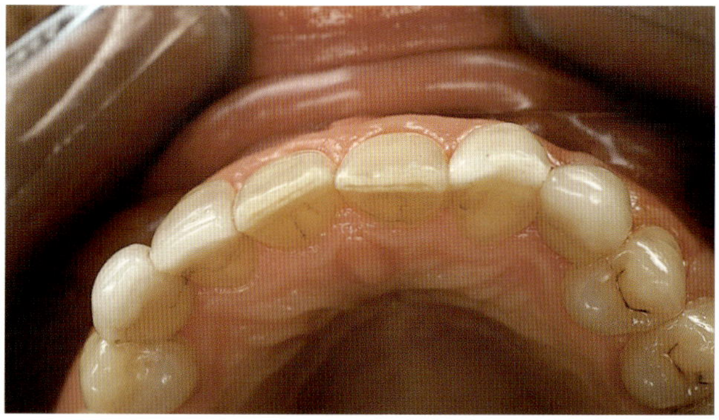

그림 1-23. 치료 전 상태, 교합면(자세한 내용은 본문 참조).

악 측절치의 선천적 결손으로 상악 견치가 중절치 옆으로 근심 이동

- 상악 중절치는 삼각형 모양이고 조각이 떨어져 나갔으며 가짜 측절치(pseudo-lateral 즉, 견치)가 넓어 크기면에서 우세하지 않음. 얇은 부채꼴 치주 생제형(thin scallloped periodontal biotype). 절치처럼 보이도록 영구 견치에 수복한 라미네이트와 영구 견치처럼 보이도록 유견치에 수복한 라미네이트 조각이 떨어져 나가고 상태가 불량함. 전치부에 치태와 치석 침착, 착색, 변색 있음. 가짜 측절치의 치은 정상이 중절치보다 치근단부로 위치(그림 1-21~23)
- 교합 – 전치 유도 경사가 심해 견치 라미네이트가 파절됨. 좌우측 군기능 교합, 작업측과 비작업측에서 비정상적 접촉 없음. Parafunctional activity 없음
- 촉진 – 근육경련이나 악관절 기능이상 없음
- 설문 – 심미평가를 위한 설문결과 환자는 미소가 회복되길 간절히 바라면서도 이전의 불량한 치료 때문에 냉소적이었음.

Technological

- 방사선 사진 – 치근단 방사선 사진에서 유견치의 치근이 거의 흡수되었고 국소적 염증이 있어 즉시 발치를 요하는 상태임을 알 수 있었다(그림 1-24, 1-25).
- 세밀하게 교합평가를 하기 위해 술전 상,하악 모형을 facebow와 악간기록을 이용해 반조절성 교합기에 부착
- 전치부 심미를 증진하기 위한 치료의 성공 가능성을 보기 위해 진단용 납형(wax-up)을 제작(그림 1-26,

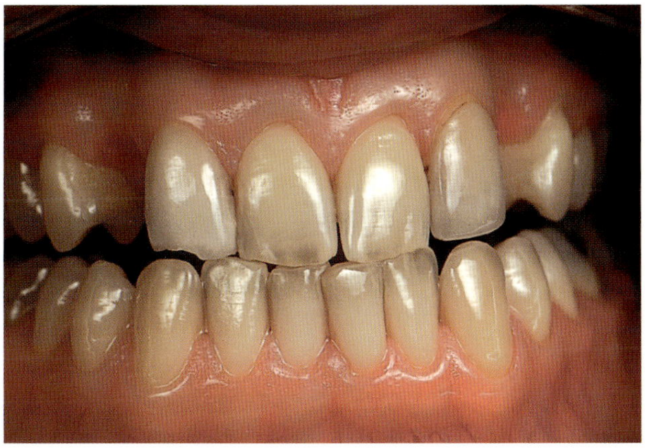

그림 1-24. 잔존 유견치 발거(전면).

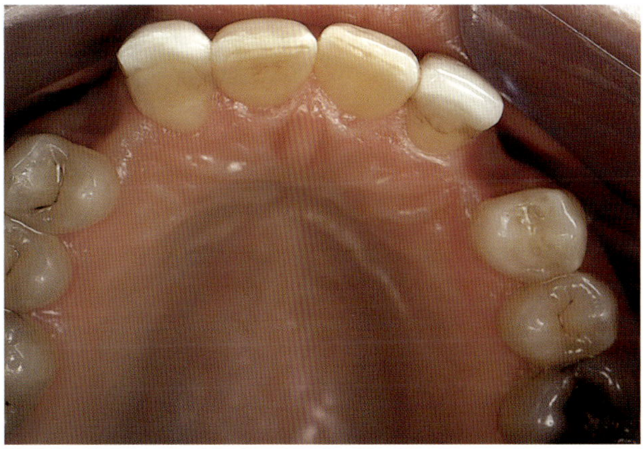

그림 1-25. 잔존 유견치 발거(교합면).

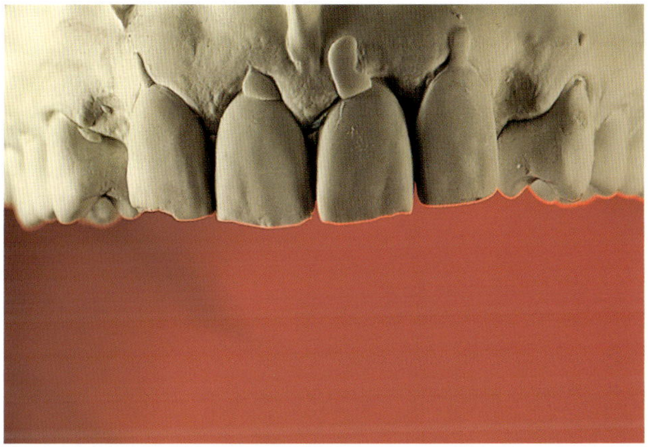

그림 1-26. 술전 진단 모형.

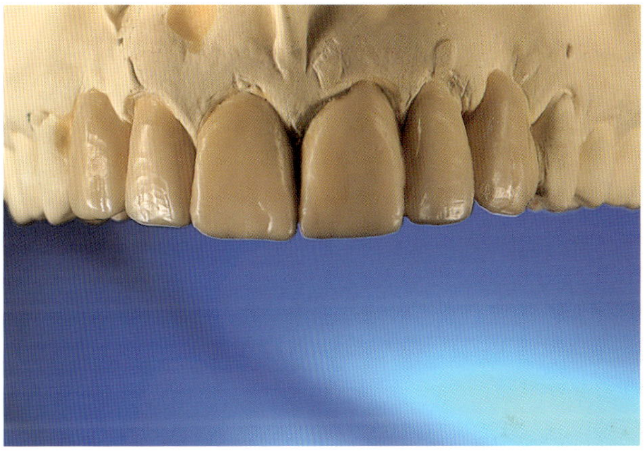

그림 1-27. 상악 전치부 육분악의 진단용 납형.

1-27)

- 사진 - 35mm 카메라로 안면과 치아안면부를 촬영 facial, dentofacial, detailed dental images with 35mm camera
- 스캔 - 하지 않음
- 색조 분석 - Vita Classic과 Vita 3D 두 가지 shade guide를 이용하였다(그림 1-28, 1-29).
- 치수 생활력 - 모든 전치부 치아가 생활력이 있고 치근단 병소는 없음
- 세균 검사, 생검 - 하지 않음

계획(Planning)

진단(Diagnosis)

불량한 보철물, 전치부 심미 불량, 치석과 치태 침착, 착색, 가짜 측절치의 불량한 라미네이트, 중절치 절단연의 파절, 유견치 발치 부위의 치조골이 협설로 흡수되고 부족함. 가짜 측절치와 제1소구치 사이 근원심 거리가 4mm로 임플란트 식립에 충분치 않음. 임플란트와 자연치 사이에 최소 1.5mm 거리가 필요하므로 작은 폭경의 임플란트(3.5mm)를 쓴다 해도 현재의 4mm로는 부족함.

치료 목표(Treatment objectives)

- 현재의 교합관계를 유지한다.
- 상악 중절치가 측절치보다 커 보이게 한다 (dominance of maxillary central incisors).
- 가짜 측절치를 더 좁게 한다.
- 가짜 측절치의 치은 정상 높이를 수정한다.
- 상실된 견치를 수복한다.

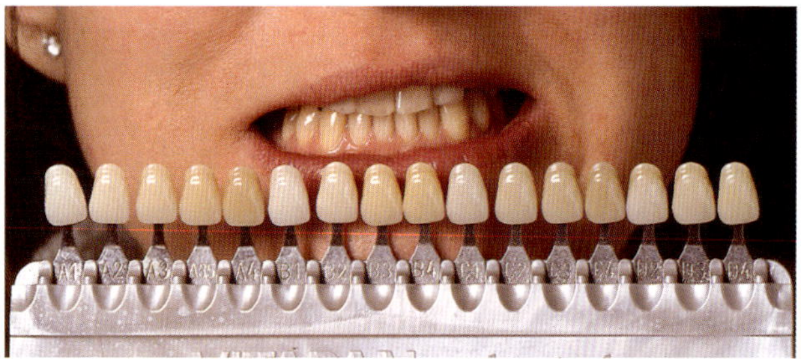

그림 1-28. Vita Classic shade guide를 이용한 색조 분석.

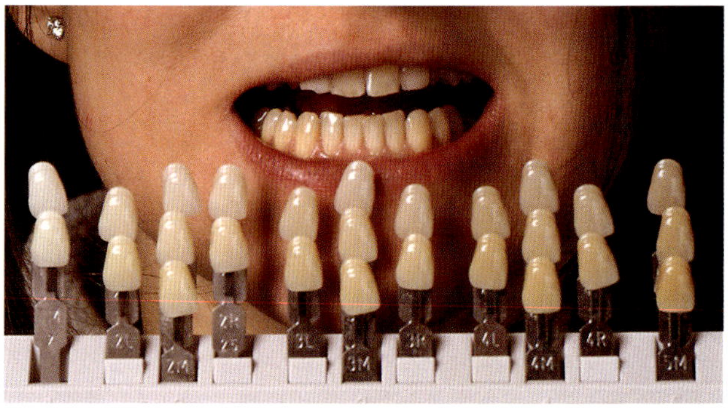

그림 1-29. Vita 3D master shade guide를 이용한 색조 분석.

- 하악 전치의 색상을 개선한다.

위험성 평가(Risk assessment)

치주낭이 얕아서 치주질환의 위험성은 낮음, 전신질환 없음, 치주 질환에 대한 유전적 소인 없음, 정기적 치과방문, 건강한 식사. 하지만 얇은 부채꼴 치주 생체형(thin scalloped periodontal biotype)이어서 보철치료나 수술 시 치은퇴축이 일어나지 않도록 유의해야 한다.

근거에 입각한 의사결정 및 치료(Evidence-based decision making and treatment)

환자에게 제시된 치료 방법은 다음과 같다:

(1) 가철성 상악 의치
- 장점 – 적당함, 비침습적, 경제적
- 위험성 – 비사회적, 귀찮음, 음식물 걸림, 임시방편, 이후 다시 해야 함, 아크릴 인공치에 착색과 마모가 잘 일어남

(2) 하악 치아의 미백
- 장점 – 예측가능, 즉각적인 만족, 경제적
- 위험성 – 과민성, 원하는 결과를 얻기 위해 반복적인 시술 필요

(3) 가짜 측절치와 제1소구치 사이에 임플란트(골이식과 함께)를 식립하기 위해 교정으로 공간 획득. 또한 가짜 측절치의 치은 정상 높이를 수정하기 위해 교정적 정출이나 연조직 이식도 할 수 있다.
- 장점 – 정교하고 복잡함, 최첨단 치료법, 최소한의 침습
- 위험성 – 긴 치료기간, 교정치료에 의한 골이나 치근 흡수 가능성, 수술 필요, 골소실과 예측 불가능한 연조직 외형, 고가의 치료비

(4) 중절치 라미네이트와 고정성 보철물(가짜 측절치에서 캔티레버 유형의 보철이나 가짜 측절치와 제1소구치 사이에 계속가공의치를 하는 방법)
- 장점 – 심미성이 뛰어나고 적절한 치료법이며 예측 가능함
- 위험성 – 매우 침습적, 기술에 민감, 삭제된 치아의 추후 신경치료 가능성, 고가의 진료비

하나씩 보면 위 치료 방법 중 그 어떤 것도 모든 치료목표를 만족시키지는 못한다. 최종 치료계획을 수립하기 위해서는 위 방법 중 한 가지 이상이 필요하다. 환자는 네 가지 모두 고려해 본 후 두 번째와 네 번째 방법, 즉 미백과 보철적 방법을 선택했다. 근거에 입각한 접근법을 이용해 다음을 고려할 필요가 있다:

- 임상적 지식 – 지식, 기술, 경험. 양측 모두 군기능 교합으로 현재의 교합양식을 유지하기로 하였다. 그리고 전치 유도 경사가 가파르고 전방이동 시 자연치 표면에 접촉하는 것이 장기적으로 보다 나은 기능을 할 것이므로 전장관 대신 도재라미네이트(PLV)를 선택했다.
- 충실한 과학적 연구 – 제대로 적용한다면 미백은 예

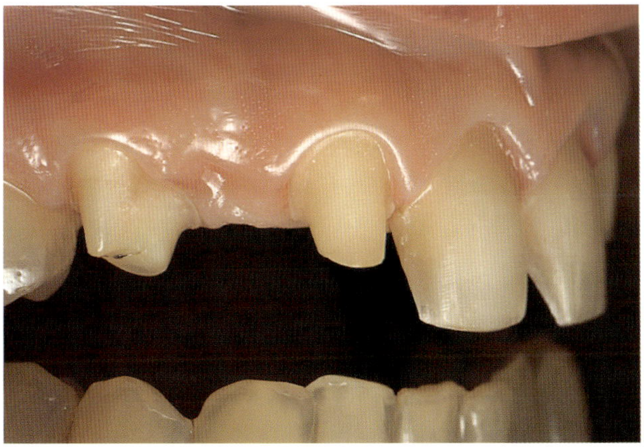

그림 1-30. 치아 삭제, 우측면.

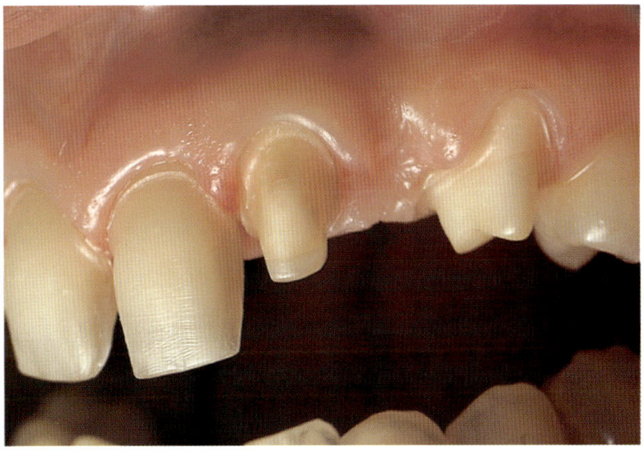

그림 1-31. 치아 삭제, 좌측면.

측 가능한 치료 방법이다. 도재라미네이트(PLV) 또한 접착법을 이용한 예측 가능한 치료방법이다. 심미를 최대한 증가시키기 위해 알루미나 성분의 완전-도재(all-ceramic alumina bridge: IN-Ceram, Vita)를 선택하였는데 이는 전치부에서 적절한 단기-중기적 성공률을 보인다(3장 참조).

- 환자의 필요와 요구 - 환자의 소망에 맞추어 치료 계획을 확정 지었다. 환자는 수술을 절대 반대하였고 이전 치과치료의 실패경험 때문에 치료기간이 길어지는 것도 원치 않았다. 입술선이 낮았기 때문에 가짜 측절치의 치은 정상 높이는 그대로 두기로 하였다. 또한 환자는 하악 전치부 색상을 개선하기를 강력히 원하였다.

치료(Treatment)

치료순서는 다음과 같다:

(1) 예방과 구강위생 교육으로 치주건강과 안정을 도모한다.

(2) 미백 트레이를 제공하여 최종 색조 선택 전 3~4주 동안 색상이 안정되도록 한다.

(3) 납형(wax-up), 사진, 환자와의 상담결과 등을 바탕으로 색조를 포함한 정교한 심미분석을 위해 기공사와 상의한다.

(4) 중절치에 도재라미네이트(PLV) 및 가짜 측절치와 제1소구치를 연결하는 계속가공의치를 위한 치아삭제. 임시 보철물을 이용해 건강, 형태, 교합, 발음을 평가하고 견치 상실부위에 달걀형의(ovate) pontic을 형성한다(그림 1-30~32).

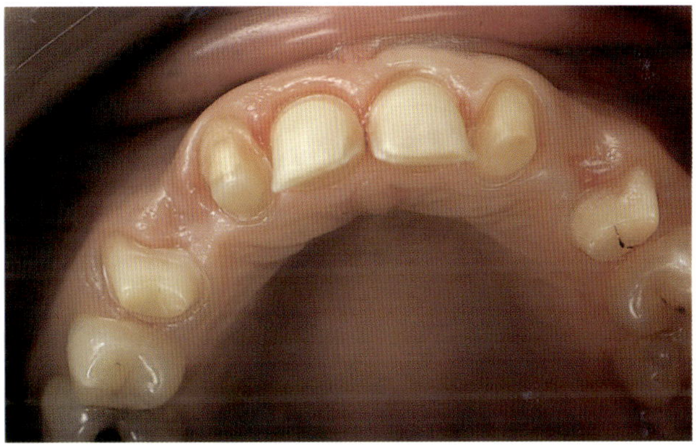

그림 1-32. 치아 삭제, 교합면.

(5) 치아삭제 후 색조 확인. 특히 중절치 도재라미네이트(PLV)(그림 1-33)

(6) 치은 변연부가 건강하고 안정이 되면 최종 인상 채득. Facebow와 악간기록도 채득(그림 1-34)

(7) 기공실에서 석고를 부어 두 개의 모델을 만든다; 하나는 트리밍을 하지 말고 출현윤곽(emergence profile)과 치경부 형태를 확인한다; 다른 하나는 트리밍하여 다이 작업 후 교합기에 부착해 최종 보철물을 만드는데 이용한다(그림 1-35, 1-36).

(8) 보철물을 시적하여 적합, 교합, 발음, 심미를 평가한

다(그림 1-37, 1-38). 이 증례에서는 다음과 같은 결함이 보였다(그림 1-39).

(i) 우측 견치 pontic과 가짜 측절치의 치축 경사가 부적절

(ii) 14번 지대치의 근심협측과 구개측, 22번과 24번 지대치의 구개측 변연부의 오차

(iii) 환자가 가짜 측절치와 견치 사이의 치간부 착색과 치경부 채도를 위한 착색 제거를 요구

(9) Alumina framework의 변연부 오차는 도재를 첨가하여 수정할 수 없으므로 다시 제작하였다. 위에 열거한 결함을 수정하여 제작한 결과가 그림 1-40에 나와 있다.

(10) 보철물은 레진 접착제로 접착하였다.

(11) 술후 상태는 완벽한 치주 건강과 도재라미네이트(PLV) 및 고정성 보철물의 우수한 심미를 보여준다(그림 1-41~43). 원래의 치료목적이 다음과 같이 달성되었다:

(i) 원래의 교합 양식 유지

(ii) 상악 중절치가 측절치보다 커보이게 할 것 (dominance of maxillary central incisors)

(iii) 가짜 측절치를 더 좁게 할 것

(iv) 치근단부로 위치한 가짜 측절치의 치은 정상 높이는 낮은 입술선에 가려짐

(v) 상실된 견치 수복됨

(vi) 하악 치아의 색상 개선

위의 치료계획은 세 가지 단계를 따라서 치주 건강, 교합과 발음 기능, 전치부 심미를 달성하였으며(the HFA triad) 이는 다음 장의 주제이다.

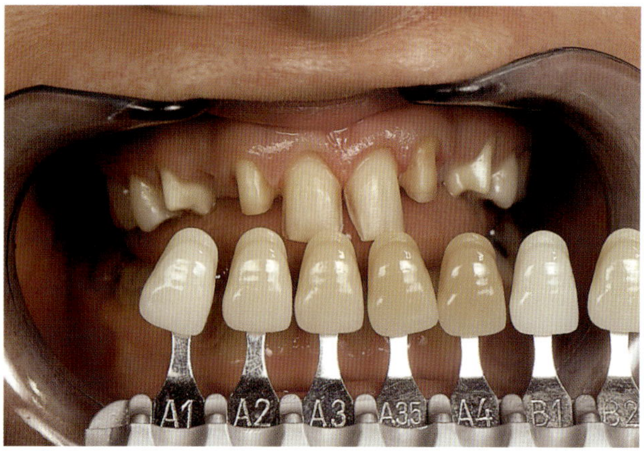

그림 1-33. 치아 삭제 후 Vita Classic shade guide를 이용한 색조 분석.

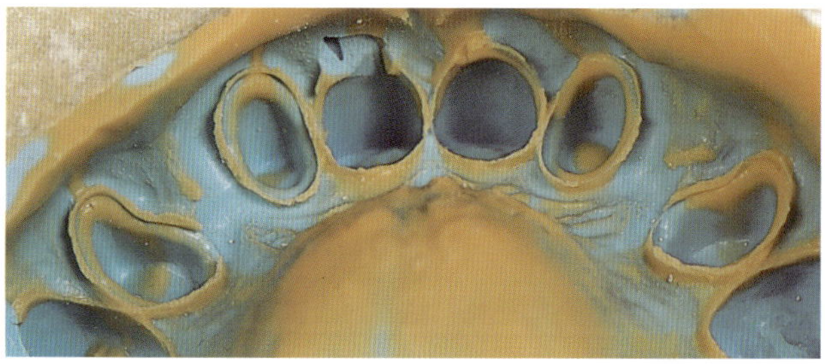
그림 1-34. 부가중합 실리콘을 이용한 최종인상(Provil Novo, Heraeus Kulzer).

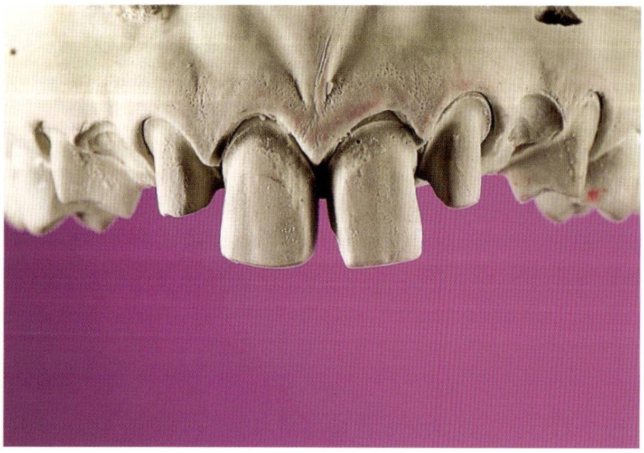
그림 1-35. 트리밍 하지 않은 작업 모형.

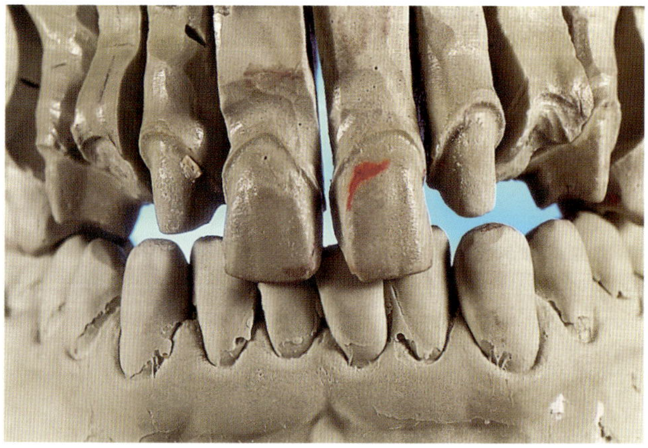
그림 1-36. 반조절성 교합기에 장착한 트리밍한 작업 모형과 다이.

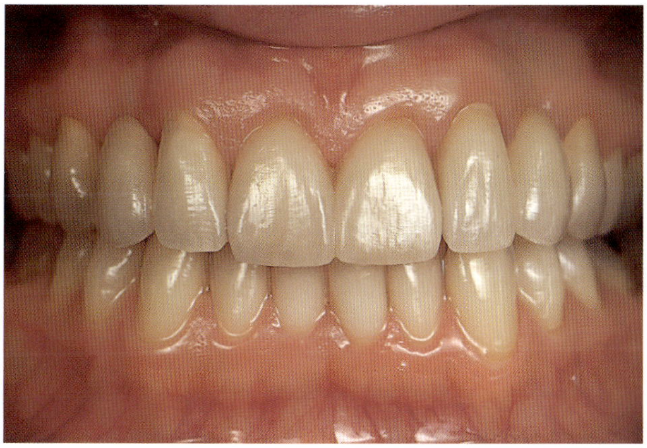

그림 1-37. 최종 보철물 시적(순면).

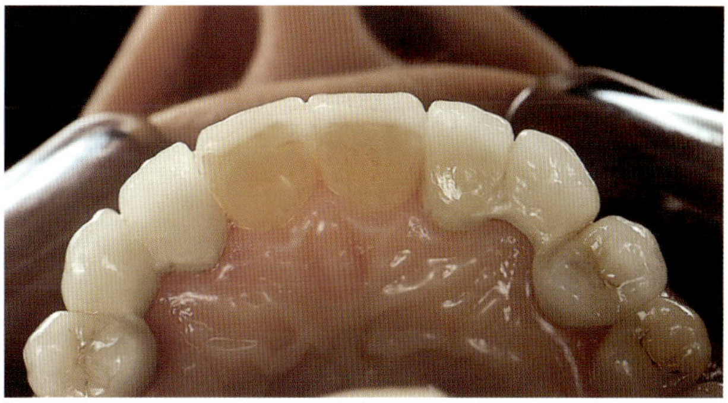

그림 1-38. 최종 보철물 시적(교합면).

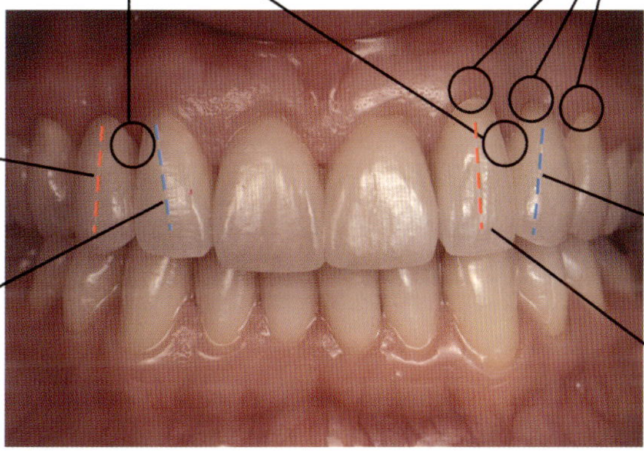

그림 1-39. 시적 시 심미와 기술적 결함 평가.

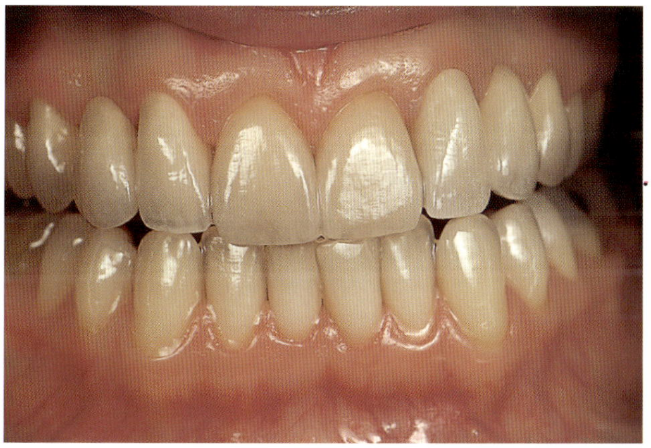

그림 1-40. 시적 단계에서 결함을 수정한 후의 모습.

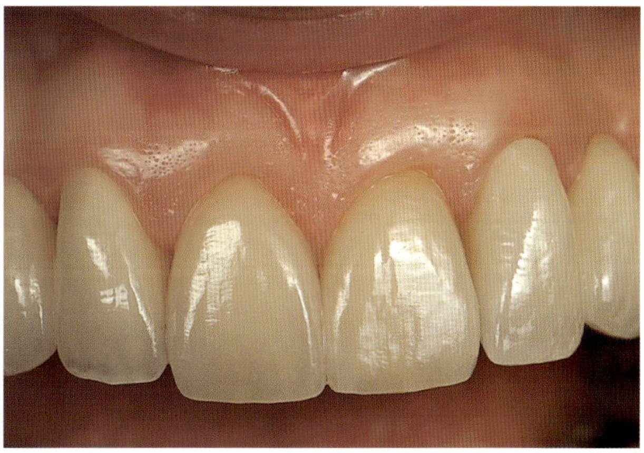

그림 1-41. 술후 1:1 사진으로 심미가 개선되었고 라미네이트와 완전 - 도재 계속가공의치가 주위 치주조직과 완벽한 조화를 보여준다.

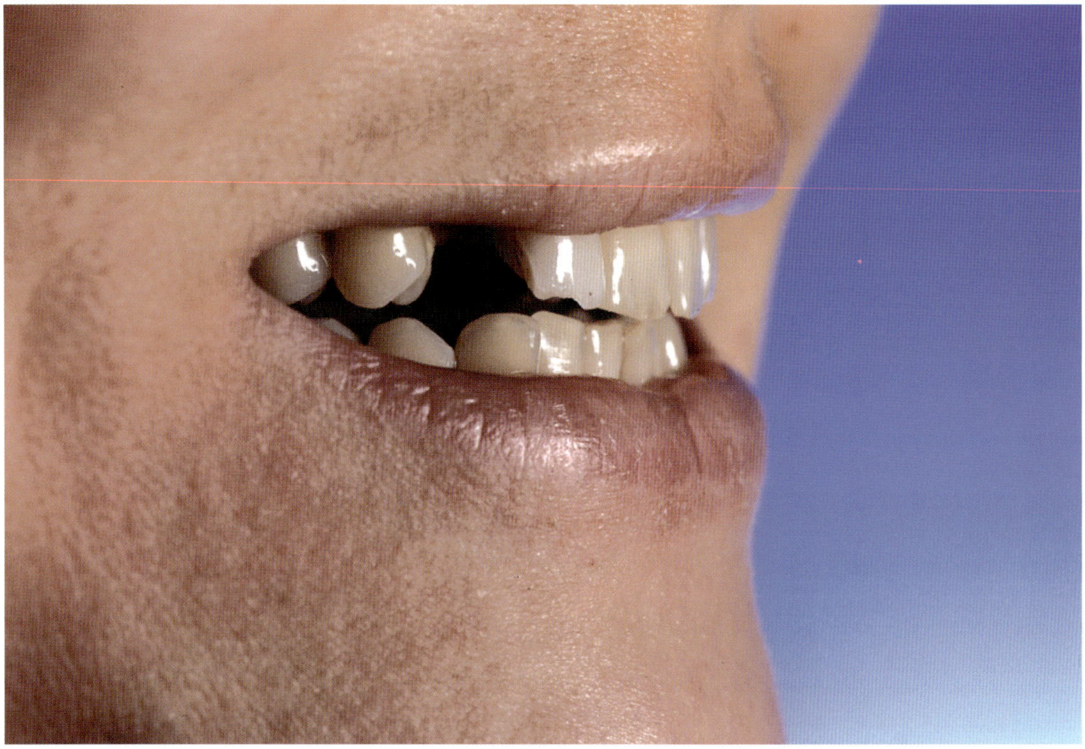

그림 1-42. 술전 lateral dento-facial view.

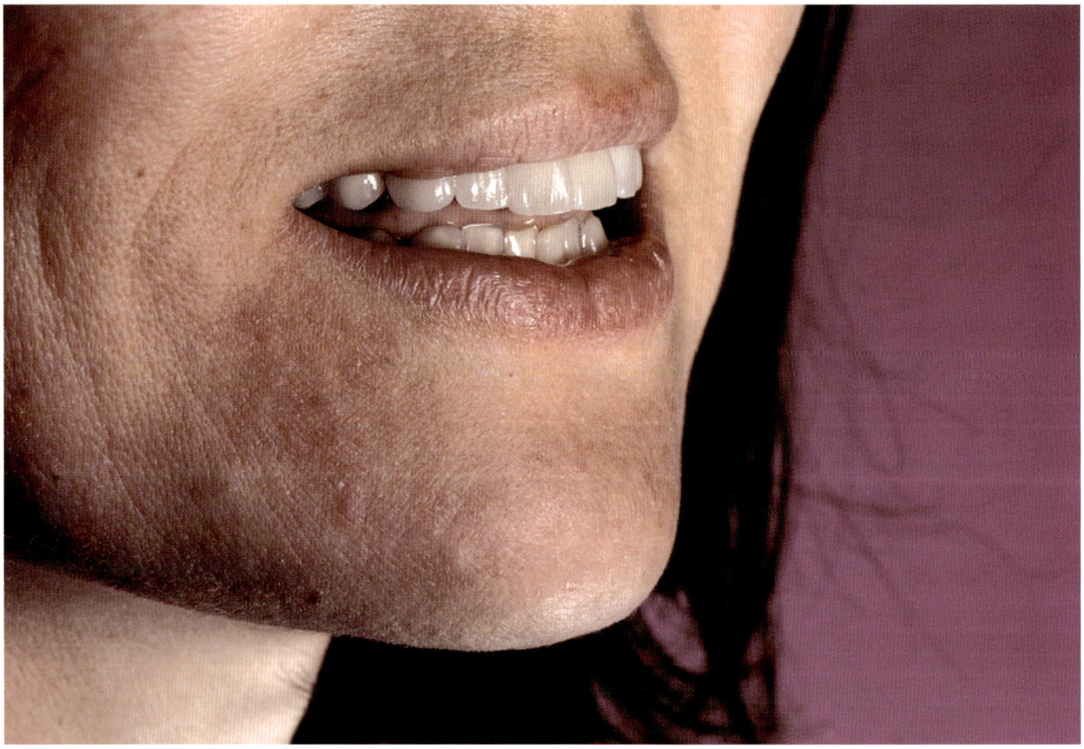

그림 1-43. 술후 lateral dento-facial view.

참고문헌

[1] Payne, S.H. (1968) Knowledge and skills in the practice of prosthodontics. *J Pros Dent*, **20(3)**, 255–257

[2] Misch, C.E. (1990) Division of available bone in implant dentistry. *Int J Oral Implantol*, **7**, 9–17

[3] Glick, M. (2005) Scope of practice: A matter of skills, knowledge and erudition. *JADA*, **136**, 430–431

[4] Axelsson, P., Lindhe, J. and Nystrom, B. (1991) On the prevention of caries and periodontal disease. Results of a 15-year longitudinal study in adults. *J Clin Periodontol*, **18**, 182–189

[5] Persson, G.R., Mancl, L.A., Martin, J. and Page, R.C. Assessing periodontal disease risk: a comparison of clinicians' assessment versus a computerized tool. *JADA*, **134**, 575–582

[6] Page, R.C., Martin, J.A. and Loeb, C.F. (2004) Use of risk assessment in attaining and maintaining oral health. *Compendium*, **25(9)**, 657–669

[7] Robbins, J.W. (1998) Evidence-based dentistry: What it is, and what does it have to do with practice? Anecdote vs. data – a case for evidence-based decision making. *Quintessence Int*, **29(12)**, 796–799

[8] Sackett, D.l., Rosenberg, W.M., Gray, J.A., Haynes, R.B. and Richardson, W.S. (1996) Evidence based medicine: what it is and what it isn't. *Br Med J*, **312**, 71–72

[9] McGuire, M.K. and Newman, M.G. (1995) Evidence-based periodontal treatment I. A strategy for clinical decisions. *J Periodontics Restorative Dent*, **15**, 71–83

[10] Newman, M.G. (1998) Improved clinical decision making using the evidence-based approach. *JADA*, **129**, 4–8

[11] Ahmad, I. (2004) *Digital and Conventional Dental Photography: A Practical Clinical Manual*. Quintessence Publishing Co. Inc., Chicago

[12] Bain, C. (2004) Treatment planning in general dental practice: Case presentation and communication with the patient. *Dental Update*, **March**, 72–82

[13] Mills, E.J. (2002) A clinical method for the diagnosis and treatment planning of restorative dental patients. *J Oral Implantol*, **28(3)**, 122–127

[14] Bader, J.D. and Ismail A.I. (1999) A primer on outcomes in dentistry. *J Publ Health Dent*, **59**, 131–135

[15] Axelsson, P., Paulander, J., Svardstrom, G. and Kaiser, H. (2000) Effects of population based preventive programs on oral health conditions. *J Parodontol Implantol Orale*, **19**, 255–269

[16] Drago, C.J. (1996) Clinical and laboratory parameters in fixed prosthetic treatment. *J Prosthet Dent*, **76**, 233–238

Chapter 2

치과치료의 삼 요소 - 건강, 기능 및 심미

The health, function and aesthetic triad

치과치료는 건강, 기능 및 심미의 삼 요소로 명료하게 규정할 수 있다. 어떠한 치료에서나 치료의 우선 목표는 질병을 없애 편안한 상태(well-being)가 되게 하는 것이다. 건강과 기능 및 심미(HFA), 이 삼요소의 관계를 이해하는데 있어 건강에는 기능이 따르며 기능에는 심미적인 측면이 따른다는 것을 이해할 필요가 있다. 즉, 기능이나 심미를 배제하고도 건강은 얻을 수 있고 건강과 기능 또한 심미적인 요소 없이도 가능하지만 심미적인 것은 건강이나 기능적인 요소 없이는 이룰 수 없다는 것이다.

다음의 예에서 이러한 점을 구체적으로 알 수 있다. 치료가 불가능한 치근단 감염으로 인해 측절치를 발거할 경우 건강해질 수는 있지만 기능적으로 장애가 생기며 심미적으로도 문제가 야기된다(그림 2-1). 또한 하악 전치의 순측에 충전된 아말감은 건강과 기능의 요소를 만족시킬 수 있으나 전혀 심미적이지는 않다(그림 2-2). 역으로 치주질환이나 교합의 문제를 해결하지 않고 제작한 전치부의 인공치관은 아무리 심미적이더라도 실패하게 된다. 좌측 측절치에 있는 인공치관은 심미적으로는 당장 문제가 되지는 않지만 치주와 교합의 문제로 결국 심미적이지 않다고 인지될 수 밖에 없다(그림 2-3). 더욱이 이러한 약점으로 인해 파절, 접착제의 용해나 치주질환이 초래되고 최종적으로 실패하게 된다. 이런 경우에 최종 보철물을 제작하기에 앞서서 치주와 교합적인 측면(건강과 기능)부터 문제를 해결해 나아가야 하는 것이다.

건강-기능-심미 삼요소의 임상적인 해결 순서가 모든 치과치료에 있어서 내구성과 장기적인 성공을 가져오는 바탕이 된다. 건강-기능-심미 삼요소에 관해서 구체적으로 논의해 보기로 하자(그림 2-4).

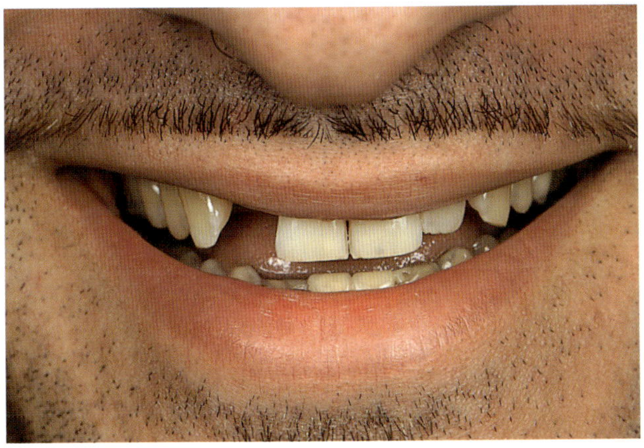

그림 2-1. 상실된 우측 측절치는 건강한 상태라고 할 수는 있으나 기능과 심미에 있어서 문제가 있다.

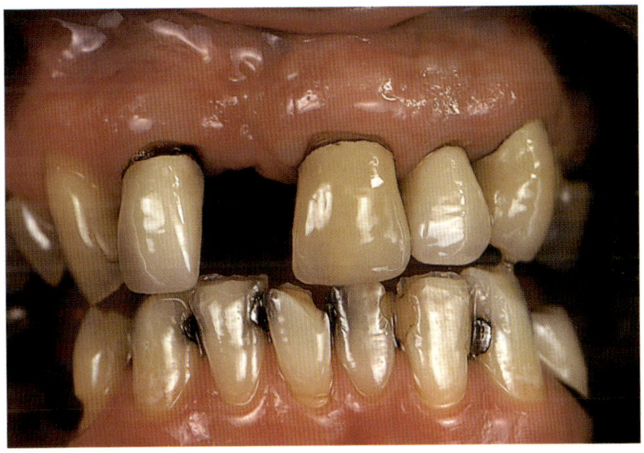

그림 2-2. 하악 전치에 아말감이 수복되어 건강과 기능의 측면에서 문제는 없지만 심미적이라고 할 수 없다.

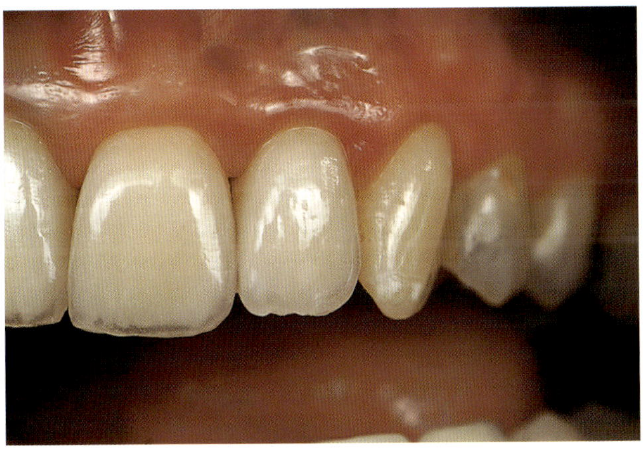

그림 2-3. 좌측 측절치에 수복된 보철물은 심미적이지만 변연의 염증으로 치주건강에 문제를 보인다.

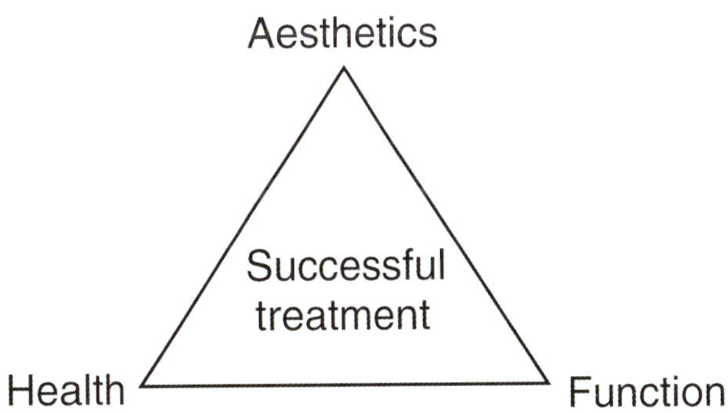

그림 2-4. The HFA triad.

건강(Health)

연조직과 경조직의 전반적인 병소를 치료하고 나면 다음 단계는 치아와 주변 치주조직의 건강을 회복해야 한다. 치아를 건강하게 만드는 것에는 치아우식 제거, 문제가 있는 충전물의 교체, 치수의 병변 검사나 악관절 질환과 관계있는 교합의 부조화를 해결하는 것 등이 있다. 건강한 치주조직 또한 치아를 보존하는 데 필수조건이 된다. 연조직의 치유정도는 환자의 성향, 전신질환, 진행된 질환의 심각한 정도와 수복물 제작과정의 외상 정도에 영향을 받는다. 이 장에서는 일반적인 치주와 교합에 중점을 맞추었고 이후의 장에서는 특정질환에 관해 보다 세부적인 설명들이 이어진다.

치주조직(The periodontium)

기능과 심미를 회복하는 수복치료를 시작하기에 앞서서 구강을 건강한 상태로 만들어 주는 것이 중요하다. 구강건강을 회복한 후에 손상된 치아를 수복해야 하며 그래야 건전한 상태가 오래 유지된다.

치주조직의 구조(Anatomy of the periodontium)

치주조직은 경조직과 연조직의 복합체이다. 겉에서 보면 연조직을 치은과 치조점막으로 나눌 수 있다. 치은은 저작점막으로 유리치은변연에서 시작되어 점막치은경계 부위를 넘어서면 치조점막이 된다(그림 2-5). 치은은 각화되어 있으며 유리치은과 부착치은으로 나뉘고 매끄러운 표면에서 우둘투둘한 점몰이 있는 표면까지 다양한 모습을 보인다. 치은구라고 불리는 유리치은 변연의 융기가 명확하게 보이는 경우도 있다(그림 2-6). 유리치은과 부착치은 모두 폭(높이), 두께(협설), 표면의 매끄러운 정도(우둘투둘한 정도) 및 색(분홍색의 진한 정도나 색소 함유 정도)에 있어서 상당한 다양성을 보인다(그림 2-7~9). 부착치은의 폭경은 0.5~8.0mm 정도이며 유리치은에서 부착치은으로 가면서 두께는 1.56~1.25mm까지 감소하며 평균 1.41mm이다. 전치부에서 구치부로 갈수록 폭은 감소하고 두께는 두꺼워진다.[1] 부착치은의 폭경이 넓고 두께가 두꺼울수록 열구의 깊이는 얕아진다.[2]

각화되지 않은 치조점막보다 견고한 부착치은은 일상적인 저작외상을 견뎌낼 수 있는 기능이 있다. 부착치은의 두께가 수술이나 임플란트 시술로 줄어들 경우 그 역할이 제한받게 된다. 임플란트 보철에 있어서 적절한 부착치은의 필요성 여부에 대해서는 여러 의견이 있다(그림 2-10). 어떤 사람들은 부착치은이 없을 경우라도 임플란트의 성공에는 영향이 없다[3]고 하고 다른 사람들은 염증반응을 방지하기 위해서는 자연치아에서는 최소 1mm, 임플란트 주변에서는 최소 2mm의 연조직이 필요하다고 한다.[4] 일부에서는 연조직편을 이식한 경우 임플란트 주위에 지속적으로 존재하던 염증이 해소되었다는 보고도 있다.[5] 이에

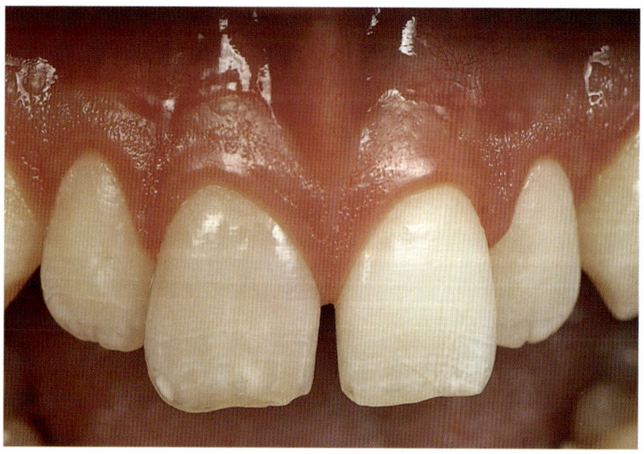

그림 2-5. 치주조직 표면의 형태.

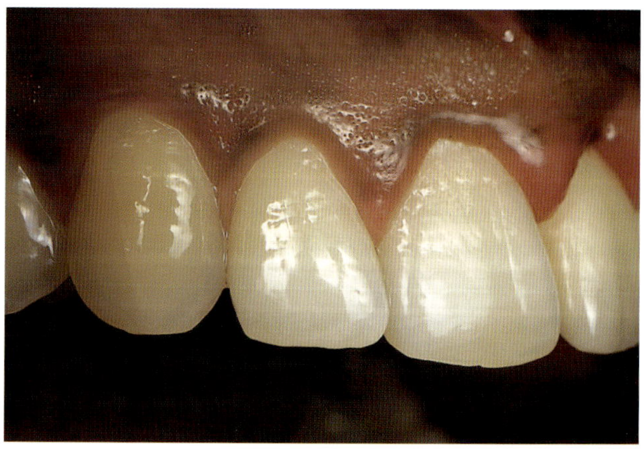

그림 2-6. 치은구라 불리는 유리치은변연의 융기.

대한 논란은 계속되고 있지만 자연치아에서와 마찬가지로 임플란트 보철물 주위에도 식편이나 일상적인 잇솔질 등으로 인한 외상에 저항하기 위해서 각화된 치은이 필요하다고 생각한다. 횡단면으로 절단할 경우 치주조직은 상피, 결합조직 및 골조직의 세 종류로 이루어져있다. 유리치은 변연은 치은열구의 일부를 구성하며 내면으로는 비각화 혹은 부분적으로 각화된 상피로 둘러싸여 있다. 열구의 깊이는 치아의 형태, 측정 부위 등 여러 가지 요소에 의해 0.26~6.03mm까지 다양하다. 열구는 주로 1mm 이내이며 순측보다는 치간에서 더 깊다. 상피부착은 치은열구 하방에서부터 0.32~3.27mm의 폭경으로 존재한다.[6] 상피부착의 독특한 점은 수술이나 세균에 의해 손상 받았을 경우 대략 5일 정도 안에 하방으로 빠르게 증식된다는 점이다.[7] 새로 만들어진 상피부착은 이전보다 길며 하방의 결합조직에 의해서 견제된다. 만약 하방에 존재하는 결합조직에 염증이 있을 경우 결합조직이 파괴되면서 상피의 하방 증식을 막는 역할을 더 이상 할 수 없게 된다. 상피세포의 하방 증식은 건강한 결합조직이 위치하는 곳까지 진행된다. 이러한 과정을 통해 치주낭이 형성된다. 상피부착이 치근 백악질 표면에서 치조골능보다 하방에 위치할 수도 있다. 상피부착의 또 다른 중요한 문제는 수복 치료가 되어 있지 않은 치아보다 치은연하로 수복 치료를 받은 치아에서 더 길게 존재한다는 점이다.

치조골능 상방의 섬유들은 치주인대로부터 나와서 상피부착 하방에서 결합조직 부착을 형성한다. 결합조직 부착의 폭경은 0.29~1.84mm까지로 평균 0.77mm이며,

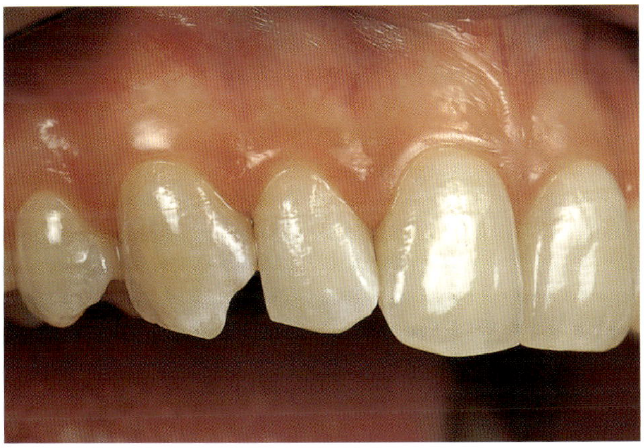

그림 2-7. 매끈한 부착치은.

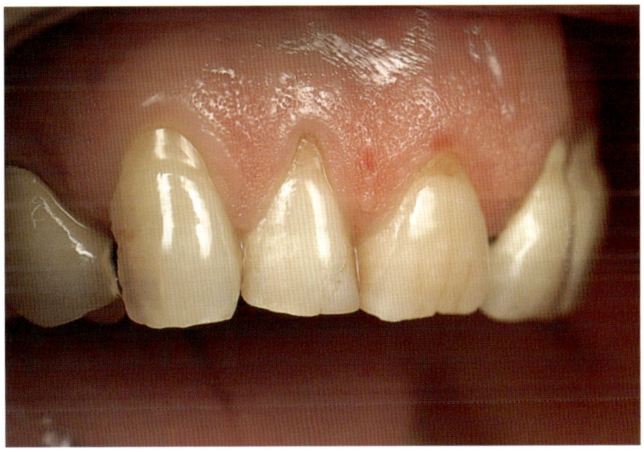

그림 2-8. 우둘투둘한 점몰이 있는(highly stippled) 부착치은.

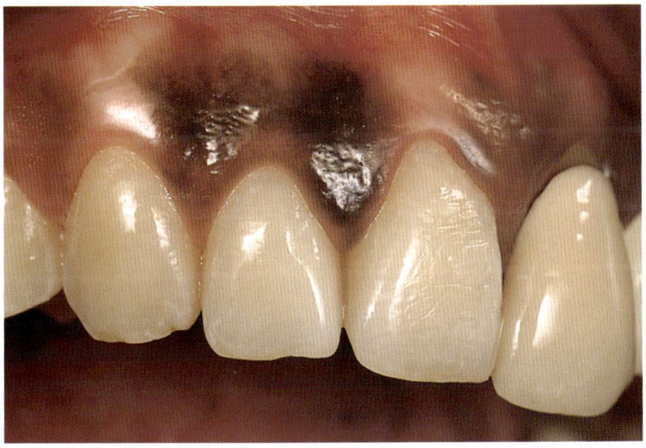

그림 2-9. 멜라닌 색소가 침착된 부착치은.

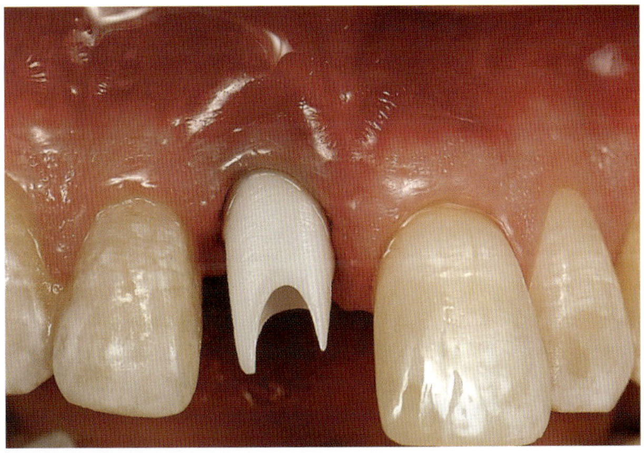

그림 2-10. 임플란트 도재 지대주 주위의 부착치은 결핍(Jason Kim의 기공작업, 뉴욕).

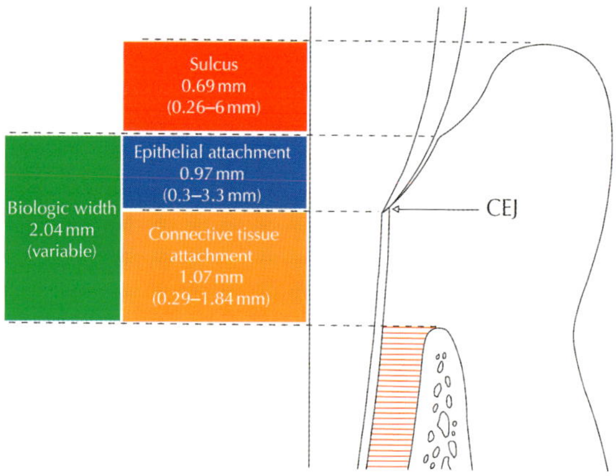

그림 2-11. 생물학적 폭경.

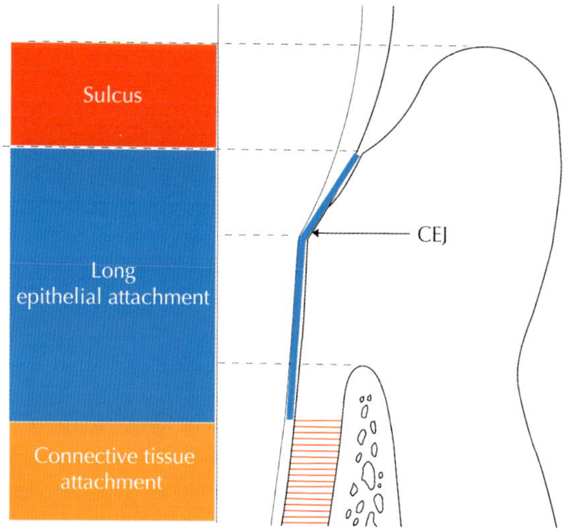

그림 2-12. 치조골능 아래 치근단으로 내려간 긴 상피부착.

구치부가 전치부보다 폭경이 넓다. 결합조직은 열구나 상피에 비해서 변수가 적으며 1mm 정도 되면 임상적으로 안전하다고 본다. 상피부착과 결합조직 부착을 합하여 생물학적 폭경이라 불리는 연조직 방어벽을 이룬다(그림 2-11).

치아치은 복합체의 최종 구성물은 치아를 둘러싸고 있는 치조골로 대개는 상피부착과 결합조직 부착의 하방에 존재한다. 치아를 둘러싸고 있는 치조골은 대개 백악-법랑질 경계의 외형에 준하며 전치부가 구치부보다 이러한 경향을 더 많이 나타낸다. 치주질환에 이환되었거나 치료로 인해 외상을 받은 경우에는 치조골능이 상피부착보다 상방에 위치하기도 한다(그림 2-12).

생물학적 폭경(Biologic width)

생물학적 폭경(biologic width)을 나타내는 다양한 용어들로 완충지대(buffer zone), 연조직 커프스(soft tissue cuffs), 연조직 방어벽(soft tissue barrier), 연조직 방패(soft tissue shield), 열구연하 부착복합체(subcrevicular attachment complex) 등이 쓰인다. 보다 서술적으로 묘사된 용어들이 있지만 가장 널리 사용되는 용어는 생물학적 폭경이다. Ingber가 1977년[8]에 Gargiulo, Wentz 및 Orban의 1961년[9] 연구에 근거하여 '생물학적 폭경'이라는 용어를 사용하기 시작했다. 이들에 의해 명명된 생물학적 폭경이라는 개념은 부검과 조직학적 연구에 근거한 것으로 0.69mm의 평균 열구깊이, 0.97mm의 접합 또는 상피부착과 1.07mm의 백악-법랑경계로부터 치조골능까지의 거리를 말한다. 이들을 산술적으로 합산하면 상피부착과 결합조직 부착을 합한 2.04mm가 된다(그림 2-13). 생물학적 폭경이라는 개념이 도입된 이래로 2.04mm는 다방면에서 인용되고 치과저널에도 보고되면서 임상가들에게 각인되었다. 생물학적 폭경은 치아-치은 복합체, 치주인대 및 치조골능의 가장 중요한 부분을 보호하기 위해 자연 발생적으로 만들어진다. 이는 기계적 또는 세균에 의한 외상으로부터 치아가 오래 견딜 수 있도록 하는 방어벽의 역할을 한다. 이 연조직이 손상을 받게 되면 치아를 보호하는 기능이 약해져서 치아의 생존이 위협받게 된다.

생물학적 폭경의 가장 중요한 점은 모든 건강한 치아에 존재한다는 것이다. 이것이 보존되어 있다는 것은 치은이 건강하다는 것을 나타내며 치아를 수복할 수 있는 근거가 된다. 이것을 유지하는 것은 매우 중요하며 치아 뿐만 아니라 수복물을 오래 유지하기 위해서 반드시 필요하다. 생리학적인 측면이나 질적인 면에서 생물학적 폭경은 타당한 개념이지만 양적인 분석에 있어서는 논란의 여지가 있다. 따라서 실수를 피하기 위해서는 치아치은 복합체의 임상적 다양성에 대한 감별진단이 필요하다.

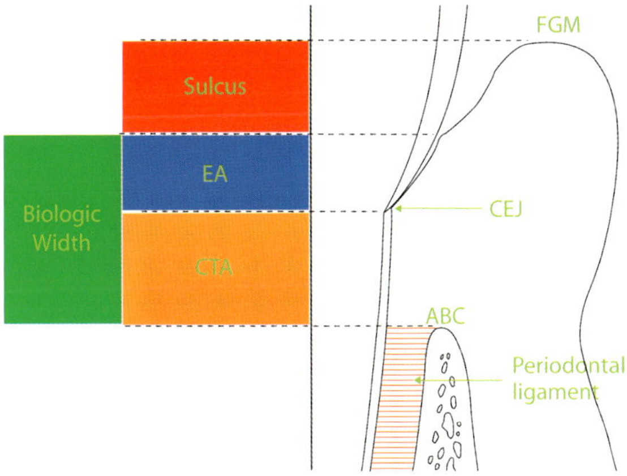

그림 2-13. 치아치은 복합체의 구조.

생물학적 폭경 – 감별진단 (Biologic width – differential diagnosis)

생물학적 폭경을 보존하는 것은 환자(구강위생 측면)와 임상가(시술시의 외상, 변연의 위치설정) 그리고 기공사(수복물의 정교성) 모두의 몫이다. 인용된 2.04mm는 이상적인 평균값이며 치아의 모든 부위에 일정하게 적용되는 것은 아니다. 만약 생물학적 폭경이 손상되면 조금 줄어든 값으로 회복된다. 그렇다면 2mm라는 이상적인 수치가 치은건강에 필수 불가결한 것은 아니라 할 수 있다. 치은 건강을 위해 필요한 최소한의 폭경은 아직 밝혀지지 않았다.[10] 상피부착, 백악-법랑 경계, 치조골능과 같은 다양한 기준들 간의 관계를 연구하는 것 또한 의미 있는 일이다. 일반적으로 상피부착이나 백악-법랑 경계는 치조골능의 상방에 위치한다.

치아의 유형과 수복치료로 인한 변수 (Type of tooth and restored teeth variations)

생물학적 폭경의 정도는 치아의 유형에 따라서 다양하다. 전치부에서 구치부로 갈수록 생물학적 폭경은 증가한다. 평균값은 다음과 같다:

- 전치부 1.75mm
- 소구치 1.97mm
- 대구치 2.08mm(널리 인용되고 있는 2.04mm와 거의 같다)

이 모든 측정값은 평균값이며 0.59mm 밖에 되지 않는 생물학적 폭경으로도 건강한 치아를 유지하는 경우가 있다. 다양성의 다른 예로, 수복한 치아를 수복하지 않은 치아와 비교했을 때 더 넓은 생물학적 폭경을 가지고 있는 경우가 있다. 이와 같은 경우는 수복한 치아에서 상피부착이 더 길기 때문이며, 결합조직 부착과 열구의 깊이는 수복한 치아나 수복하지 않은 치아에서 차이 없이 거의 일정하다. 이 임상 관찰결과는 수복물의 종류와 무관했다.[11]

사람에 따른 변수(Population variations)

85%의 경우 치조골능의 위치가 백악-법랑 경계와 정상적인 관계를 가지면서 열구의 깊이는 1mm 정도이다. 13%의 인구에서는 치조골능과 상피부착이 치근 쪽으로 아래에 위치하면서도 비교적 정상적인 관계를 가지지만, 길다란 상피부착을 보인다(손상을 받을 경우 치은퇴축으로 소위 말하는 '검은 삼각형'을 만든다). 나머지 2%에서는 치조골능과 상피부착이 치관 쪽으로 위에 위치하면서 비교적 정상적인 관계를 가지지만, 상피부착이 좁고 열구가 얕거나 없다. 이러한 상황에서는 치은연하에 금관의 변연을 두어서는 안 된다. 이 경우 치은연하 변연은 생물학적 폭경을 거의 침범하게 된다.

상피부착의 치근단 위치 (Apical location of epithelial attachment)

또 다른 상황으로는 상피의 부착이 치조골능보다 치근단 쪽에 위치할 경우이다. 이는 치주염이나 외과적인 손상이 주기적으로 발생할 경우에 나타나는 것으로 치주염에 이어지는 가치유(pseudo-healing) 과정에 상피부착이 결합조직 부착보다 먼저 치근단 방향으로 길게 증식하는 것이다. 이와 유사하게 골이식이나 차단막을 사용하지 않고 외과적 소파술을 시행한 경우에도 결합조직이나 골조직이 재생되기 전에 상피 세포가 치근단 방향으로 유입되면서 상피부착이 치조골능보다 아래에 위치하게 된다.

수동맹출과 변형된 수동맹출(Passive and altered passive eruption)

다른 고려 상황으로 수동맹출과 변형된 수동맹출을 생각해 볼 수 있다. 두 경우 모두 수복물의 변연위치를 결정하기가 쉽지 않다. 수동맹출은 성인에 있어서 치아치은 복합체가 치근단 방향으로 유입되어 치은퇴축을 보이나 치조골능과 백악-법랑 경계의 관계는 정상적으로 유지되고 있는 상황이다. 이러한 현상이 생리적인 것인지 병리적인 것인지에 대해서는 논란이 집중되어 왔다. 생리적이라는 주장을 보면 수동맹출은 나이가 들면서 일어나는 퇴축으로 치아치은 복합체의 유입이 정상적으로 일어난다는 것이다. 반면에, 병리적이라는 주장은 일생 동안 급성 및 만성 치은염에 이환되는 과정에서 치조골능의 하방으로 치아치은 복합체가 유입된다는 것이다. 어느 의견이 옳은 지와 관계없이 결과적으로는 치은퇴축이 있다는 것이 중요하다.

변형된 수동맹출(지연맹출, delayed eruption)은 상피부착의 하방 유입이 실패했을 경우 긴 접합상피와 짧은 임상치관을 가지는 것으로 백악-법랑 경계와 치조골능의 관계는 정상인 경우이다. 이러한 현상은 주로 영구치 맹출 시에 나타나며 상피부착은 치조골능에 대해 정상적인 관계를 보인다(그림 2-14). 이와 같은 상황에 대한 진단이 잘못될 경우 보철물의 변연위치를 부적절하게 설정하게 되고 결국 치은퇴축을 유발하면서 보철물의 변연이 노출될 수 있다.

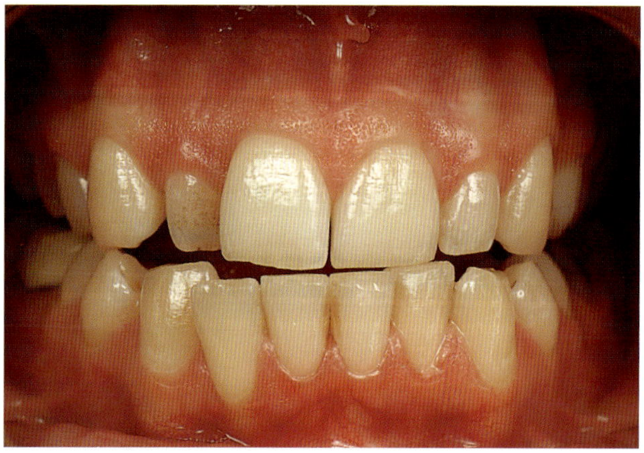

그림 2-14. 우측 상악 측절치의 변형된 수동맹출.

치주조직의 생물학적 형태 및 유형 (Periodontal bioform and biotype)

치아수복 전에 고려해야 할 것으로 생물학적 폭경 외에 치주조직의 생물학적 형태 및 유형이 있다. 이 요소는 치료양상과 치유반응에 영향을 준다.

치은의 부채꼴 형태는 치아의 위치와 모양에 의해 결정된다. 치아는 사각형, 타원형, 삼각형의 세 가지 모양으로 분류할 수 있다. 이들 세 가지 기본 모양에 의해 치은의 형태가 두껍고 평평한지, 얇은 부채꼴인지, 확연한 부채꼴인지가 결정된다(그림 2-15~17).[12] 세 가지 치주조직의 생체형에 따른 하방 치조골의 형태는(치간 치조능 정점에서 협측중심 치조능 정점까지의 거리) 표 2-1에서 볼 수 있다.

인구의 85%에서 평평한 치주 생체형이 나타나며, 15%에서 얇은 생체형을 보인다. 두껍고 평평한 생체형은 치밀한 양상의 섬유질과 관련이 깊으며, 수술과정에서 손상을 받을 경우 치주낭을 형성한다. 얇은 부채꼴 생체형의 경우는 매끄럽게 보이고 저작점막에 덜 부착되어 있으며 열개(dehiscence)나 천공(fenestration)의 가능성이 있다. 이 형태의 치주조직은 외상을 받을 경우 퇴축이 일어난다.

치주조직 형태가 가지는 임상적인 의미는 두꺼운 생체형에서는 생물학적 폭경이 손상될 경우 치주낭이 형성되지만 얇은 생체형에서는 치은퇴축이 일어난다는 점이다(그림 2-18, 2-19). 얇은 생체형(thin type)의 치은에서 보철물의 변연이 치은연하에 위치하여 생물학적 폭경을 침범한 경우 치은의 퇴축이 일어난다. 이런 경우 입술선이 높은 환자는 보철물-치아 계면이 노출되어 심미가 손상된다. 이러한 상황은 치조골능으로부터 접촉점까지의 거리

표 2-1. 치주 형태

치주형태	치간 치조능 정점에서 협측중심 치조능 정점까지의 평균거리(mm)
평평(flat)	2.1
부채꼴(scalloped)	2.8
확연한 부채꼴 (pronounced scallop)	4.1

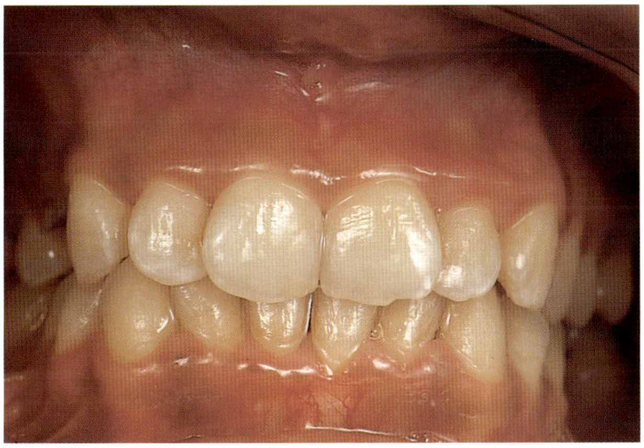

그림 2-15. 두껍고 평평한 치주 생체형.

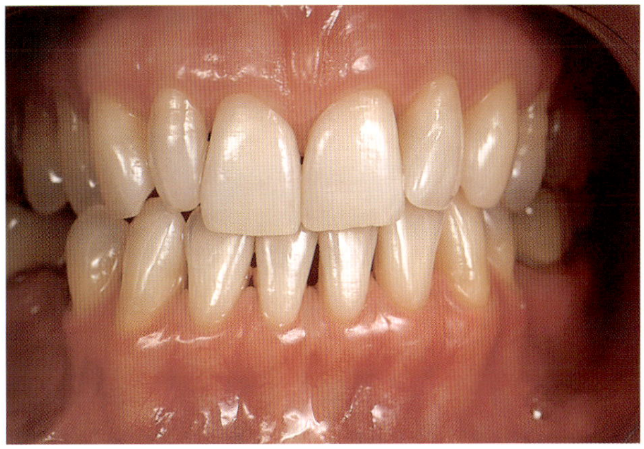

그림 2-16. 얇은 부채꼴의 치주 생체형.

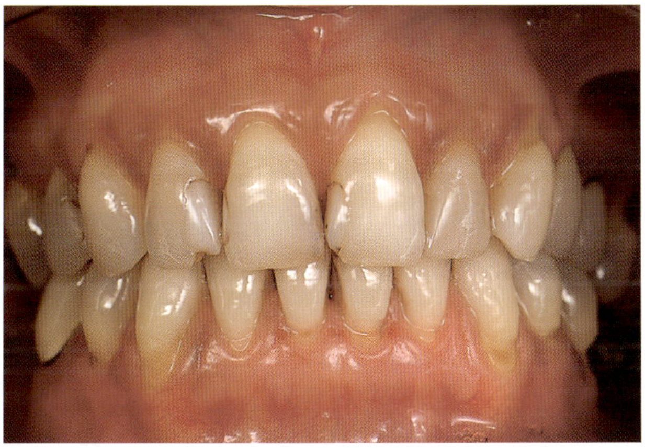

그림 2-17. 확연한 부채꼴의 치주 생체형.

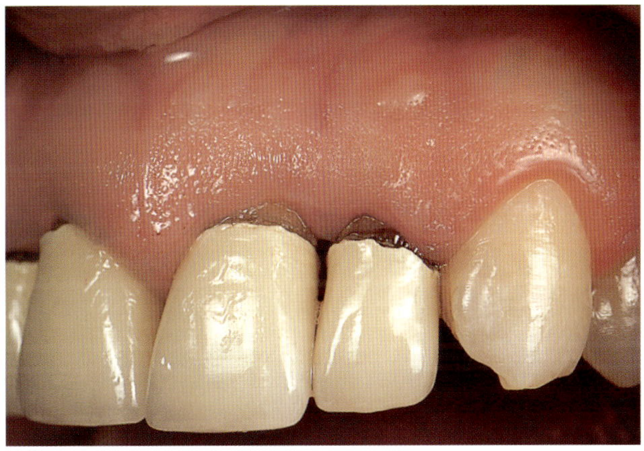

그림 2-18. 잘못된 보철물로 인해 두꺼운 치주 생체형에 발생하는 치주낭(좌측 측절치의 농양을 주목한다).

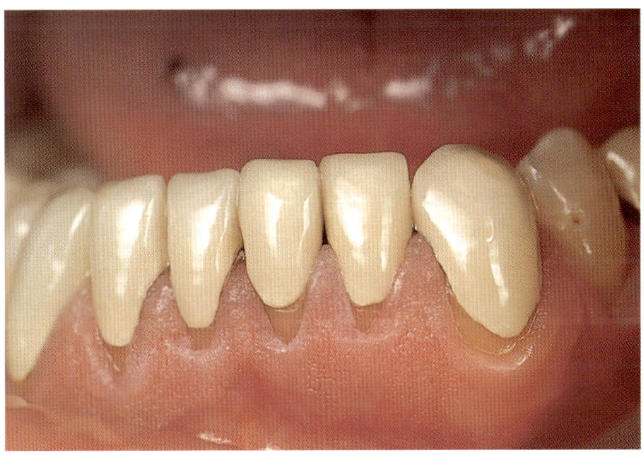

그림 2-19. 잘못된 보철물로 인해 얇은 치주 생체형에 발생하는 치은퇴축.

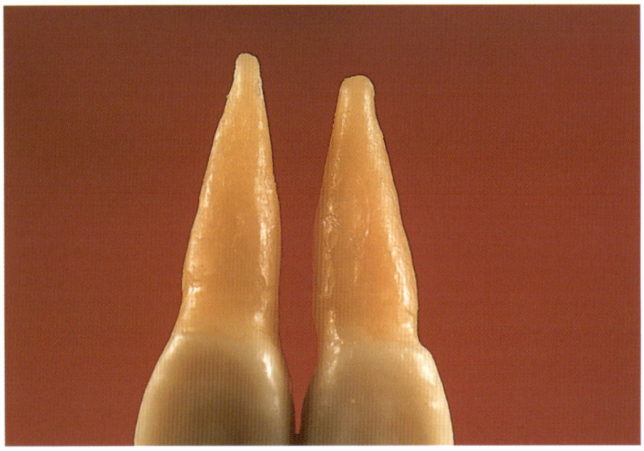

그림 2-20. 고깔모양의 치근을 갖는 삼각형 모양의 치아는 치간부의 골조직 양이 크다.

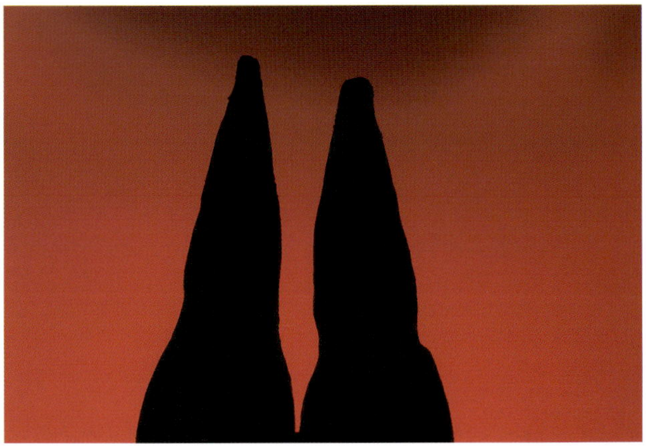

그림 2-21. 실루엣을 보면 좌측 그림 2-20의 느낌이 강조된다.

가 5mm 이내인 경우에도 치은공극(gingival embrasure)에 치간유두가 차지 않아 삼각형의 어두운 공간(black triangle)을 만들게 되므로 특별히 주의해야 한다.[13] 치아의 모양 또한 치아와 치아 사이 골조직의 양에 영향을 미친다. 얇은 부채꼴 생체형에서 삼각형 모양의 치아가 좁은 고깔 모양의 치근을 가지는 경우에 치아 사이의 골조직 양이 크다(그림 2-20, 2-21). 반대로 두껍고 평평한 생체형에서 사각형태 치아가 넓은 원주형 치근을 갖는 경우는 치아 사이에 골조직에 필요한 공간이 작아진다. 이러한 이유로 인해 두껍고 평평한 생체형의 치아에서 골소실이 일어날 경우 치주낭을 형성하는데 반해, 얇은 부채꼴의 생체형을 갖는 치아에서는 골소실이 더 심하게 되며 치은퇴축이 확연하게 나타난다.

수복과 연관된 요인들 (Restorative implications)

다음과 같은 치과 치료과정은 시작되기 전에 생물학적 폭경과 치주조직의 생체형에 대한 평가가 이루어져야 한다:

- 수복치료
- 외과적 치관길이연장술
- 임플란트

수복치료(Restorative procedures)

이 과정은 충전 및 치관 내 · 외의(직접 혹은 간접적인 방법) 수복치료를 포함하는데 치료과정 자체가 치아치은 복합체에 근접 또는 침범하게 된다. 생물학적 폭경은 임상적으로는 보이지 않으므로 그 위치와 폭경을 가늠하기 위해 많은 지침들이 동원된다. 명확한 해부학적 기준으로 어디에 초점을 맞추는가에 따라 두 유파로 나뉘는데 제안되는 두 기준은 치조골능과 건강하고 안정된 유리치은변연이다.

치조골능을 기준으로 사용하는 근거는 생물학적 폭경의 평균이 2mm라는 것이나 조직학적으로 검증해 볼 경우 다양하게 나타나는 임상적 상황을 설명하지는 못한다. 많은 저자나 임상가들은 생물학적 폭경에 손상을 주지 않으려면 수복물의 변연 부위가 치조골능에서 2~3mm 상방에 위치하도록 권장하고 있다.[15] 이러한 방법을 사용하려면 감별진단과 개개의 다양성을 고려하여 상피부착 혹은 더 나아가서 결합조직 부착의 손상을 피해야 한다. 왜냐하면 2~3mm 상방에 위치시키더라도 어떤 경우에는 상피부착을 손상시키기도 하고 심한 경우 결합조직 부착까지도 손상시키기 때문이다.

대체가 되는 기준으로 유리치은변연을 사용할 경우 수복물의 변연을 열구 하방 0.5mm에 둔다.[16] 이 방법의 근거는 생물학적 폭경의 생리적 혹은 조직학적 위치에 대응하여 경계표시가 명확하다는 점이다. 이 방법을 사용할 경우 수복물의 변연이 상피부착의 상방에 위치하게 되므로 어떠한 경우에도 생물학적 폭경을 침범하지는 않는다. 그러나 이러한 방법 또한 단점이 있다. 얇은 치주 생체형이나 변형된 수동맹출을 보이는 환자의 경우 수복 후에 치은퇴축이 일어나 보철물의 변연과 치아의 경계부위가 노출되게 되며 보철물의 접착부위가 착색되면 입술선이 높은 경우는 심각한 심미적 문제를 초래하게 된다.

결론적으로 두 가지 방법 모두 장점과 한계점을 가지고 있다. 성공의 열쇠는 치조골능이나 유리치은변연을 지침으로 선택하기 전에 각각의 환자에 대한 평가를 잘 하는데 있다.

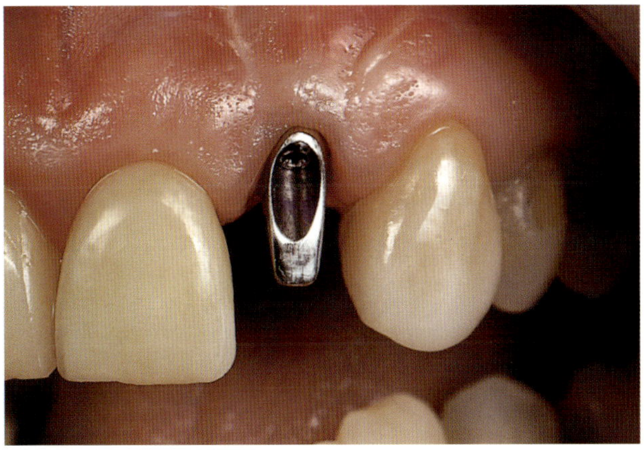

그림 2-22. 임플란트(Novel Biocare의 replace select)가 좌측 측절치를 대체하고 있는데 인접치 사이에 근원심으로 2mm의 공간이 확보되었다.

외과적 치관길이연장술 (Surgical crown lengthening)

치관길이연장술이나 임플란트 식립을 할 경우 생물학적 폭경과 치주조직의 생체형을 평가해야 한다. 치관길이연장술의 경우 유리치은변연의 안정성과 치주조직의 건강을 위해서 치조골능 상방에 연조직 방어벽이 반드시 존재해야 한다.[17] 치관길이연장술의 경우 판막을 거상하고 외과적인 외상을 주어 유연한 연조직을 변형시키게 되므로 유리치은변연을 기준점으로 사용하기 어렵다. 이 경우 모든 치아에서 평균 2mm라는 생물학적 폭경을 적용할 수는 없다 하더라도 임상적으로는 유용한 기준지표가 될 수 있다. 위에서 언급한 다양성들이 치료계획의 수립 시에 분명하게 고려되어야 하며, 치관길이연장술의 경우에는 치조골능에서부터 예상되는 유리치은 변연까지 최소한 2~3mm의 거리를 권장한다.

임플란트(Implants)

자연치아와 유사하게 건강한 임플란트 주위조직도 생물학적 폭경을 가지고 있다. 이러한 연조직 방어벽은 임플란트 유지 수복물의 안정된 치주조직 구성을 위한 전제조건이다. 치과 임플란트도 치주조직 생체형이 두껍고 평평한 경우와 얇은 부채꼴인 경우 각각 장・단점을 가지고 있다.

얇은 부채꼴의 생체형을 보이는 경우는 좁은 고깔 모양의 치근으로 인해 치간골의 양이 많다. 이것은 임플란트와 치아 사이에 1.5mm와 임플란트와 임플란트 사이에 3mm인 최소한의 필요거리를 확보하는 데 유리하다(그림 2-22). 하지만 치은 조직이 얇고 민감하기 때문에 부주의에 의한 외상이나 임플란트의 위치가 부적절할 경우 치은퇴축(임플란트-지대주 경계면의 노출)이 일어나거나 치은에 검은 삼각형 부분이 형성된다.

두껍고 평평한 생체형에서는 치근들이 넓고 원주형이며 치간골의 양이 적어서 인접치아와의 사이 혹은 임플란트와의 사이에 공간이 충분하지 않을 수 있다. 임플란트를 할 계획인 경우 폭경이 좁은 것을 사용하고 동시에 근원심 혹은 협측에 골이식을 하면 근원심으로 부족한 임플란트 공간을 보상해 줄 수 있다.[19] 두꺼운 생체형의 장점은 상당한 양의 섬유부착치은으로 인해 치은퇴축이 덜 일어난다는 점이다.

마지막으로 어떠한 형태의 치관 외 수복물(자연치 혹은 임플란트 유지)이든 치간 인접면에서 보이는 치관 방향으로의 정점과 협설면의 치근단 방향의 정점을 잇는 백악-법랑 경계와 치조골능의 외형을 따라야 한다. Nobel Biocare의 Nobel Perfect와 같은 부채꼴 모양 및 타원형 모양의 임플란트는 백악-법랑 경계와 치조골능의 자연스러운 형태를 본뜬 것으로 일반적인 평평한 형태의 임플란트에서 발생하는 치간골 상실을 최소화시키기 위한 목적이 있다.[20] 이와 같은 새로운 임플란트 디자인의 경우 자연치아의 치아치은 경계부위와 닮은 임플란트치은 경계를 형성할 수 있다.

기능(Function)

기능에 대한 다음의 논의는 치주건강의 회복과 유지를 전제로 한 것이다. 기능의 기본 전제는 편안함과 자유로운 운동이 확보되어야 한다는 것이다. 기능은 발음과 교합의 두 가지로 나누어진다. 발음은 치과 문헌들에서 일치된 의견을 보이는데 반해, 교합의 경우는 치과전문가들 사이에 많은 비방 및 혼란을 보이고 있다.

교합(Occlusion)

교합은 다음과 같은 측면에서 임상가들을 당황하게 한다:

- 교합에 관한 개념은 지난 세기 동안 많은 변화를 거쳤다.
- 많은 이론들이 존재하며 어떤 문헌 혹은 강의를 따르느냐에 따라서 많은 논란이 있다.
- 교합에 관해서 과장하거나 이를 복잡하게 하려는 경향이 있다.

실질적으로는 모든 사람에게 적용할 수 있는 이상적인 교합은 존재하지 않는다. 교합은 다른 신체적인 특성과 마찬가지로 유전적으로 결정된다. 따라서 이론적으로 이상적인 교합을 말하는 것은 무의미한 일이며 더 심하게 말하면 위험한 일이기도 하다. 대부분의 치과 수복물은 교합에 관한 피상적인 지식을 바탕으로 제작되지만 환자 치열의 관찰 없이는 완벽할 수 없다. 하지만 교합간섭을 가볍게 생각해서는 안 되며 교합을 불필요한 것이라고 생각해서도 안 된다. 정확하고 주의 깊게 교합적 요소들을 고려할 경우 수복물의 실패들을 많은 경우 피할 수 있다.

궁극적으로 임상가들은 임상에 적용할 수 있는 실질적인 지침에 목말라 한다. 교합 논의의 목적은 학술적인 저술을 위한 자료를 만들기 위한 것이 아니라 일상적인 임상에서 의미 있게 사용할 수 있는 교합의 기본적인 개념을 명확하게 하기 위해서이다.

첫 번째 문제는 많은 유사어들로 인하여 용어가 명확하지 않다는 것이다.[21] 여기서는 임상적으로 명료하도록 널리 받아들여지고 있는 용어와 정의들을 사용하였다. 중심 교합위(centric occlusion), 교두 감합위(centric relation), 작업측 및 비작업측 접촉과 간섭(working and non-working contact and interference), 전방 및 측방 유도(anterior and lateral guidance) 및 교합고경(occlusal vertical dimension).[22]

중심 교합위(Centric occlusion)

중심 교합위는 상·하악 치아간의 교두가 최대로 접촉되어 있는 것을 말한다. 다음과 같은 이유로 인해 중심 교합위는 가장 중요한 교합 위치가 된다:

- 환자에게 구치부로 다물라고 하였을 때 항상 재현 가능한 위치이다(그림 2-23).
- 교합력이 치아 장축으로 직접 전달되므로 치근막에 의해 교합력을 이상적으로 분산시킬 수 있다.
- 교합력이 최대화되는 저작주기의 마지막 단계로 신경근섬유의 습득된 위치이다.

결과적으로 수복물은 중심 교합위에 맞추어 제작되어야 하며 치과의사들이 통상적으로 제작해 주는 수복물들의 대부분은 이에 따르고 있다. 현재의 교합에 문제가 없고 하나 혹은 두 개 정도의 제한된 수복물을 현재의 중심 교

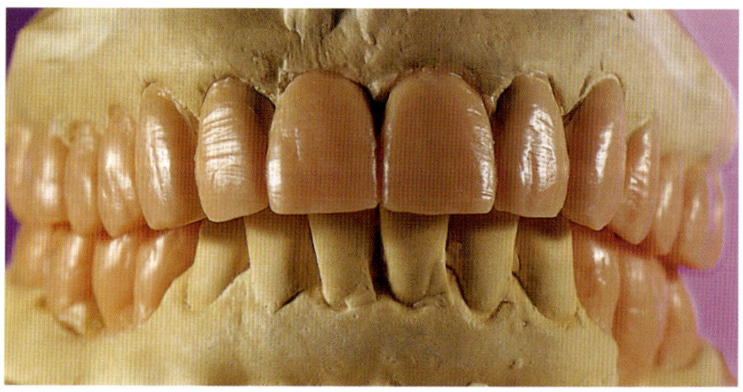

그림 2-23. 중심 교합위(CO)에서의 진단납형.

합위에 맞추어서 제작하는 경우라면 중심 교합위에만 주의를 기울여 제작하면 된다. 중심 교합위에서 제작된 수복물은 간섭을 일으키지 않아야 하는데 특히 교두감합위(CR)에서 중요하다.

교두 감합위(Centric relation)

교두 감합위는 하악과두가 과두와에 최대로 안착되어 있는 상태에서 하악을 다물 때 상 · 하악 치아 사이에 최초의 접촉이 일어나는 위치이다(그림 2-24). 이 위치로부터 하악이 중심 교합위로 전방 혹은 측방 이동을 한다. 90%의 사람에게 중심 교합위와 교두 감합위가 일치하지 않는 것으로 나타나지만 유해한 영향은 없다.[23] 따라서 교두 감합위와 중심 교합위간의 조화를 위해 예방적인 교합조정을 하는 것은 근거가 없는 일이다. 하지만 경우에 따라서는 교합 조정이 필요할 수도 있으므로 교두 감합위에서 어느 치아가 먼저 접촉하는지를 확인할 필요는 있다. 이러한 과정은 특히 광범위한 수복을 계획하고 있을 때 필요하다. 교합고경을 바꾸거나 수복하고자 하는 전치부에 심한 미끄러짐(slide)이 있을 때 혹은 교두 감합위와 중심 교합위간에 미끄러짐이 있는 상황에서 하악을 후방으로 유도할 계획으로 전치부 보철물의 설측면을 형성하려 할 경우 등이다. 이러한 경우에는 교두 감합위가 이상적인 시발점이 된다. 마지막으로 수복될 치아가 교두 감합위에서 조기 접촉을 하게 되는 경우 미리 교합을 확인하고 조정해 주는 것이 최종 보철물의 교합조정을 피하는 데 도움이 된다.[24]

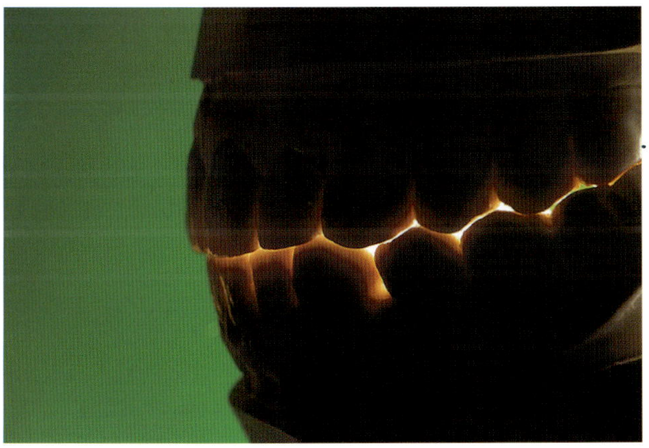

그림 2-24. 교두 감합위(CR)에서 제1대구치의 조기 접촉.

작업측 및 비작업측의 접촉과 간섭(Working and non-working contacts and interferences)

하악의 측방운동은 두 방향 즉, 움직이는 방향인 작업측과 반대 방향인 비작업측이 있다. 하악 운동 시 접촉은 상 · 하악이 모두 총의치인 경우 균형교합(balanced occlusion)을 형성하기 위해 양 방향 모두에서 일어나도록 한다. 자연치아에서는 균형교합이 드물다. 측방으로 가해지는 교합력은 치아 장축을 따라서 전달되지 않으므로 치아에 무리한 스트레스를 주게 된다. 측방 교합력이 반복적으로 오랫동안 가해지면 치아, 치주조직, 저작근 및 악관절을 포함한 저작계에 해로운 영향을 준다. 하지만 신경근육계의 적응력으로 인해 간섭이 심각하지 않게 되며 생리적 기능을 회복하게 된다. 수복물이 이러한 간섭을 가지고 제작된 경우에는 잠재적으로 문제점을 가지게 된다. 이러한 문제점은 수복물이 여러 개일 경우나 하나일 경우 모두 마찬가지로 나타난다. 보철수복을 위해 치아를 삭제하게 되면 수복재료에 필요한 교합면 사이의 공간을 형성해야 하므로 이러한 간섭요소는 없어지게 된다. 하지만 크게 제작된 보철물의 경우 하악의 폐구를 방해하고 측방운동도 방해한다. 이러한 경우 모든 간섭을 세심하게 확인하여 미리 알맞은 조정을 한 다음 교합을 안정되게 만들어서 삭제된 지대치가 중심 교합위 및 측방운동 시에 대합치와 적절한 간격을 가질 수 있도록 해 준다. 보철수복 시에 새로운 간섭이 생기지 않아야 한다.

측방운동(Lateral excursions)

하악의 운동은 복잡하지만 간략하게 측방과 전방운동으로 나누어 볼 수 있다. 측방운동은 하나 혹은 그 이상의 치아에 의해 유도된다. 건강한 치열에서는 견치에 의해 유도되거나 그룹으로(예를 들면 소구치들을 포함한 하나 이상의 치아) 유도되며 전치들이나 구치들에 의해서도 유도될 수 있다(그림 2-25~27). 생물학적인 적응능력에 의한 조화가 가능하며 임상적인 조정은 필요하지 않다. 교합유도가 이루어지는 치아를 수복할 경우에는 특별한 주의가 필요하다. 교합유도를 담당하는 치아로 가는 측방 교합력은 잠재적 위험성을 가지고 있어서 이

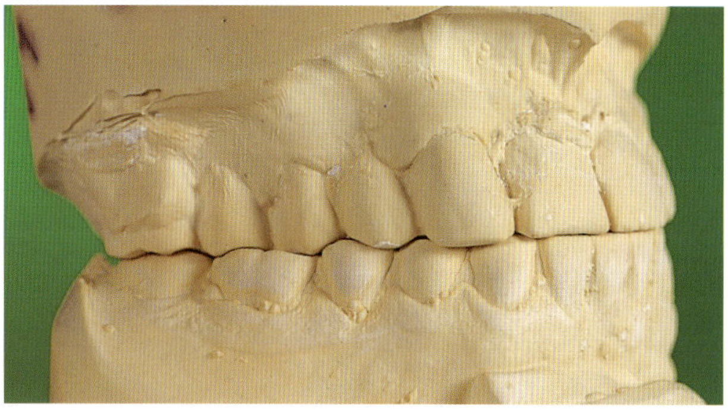

그림 2-25. 이 진단모형은 군기능 교합을 보여준다.

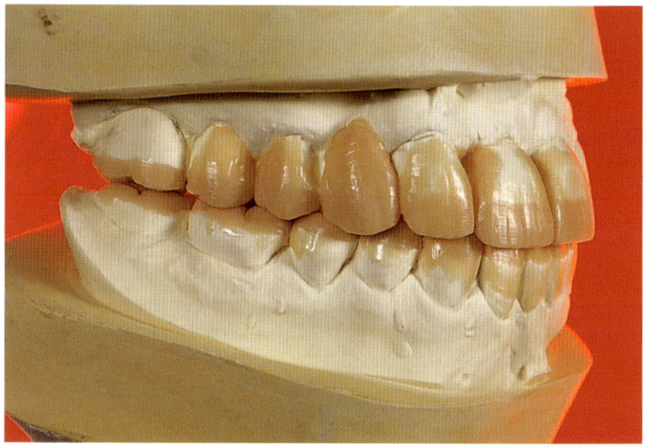

그림 2-26. 그림 2-25 이 증례연구에서 진단 납형은 견치유도 교합으로 만들어졌다.

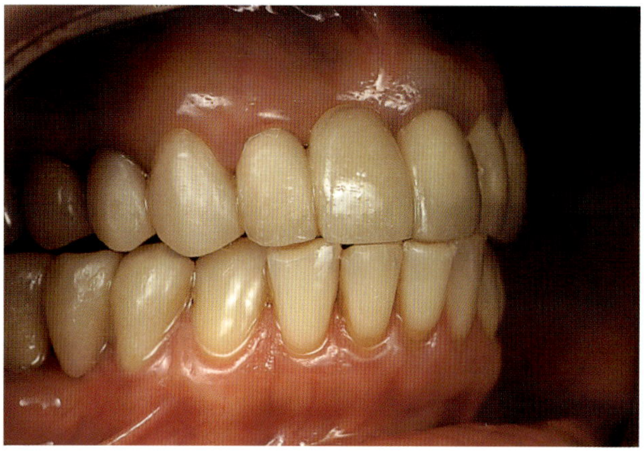

그림 2-27. 하악 운동 과정의 절치유도.

로 인해 보철물이 파절되거나 탈락될 수 있으며 악관절의 기능장애를 포함해 저작계에 해를 줄 수 있고 마모나 동요도의 증가 및 대합치의 이동을 가져올 수 있다. 따라서 보철물 제작 시 교합체계를 바꿀 계획이 없다면 기존과 같은 교합유도를 형성해 주어야 한다. 더 나아가서 삭제한 지대치와 대합치아의 간격이 어떠한 하악운동에서도 계획된 금속이나 도재로 적절히 수복되어질 수 있는 정도인지 확인해야 한다.

또 다른 고려 사항으로는 환자가 주로 수직적으로만 저작을 하는지 수평적인 저작을 하는지가 있다. 저작력이 치아 장축방향으로 가지 않아 해로운 수평적 저작에 비하여 수직적 저작은 저작력이 치아 장축방향으로 전달되기 때문에 바람직하다. 수평저작의 경우 이갈이에서 나타나는 것처럼 치아의 교합면이 빠르게 닳게 된다. 특히 도재 수복물의 경우는 진단이 확실해질 때까지 신중하게 생각해야 한다.

광범위한 보철수복으로 교합을 바꾸어 주는 경우에는 치료를 시작하기 전에 새로운 교합에 대한 계획이 세워져 있어야 한다. 이상적으로는 견치유도 교합이 군기능 교합보다 30~40% 가량 근육의 활성도를 낮추어주므로 권장된다. 하지만 치주질환이나 신경치료 등으로 견치가 손상을 받은 경우에는 측방운동 시 교합력을 분산시켜 주기 위해서 군기능 교합을 형성해 주는 것이 바람직하다. 상실된 견치가 임플란트로 수복이 될 경우에는 이러한 생각들을 보다 신중히 고려해야 한다. 임플란트의 경우 치주인대 및 고유감각수용체(proprioception)가 없기 때문에 군기능 교합을 적용할 때 측방으로 전달되는 교합력이 자연치아를 통해 전달되도록 신중하게 계획을 수립해야 한다.

전방유도(Anterior guidance)

전방유도는 하악골의 전방운동이다. 상ㆍ하악 전치에 심미 수복물이 계획된 경우 전방유도가 초미의 관심사가 된다. 기존의 유도에 맞추는 것은 간단한 일이지만 교합을 재구성할 경우에는 전방유도도 재형성되어야 한다. 유도각이 가파른 경우 근활성도를 높이고 유도각이 완만할 경우에는 반대가 된다(그림 2-28~31).[26] 유도각이 가파를 경우에는 결과적으로 접착제의 실패, 완전-도재 보철물의

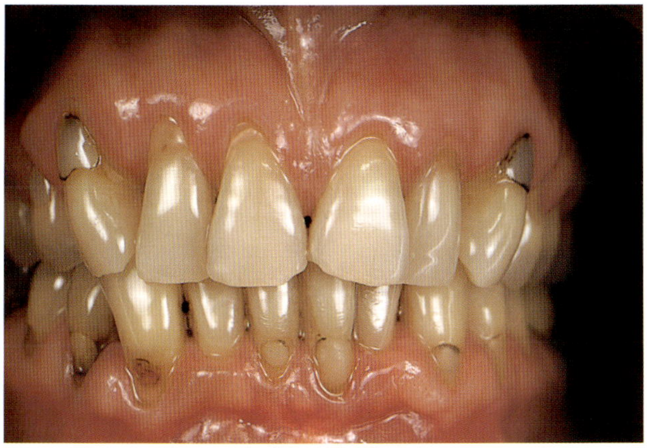

그림 2-28. 경사가 급한 전방유도(CO).

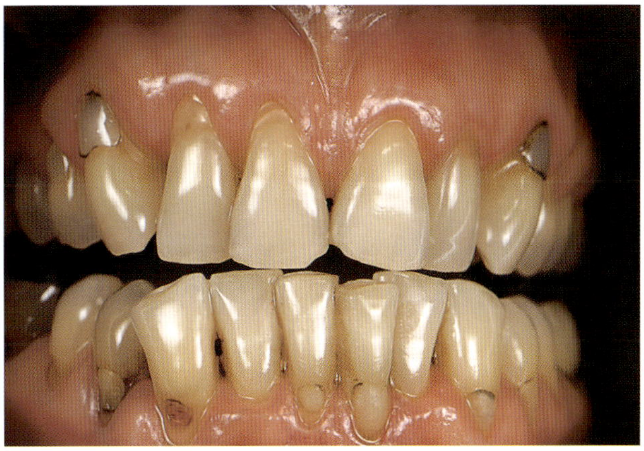

그림 2-29. 경사가 급한 전방유도(전방운동).

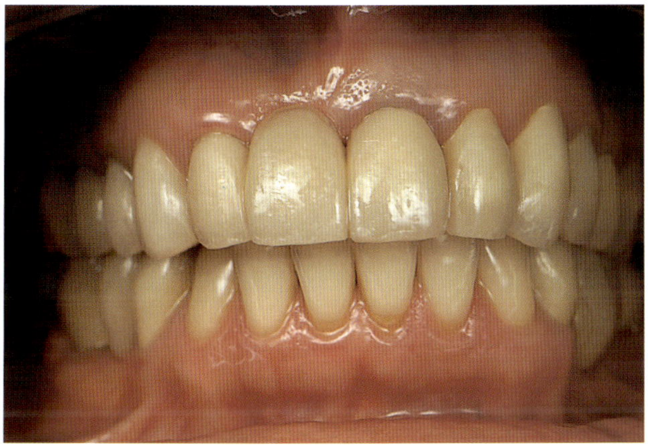

그림 2-30. 경사가 완만한 전방유도(CO).

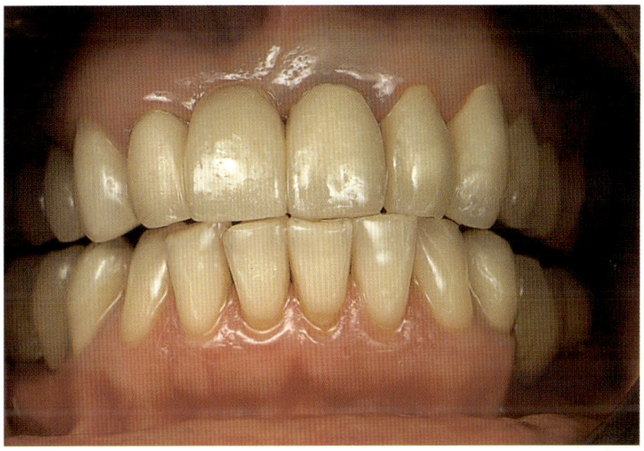

그림 2-31. 경사가 완만한 전방유도(전방운동).

파절, 치아 동요도 및 악관절 동통을 유발할 수 있다. 전방의 피개 교합이 불완전하여 전방유도가 적거나 없는 경우 하악운동시 구치부가 계속 접촉하게 되므로 전치부의 수복은 쉬운데 반하여 구치부의 수복은 어려워진다. 반대의 경우도 마찬가지이다. 즉, 전방유도가 가파른 경우 전치에 의해 구치부가 이개되므로 구치부의 교합은 쉬워지지만 전치부의 경우는 상·하악 치아간의 공간이 제한되어 수복이 어렵게 된다.[27]

전방 유도각과 교합력의 방향이 전치부 수복물의 디자인에 영향을 준다. 자연치에서는 가파른 전치 유도각이 있는 상황에서 하악 전치가 상악치아의 구개면에 접촉하더라도 상아질과 법랑질에서 치주인대로 교합력을 분산시킨다(그림 2-32). 하지만 인공치아의 경우에는 자연치아와 유사한 생역학적인 기전이 존재하지 않는다. 이와 같은 열등한 상황에서는 구강 내 환경에 견디지 못하는 경우가 있다. 결국 이와 같은 불리한 점은 수복물의 파절 및 탈락, 대합되는 자연치아의 마모 및 치주질환이나 악관절 질환을 유발할 수 있다. 위에서 언급한 것처럼 교합을 바꾸어 줄 계획(교합관계를 바꾸거나 고합고경을 높이는 경우)이 있을 경우에는 상악 전치의 설측 U자 모양의 cingulum을 평평하게 형성해 주어서 하악치아와 접촉 시에 교합력이 치아 장축에 수직으로 전달되도록 하여 수복물에 스트레스가 덜 가도록 하는 것이 바람직하다(그림 2-33). 가파른 전치유도를 완만하게 줄여주면 근육으로 가는 스트레스도 줄여줄 수 있다.

전방유도가 시작되는 점과 끝나는 점을 결정하고 근활성도를 감소시키기는 완만한 전방유도를 설정하여 운동을 자유롭게 하는 프로토콜이 필요하다.

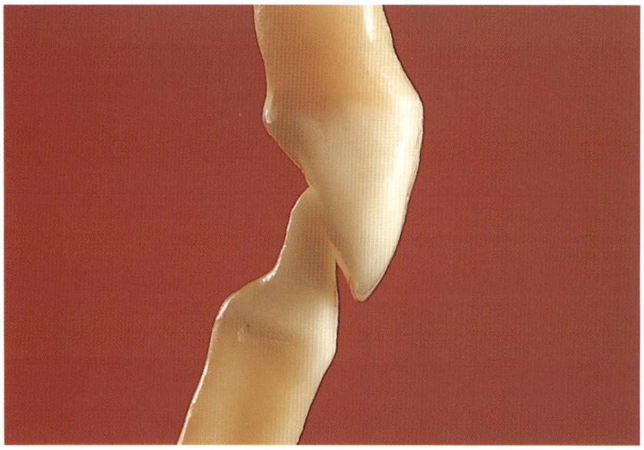

그림 2-32. 하악 전치가 상악 전치의 구개면에 접촉하고 있으나 장축방향이 아니다.

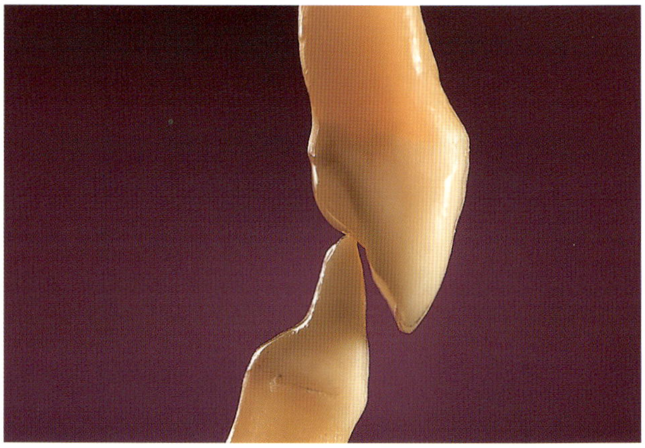

그림 2-33. 상악 전치의 구개면에 수복물을 붙여 cingulum을 평평하게 하여 장축방향의 접촉으로 변화시켰다.

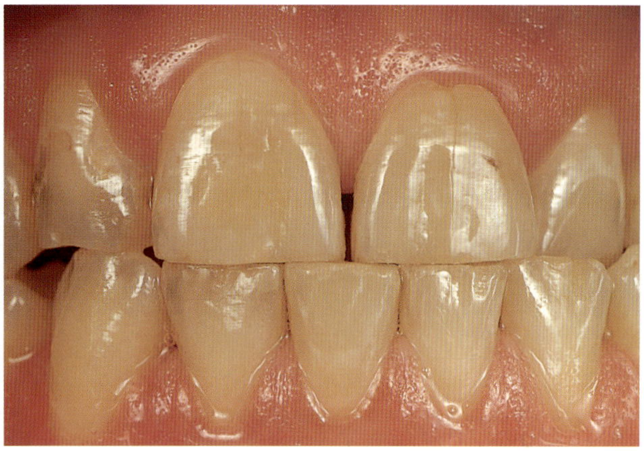

그림 2-34. 상악 중절치 치은 정점의 불일치.

교합고경(Occlusal vertical dimension)

치아의 심미적 개선을 위해 교합고경을 높여야 하는 경우에는 특별한 주의가 필요하다. 교합고경의 결정과 변화라는 두 가지 측면은 심사숙고가 필요하다.[28]

기존의 교합고경을 결정하는 방법으로는 밤에 장착하는 아크릴 스프린트, 신경근육계의 활성도, freeway space, 전치 부위의 유리치은변연이나 백악-법랑 경계의 위치, 안면의 기준점, 세팔로 분석과 저작근의 길이 분석 등이 있다. 이러한 방법들의 대부분은 명확한 결과를 얻는데 제한이 있다.

아크릴 스프린트를 장착하여 증가된 교합고경이 적절한지를 판단하는 것은 고경을 얼마나 증가시켰는지와는 관계없이 환자들이 일시적으로 경험하게 되는 동통이 1~2주일이 지나면 사라진다는 허점이 있다. 신경근육계가 프로그램을 재작성하여 어떠한 고경의 증가에도 새롭게 적응을 하므로 근활성도의 정도나 freeway space도 별 의미가 없다.[29] 또 다른 방법으로 상·하악 치아간의 유리치은변연 혹은 백악-법랑 경계 사이의 거리를 측정하는 것이다(그림 2-34). 알아두어야 할 중요한 점은 교합고경은 전치부가 아닌 구치부에 의해 결정된다는 것이다. 이러한 점은 구토로 인한 전치부의 마모에서 알 수 있다. 구토로 인해 전치부의 절단면 길이가 감소하지만 과맹출에 의해 전치부의 중심교합이 다시 형성되고 구치부는 마모를 보이지 않고 변화가 없다. 이 상황에서는 전치부를 교정적으로 함입시키거나 치관길이연장술을 시행한다. 구치부의 대대적인 수복을 통한 교합고경의 증가는 적절하지 않다.

안면측량에 의한 교합고경의 결정도 적절하지는 않다.[30] 이상적인 안면측량을 위해서는 얼굴의 중심 부위(눈썹부터 코의 기저부)가 하방 부위(코의 기저부에서 턱)와 같아야 한다. 후자의 경우는 유전적으로 결정이 되는데 만약 환자의 아래턱이 짧을 경우 교합고경을 높여줌으로써 해부학적인 비정상이 보상될 수 있을까? 세팔로 분석도 수복치료를 위해 연조직 및 치조골의 변화를 가져오는 경우에는 교정적인 치아이동에 있어 매우 중요하지만, 단지 치아만 연관된 경우는 극히 제한적으로 이용된다. 마지막으로 교근과 내측익돌근의 길이가 또 다른 하나의 방법으로 제시되고 있다. 후자의 경우 근육과 전치부에 대한 과두의

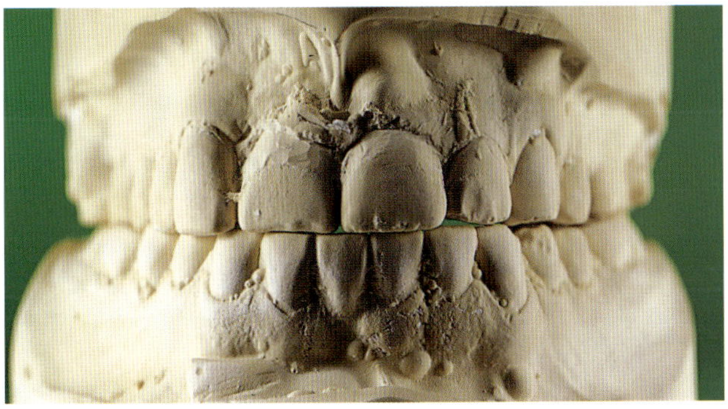

그림 2-35. 기능과 심미를 증진시키기 위해 교합고경을 높이는 것이 제안됨(Gerald Ubassy가 기공제작, 프랑스)/ 높이기 전.

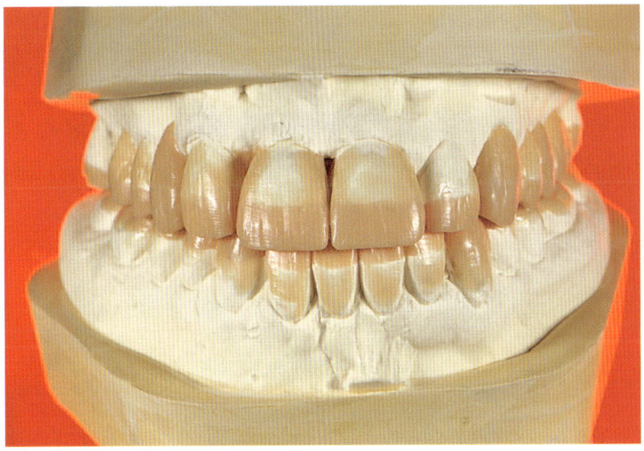

그림 2-36. 기능과 심미를 증진시키기 위해 교합고경을 높이는 것이 제안됨(Gerald Ubassy가 기공제작, 프랑스)/교합고경을 높인 진단납형.

상대적 거리를 측정하여 간단히 계산할 수 있다. 전방개구를 3mm 할 때마다 교근의 길이는 1mm씩 증가하지만 과두가 후방으로 1mm 이동하기 때문에 실제적으로 근육의 길이증가는 없다. 전치부에서 교합고경을 3mm 증가시키는 것은 근육의 길이에 아무런 영향을 주지 않는다. 따라서 근육의 길이측정을 이용하여 교합고경을 정확하게 결정할 수 없다.

교합고경을 결정하는 방법 다음으로 교합고경을 변화시키는 것이 있다. 이것은 전치부의 심미적 개선을 위한 것으로 보철물을 위한 공간을 확보하거나 교합을 바꾸어 주는 경우이다. 교합고경을 바꾸는 데 있어서, 이상적인 수직고경이 없다는 생각은 우리가 버려야 할 첫번째 잘못된 생각이다. 결론적으로 이렇게 결점이 많은 목표를 달성하기 위해 행해지는 광범위한 치과치료는 무의미할 뿐더러 대체적으로 비윤리적이기도 하다.

일반적인 기준으로 전치부에서 3mm 개구 시 구치부에 1mm의 공간이 생긴다. 앞서 언급한 것처럼 교합고경이 이 정도 증가되면 교근의 길이가 1mm 길어지지만 과두가 1mm 후방으로 이동하므로 실제적인 근길이의 변화는 없다(그림 2-35, 2-36). 달리 말하면 전치부에서의 3mm 교합고경의 증가는 별도의 근육적응의 필요성이나 동통의 유발 없이 받아들여질 수 있다는 것이다.[31] 하지만 3mm 이상 증가시킬 경우에는 별도의 주의가 필요하다:

- 교합고경의 증가에 따른 근육의 통증은 길게 가지 않으며 대개는 2주 이내에 사라진다.
- 일부 환자에서는 교합고경을 증가시킨 경우 6개월 정도 되면 치조골의 리모델링과 근육이 적응하여 다시 원래대로 돌아오는 경향이 있다. 따라서 정확히 교합고경을 증가시켜야 하는 경우라면 임시 수복물을 제작하고 6개월 가량 기다린 후 최종 수복의 단계로 가는 것이 바람직하다.
- 저작력의 증가는 새로운 보철물에 해롭다. 처음에는 저작력의 증가가 있으나 3개월 가량 지나면 정상으로 돌아오므로 임상적으로 큰 문제는 없게 된다.
- Freeway space를 침범하는 것이 문제가 된다. 무치악 환자에서 말하거나 저작 시에 상 · 하악 치아간의 덜그럭거림을 방지하기 위해서는 2~4mm의 freeway space가 필요하다.[32] 하지만 자연치열에서는 freeway space를 침범했을 경우라도 치근막에 있는 고유감각수용체를 통해 신경근육의 적응이 일어나서 2~4주 이내에 freeway space가 다시 생성된다.

음성(Phonetics)

기능의 두 번째 요소는 자연스러운 발음으로 'M', 'S', 'F', 'V' 같은 발음을 하게 해서 결정한다. 'M' 발음은 rest position을 확인하는 것으로 치아가 freeway space

에 의해 떨어져 있게 된다(그림 2-37). 사실상 이 위치는 rest position이라기보다는 근육이 자연스럽다고 여기게 된 하악골의 습득된 위치이다.[33] 진정한 rest position은 수면 시와 같이 거상근이 완전히 이완되었을 때로 보아야 한다. 이 'M' 위치는 상악 전치가 보이는 정도를 확인하고 교합고경을 높인 후 freeway space가 다시 생겼는지를 확인하는 데 사용한다. 상악 전치가 아래입술에 닿는 발음인 'F' 음은 상악 전치의 시상면에서의 기울기를 결정한다. 위치가 정확하다면 상악 전치의 절단 1/3 부분의 협측이 아래입술의 점막부분(피부가 아닌)에 닿게 된다(그림 2-38). 치아가 너무 짧거나 돌출된 경우 아래입술에 닿지 않는다.[34]

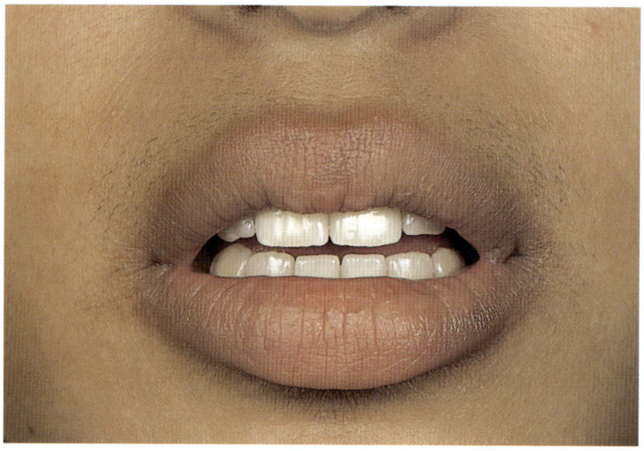

그림 2-37. 음성; 'M' 발음, 상악 절치가 보이는 정도를 결정하는 근육의 습관적인 위치.

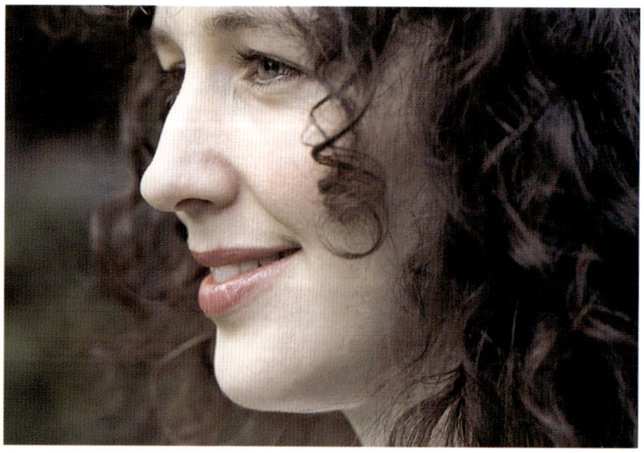

그림 2-38. 음성; 'F'와 'V' 발음, 상악 절치가 하순의 점막 부분에 접촉한다.

마지막으로 'S' 발음은 말할 때 수직고경을 확인할 수 있다(그림 2-39). 발음이 새는 것을 방지하기 위해서 상·하악 전치 간에 1mm의 거리가 있어야 한다. 두 가지 가상을 해보면:

- 환자가 'S' 발음을 내기 위해 하악 전치 위치를 전방으로 이동한 경우, 다시 말해서 하악의 postural position이 중심위와 일치하지 않는 경우이다. 이 경우 전치부를 조정하여(주로 하악 전치의 길이를 줄여 준다) 1mm의 거리를 만들어 주면 환자가 중심위로 다물었을 때 전치부에서 접촉이 일어나지 않게 된다. 접촉이 일어나지 않는 것은 상악 전치의 구개측에 적절한 수복재를 첨가하여 수정할 수 있다.
- 2급과 3급 부정교합에서는 'S' 발음을 하는 동안 하악이 중심위와 일치 하는 경우가 있다. 발음이 부정확해지지 않도록 전치부를 조정하여 1mm의 간격을 만들면 원하지 않는 공간이 전치부에 생기게 된다. 이 경우는 구치부의 교합고경을 줄여주면 상·하악 전치들 간의 중심교합이 형성되게 한다.

심미(Aesthetic)

치과에서의 심미는 방대한 논의거리로 과학적이고 예

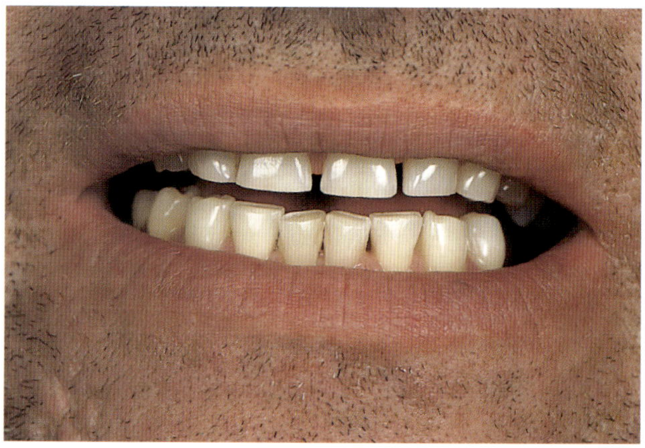

그림 2-39. 음성; 'S' 발음, 말할 때의 고경.

술적인 원칙들을 많이 포함하고 있다. 심미에 대한 아래의 논의가 모든 것을 다 포함하고 있지는 않지만 심미적인 수복물을 제작하기 위한 기본적인 방침과 실질적인 기준을 제시하고 있다. 보다 세밀한 분석을 위해서는 치과 심미를 다루고 있는 이론적 개념이 담긴 책들을 참고하여야 한다.[35]

심미는 예술이지 과학이 아니다.[36] 하지만 다른 많은 예술 작품들과 마찬가지로 심미적인 것을 만들기 위해서는 과학적인 원칙들이 도입된다. 동 · 식물들의 형태는 기하학의 원칙에 근거하여 변형을 통해 그 독특성이 만들어진다(그림 2-40, 2-41). 치과 심미는 독특한 예술적인 보철물을 창조하기 위해 수학적 개념이 필요하기도 하다. 자연은 그 '상상력'을 발휘함으로써 한 걸음 전진하고 특정 종을 복제하지 않으려 한다. 기하학적인 원칙은 '석고를 조작할 때가 아니라' 영감이 시작되는 지점으로서 커다란 가치가 있다. 아래의 논의는 임상가들이 상악 6전치의 심미적인 시술을 위해 이미 일상적으로 적용하고 있는 기하학의 원칙들에 대한 기술이다.

심미적 만족을 위한 시발점은 환자의 기대 및 희망사항을 귀 기울여 잘 듣는 것이다. 환자들은 자신들이 바라고 계획하는 이미지가 있다. 이러한 이미지들은 스스로 또는 동료나 대중매체에 의해 계속 바뀐다. 이러한 의견들은 다분히 주관적인데 반해, 심미에 대한 수학적인 접근은 객관적이다. 사실 수학용어는 자연을 이해하는 유일한 기준이 되어 왔다.[37] 임상가들은 전치부의 심미를 잘 다루기 위해 기하학적인 개념과 친숙해져야 한다. 치과에서는 심미를 안면, 악안면, 치아, 치은의 네 부분으로 나누어 고찰하고 있다(그림 2-42~45).

안면 구성(Facial composition)

안면 구성은 환자에게 있어서 가장 중요한 측면이라 할 수 있다. 아름다운 이미지에 대해 대부분의 대중매체가 얼굴에 집중하고 있기 때문에 안면 구성은 대개의 환자들이 이미 갖고 있는 '완벽한 미소'에 의해 영향을 받는다. 대부분의 사람들은 치과에서 하듯이 아주 가까운 거리에서 미소를 보지는 않는다. 초점을 안면거리에 두고 본다면 치아들은 대개 하얗고 반듯하게 보인다. 하지만 가까이서 볼 때 예를 들어 악안면의 구성에서 치아들은 정확한 규칙성을 보이지 않으며 뚜렷한 비율과 공극(embrasure)을 가지고 있다. 따라서 이러한 개념들을 일반인에게 인지시키는 것이 중요하다. 즉, 매체에서 보여주는 이미지는 미소의 단지 한 부분일 뿐이라는 것을 이해시켜야 한다.

얼굴을 분석할 때는 전단면(frontal)과 시상면(sagittal)이 중요하게 다루어진다. 전단면에서 보면 여러 가지 표지가 심미의 기준이 된다. 수평적으로 얼굴의 위쪽에서 아래쪽으로 머리카락, 눈썹, 눈동자 사이, 비익 사이(inter-alar) 및 구각 사이(commissural lines)를 포함하여 몇 가지 기준선들이 있다. 이 평행선들은 수평적 대칭을 설정하

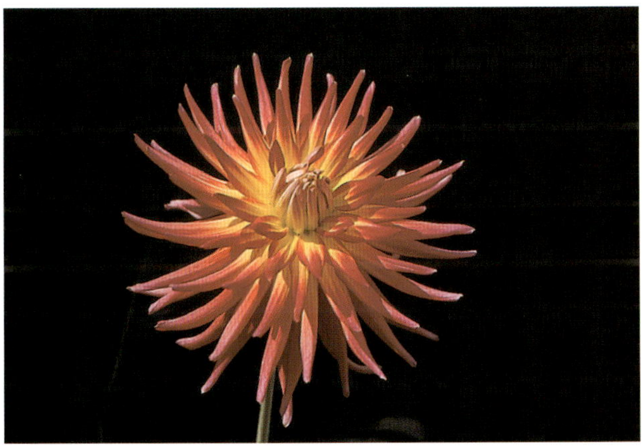

그림 2-40. 식물의 내적인 아름다움은 심미의 수학적 개념과 연관지울 수 있다.

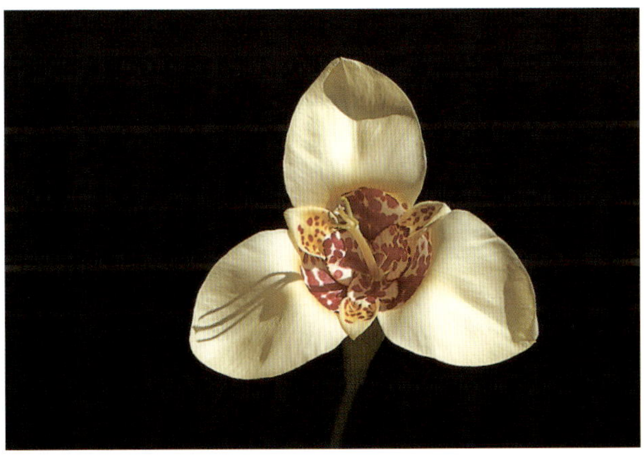

그림 2-41. 식물의 내적인 아름다움은 심미의 수학적 개념과 연관지울 수 있다.

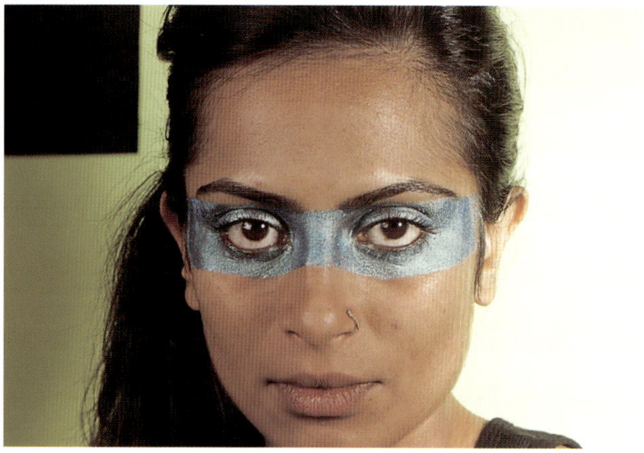

그림 2-42. 안면 구성.

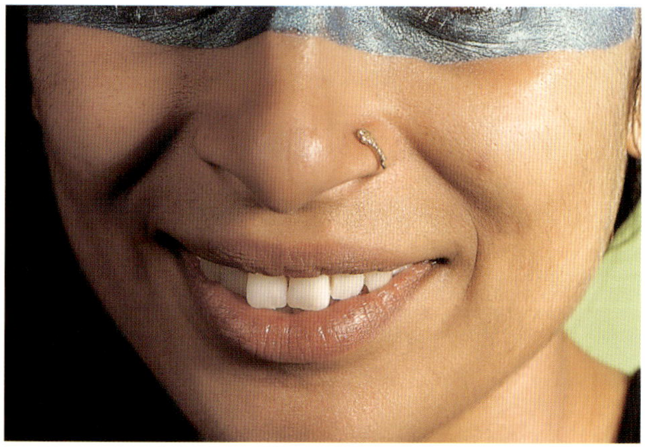

그림 2-43. 악안면 구성.

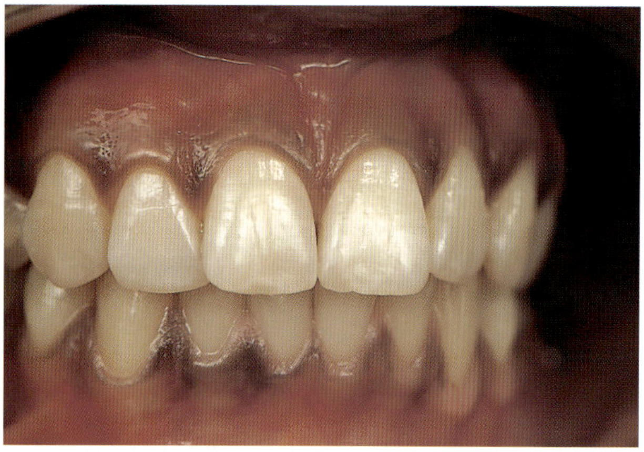

그림 2-44. 치아구성.

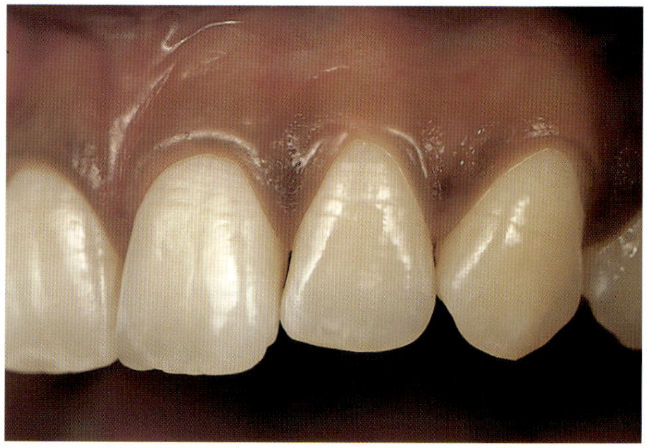

그림 2-45. 치은구성.

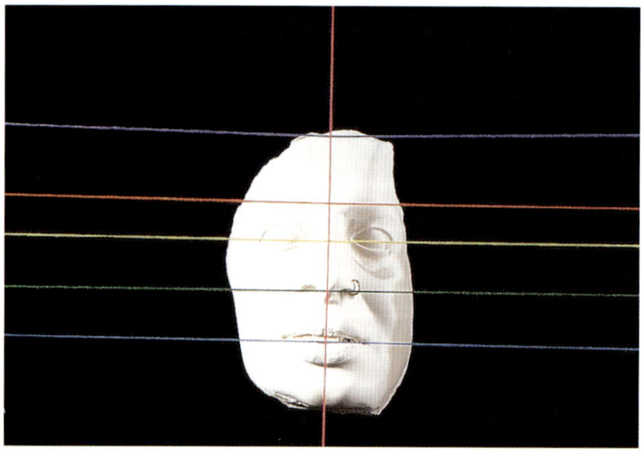

그림 2-46. 안면 수평선의 평행상태가 수평대칭을 결정한다.

는 기준이 되며, 안면 구성을 일체화하여 결속시키는 힘으로 작용한다. 안면의 중심선은 수평선에 수직이 되면서 수평선들의 결속력에 맞서는 역할을 한다. 이를 분리시키는 힘이라 할 수 있는데 흥미와 조화를 증진하는 구성에서 필수적인 요소이다(그림 2-46). 이 결속력들은 심미적 만족감을 주는 데 매우 중요한데 반해 안면 중심선의 치우침은 개인에 따라 다양하나 큰 문제가 되지 않아서 이차적인 것으로 간주된다. 어느 한 선의 방향보다는 수평선의 일반적인 평행성이 중요하다.[38]

동공간 수평선은 교합면과 절단면의 방향을 결정하는데 사용된다. 다른 수평선들은 명확한 기준선으로 사용되지 않으며 고려하지 않을 수도 있다. 하지만 유용한 기준

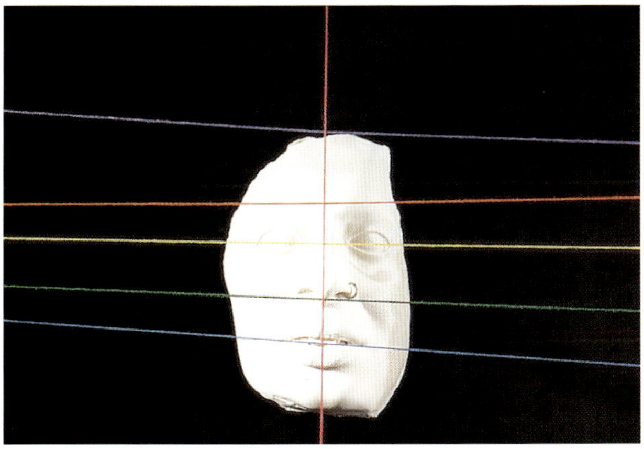

그림 2-47. 이차적인 수평선을 기준점으로 삼지 않는 일이 자주 있다. 절대적인 평행상태가 심미적인 만족을 위해 필수적이지는 않다.

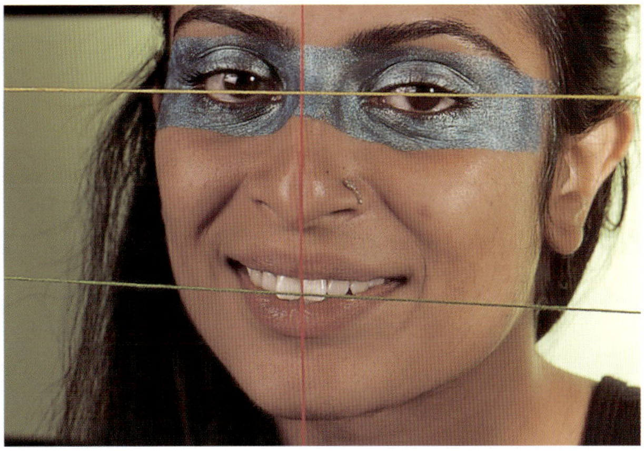

그림 2-48. 동공 간 수평선과 절단면수평선의 조화가 심미적 기준으로 사용된다.

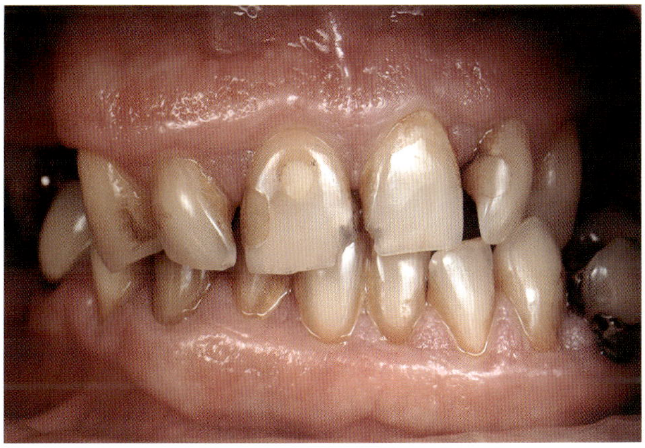

그림 2-49. 불균등한 마모와 교모가 절단면을 기울어지게 한다.

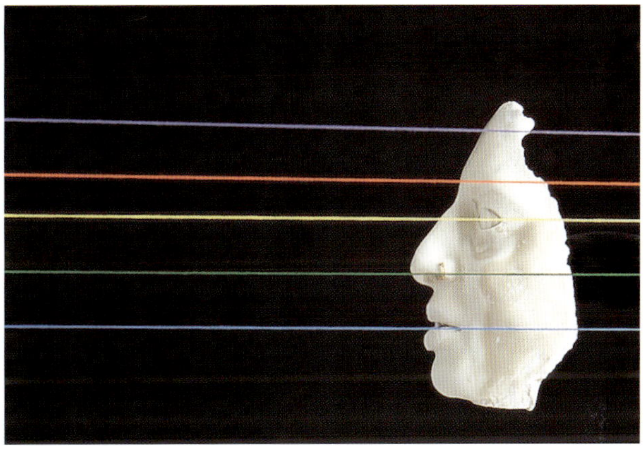

그림 2-50. 안면 수평선의 평행상태를 보여주는 시상면 사진.

선임에는 틀림없다(그림 2-47). 전치의 절단면은 동공 간 수평선과 평행해야 하고 중심선과 직각이어야 한다(그림 2-48). 절단면의 기울어짐은 치아 혹은 골격적인 요소에 기인한다. 마모(교모, 치경부 마모, 미란)와 맹출의 변형된 양상 또는 치주질환이 치아로 인한 요소에 포함된다. 치아적 요소를 배제한다면 기울어지는 것은 상악골의 경사에 영향을 받는다. 절단평면의 잘못된 배열은 치료계획에 영향을 주므로 그 원인을 찾는 것이 중요하다(그림 2-49).

시상면에서 보더라도 수평선들은 역시나 측면윤곽(profile)의 결속에 큰 영향을 준다(그림 2-50). 시상면에서는 두 참고선을 추가할 필요가 있는데 비순각(nasolabial angle)(그림 2-51)과 심미선(Rickett's E-line)(그림 2-52)이 그것이다. 비순각은 코와 입술을 지나는 선에 의해 결정되며 코와 입술을 기준점으로 한다. 남성에서는 이 각이 90~95°이고 여성에서는 100~105°가 된다. 심미선(Rickett's E-line)은 코 끝에서 턱의 돌출된 부분을 연결한 선이다. 이 가상선으로부터 상순이 4mm, 하순은 2mm 거리에 있을 때 정상으로 받아들여진다. 비순각과 심미선을 사용하여 상악골의 전돌과 후퇴의 정도를 확인할 수 있다. 90°를 정상이라고 생각할 때 비순각이 이보다 작고 상순에서부터 심미선까지의 거리는 4mm보다 가깝다면 상악골이 돌출되고 얼굴의 측면 윤곽도 돌출되어 보인다. 이러한 경우에는 상악 전치의 수복물이 보다 덜 강조되어야 한다. 반대의 경우에는 안으로 들어간 측면 윤곽을 보인다. 즉, 비순각이 90°보다 크고 상순과 심미선간의 거리가 4mm보다 멀다면 상악 전치가 보다 강조되어 보이

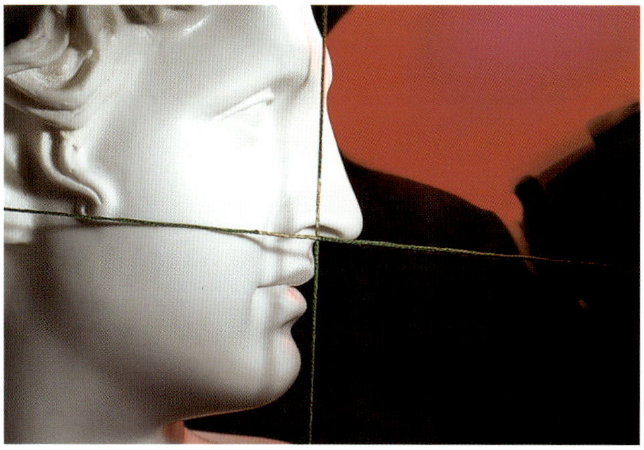

그림 2-51. 비순각(golden highlight).

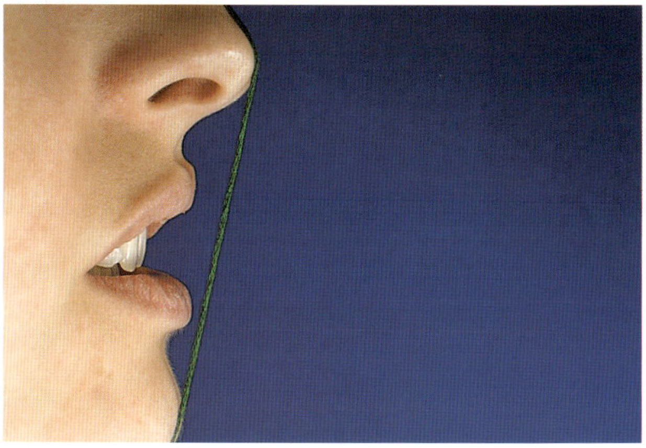

그림 2-52. 심미선(Rickett' s E-line).

게 제작해야 한다. Spear[40]는 이와 같이 안면의 측면윤곽에 의해 상악 전치부의 위치나 돌출 정도를 결정짓는 것을 '안면에 의해 결정되는 치료계획' 이라고 했다.

악안면 구성(Dentofacial composition)

전치의 심미를 구성하는 두 번째 요소는 악안면 구성이라 부를 수 있는 구강안면의 모습이다. 이 구성은 풍부한 혈관이 분포한 입술과 치아로 이루어진다. 입술의 붉은 색과 치아의 밝은 색은 대조를 이루며 이 구성과 조화에 관심을 더하게 된다. 이 부분의 심미적 평가는 동적인 상태와 정적인 상태에서의 근육위치에 의해 결정된다.

정적 위치(Static)

정적인 위치에서 입술은 살짝 벌어져 있으며 치아는 교합되지 않는다. 이는 근육의 습관적인 위치로 간혹 휴식위치(rest position)로 잘못 불리기도 한다. 이 정적 위치는 LARS factor 라고 불리는 네 가지 요소가 치아의 노출에 영향을 준다: 네 요소는 입술의 길이, 나이, 인종 및 성별이다(그림 2-53~56).[41]

표 2-2는 상순 길이에 따라 상 · 하악 전치가 보이는 정도를 나타내고 있다. 상순의 길이는 10~36mm까지 다양하며 상순이 긴 경우 상악보다는 하악 전치가 더 많이 보인다.

나이 또한 입술의 길이가 치아의 노출에 미치는 영향과 마찬가지로 치아가 보이는 정도를 결정한다. 나이가 증가함에 따라 상악 전치는 덜 보이게 되고 하악 전치는 더 보이게 된다.

노화는 여러 요소에 의해 결정되는 현상으로 사람에 따라 다르게 진행된다. 노화는 다음 세 가지로 설명할 수 있다:

- 예정된 노화(programmed aging)
- 병리적 노화(pathological aging)
- 정신적 노화(psychological aging)

젊었을 때는 세포의 파괴와 생성이 평형상태를 이룬다. 나이가 듦에 따라 세포는 파괴속도가 생성속도보다 증가되는 방향으로 바뀐다. 이와 같은 변화는 내적인 '생물학적 시계' 에 의해 영향을 받게 되는데 그 기전은 알려지지 않았다. 병리적 노화는 조직파괴를 가속화 시키는 구강과 주변 조직의 질병에 의해 나타나는 현상이다. 가령 전치가 급성치주염으로 상실되면 비순구(nasolabial grooves)가 일찍 나타나게 된다(그림 2-57). 정신적 노화는 감정 및 개인적인 트라우마에 의해 정신신체적으로 나타난다. 원인과는 관계없이 세 가지 형태의 노화는 구강안면 근육의 탄력성을 감소시키고 안면 하방 1/3 부분의 피부를 늘어지게 한다. 이들은 순측, 비순측 및 턱(mental)에 주름을 만든다. 상순의 탄력성이 없어지고 치아로부터 유지(상악 절치의 치은측 2/3)를 받지 못하게 되면 휴식 위치(rest position)에서 상악 치아는 덜 보이게 되고 하악 치아는 더 보이게 된다. 교모는 노화의 영향을 받는 또 다른 요소로 교모되면 치아가 덜 보이게 된다.

LARS의 나머지 두 요소는 인종과 성별이다. 상악 전치가 덜 보이고 하악 전치가 더 보이는 정도는 백인, 아시아인 및 흑인 순으로 나타난다. 마지막으로 성별에 따라서 여성은 3.40mm이고, 남성은 1.91mm로 여성이 남성보다 두 배 가량 상악 절치가 더 드러나 보인다.

결론은 정적인 위치에서 치아가 보이는 정도를 최종 결정하려면 LARS 요소를 살펴보아야 한다는 것이다. 예를 들면 상악 전치가 많이 보이는 것이 젊은 여성의 특징이라면

표 2-2. 상순의 길이와 전치가 보이는 정도

상순	상순길이(mm)	상악 중절치가 보이는 정도(mm)	하악 중절치가 보이는 정도(mm)
Short	10~15	3.92	0.64
Medium	16~20	3.44	0.77
Medium	21~25	2.18	0.98
Long	26~30	0.93	1.95
Long	31~36	0.25	2.25

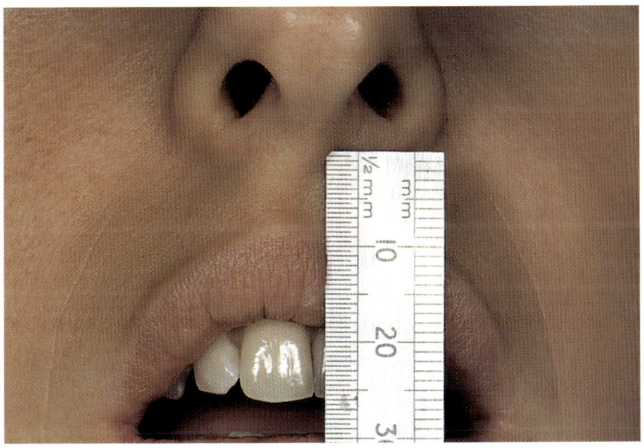

그림 2-53. 상순의 길이는 상악절치가 보이는 정도를 결정한다.

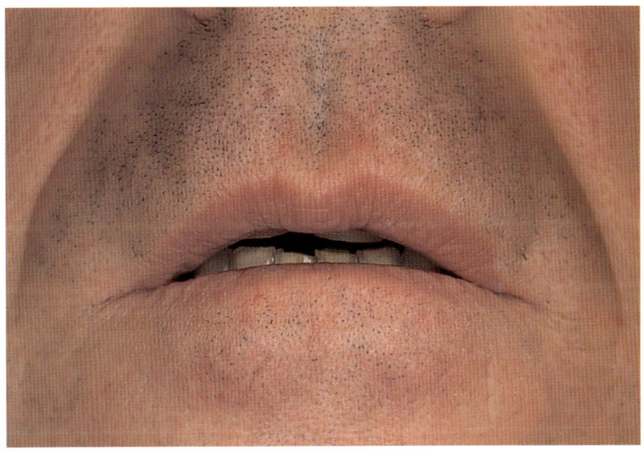

그림 2-54. 나이 든 남자는 상순이 길고 상악 절치가 덜 보인다.

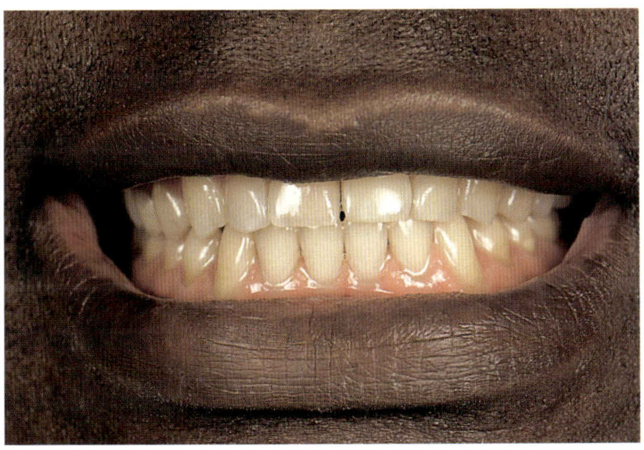

그림 2-55. 흑인은 상순이 길고 상악 절치가 덜 보인다.

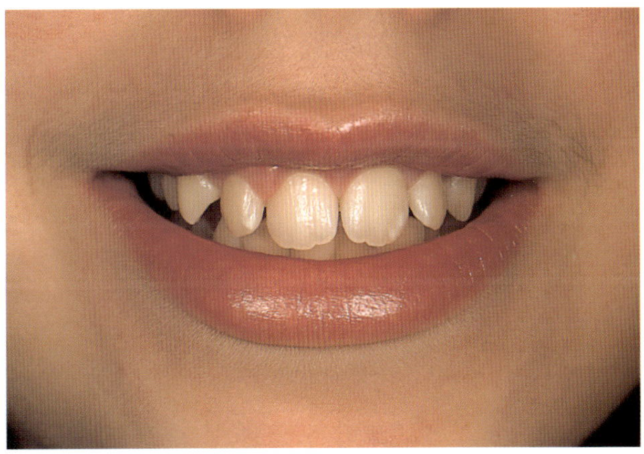

그림 2-56. 여성은 상순이 짧고 상악 절치가 더 보인다.

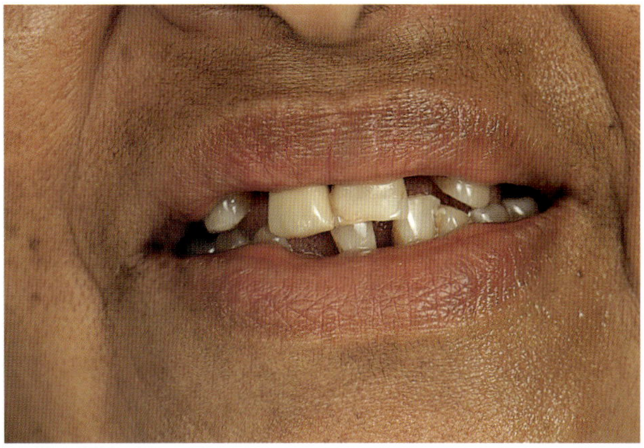

그림 2-57. 치주질환으로 인한 조기 치아상실은 비순구가 이른 시기에 나타나게 한다.

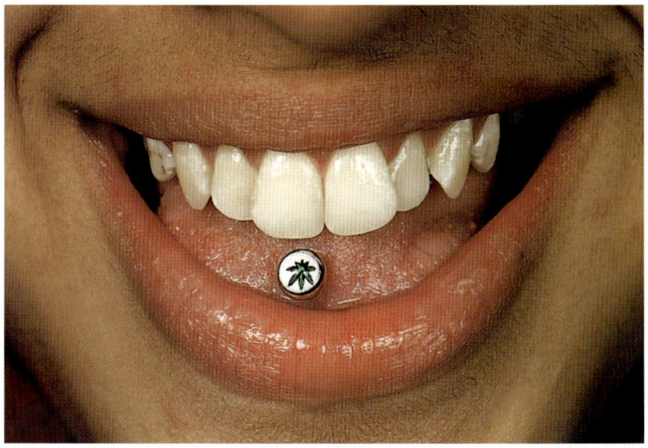

그림 2-58. 균형: 상악 육분악의 완벽한 배열은 반대측과의 균형보다 덜 중요하다.

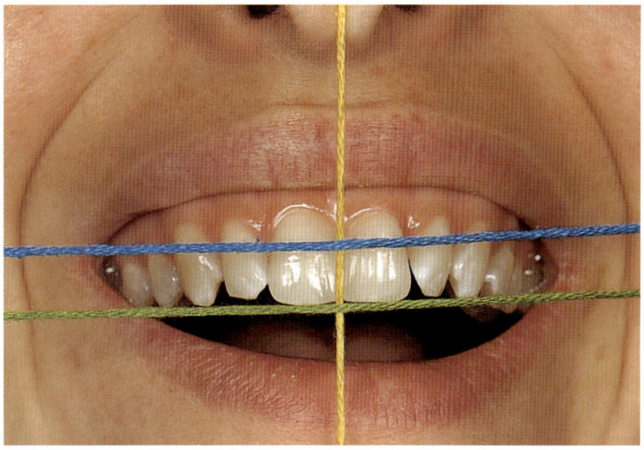

그림 2-59. 이상적으로 comissural plane(청색)은 절단평면(초록)과 부합해야 하며 치아중심선(황색)에 수직이어야 한다.

반대의 경우는 나이든 남자의 특징이라 할 수 있다.

동적 위치(Dynamic)

악안면 구성의 동적인 위치는 미소에 의해 결정된다. 미소를 지을 때 치아가 보이는 정도는 안면근육의 수축 정도, 입술의 모양과 두께, 두개골 구조 및 치아의 모양과 크기에 따라 다르다. 안면 구성에서는 수평적 대칭이 가장 중요한 반면, 치아안면 구성에서는 방사형 대칭이 우선시 된다. 방사형 대칭은 물체의 중심점을 기준으로 좌 · 우의 거울 이미지가 대칭이 되는 것을 말한다.[42] 상악의 치아 중심선이 중심점 또는 기준이 되며 상악 좌 · 우측 전치는 거울 이미지로 위치한다. 완전한 거울 이미지는 전치와 견치 절단면의 마모가 일정하지 않기 때문에 흔한 것은 아니다. 전치부의 좌 · 우 균형이 맞는다면 방사형 대칭이 안 된다고 해서 문제가 되지는 않는다(그림 2-58). 절단면과 commissural line은 결속력을 주는 역할을 하며 분리시키는 힘으로 작용하는 치아의 중심선은 치아안면 구성에 관심을 더해 준다(그림 2-59).

문헌상 치아의 중심선에 대해서 논란이 많다. 한편에서는 상악의 중심선은 순측 소대 및 안면의 중심과 정확이 일치해야 한다고 하며[43] 70%에서 이와 같은 일치를 보인다고 하였다. 이에 반한 의견으로는 중심선이 정확히 가운데 있는 것은 인위적인 느낌을 준다고 하였다.[44] 즉, 중심선은 심미적인 평가가 이루어진 후에 결정되어야 한다. 상악 중절치 사이가 벌어져 있는 경우처럼 특별히 신경을 써야 하는 중심점이 있을 경우에는 이곳을 기준으로 한다. 수직적인 중심기준을 두어야 하는 또 다른 이유로는 안면의 비대칭이나 부조화를 위장하기 위해서이다. 안면의 특정 부위에 눈길을 돌리게 하는 개념은 안경상이나 미용산업에서 널리 사용되고 있다. 반면에 치아의 중심선을 안면의 중심선에서 약간 벗어나게 하는 것은 심미적으로 해가 되지는 않는다(그림 2-60, 2-61). 하악의 중심선은 75%에서 상악의 중심과 일치하지 않으므로 이를 기준으로 잡을 수는 없다.[45]

미소선은 상악 치아의 절단면들을 연결하는 가상의 선으로 하순의 만곡과 일치한다(그림 2-62). 치아의 마모로

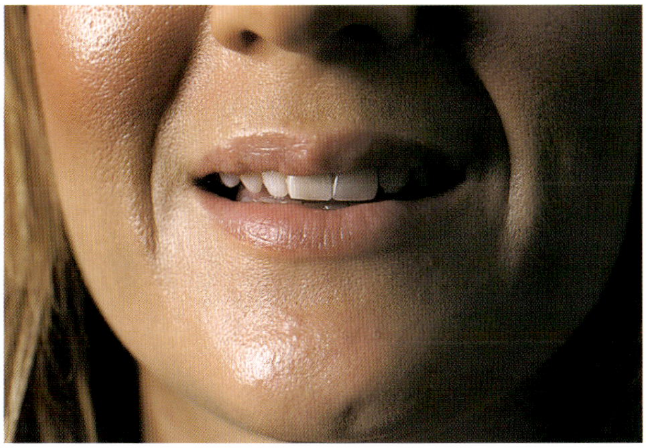

그림 2-60. 심미적으로 만족스럽기 위해 안면과 치아의 중심선이 반드시 일치해야 하는 것은 아니다.

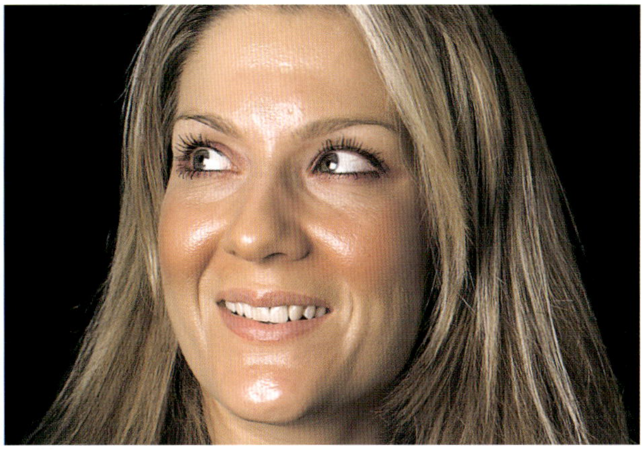

그림 2-61. 심미적으로 만족스럽기 위해 안면과 치아의 중심선이 반드시 일치해야 하는 것은 아니다.

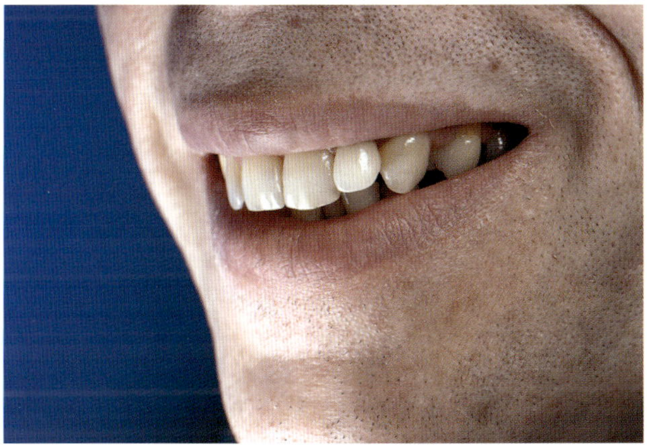

그림 2-62. 절단면과 하순 만곡의 평행.

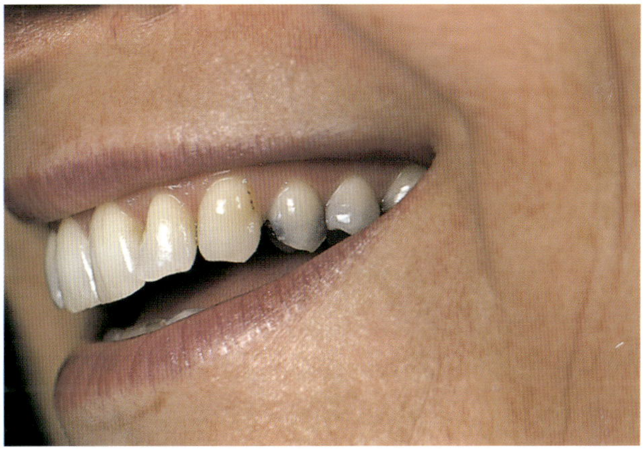

그림 2-63. 웃는 동안 전치부의 어두운 공간.

절단면과 아래입술이 종종 일치하지 않는데 가능하다면 수복과정을 통해 수복해주어야 한다. 전방과 측방의 어두운 공간은 치아들의 경계역할을 하며 그림의 테두리와 같이 입술이 테두리 역할을 한다. 전치부의 어두운 공간(anterior negative space)은 이야기를 하거나 웃을 때 나타나고(그림 2-63), 양측의 어두운 공간(bilateral negative space)은 미소 지을 때 보인다(그림 2-64). 이 어두운 공간은 결속력(cohesiveness)을 부여하며 치아안면 구성의 테두리 같은 역할을 한다.[46] 일부에서는 소위 '완벽한 심미 만들기' 라는 이름으로 양측에 나타나는 어두운 공간을 없애야 한다고 한다. 이처럼 웃을 때 인위적으로 치아가 많이 보이게 하려면 돌이킬 수 없이 파괴적인 보철과정을 필요로 하게 되는데 이는 수긍할 수 없는 관점

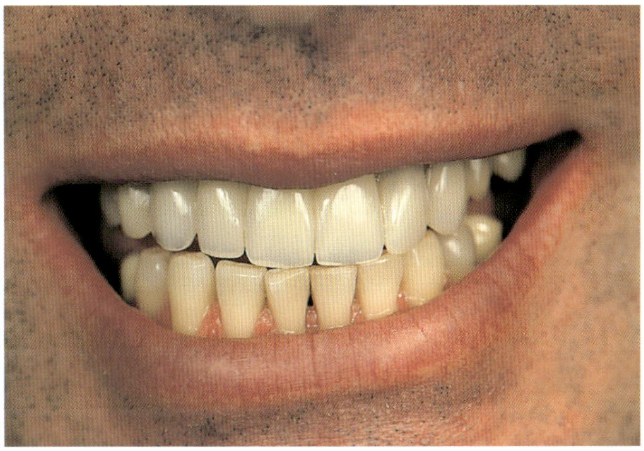

그림 2-64. 양측의 어두운 공간.

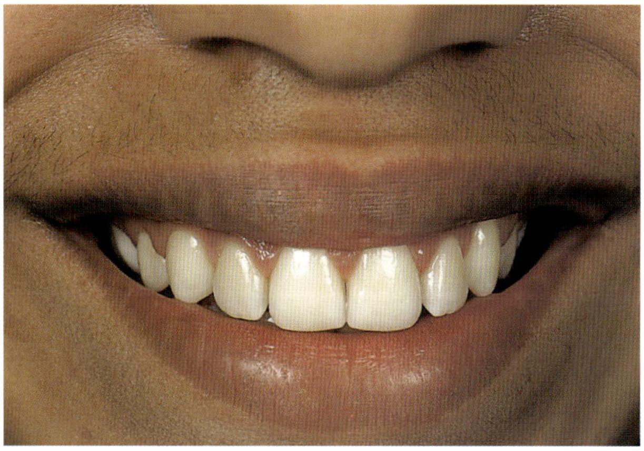

그림 2-65. 완벽한 미소.

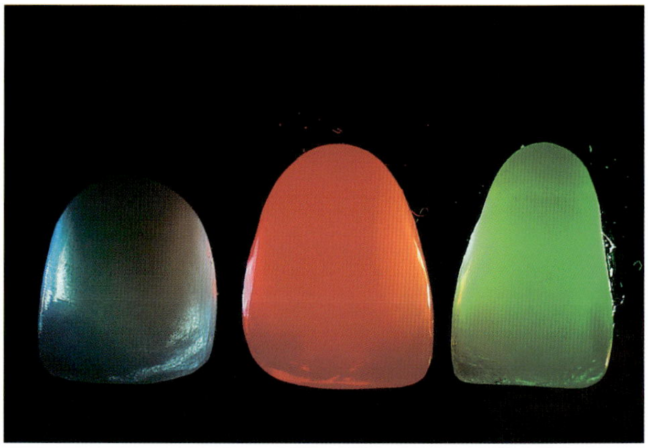

그림 2-66. 폭경/길이 비율. 청색 치아: 넓다(0.8), 적색 치아: 이상적(0.75), 초록 치아: 좁다(0.6).

이다.

요약하면 완벽한 미소는 상악 전치가 아래입술의 만곡을 따르면서 입술 꼬리 양쪽이 동일하게 위로 약간 올라간 상태(미소 대칭)를 말하며 양측에 있는 어두운 공간이 구각부와 치아를 구분하도록 해 준다(그림 2-65).

치아 구성(Dental composition)

치아의 구성은 치아(크기와 모양)와 이들의 악궁 내 관계 및 악간관계로 이루어진다. 치아의 크기는 절단-치은간의 길이와 근-원심간의 폭경으로 결정되며 폭경을 길이로 나누어서 그 비를 구한다.

임상가들 및 저술자들은 절대적인 값이 존재하지 않는

$$\text{치아의 비율 : 폭경(width)/길이(length)} = \frac{\text{폭경}}{\text{길이}} = \frac{W}{L}$$

폭과 길이의 비율에 관해 주관적인 의견을 가지고 있다. 근-원심 간의 폭경이 절단-치은 길이보다 중요하며[47], 그래서 근-원심 간의 폭경에 관해 많은 논란이 있어 왔다. 발거된 교정치아의 측정, 인종과 성별의 차이 및 관골간 거리와 같은 안면의 기준점들에 연구의 초점이 두어져 왔다.

House와 Loop[48]는 중절치의 근-원심간 폭경은 관골간 거리의 1/16이라고 하였다. 다른 연구에서도 중절치와 안면 크기와의 기하학적인 상관관계를 언급했으며 Rufenacht[49]는 이상적인 비율에 관한 형태정신학적인 결

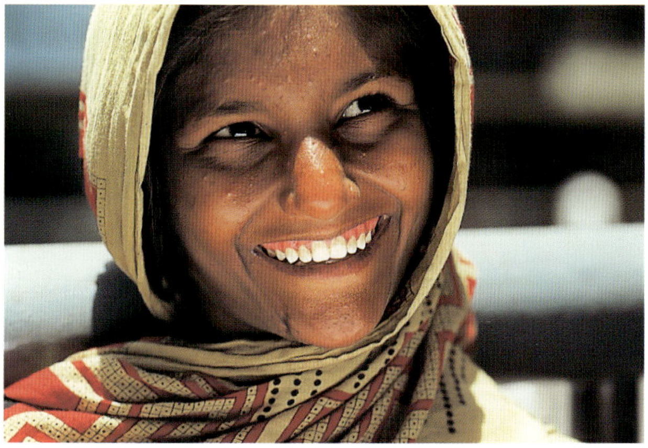

그림 2-67. 상악 중절치가 두드러져야 심미적으로 만족스럽다.

정인자에 관해 언급하면서 중절치의 폭경은 일생을 통해 일정하게 유지된다고 하였다. 임상가들이 다루고 있는 이론들 중에 어느 것도 명확한 결론에 도달하지 못하였다. 그렇지만 일반적인 기준들은 있으며 다음과 같다.

- 중절치의 폭경과 길이의 비율은 0.75~0.8 범위 안에 있으며 이보다 작을 경우 가늘고 긴 치아로 보이고, 큰 경우는 짧고 넓은 치아가 된다(그림 2-66).
- 중절치는 전치부 중에 가장 눈에 띄는 치아이다(그림 2-67).
- 수직피개는 발음과 연관하여 주의를 기울여야 한다.

이러한 기본적인 원칙 이외에도 성별, 인종, 형태생리학

적 및 안면적 요인들이 논의될 수 있다.

상악 전치의 모양도 많은 논란의 대상이 되고 있다. Williams[50] 연구와 Frush와 Fisher[51,52,53]의 연구가 유명하다. Williams는 중절치와 안면 모양 사이의 관계를, Frush와 Fisher는 전치부와 성별, 나이, 인성 간의 관계를 연구하였다. Williams의 이론은 이후의 연구에서 타당하지 않은 것으로 드러났다. Frush와 Fisher의 개념은 중절치의 우세성과 나이에 따라 마모된다는 것에 주안점을 두었다. 다른 이론들은 두개골과 연조직 지표에 대해 치아의 모양이 어떠한 관계를 갖는지를 설명하고 있으나 결론을 맺지는 못하였다. 치아의 모양은 유전적이며 보철치료 시 전치부의 최종 모양을 결정하기 전에 환자 가족들의 사진을 참고하는 것이 좋다. 이러한 것이 가능하지 않다면 나이, 성별, 인종이나 인성 등을 참고로 할 수 있다. 예를 들면 젊은이의 경우 치아가 날카로우며 절단면의 마모가 없고 중절치가 구성의 중요한 역할을 하면서 측절치 및 견치와 조화를 이룬다.

다음으로 고려할 것이 치아와 치아 사이의 점진적 크기 변화(tooth-to-tooth progression)이다. 고대 그리스에서는 아름다움을 정확한 수학적 원칙으로 나타내려고 하였다. 이들은 아름다움은 정량화될 수 있고 수학공식으로 표현될 수 있다고 생각하였다. 이로 인해 피타고라스의 "황금비율"(1/1.618 = 0.618)과 플라톤의 "아름다운 비율"(1/1.733 = 0.577)이 탄생하였다. 이들의 생각은 특별한 비율을 갖는 물체의 경우 타고난 아름다움으로 인지된다는 것이다. 치과영역에서 가장 널리 사용되고 있는 개념은 황금비율이다. 그 수식은 다음과 같다.

$$\frac{S}{L} = \frac{L}{S+L} = \frac{2}{1+\sqrt{5}} = 0.618$$

여기서는 S는 작고, L은 큰 수이다. 이 비율의 독특성은 일차 방정식, 기하학 및 계산의 세 가지 방법을 적용하는 것으로, 더 작은 수로부터 더 큰 수로 가더라도 같은 결과가 나온다는 것이다. 이 개념은 Lombardi[54]와 Levin[55]에 의해 고안되었다(그림 2-68). 그러나 연구에 의하면 이 황금비율이 언제나 적용되는 것은 아니며 자연치열에서는

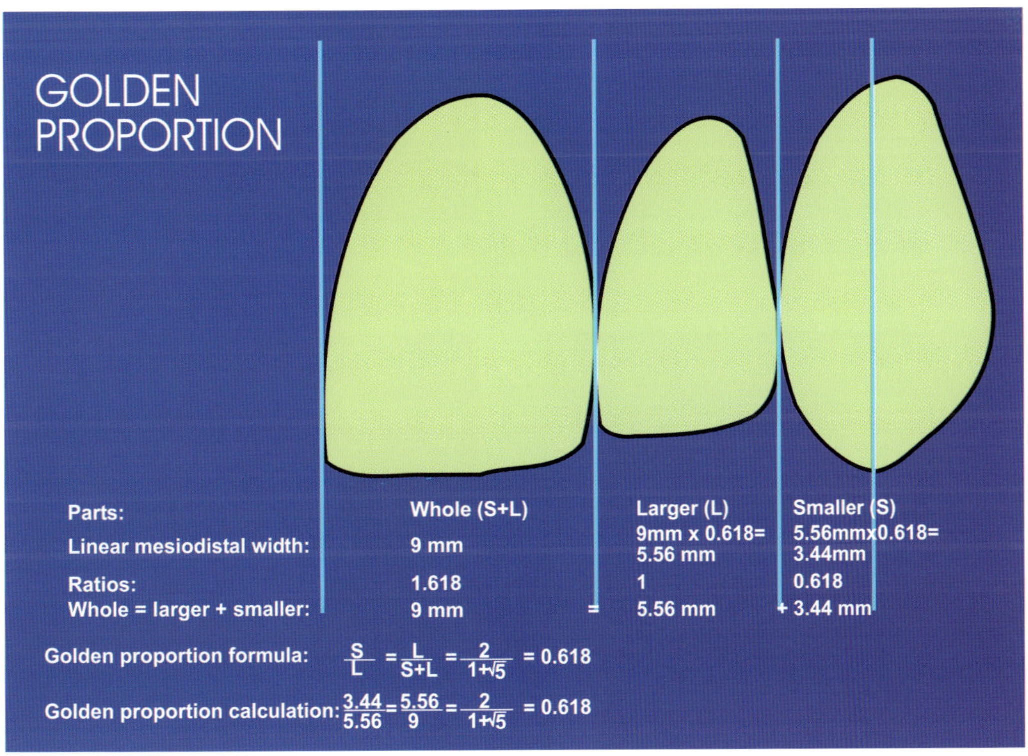

그림 2-68. 황금비율.

다양한 변화가 나타난다.[56] 많은 건강한 치열에서 이러한 이상적인 비율을 따르지 않는 경우라도 심미적으로는 만족스럽게 받아들여지고 있다(그림 2-69). 심미적으로 만족스러운 결과를 가져오기 위해서 가장 중요한 것은 특정한 비율보다는 비율을 반복적으로 적용하는 것이다. 따라서 0.618의 황금비율을 가지고 있지 않았다고 해서 건강한 치아에 심미치료를 하는 것은 불필요하고 윤리적이지도 않다.

상악 전치의 장축은 절단면이 안면 중심쪽(mesial)으로 기울어진 것이 이상적이다(그림 2-70). 접촉점은 절단면 및 아래입술의 만곡도와 일치하고 치아안면 구성의 결속력을 증진시킨다.

절단 공극(incisal embrsure)은 나이와 성별에 따라 명확한 차이를 보인다. 맹출 직후의 치아는 상악 중절치에서 견치로 가면서 공극이 커진다(그림 2-71). 공극이 뚜렷하면 젊고 여성스럽게 보이며 짧고 마모된 절단은 나이가 들거나 남성스럽게 보인다. 절단 공극을 결정하기에 앞서서 환자가 바라는 점이나 희망사항을 함께 논의하는 것이 바람직하다.

치아의 협설 두께는 상악 전치의 경우 2.5~3.3mm 정도의 다양성을 보인다.[57] 이 두께는 절단 1/3과 중앙 1/3의 경계 부위에서 측정한다(그림 2-73). 보철물의 협·설 방향 두께가 3.5mm보다 두꺼울 경우 치아형태가 정상적인 경우보다 크게 제작되었음을 알 수 있는데 이는 주로 불충분한 치아삭제로 보철물을 위한 공간이 부족하여 결과적으로 과풍융한 수복물이 된 것이다(그림 2-74). 협·설측의 두께가 2.5mm 이내일 경우 원하는 심미적 결과를 얻기 위해서는 의도적인 신경치료가 필요하다.

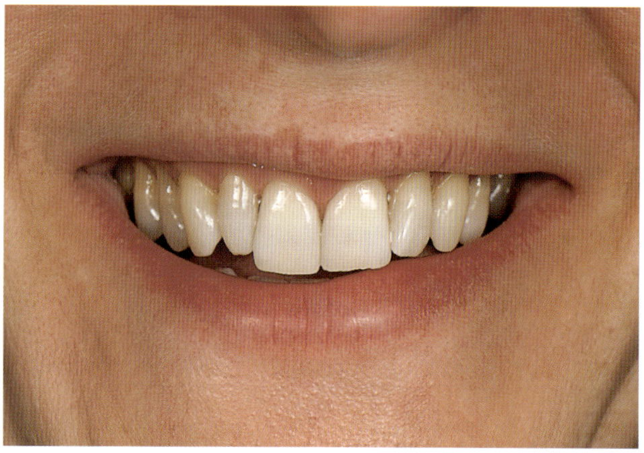

그림 2-69. 황금비율이 아니더라도 이 자연치열은 심미적으로 만족스럽

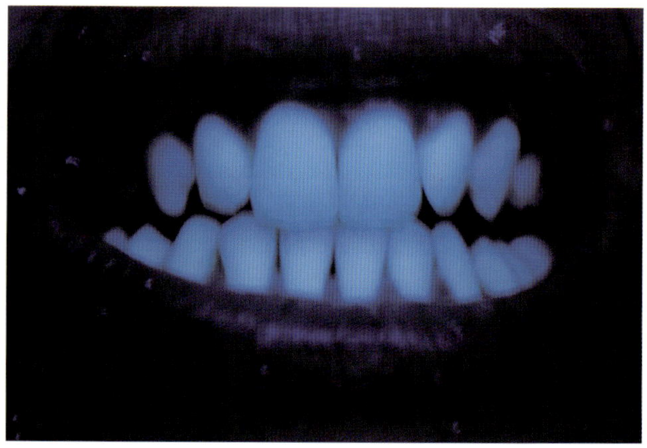

그림 2-70. 상악 중절치의 근심치축경사.

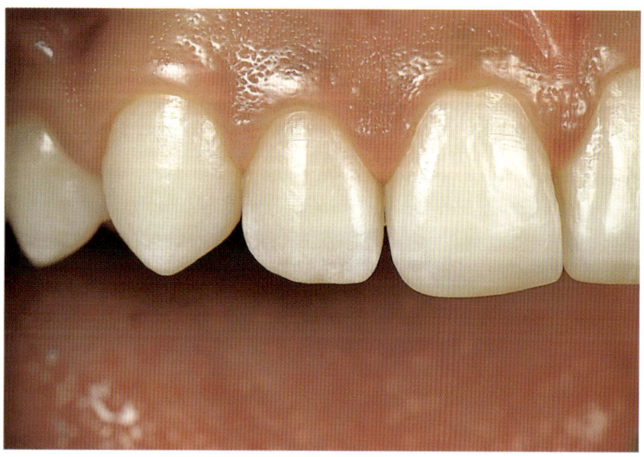

그림 2-71. 맹출 직후의 치아는 두드러진 절단 공극을 보인다.

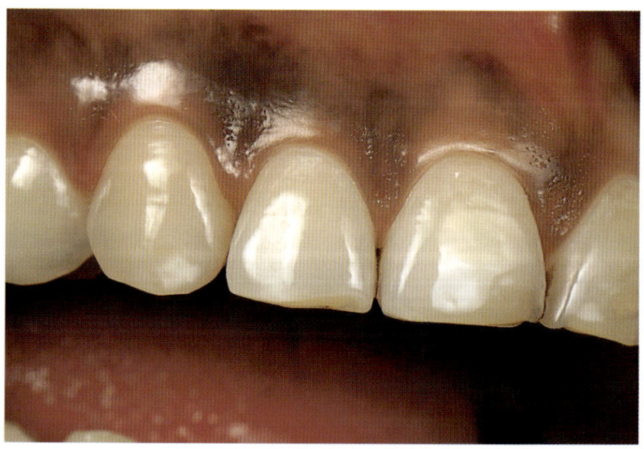

그림 2-72. 나이 들어 닳은 치아는 평평해져서 절단 공극이 줄어든다.

치은 구성(Gingival composition)

치은은 심미구성에서 가장 마지막으로 고려되는 요소이다. 치은은 하방 골조직의 모양을 따른다. 치은의 정점(zenith)은 유리치은변연의 치근단쪽 하단으로 상악 중절치와 견치에서는 원심쪽에 위치하고 측절치에서는 치아 장축에 위치한다. 부적절한 치료로 인해서 이 정점이 상실되기도 하지만 수복물을 다시 바꾸어 줄 경우 다시 생성되기도 한다(그림 2-75, 2-76).

접촉점으로부터 유리치은변연 하단으로 이어지는 부착치은은 치간유두를 만들어 준다. 치주질환이나 치료 시 받은 손상으로 인해 치은퇴축이 일어나면 치은공극(gingival embrasure)이 눈에 보이게 커져서 '검은 삼각형(black triangle)'의 공간을 만든다(그림 2-77). 치간유두를 보존[58] 혹은 회복[59]하여 주는 많은 방법들이 고안되어 왔고 보철의들은 이 벌어진 공간을 보철적으로 적절히 채우기 위해 많은 노력을 해 왔다.

편하게 미소 지을 때 상악 전치의 치경부가 보인다. 상악 중절치의 치은변연은 같은 높이에 있고 대칭이어야 한다. 치경부 상방 3mm 정도 치은이 노출되는 것은 심미적으로 문제가 없다(그림 2-78).[60] 3mm 이상 노출이 된 경우는 'gummy' smile이라고 하며 치은이 많이 보이기 때문에 받는 스트레스를 없애기 위해 조정해 주어야 한다(그림 2-79). 치료방법은 원인에 따라 다르며 치은의 과증식은 치은절제술이나 치관길이연장술을 해야 하고 치은의 퇴축은 심미적으로 조직편 이식 혹은 차단막을 사용한 조직유도 재생을 통한 미용 치주수술을 시행한다. 치아가 과맹출된 것은 교정적인 함입으로, 인공치아 하방의 치조골능이 부족한 것은 치조골 증대술식으로, 비정상적인 골격

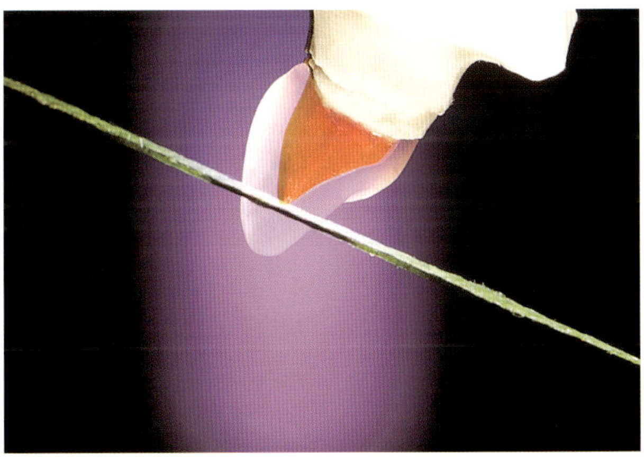

그림 2-73. 협설폭경.

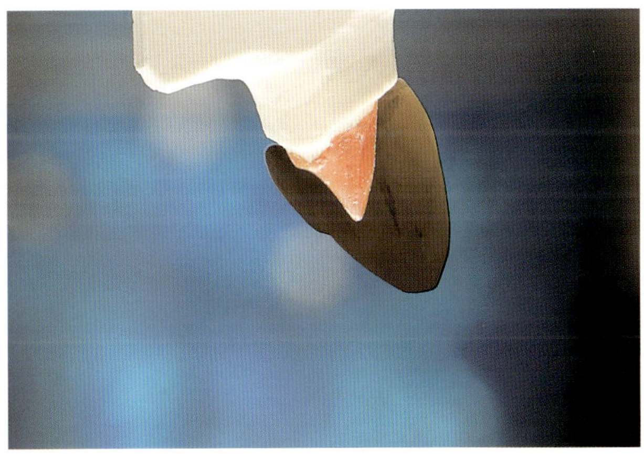

그림 2-74. 과풍융 되어 뚱뚱한 보철물.

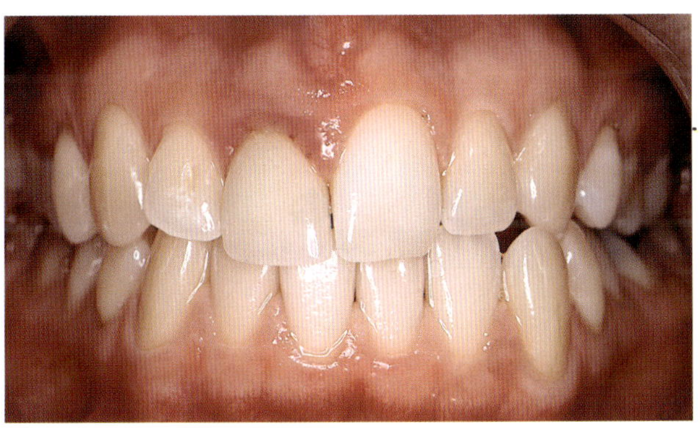

그림 2-75. 상악 우측 중절치의 잘못된 보철물로 인해 형태가 뭉개진 유리치은.

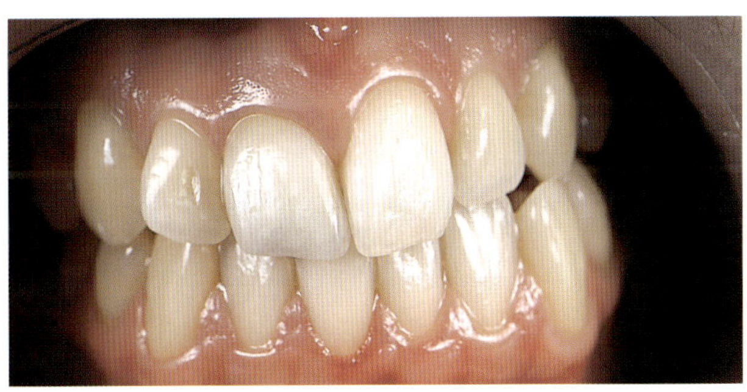

그림 2-76. 그림 2-75 환자에서 보철물 대체 후 치은건강이 회복되어 치아의 장축에서 원심에 치은의 정점이 형성되었다.

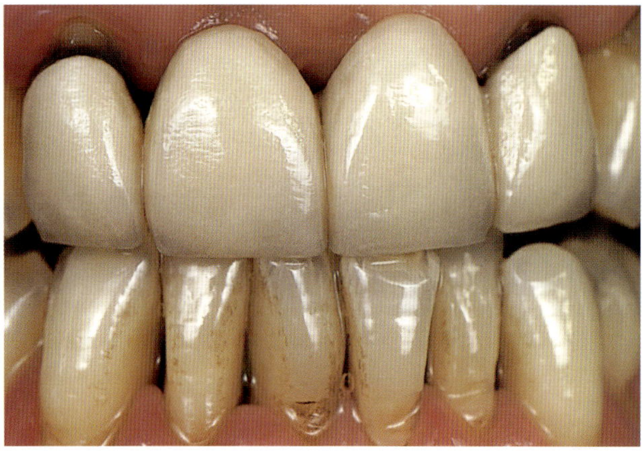

그림 2-77. 잘못된 금속-도재관 사이에 치은공극이 검은 삼각형을 형성.

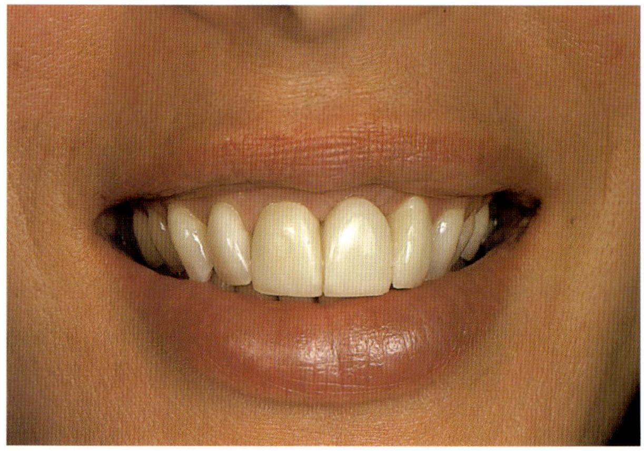

그림 2-78. 미소를 머금을 때 3mm까지의 치은노출은 심미적으로 받아들일 만하다.

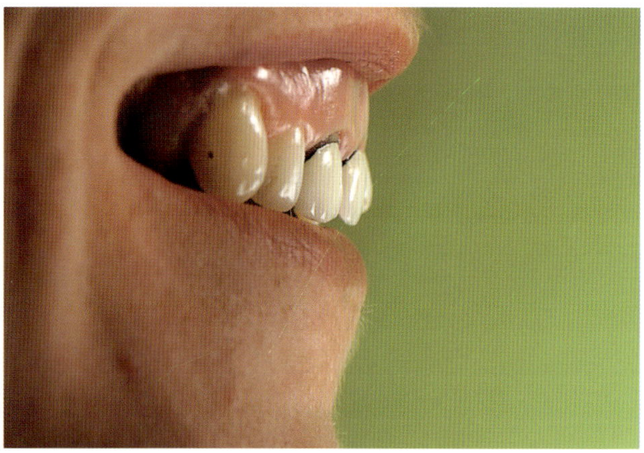

그림 2-79. 3mm 이상 노출되면 심미적으로 받아들이기 어렵다.

을 갖는 경우는 악교정 수술을 통해서 치료하도록 한다.

치은 심미의 가장 중요한 부분은 전치에서 견치로 이행되는 윤곽이다. 치은 심미선(GAL, gingival esthetic line)은 중절치에서 견치로 치은변연의 정점을 이은 선을 말한다. GAL 각(GA)은 상악 중심선과 GAL이 이루는 각을 말한다(그림 2-80). 정상적인 폭경과 길이의 비율, 해부학적 형태, 위치 및 전치부의 배열 등을 고려하여 GAL을 다음과 같이 네 부류로 분류한다:

- 1급(Class Ⅰ) - GAL 각이 45~90°이며 측절치가 GAL과 일치하거나 약간(1~2mm) 하방에 있는 경우(그림2-81)
- 2급(Class Ⅱ) - GAL 각이 45~90° 사이로 측절치가 GAL 상방 1~2mm에 있으며 측절치의 전방측(mesial)과 중절치의 후방측(distal)이 서로 겹쳐진다. 이러한 상황은 대개 Angle 2급 부정교합이나 유사 2급 교합에서 볼 수 있으며 치아구성을 다양하게 한다(그림 2-82).
- 3급(Class Ⅲ) - GAL 각이 90°이며 견치, 측절치 및 중절치가 모두 GAL에 걸쳐 있다(그림 2-83).
- 4급(Class Ⅳ) - 치은의 형태가 위의 어느 경우에도 해당되지 않는다. GAL 각은 예각일 수도 있고 둔각일 수도 있다.

치은의 형태는 치은 퇴축, 비정상적인 맹출을 포함한 치은의 비대칭, 치간유두의 상실, 치은의 균열, 높이 부착된 소대 등 다양하게 나타난다(그림 2-84).

같은 사람에서도 좌 · 우의 GAL 분류가 서로 다르게 나타날 수 있다(그림 2-85). 목적은 치은의 형태를 GAL 분류의 Ⅰ, Ⅱ, Ⅲ급 중 하나로 재형성하여 심미적으로 만족스러운 'pink aesthetics'을 이루는 것이다.

표 2-3은 심미적인 평가를 하는 데 있어서 필요한 항목들을 요약한 것이다.

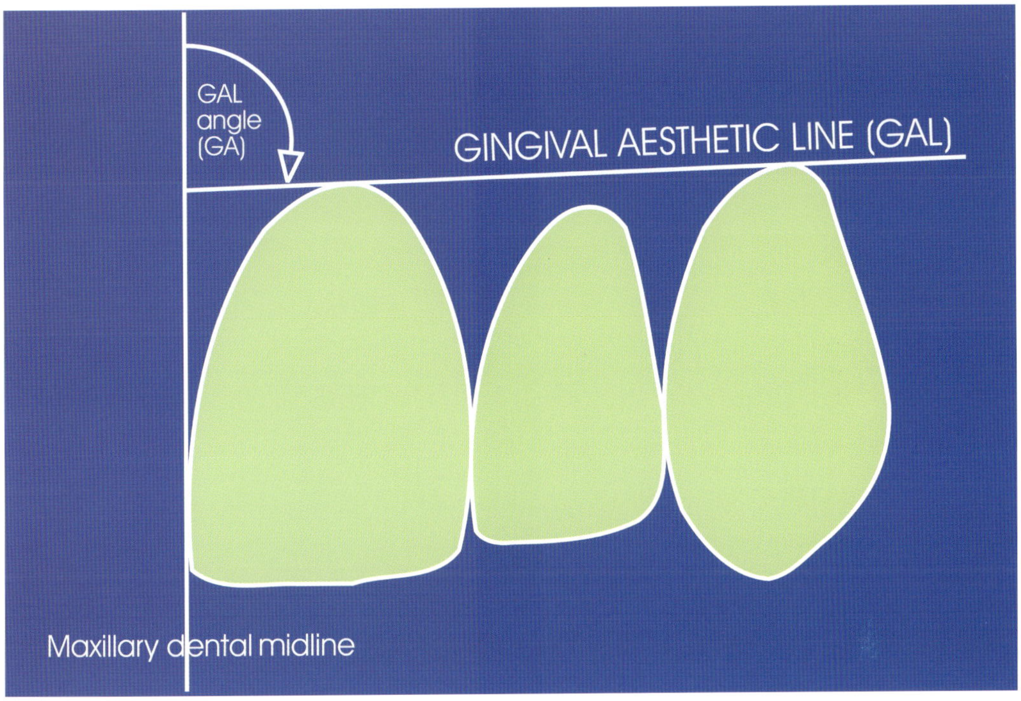

그림 2-80. The GAL classification for gingival contour progression.

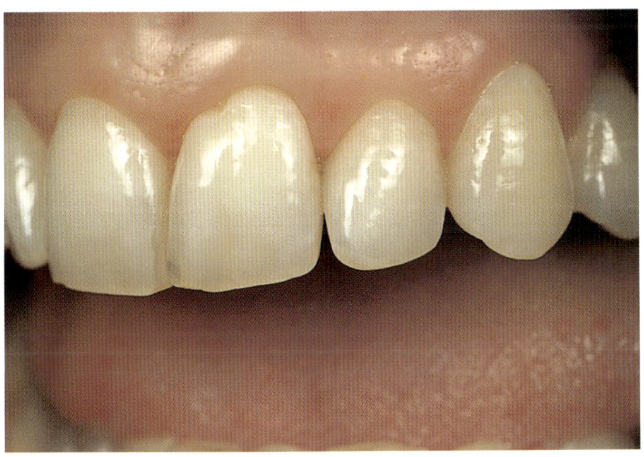

그림 2-81. GAL 1급.

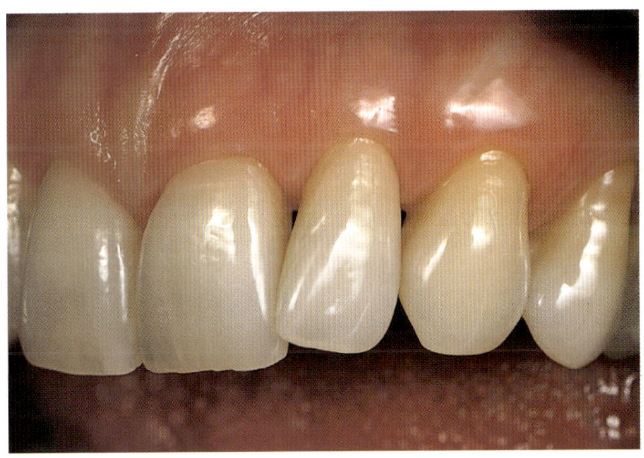

그림 2-82. GAL 2급.

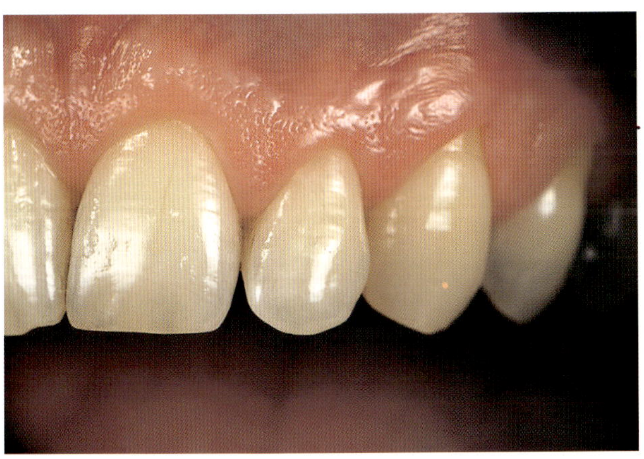

그림 2-83. GAL 3급.

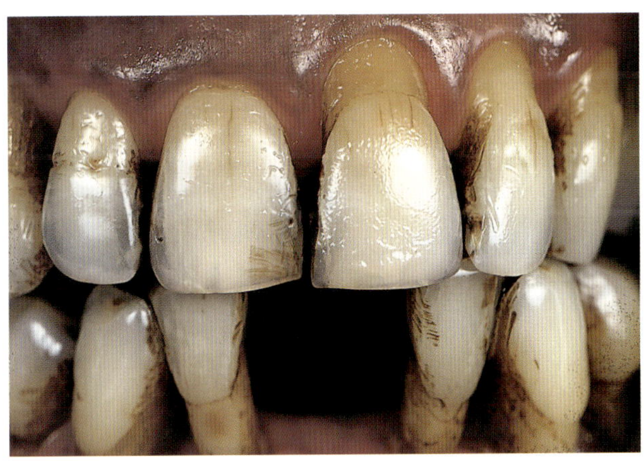

그림 2-84. GAL 4급.

표 2-3. 심미적 평가를 위한 항목

구성	평가	결정요소
안면	결속력(cohesive forces)/수평대칭	horizontal facial lines
	분리력(segregative forces)	facial midline
	절단면	동공 간 수평선과의 관계
	상악의 전돌과 후퇴	심미선 및 비순각
악안면	정적 위치에서의 치아노출	LARS factor
	미소 시의 치아노출	radiating symmetry
	fulcrum of smile	치아 중심선
	smile line	웃을 때 하순과 상악 치아의 관계
치아	치아의 크기	폭경/길이 비율
	치아의 형태	유전적
	치아 - 치아 관계	변형된 황금비율, 특정비율보다 비율의 반복이 중요
	치축경사	상악 전치부의 근심경사
	절단공극(embrasure)	연령, 성별, 인성
	협설 폭경	정상범위 = 2.5~3.3mm
	발음	M, F, V and S sounds
치은	개개 치아 주위의 형태(contour)	하부 골의 형태와 치아의 모양
	웃을 때의 노출	3mm 이하라면 정상적 범주
	중절치부터 견치까지 형태의 변화	GAL and GA

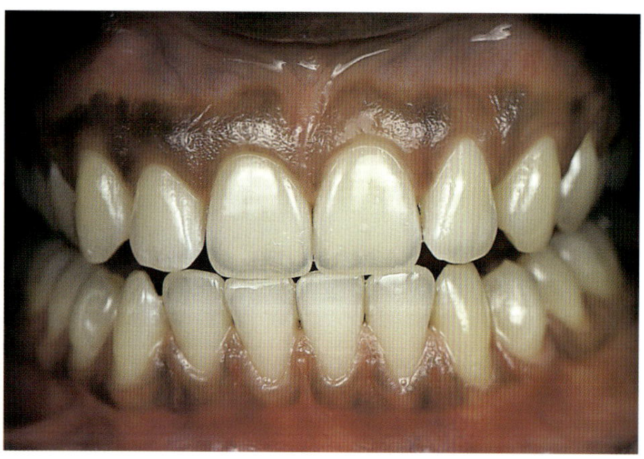

그림 2-85. 상악 우측은 1급, 상악 좌측은 3급.

참고문헌

1 Goaslind, G.D., Robertson, P.B., Mahan, C.J., Morrison, W.W. and Olson, J.V. (1977) Thickness of facial gingiva. *J Periodontol*, **48(12)**, 768–771

2 Alpiste-Illueca, F. (2004) Dimensions of the dentogingival unit in maxillary anterior teeth: A new exploration technique (Parallel Profile Radiography). *Int J Periodontics Restorative Dent*, **24**, 386–396

3 Wennstrom, J.L., Bengazi, F. and Lekholm, U. (1994) The influence of the masticatory mucosa on the peri-implant soft tissue condition. *Clin Oral Implant Res*, **5**, 1–8

4 Meffert, R.M. (1988) The soft tissue interface in dental implantology. *J Dent Educ*, **52**, 810–811

5 Silverstein, L.H., Lefkove, M.D. and Garnick, J.J. (1994) The use of free gingival soft tissue to improve the implant/soft tissue interface. *J Oral Implantol*, **20**, 36–40

6 Stanley, H.R. The cyclic phenomenon of periodontitis. *Oral Surg*, **8**, 598–610

7 Frank, R., Fiore-Donno, G., Cimasoni, G. and Matter, J. (1974) Ultrastructural study of epithelial and connective gingival reattachment in man. *J Periodontol*, **45**, 626–635

8 Ingber, J.S., Rose, L.F. and Caslet, J.G. (1977) The biological width – a concept in periodontics and restorative dentistry. *Alpha Omegan*, **70**, 62–65

9 Garguilo, A.W., Wentz, F.M. and Orban, B. (1961) Dimensions and relations of the dentogingival junction in humans. *J Periodontol*, **32**, 321

10 Tal, H., Soldinger, M., Dreiangel, A. and Pitarus, S. Periodontal response to long-term abuse of the gingival attachment by supracrestal amalgam restorations. *J Clin Periodont*, **16**, 654–689

11 Vacek, J.S., Gher, M.E., Assad, D.A., Richardson, A.C. and Giambarresi, L.I. (1994) The dimensions of the human dentogingival junction. *Int J Periodontics Restorative Dent*, **14(2)**, 155–165

12 Becker, W., Ochsenbein, C., Tibbets, L. and Becker, B. (1997) Alveolar bone anatomic profiles as measured from dry skulls. *J Clin Periodontal*, **24**, 727–731

13 Tarnow, D., Mager, A. and Fletcher, P. (1992) The effect of the distance from the contact point to the crest of bone on the presence or absence of the interproximal dental papilla. *J Periodontol*, **63**, 995–996

14 Kois, J.C. (1998) New paradigms for anterior tooth preparation: Rationale and technique. *Oral Heath*, **April**, 19–30

15 Nevins, M. and Skurow, H.M. (1984) The intracrevicular restorative margin, the biologic width, and the maintenance of gingival margin. *Int J Periodontics Restorative Dent*, **4**, 30–49

16 Block, P.L. (1987) Restorative margins and periodontal health: A new look at an old perspective. *J Prosthet Dent*, **57(6)**, 683–689

17 deWaal, H. and Castelucci G. The importance of restorative margin placement to the biologic width and periodontal health: part 1. *Int J Periodontics Restorative Dent*, **13**, 461–471

18 American Academy of Periodontology (2000) Dental implants in periodontal therapy. *J Periodontol*, **71**, 1934–1942

19 Grundler, U., Gracis, S. and Capelli, M. (2005) Influence of the 3-D bone-to-implant relationship on esthetics. *Int J Periodontics Restorative Dent*, **25**, 113–119

20 Holt, R.L., Rosenberg, M.M., Zinser, P.J. and Ganeles, J. (2002) A concept for a biologically derived parabolic implant design. *Int J Periodontics Restorative Dent*, **22**, 473–481

21 (1999) The glossary of prosthodontic terms. *J Prosthet Dent*, **81(1)**, 39–110

22 Dawson, P. (1989) *Evaluation, Diagnosis and Treatment of Occlusal Problems*, 2nd edn. Mosby, St Louis

23 Posselt, U. (1952) Studies in the mobility of the human mandible. *Acta Odontol Scand*, **10**, 109

24 Steele, J.G., Nohl, F.S.A. and Wassell, R.W. (2002) Crowns and other extra-coronal restorations: Occlusal considerations and articulator selection. *Br Dent J*, **192(7)**, 377–387

25 Manns, A., Chan, C. and Miralles, R. (1987) Influence of group function and canine guidance on electromyographic activity of elevator muscles. *J Prosthet Dent*, **57(4)**: 494–501

26 Williamson, E.H. and Lundquist, D.O. (1983) Anterior guidance: its effect on electromyographic activity of the temporal and masseter muscles. *J Prosthet Dent*, **49(6)**, 816–823

27 Bartlett, D.W. and Fisher, N.L. (1995) Factors influencing treatment planning of restorative dentistry in general practice: Part 2. *Dental Update*, **October**, 334–337

28 Speak, F. (2004) Occlusion in the new millennium: The controversy continues – Part 2. *Spear Perspective*, **3(2)**

29 Rugh, J.D. and Johnson, R.W. (1984) Vertical dimension discrepancies and masticatory pain/dysfunction. In: *Abnormal Jaw Mechanics*. Ed. Solberg, W.K. and Clark, G. Quintessence, Chicago

30 McGee, G.F. (1947) Use of facial measurements in determining vertical dimension. *J Am Dent Assoc*, **35**, 342–350

31 Rivera-Morales, W.C. and Mohl, N. (1991) Relationship of occlusal vertical dimension to the health of the masticatory system. *J Prosthet Dent*, **65**, 547–553

32 Gattozzi, J.G., Nichols, B.R., Somes, G.W. and Ellinger, C.W. (1976) Variations in mandibular rest positions with and without dentures in place. *J Prosthet Dent*, **36**, 159

33 Rugh, J.D. and Drago, C.J. (1981) Vertical dimension: A study of clinical rest position and jaw muscle activity. *J Prosthet Dent*, **45**, 677–675

34 Chiche, G.J. and Pinault, A. (1994) *Esthetics of Anterior Fixed Prosthodontics*. Quintessence Publishing Co. Inc., Chicago

35 Ahmad, I. (2005) *Clinical Guide to Anterior Dental Aesthetics*. Nature Publishing, London

36 HeGAL, G.W.F. (1944) Montaigne, ed. *Vorlesungen über die Ästhetik*. Paris

37 Rufenacht, C.R. (1990) *Fundamental of Esthetics*. p. 20. Quintessence Publishing Co. Inc., Chicago

38 Chiche, G.J. and Pinault, A. (1994) *Esthetics of Anterior Fixed Prosthodontics*. Quintessence Publishing Co. Inc., Chicago

39 Levin, J.B. (1995) Esthetic diagnosis. *Current Opinion in Cosmetic Dentistry, Current Science*, 9–17

40 Spear, F. (1995) Creating Esthetic Excellence Part I, A Complete Approach. Presented at the ADA Meeting, Las Vegas

41 Vig, R.G. and Brundo, G.C. (1972) The kinetics of anterior tooth display. *J Prosthet Dent*, **39**, 502

42 Rufenacht, C.R. (1990) *Fundamental of Esthetics*. Quintessence Publishing Co. Inc., Chicago

43 Heartwell, C.M. (1968) *Syllabus of Complete Dentures*. Lea and Febiger, Philadelphia

44 Swissedent Foundation (1990) *Dental Office Procedures*. Swissedent Foundation, California

45 Miller, E.C., Bodden, E.R. and Jamison, H.C. (1979) A study of the relationship of the dental midline to the facial median line. *J Prosthet Dent*, **41**, 657–660

46 Levin, E.I. (1978) Dental esthetics and the golden proportion. *J Prosthet Dent*, **40**, 244–252

47 MacArthur, D.R. (1987) Are anterior replacement teeth too small? *J Prosthet Dent*, **57**, 462–465

48 House, M.M. and Loop, J.L. (1939) *Forum and Colour Harmony in the Dental Art*. Whittier, Calf, MM House

49 Rufenacht, C.R. (1990) *Fundamental of Esthetics*. p. 114. Quintessence Publishing Co. Inc., Chicago

50 Williams, J.L. (1914) A new classification of human tooth forms with a special reference to a new system of artificial teeth. *Dent Cosmos*, **56**, 627

51 Frush, J.P. and Fisher R.D. (1956) How dentinogenics integrate the sex factor. *J Prosthet Dent*, **6**, 160–172

52 Frush, J.P. and Fisher, R.D. (1956) How dentogenics integrate the personality factor. *J Prosthet Dent*, **6**, 441–449

53 Frush, J.P. and Fisher, R.D. (1957) The age factor in dentogenics. *J Prosthet Dent*, **7**, 5

54 Lombardi, R.E. (1973) The principles of visual perception and their clinical application to dental esthetics. *J Prosthet Dent*, **29**, 358–381

55 Levin, E.I. (1978) Dental aesthetics and the golden proportion. *J Prosthet Dent*, **40**, 244–252

56 Woelfel, J.B. (1990) *Dental Anatomy: Its relevance to Dentistry*. 4th edn. Lea and Febiger, Philadelphia

57 Chiche, G.J. and Pinault, A. *Esthetics of Anterior Fixed Prosthodontics*. p. 59. Quintessence Publishing Co. Inc., Chicago

58 Beagle, J.R. (1992) Surgical reconstruction of the interdental papilla: case report. *Int J Periodont Rest Dent*, **12**, 145–151

59 Lie, T. (1992) Periodontal surgery for the maxillary anterior area. *Int J Periodont Rest Dent*, **12**, 73–82

60 Allen, P. (1988) Use of mucogingival surgical procedures to enhance esthetics. *Dent Clin North Am*, **32**, 307

Chapter 3

완전-도재 시스템의 선택

Choice of all-ceramic systems

앞의 두 장에서 APT와 HFA를 이용해 이상적인 치료계획을 세웠다면 이제 술자와 도재 기공사 그리고 환자는 이러한 목적을 달성하기 위해 수복물의 종류를 무엇으로 할 것인가를 결정해야 한다. 치과 시장은 광범위한 요구로 인공치관 시스템이 넘쳐나지만 어떤 시스템도 모든 것을 만족시키지는 못하며, 절충이 불가피한 경우가 많다는 것이 강조되어야 한다. 이 장에서는 술자가 주어진 상황에서 가장 적절한 재료를 선택할 수 있도록 완전-도재 시스템에 대해 집중적으로 다루고 있다. 완전-도재 시스템의 임상결과는 재료의 성질, 치아삭제 형태, 제작, 접착, 교합과 피로(fatigue) 등 여러 가지 요소의 영향을 받는데, 이 장에서는 여러 도재의 물성에 대해서만 다루기로 한다.

과학적 논거(Scientific rationale)

완전-도재 수복물의 과학적 논거 (Rationale for all-ceramic restorations)

첫 번째 질문은 "왜?"라는 것이다. 왜 금속-도재가 아닌 완전-도재를 선택하는가? 금속-도재 수복물이 소개된 이후 40여 년간 놀랄만한 내구성을 보이고 있다는 것은 주지할 사실이다. 이러한 성공의 주된 이유는 금속-도재 수복물에 요구되는 임상과 기공기술이 비교적 융통성이 있으며 그에 맞추어 술식이 충분히 확립되었기 때문이다. 금속-도재의 기계적 내구성에 대해서는 더 이상 논의될 게 없지만 이의 주된 단점은 심미가 중시되는 구강 내에서 충분히 만족스럽지 못하다는 것이다. 금속-도재에서 흔히 나타나는 치경부의 어두움이나 금속이 비쳐 보이는 현상은 민감한 부위에서 심미성을 크게 저하시킨다. 게다가 부식의 부산물이나 주조 금속 성분에 의한 과민반응 또한 고민거리이다. 이러한 단점이 심미성과 조직 적합성이 뛰어나고 원하지 않는 부식이나 과민반응 문제가 없는 완전-도재 시스템의 개발을 촉진하였다. 완전-도재 보철물의 뛰어난 심미성의 원리는 다음과 같다.

치아가 '자연스럽게' 보이는 이유는 빛과 치아 조직의 반응 때문이다. 빛이 상아질 및 법랑질과 반응하는 과정은 반사, 투과, 확산, 형광, 유백광 및 보는 각도에 따라 색이 달라지는 현상 등이 종합된 복잡한 반응으로 이에 대해서는 4장(색과 명암의 분석)에서 자세히 다룰 예정이다. 이 장에서는 다음의 간략한 설명으로 충분할 것 같다. 빛은 두 가지 경로를 통해 치아로 들어가는데 치주조직을 지나 치근으로 들어오는 것이 한 가지고 다른 한 가지는 구강 내에서 보이는 치관을 통해서이다(그림 3-1, 3-2). 자연치열이 살아있고 진짜처럼 보이는 것은 이 두 경로로 들어온 광선이 손상 받지 않고 잘 섞이기 때문이다. 이상적인 인공 수복물은 전체 치아 구조 내에서 이러한 빛의 자유로운 흐름을 모방할 수 있어야 한다(그림 3-3).

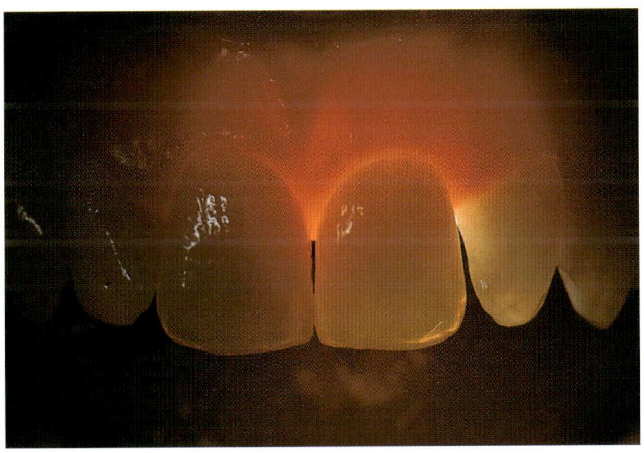

그림 3-1. 치주조직을 거쳐 치근을 통해 치아로 들어오는 빛.

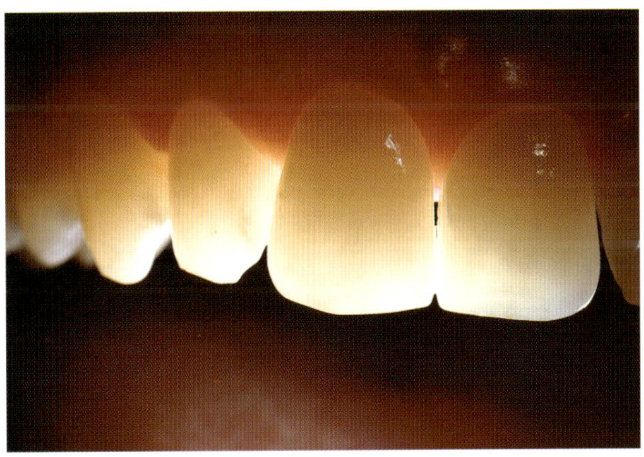

그림 3-2. 치관을 거쳐 치아로 들어오는 빛.

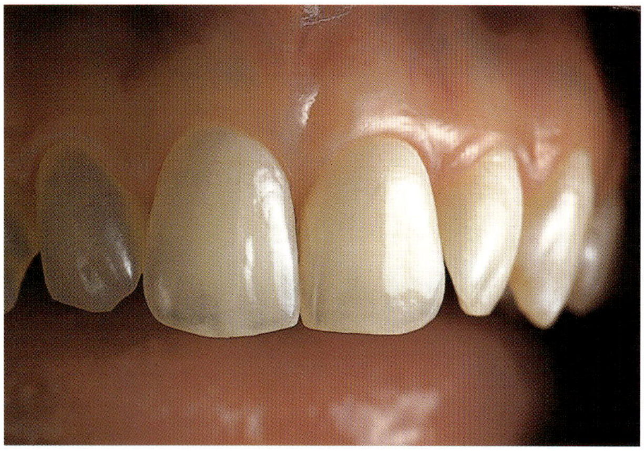

그림 3-3. 치관과 치근을 거치는 빛의 자연스런 흐름은 자연치열에 생동감을 준다.

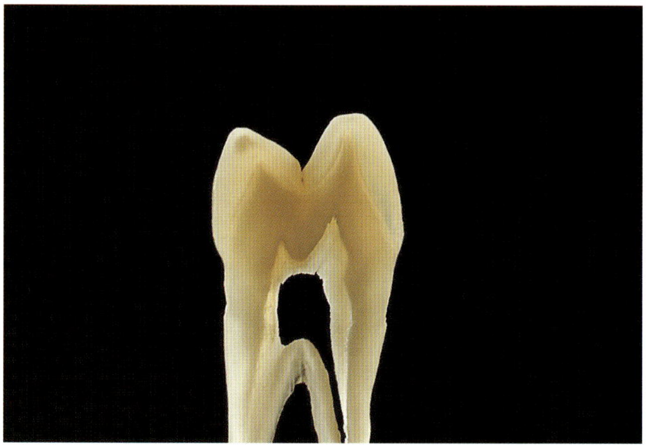

그림 3-4. 자연치의 단면.

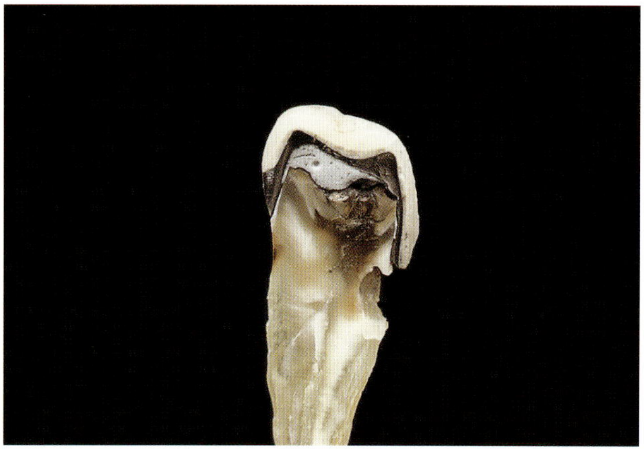

그림 3-5. 금속-도재관 치아의 단면.

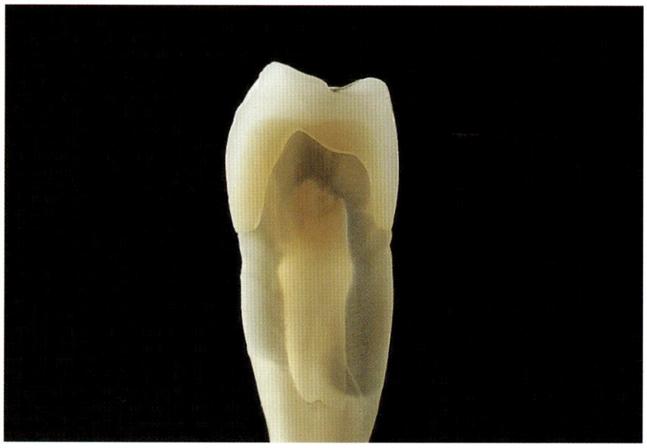

그림 3-6. 완전-도재관 치아의 단면.

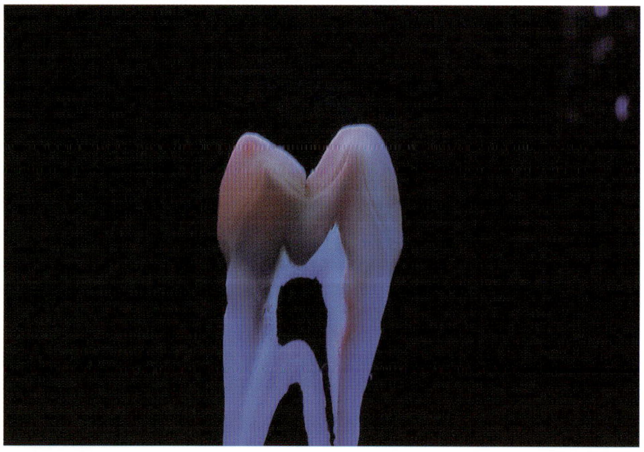

그림 3-7. 자연치: 치근을 통해 들어온 빛과 치관을 통해 들어온 빛이 자연스럽게 섞인다.

이러한 현상을 자연치, 금속-도재 보철물, 완전-도재 보철물 모형에서 예시해 보았다(그림 3-4~6). 자연치에서는 파란 빛(치근으로 들어가는 빛을 나타냄)과 붉은 빛(치관으로 들어가는 빛을 나타냄)이 자유롭게 섞이는 데 법랑질과 상아질의 빛 수용능력이 100% 발휘된다(그림 3-7). 치아에 금속-도재 보철물을 씌우면 금속 구조가 치아의 빛 수용능력을 90%(표면적으로) 정도 차단한다. 사실상 금속-도재 보철물의 심미와 형태는 표면적의 10%에도 못 미치는 도재에 국한된다. 단지 표면적의 10%로 치아 전체의 광학을 모방하는 것이 불가능하지는 않을지라도 매우 어렵다. 도재 기공사는 전체 치아의 빛의 흐름을 상부 도재로만 흉내 내야 하는 상황에 직면하게 되는데 이는 숙련된 기술과 높은 수준의 재능을 필요로 한다. 이를

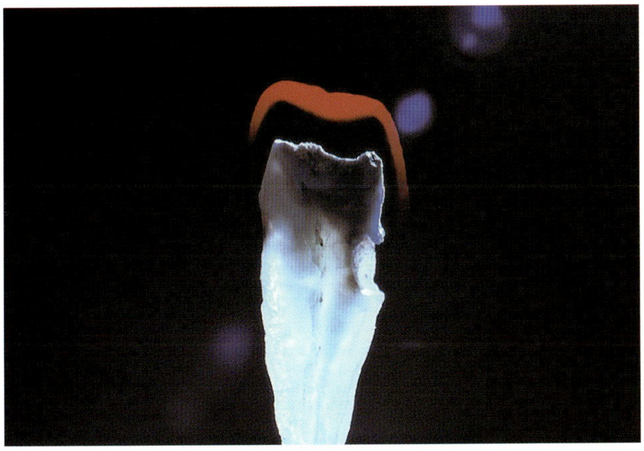

그림 3-8. 금속-도재관 치아: 금속이 치근을 통해 들어오는 빛(청색)을 차단한다. 치관의 심미와 형태는 덮이는 도재에 의해서만 재현되어야 한다.

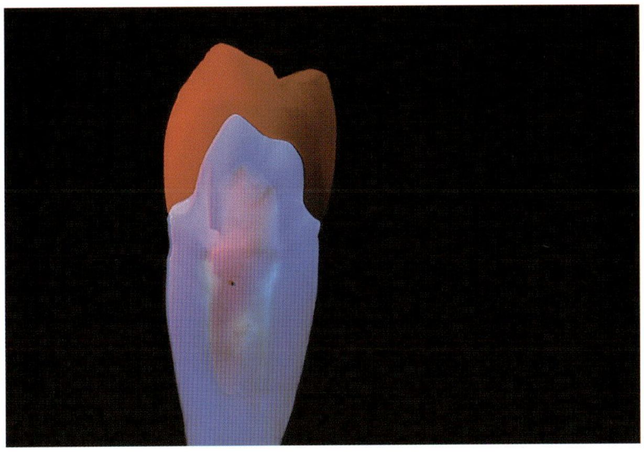

그림 3-9. 완전-도재관 치아: 특히 치경부에서 치근(청색)과 치관(적색)을 거쳐 오는 빛이 자연치와 유사하게 섞인다.

달성하지 못하면 금속-도재 보철물은 종종 치경부에서 회색조를 띠거나 어둡게 보여 인공적이며 생기 없게 보인다.

자연치와 유사한 완전-도재 보철물에서는 빛이 자유롭게 흐를 수 있어 법랑질과 상아질의 빛 수용능력을 100% 활용할 수 있다(그림 3-9). 이로 인해 완전-도재 수복물은 생기 넘치게 보여 주변의 자연치열과 종종 구별이 되지 않는다. 완전-도재 수복물의 광학적 장점으로 인해 도재 기공사는 상부 도재의 제한된 표면적 내에서 작업해야 하는 제약 없이 진짜 같은 수복물을 만들어 낼 수 있다. 이것은 또한 치근 내 지지가 필요한 실활치에 포스트를 사용할 때도 마찬가지인데, 금속 포스트는 치근 내로 빛이 전파되는 것을 방해하기 때문이다.

도재의 물리적 및 기계적 성질(Physical and mechanical properties of ceramic)

일반적으로 유리의 함량이 높으면 광학적 성질은 우수하지만 기계적 성질은 낮아지게 된다(예: feldspathic 또는 leucite-reinforced glass ceramics). 유리 함량이 낮은 경우는 반대로 기계적 성질이 우수하지만 반투명도(translucency)가 떨어진다(예: pure densely sintered alumina and zirconia). 물론 도재가 구강 내에서 적절히 기능을 하기 위해서는 광학적 성질만으로는 충분하지 않다. 충분한 강도(굽힘 강도[flexural strength]와 파절 인성[fracture toughness])를 가져야 하고, 대합치를 덜 마모시켜야 하며, 생체 적합성이 있어야 한다. 마지막으로 수복물을 제작함에 있어서 다루기 쉽도록 기공 술식이 간단하고 적절하며 정확해야 한다(예를 들면 적당한 열팽창 선형계수를 가져야 한다).

다음의 성질들은 대부분의 도재에 해당되는 것이고 도재의 종류에 따른 특정한 차이점은 뒤에서 논의될 것이다. 도재는 치아조직에 대해 생체 적합성이 매우 높고 다른 수복물에서 문제가 될 수 있는 과민반응을 일으키거나 부식에 의한 부산물을 생성하지 않는다.[1] 또한 색채 안정성이 있어서 시간에 따른 색의 변화가 미미하고 치태가 부착되지 않아서 착색이 적다.[2] 종전의 feldspathic 도재에 대해 또 한 가지 고려할 점은 높은 경도로 원치 않는 대합치의 마모를 일으킬 수 있다는 점으로 자연치에서 법랑질 간의 마모가 1년에 60㎛인 것에 비해 1년에 230㎛ 정도나 된다.[3] 마모가 가장 적은 것은 금 수복물이다(1년에 9㎛). 그러나 새로 나온 용융점이 낮은 도재는 자연치와 유사한 약 60㎛ 정도의 마모도를 보인다.

단층과 복층 완전-도재 시스템 (Uni-layer and bi-layer all-ceramic systems)

초기의 feldspathic부터 최근의 zirconia 도재에 이르기까지 모든 도재는 본래의 깨지기 쉬운 성질과 낮은 파절

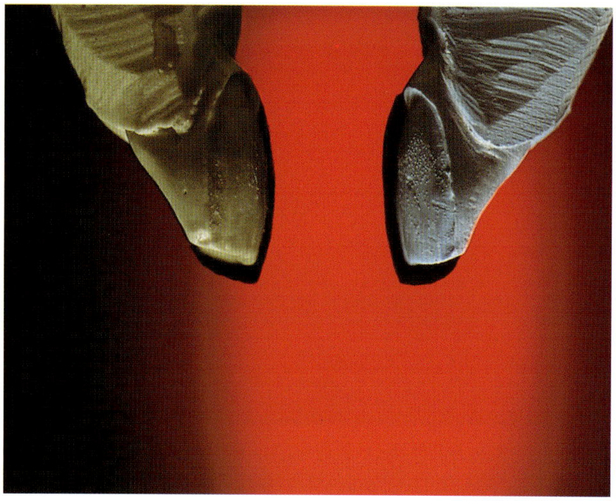

그림 3-10. 단층 도재 수복물: porcelain laminate veneer의 단면 그림자.

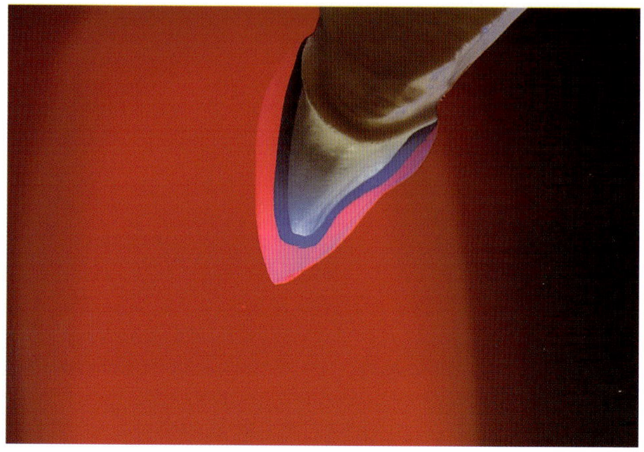

그림 3-11. 복층 도재 수복물: 상부 도재가 치밀한 도재 코어(청색)를 덮고 있다.

인성의 문제점을 가지고 있는데 이는 기계적 탄성을 저하시켜 결국 수명을 단축시킨다. 도재가 구강 내 환경에서 견디기 위해서는 적절한 지지가 필요하다. 지지받지 못하는 도재는 본래의 높은 탄성계수(modulus of elasticity[MOE])(brittleness) 때문에 저작력을 받으면 파절되기 쉽다. 이 문제점에 대해 두 가지 해결책이 있다. 첫 번째는 하부의 치아에서 지지를 얻어 저작력을 분산시키는 것이다. 두 번째는 보다 강한 하부 구조로 상부의 도재를 지지하는 것이다. 이 두 가지 방법은 서로 다른 완전-도재 시스템에 적용되고 있다.

치아로부터 지지를 얻는 것은 단일화된 구조를 이루기 위해 접착과정을 수반한다. 이를 위해서 도재를 불화수소산(hydrofluoric acid)으로 산 부식시켜야 한다. 그 다음 음각이 생긴 표면에 silane을 적용하고 수복물을 상아질 접착제(DBA)와 레진 접착제를 이용해 치아에 접착한다. 불화수소산(hydrofluoric acid)으로 산 부식할 수 있는 도재는 feldspathic이나 압축 도재와 같은 silica-based 종류이다. Silane coupling agent가 개발되기 전에 대부분의 도재 라미네이트 (PLV)의 실패는 하부 치아에 대한 접착이 부족해서였다. Silane의 개발로 이런 문제가 해결되었는데 silane은 산 부식된 feldspathic 도재와 하부의 치아 사이에 화학적 결합을 형성하여 두 물질 사이에 틈이 생기지 않도록 밀봉함으로써 자연치가 깨지기 쉬운 도재를 지지할 수 있도록 하였다. 자연치에서 지지를 얻는 이러한 형태의 완전-도재 시스템을 단층(uni-layer) 완전-도재 시스템이라고 한다(그림 3-10).

깨지기 쉬운 상부 도재를 지지하기 위해 자연치 대신에 탄력성 있는 하부 구조를 이용하는 방법이 있다. 초기의 하부 구조는 금속-도재 수복물에서의 주조 금속이었다. 이는 심미성이 떨어지기 때문에 alumina나 zirconia와 같은 높은 강도의 도재가 금속을 대체할 수 있고 이는 또한 치아로부터 지지를 얻을 필요성을 없애준다. 이를 복층(bi-layer) 완전-도재 시스템이라 하고 현재 사용되는 대부분의 도재 시스템에 사용되는 방법이다(그림 3-11). 더구나 alumina나 zirconia로 만들어진 수복물의 표면은 불화수소산(hydrofluoric acid)으로 산 부식이 될 수 없고 부착성 접착 과정 또한 필수적이지 않다. 그러나 도재를 치아에 접착하는 것은 여전히 바람직하다. 최근 소개되는 부착성 레진 접착제는 silane coupling agent가 silica-based 도재에 결합하는 방법과 유사한 화학적 결합을 얻는 데 성공적인 것 같다.

파절의 원인(Aetiology of fractures)

완전-도재 수복물의 가장 큰 실패 원인은 파절이다. 파절을 방지하는 것은 재료의 성질뿐만 아니라 정확한 임상 및 기공 술식과 관련이 깊다. 종종 이런 요소들을 간과하

고 파절의 원인으로 도재 재료 자체만을 탓하기도 한다. 이의 원인은 두 가지가 있다:

- 금속-도재 수복물의 임상, 기공 술식은 비교적 관용적이어서 어느 정도의 허용 범위가 있다.
- 금속-도재 수복물의 재료와 술식은 지난 40년간 일상적으로 사용해 왔기 때문에 바꾸기가 쉽지 않다.

완전-도재 수복물을 고려할 때는 기술에 관한 패러다임의 변화가 필수적이다. 도재 시스템은 관용적이지 않아서 장기간의 성공을 위해서는 이전과 다른 보다 엄격한 술식이 요구된다. 이러한 측면을 간과한다면 실패가 불가피하다. 나아가 균형이 필요한데 완전-도재가 모든 임상적 상황에 적용되는 것이 아니며 어떤 경우는 금속-도재가 더 예측 가능한 치료법이다. 그러나 정확한 판단 하에 선택되어 숙련된 기술로 행하여진다면 완전-도재 수복물은 심미적으로 중요한 부위에서 수년간 믿을 만한 결과를 보장할 것이다.

파절이 완전-도재 수복물의 가장 흔한 실패 원인이므로 균열의 형성과 전파에 대해 정확하게 이해하는 것이 필요하다. 도재와 같이 본질적으로 깨지기 쉬운 물질은 재료 내에 본래의 현미경적 결함(flaws)(균열과 세공)이 통계적으로 분포되어 있다. 이를 Griffith's flaws라고 하는데,[4] 이는 제작과 조정과정에서 생기고 이것이 전파되어 재료의 파절인성을 감소시킨다. 게다가 파절인성은 시간 의존적이어서 시간이 지날수록 도재의 강도를 약화시킨다.[5] 만약 도재가 비활성의 정적인 환경에서 유지된다면 그 결함은 중요하지 않을 것이다. 그러나 구강과 같은 역동적인 환경에 노출된다면 이러한 결함은 소위 subcritical crack growth를 겪으면서 결국 파절에 이르게 될 것이다. 습기가 있는 환경은 정상적 교합력과 비정상적 교합력에 대해 모두 정적 피로(static fatigue)와 스트레스에 의한 부식(stress-corrosion)이 일어나면서 균열의 진행과 파절이라는 불행을 야기한다(그림 3-12, 3-13).

평균적인 교합력은 제1대구치 부위에서 가장 크고 전치부에서 가장 작아서 구치부에서 힘의 정도는 216~847N의 범위이고 전치부에서는 108~299N의 범위이다.[6] 도재가 구내에서 유지되려면 이러한 힘에 저항할 수 있어야 한다. 일반적으로 구치부 보철물이 유지되려면 평균 1000N 정도의 힘을 견딜 수 있어야 한다.[7] 또한 앞서 언급했듯이 결함이 내재된 도재가 습윤한 환경에 놓이면 습기를 흡수해 부풀게 되어 파절저항을 더 약화시킬 것이다.[8]

정의(Definitions)

- 파절인성(fracture toughness) – 재료가 파절이나 균열 전파에 저항하는 정도를 fracture toughness라 하고 K_{IC}로 표시한다. 파절을 일으키는 데 필요한 에너지의 양을 나타낸다. K_{IC}값이 클수록 파절을 일으키는 데 더 많은 힘이 필요하다는 뜻이며, 달리 말하면 재료가 파절에 더 잘 저항함을 의미한다. Crack deflection, zine shielding, contact shielding, crack bridging, phase transformation(zirconia ceramic의 경우) 등과 같은 많은 방법들이 도재의 파절을 줄이는 데 이용된다. 이러한 많은 강화 방법들이 현재 치과 도재 분야에서 궁극적으로 파절인성을 높이기 위해 다양한 정도의 성공률을 보이며 이용되고 있다.[9]
- 탄성계수(modulous of elasticity, MOE) – 재료의 탄성(elasticity) 또는 강성(stiffness)의 측정값이다. MOE가 낮으면(예, 탄성 고무줄) 유연성이 크고 충격을 잘 흡수함을 의미하고, MOE가 높으면(예, 도재) 깨지기 쉽고 응력에 잘 대처하지 못함을 의미한다.

치과용 도재(Dental ceramics)

치과용 도재는 크게 silica-based, alumina-based 및 zirconia-based의 세 가지 범주로 나뉜다. 모두 서로 다른 제작과정을 거치며 치관 내 및 치관 외 수복물에 이용

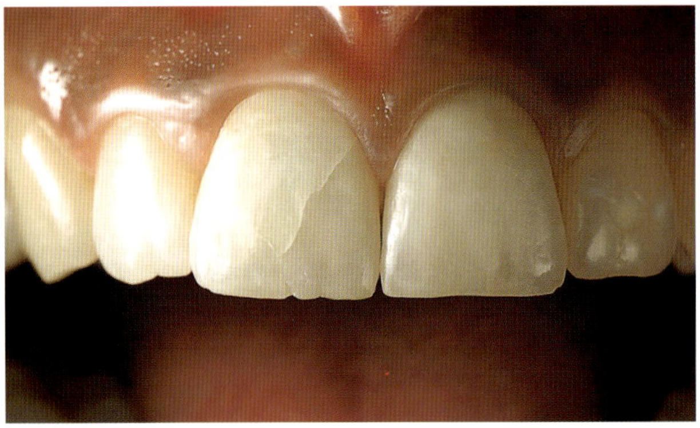

그림 3-12. 상악 우측 중절치에서 완전-도재관의 catastrophic 파절.

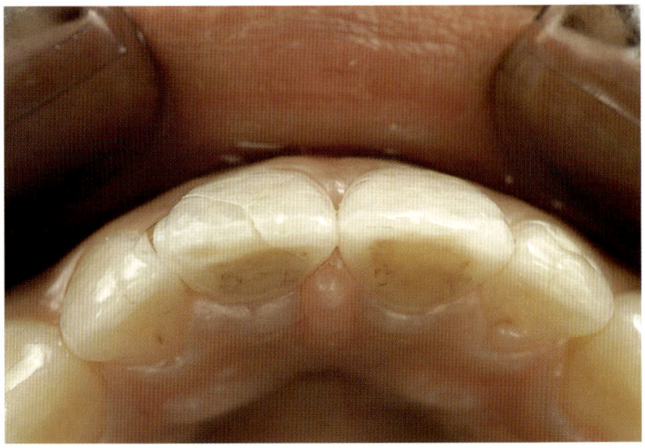

그림 3-13. 상악 우측 중절치에서 완전-도재관의 catastrophic 파절.

표 3-1. 현재 사용되는 치과용 도재의 평균적인 기계적 특성[10,11]

Ceramic	Flexural strength(MPa)	Fracture toughness-K_{IC} ($MPam^{1/2}$)	MOE(GPa)	Hardness(GPa)
Feldspathic porcelain	95	0.9	60	Greater than 6.5
Empress 1	106~120	1.2~1.5	65	6.5
Empress 2	306~400	2.8~3.5	105	5.3
In-ceram Spinell	238~377			
In-ceram Alumina(slip)	594	4.4	265	11
In-ceram Alumina	440	3.1~4.6	265	11
(dry-pressed)				
In-ceram Zirconia(slip)	630	4.8~8	240	10.5
In-ceram Zirconia	476	4.9	240	11
(dry-pressed)				
Procera alumina	450(0.4mm coping) ~687(0.6mm coping)	4.5~6		
DC-Zircon(partially stabilsed Zirconia)	680	5.5	240	13
Procera AllZircon[12]	900~1200	9~10		Greater than 13

된다. 몇 가지 많이 쓰이는 완전-도재 시스템의 기계적 성질을 표 3-1에서 비교하였고 제작과정을 표 3-2에서 비교하였다.

Silica-based ceramics

장석 도재(feldspathic porcelains)

전통적인 silica-based ceramic은 치과 수복물 제작에 이용된 첫 번째 형태의 도재였다. 이 재료는 자연치열과 유사하여 매우 심미적이다. 완전-도재 인레이와 라미네이트 및 전장관을 제작하는 가장 초기의 방법은 백금박이나 내화성 다이를 이용하는 것이었다. 보다 적절한 기술이 이 방법을 대체하였지만 여전히 이 방법은 현대 치과학에서 한 자리를 차지하고 있다. 예를 들어 최소한의 치아삭제를 요하는 얇은 단면의 라미네이트는(0.5mm 미만) 백금박이나 내화성 다이에서 이상적으로 제작된다. 내화성 다이는 도재 인레이를 만드는 데도 이용된다.

표 3-2. 완전-도재 시스템의 제작과정

All-ceramic system	Platinum foil	Refractory dies	Lost wax	Wax template with milling	Strengthening mechanism	CAD/CAM
Feldspathic porcelain	yes	yes	—	yes	—	—
Empress 1			yes	—	Dispersion	CAD/CAM
Empress 2			yes	—	Dispersion	CAD/CAM
In-ceram Alumina			—	yes	Infiltration	—
In-ceram Zirconia			—	—	Infiltration	CAD/CAM
Procera			—	—	Densly sintered	CAD/CAM
Cercon			—	yes	Phase transformation	CAM
Lava			—	yes	Phase transformation	CAM
DC-Zircon			—	yes	Phase transformation	CAM

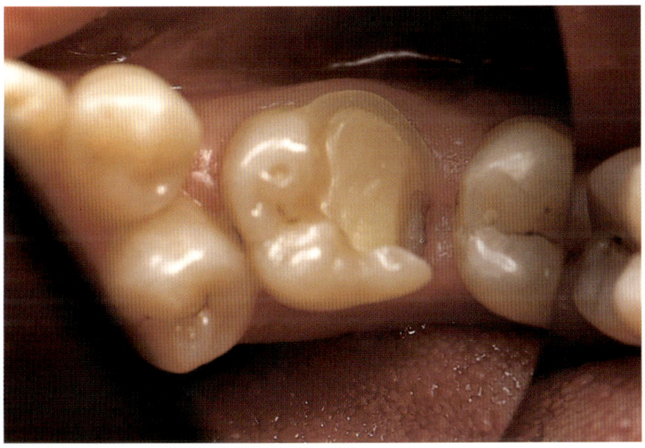

그림 3-14. 하악 제1대구치에 feldspathic 도재를 위한 와동형성.

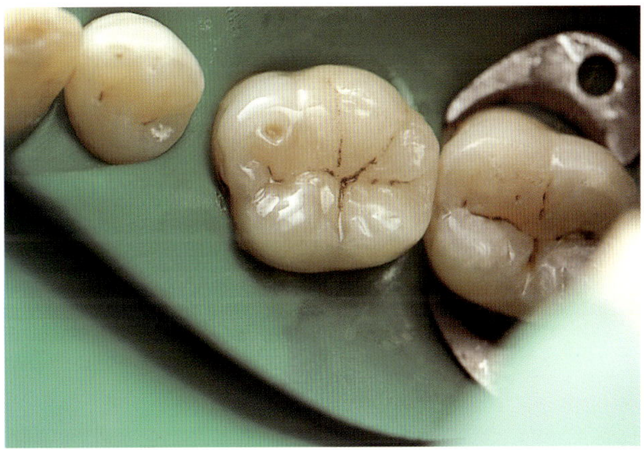

그림 3-15. 하악 제1대구치에 접착된 feldspathic 도재 인레이.

ISO 6872에 따르면 feldspathic porcelain의 주된 단점은 낮은 굽힘 강도인데 이는 파절의 원인이 되며 수명 또한 짧아진다.[13] 그러나 여전히 라이네이트와 인레이/온레이 등을 포함한 현대의 심미치료에서 이용되고 있다(그림 3-14, 3-15). 그러나 본래의 약점 때문에 하부의 치아 구조로부터 지지를 얻기 위해 silane coupling agent를 이용한 접착 기술과 레진 접착제를 이용하는 것이 필수적이다. 그리고 도재 라미네이트(PLV)를 위해서는 도재의 균일한 두께를 얻기 위해(그림 3-16~19), 인레이/온레이를 위해서는 최소 2mm의 도재 두께를 얻기 위해 치아삭제 시 세심한 주의가 필요하다. 마지막으로 아래에 논의될 많은 종류의 고강도의 도재 코핑으로 silica-based porcelain을 이용한다.

IPS-Empress 1 석영-강화 유리 도재(leucite-reinforced glass ceramic)

IPS-Empress 시스템은 1983년 스위스의 취리히 대학에서 고안된 것으로 1990년 Ivoclar Vivadent에 의해 상품화되었다.[14] 이 재료는 본질적으로 silica-based ceramic으로 63%의 silicone dioxide, 19%의 alu-

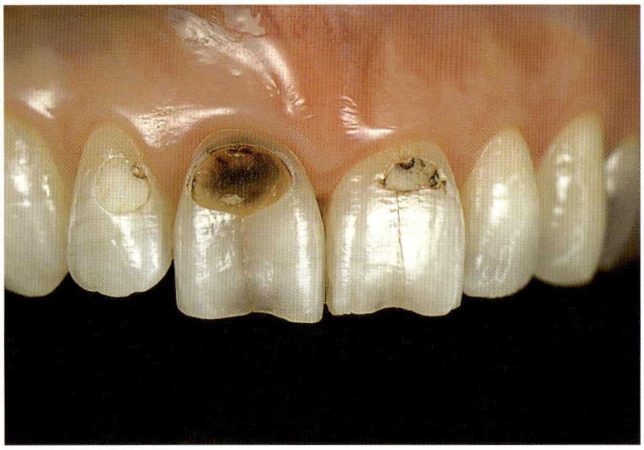

그림 3-16. Feldspathic PLV 증례보고: 우식증과 마모 및 균일하지 못한 모서리를 보이는 술전 사진.

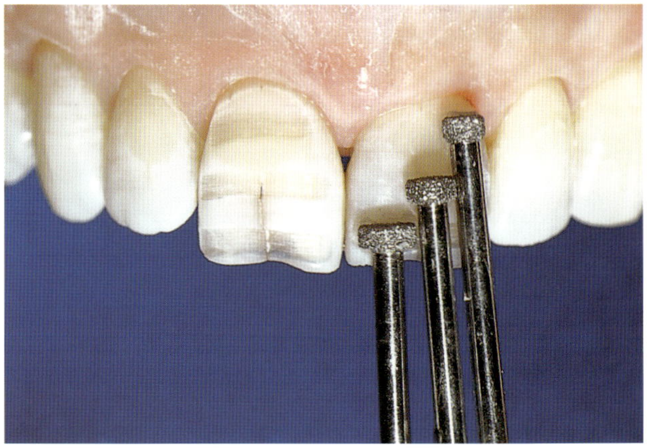

그림 3-17. Feldspathic PLV 증례보고: 우식과 컴포지트 수복물을 제거하고 정확한 치아삭제를 위해 depth-cutting bur를 이용하였다.

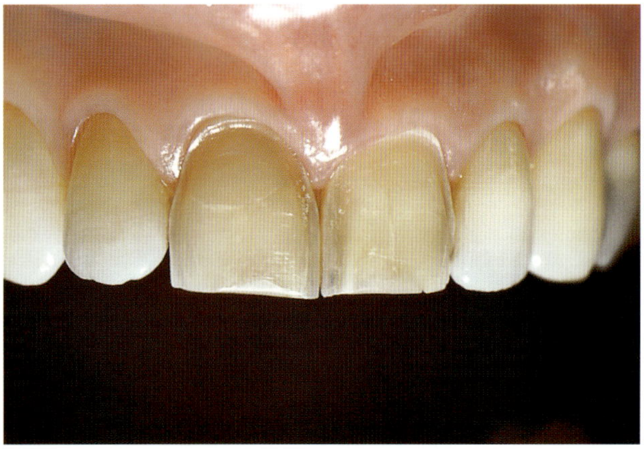

그림 3-18. Feldspathic PLV 증례보고: 도재 라미네이트를 위한 치아삭제가 완료되었다. 하방의 치질은 적절한 색조를 띤다.

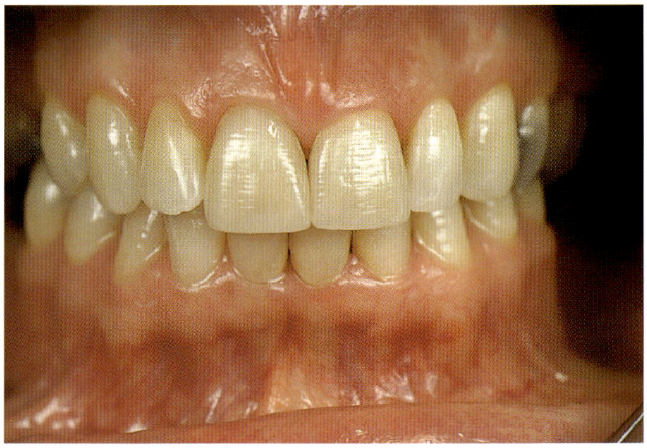

그림 3-19. Feldspathic PLV 증례보고: 술후 사진은 심미의 회복을 보여주고 있다.

minum oxide, 그리고 주조 가능하면서 강화된 유리 도재를 형성하기 위해 첨가된 leucite 결정으로 이루어진다. 이의 발명 근거는 완전-도재의 소성과정에서 생기는 미세기공을 제거하거나 최소화하는 것이었다.[15] 이러한 기공은 파절이 시작되는 원인이 되고 파절이 진행되면 결국 수복물의 실패에 이르게 된다. 첨가된 leucite 결정은 균열성장을 방해하여 미세파절을 막고 분산 강화에 의해 굽힘 강도와 파절 저항을 증가시킨다. 게다가 열과 압력을 가하는 injection moulding 과정은 수축을 줄여서 굽힘 강도를 더 증가시킨다. 굽힘 강도는 95~180MPa의 범위를 가지고, 파절인성(K_{IC})은 약 1.3Mpam$^{1/2}$ 이다.

Empress 1 수복물의 제작 방법에는 두 가지가 있다. 첫번째는 전통적인 금속-도재 보철물에 적용되는 것과 유사한 납형 소환법을 이용하는 것이다. 수복물의 형태를 납형으로 조각하여 매몰한 후 퍼니스(furnace)에서 열을 가해 소환하는 것이다. 그 다음으로 형성된 수복물의 틀에 원하는 색조의 Empress ingot를 1200℃로 가열하여 주입한다. 열과 압력이 정확한 적합성과 변연부의 완전성을 보장해준다. 그 후 색을 입히거나(staining) 도재를 쌓아 올려(layering technique) 수복물을 완성한다. 앞의 방법은 인레이/온레이에 이용되는데 특징을 부여하기 위해 채도가 높은 색소를 입히고, 표면을 '봉하기' 위해 glaze 한다. 뒤의 방법은 전장관이나 라미네이트에 이용되며 압축된 코어에 상아질, 법랑질 도재를 쌓아 올리는 방법이다.

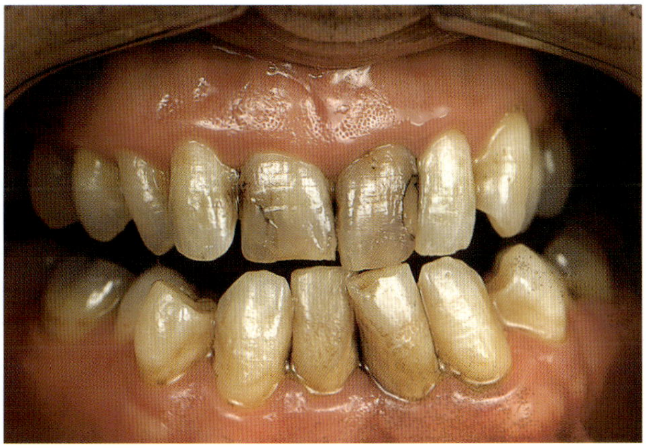

그림 3-20. Empress 1 증례보고: 변색, 착색, 크게 수복되었고 잘게 떨어져 나간 상태의 상악 중절치 술전 사진.

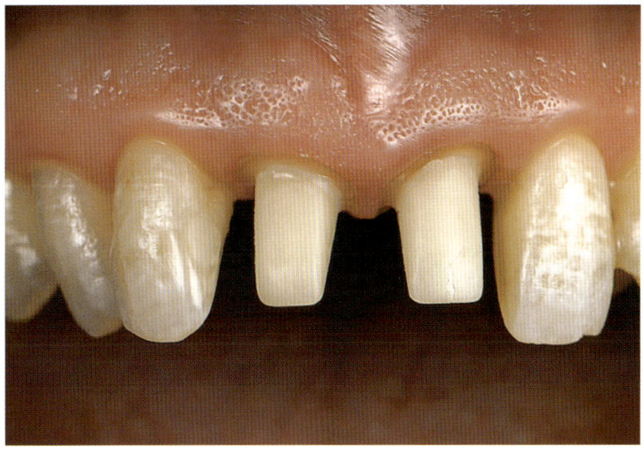

그림 3-21. Empress 1 증례보고: 두 개의 간접 주조 도재 포스트-코어가 치근에 접착되었다. 빛이 투과하면서 색이 개선되었다.

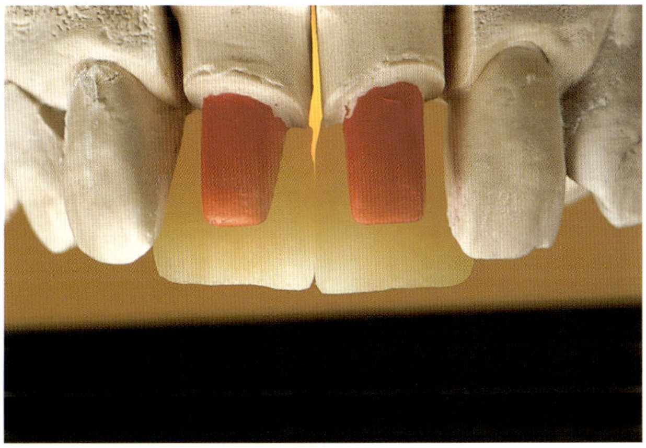

그림 3-22. Empress 1 증례보고: 삭제된 치아와 최종 보철물의 관계.

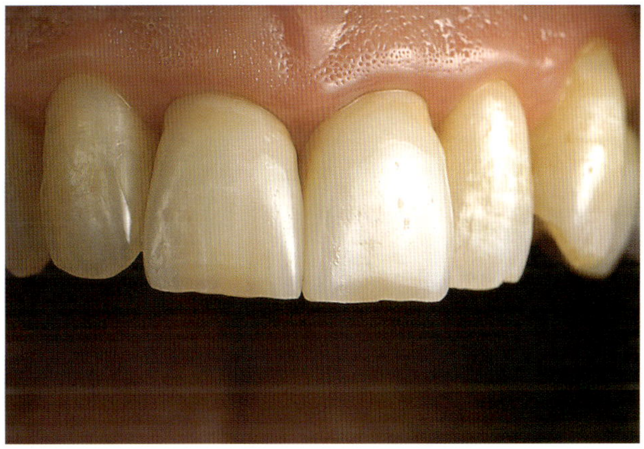

그림 3-23. Empress 1 증례보고: 술후 사진, 두 개의 Empress 1 치관이 접착되어 심미성이 개선된 것을 보여준다(David Korson의 기공작업, 런던).

두 번째 방법은 CAD/CAM(computer-aided design/computer-aided manufacturing)을 이용하는 것이다. 치아삭제 후 인상을 채득하거나 구내용 카메라로 형성된 와동이나 치관을 직접 스캔한다. 적절한 소프트웨어를 이용해 수복물이 디자인되면 milling machine이 Empress ingot를 원하는 형태로 깎는다. 그리고 색을 입히거나 도재를 쌓아 올림으로써 수복물이 완성된다.

Empress 1의 적응증은 인레이/온레이와 전치부 단일 보철물이다(그림 3-20~23). Empress 1은 힘을 받는 치아나 다수의 연결된 수복물 또는 고정성 국소의치(FPD)에는 적합하지 않다. Empress 1이 사랑받는 이유는 심미성이 우수하고 변연부 적합성이 뛰어나며 제작이 쉽기 때문이다. 게다가 silica-based ceramic으로 표면에 음각이 있어 hydrofluoric acid로 산 부식이 가능하기 때문에 silane과 접착 술식을 이용해 접착할 수 있다. 이처럼 제작이 쉽고 접착이 가능한 성질로 인해 다른 치과용 도재에 비해 기계적 성질이 뒤지는데도 불구하고 Empress 1이 임상적 성공을 보일 수 있었다.

IPS-Empress 2(lithium disilicate glass ceramic)

1998년에 출시된 Empress 2(Ivoclar-Vivadent)는 Empress 1에 비해 뛰어난 기계적 성질을 가지고 있고 심미성 또한 떨어지지 않는다(그림 3-24~27). 굽힘 강도와

K_{IC}는 각각 340~400MPa, 2~3.3MPa $m^{1/2}$ 이다. 제작과정은 Empress 1과 같지만 상부에 입히는 도재(fluorapatite glass ceramic)가 다르다. 기계적으로 강화된 하부 구조로 인해 접착 술식으로 치아에서 지지를 얻을 필요가 없다고 제조사는 주장한다. Empress 2의 주된 약점은 기공 술식이 기술에 매우 민감해 이로 인해 하부의 코어에 덧입혀진 도재가 벗겨지는(de-lamination) 경우가 많다. 또 한 가지 고려할 점은 Empress 2가 고정성 국소의치(FPD)를 위해 권장되는 것과 관련해서 이러한 경우 지대치와 가공치 사이의 연결 부위에 4×4mm 의 넓이가 필요하다는 점이다. 이것은 치은공극(gingival embrasure)의 길이가 충분하면서 긴 접촉점을 가져야 한다는 것을 의미하는데 이는 해부학적으로 불가능할 수 있고 가능하더라도 치주건강과 심미를 저해한다.

Alumina-based ceramics

In-Ceram Spinell(glass-infiltrated magnesium alumina)

In-Ceram Spinell(Vita)은 In-Ceram Alumina에 비해 두 배 정도 더 투명해서 하부의 자연치아 구조가 이를 통해 비칠 수 있도록('shine through') 특별히 의도된 것이다. 이것은 주로 간접법으로 제작되는 인레이/온레이에 사용되는데 하부 치아의 색상이 괜찮다면 수복물이 자연치와 구별되지 않도록 해준다. In-Ceram Spinell은 전치

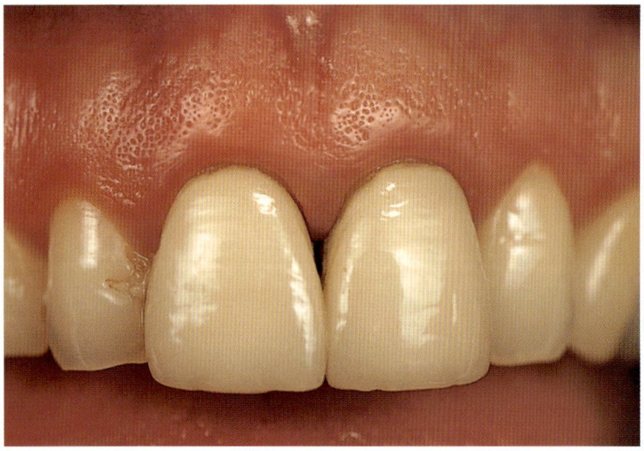

그림 3-24. Empress 2 증례보고: 중절치의 잘못된 금속-도재 보철물.

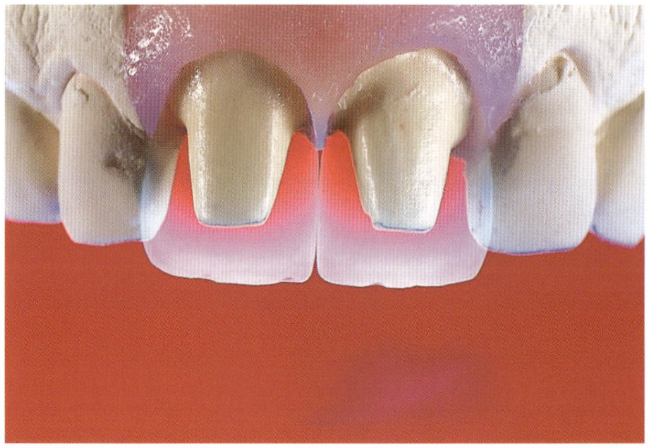

그림 3-25. Empress 2 증례보고: 연조직모델 상에서 삭제된 치아와 최종 보철물의 관계.

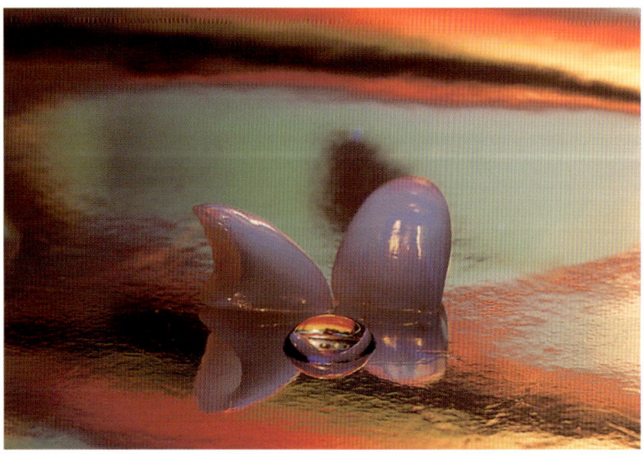

그림 3-26. Empress 2 증례보고: Empress 2 치관의 완성, 정확한 광택과 질감.

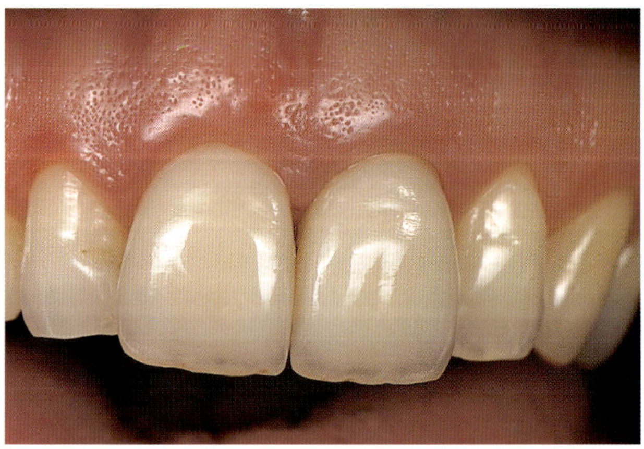

그림 3-27. Empress 2 증례보고: 술후 사진으로 심미적으로 개선되었으며 Empress 2 치관 주위로 치은건강도 좋아졌다(Gerald Ubassy의 기공작업, 프랑스).

부 단일 보철물에서는 매우 심미적이지만 기계적 강도가 낮아서 구치부에는 적합하지 않다.[16]

In-Ceram Alumina(glass-infiltrated alumina)

In-Ceram Alumina(Vita)는 부분적으로 소성된 다공성의 alumina에 녹은 유리를 주입한 것이다. 굽힘 강도와 K_{IC}는 각각 352~600MPa, 2.7~4.49MPa $m^{1/2}$ 으로 두 종류의 Empress보다 높다.[17] 광학적으로 alumina는 leucite glass보다 밀도가 높지만 뛰어난 심미성을 보인다(그림 3-28~31). 두 가지 방법으로 제작이 가능하다. 건조-압축 방법(dry-pressed method)은 미리 공정을 한 ingot를 이용해 milling을 한다. 이 때 CAD-CAM 소프트웨어는 사용할 수도 있고 사용하지 않을 수도 있다. Slip method는 액체상태의 용매에 확산된 alumina를 특별한 석고 다이에 칠한다. 기공과정은 많은 단계를 거쳐야 하므로 시간이 걸린다. 코어와 상부 도재 사이에서 도재가 벗겨지지 않게 하기 위해서는 상부도재를 올리기 전에 공기 입자로 코어를 연마하지 않아야 한다.[18]

Procera(pure densely sintered alumina)

Alumina의 강도를 이용하기 위해 1990년대 초 Procera라는 고밀도로 소성된 순수한 alumina(99.9% aluminum oxide) 코어가 소개되었다.[19] 밀도가 매우 높은 alumina는 미세 기공이 적어서 파절의 전파를 감소시키

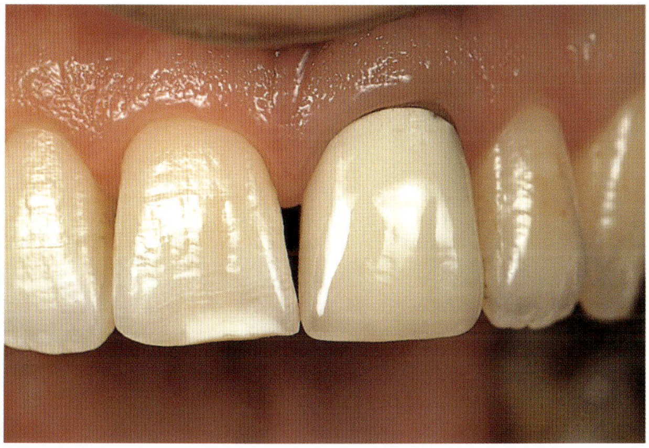

그림 3-28. In-ceram Alumina 증례보고: 좌측 상악 중절치의 잘못된 금속-도재 보철물.

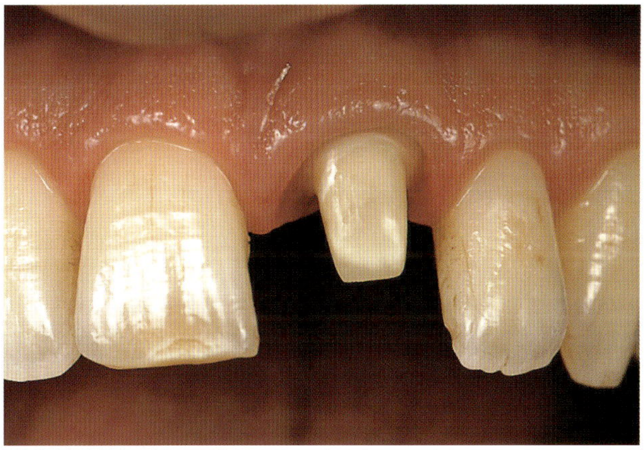

그림 3-29. In-ceram Alumina 증례보고: 치아삭제.

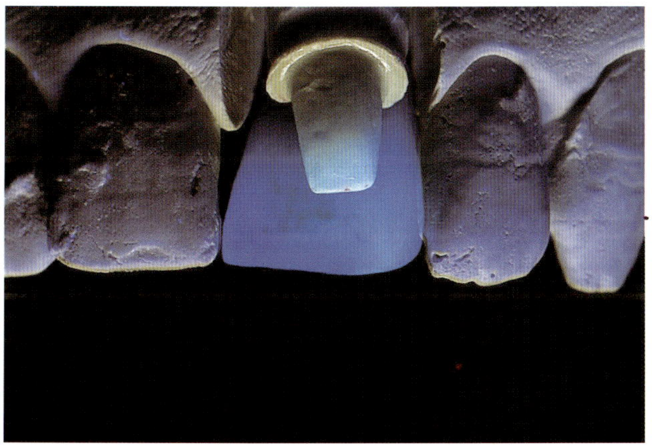

그림 3-30. In-ceram Alumina 증례보고: 자외선 조명하에서 관찰되는 삭제된 치아와 정확한 보철물의 관계.

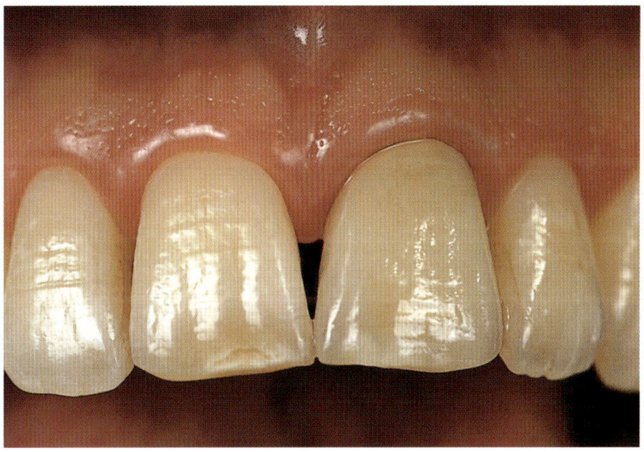

그림 3-31. In-ceram Alumina 증례보고: 좌측 중절치에 In-ceram Alumina를 접착(Paul Sturridge의 기공작업, 런던).

며 기계적 성질을 좋게 한다. Procera 코핑을 깨는 데 필요한 교합력은 약 1500N이고,[20] AllCeram과 같은 용융점이 낮은 도재를 덧입힌 후에도 파절시키려면 1300N 정도의 힘이 필요하다. 앞서 언급했듯이 구치부 수복물에서 요구되는 저항력은 1000N이다. 그러므로 Procera 코핑은 전치부, 구치부 모두에 적합한 하부 구조이다. Aluminum oxide와 용융점이 낮은 도재의 복합체는 강도가 높더라도 대합치에 일으키는 마모는 feldspathic 도재가 1년에 230 ㎛을 일으키는 것에 비해 60㎛로 상당히 낮다.[21]

제작과정은 다음과 같다. 정확하게 트리밍한 석고 다이를 스캔하여(그림 3-32, 3-33) CAD/CAM 소프트웨어를 이용해 하부 구조를 정확히 디자인한 후 전산화된 코핑 디자인을 인터넷을 통해 스웨덴의 Goteborg나 미국의 뉴저지로 보내면 표준화된 공정과정을 통해 코핑이 제작되어 다시 도재 기공사에게로 보내진다. 소성과정 중에 일어나는 수축을 보상하기 위해 각 다이별로 정확한 수축부피가 계산되어 확대된 다이가 만들어진다. 이 시스템에서는 코핑의 두께(0.25mm, 0.4mm, 0.6mm), 불투명도(흰색 또는 표준), 그리고 재료(alumina, zirconia)를 선택할 수 있다. 임상적으로 받아들여지는 변연부의 정확성은 50~100 ㎛인데, 이 시스템으로 70㎛까지 달성할 수 있다.[22]

코핑에 silica-based 또는 alumina-based 도재(Nobel Rhondo)를 올려서 수복물이 완성된다. Procera 코핑의 주된 장점은 하부 치아의 변색을 가릴 수 있다는 것이다(그림 3-34, 3-35). 빛이 하부의 치아로 전달될 수 있을 정도의 반투명도를 가지지만 코핑의 밀도는 치아의 변색이나 금속 코어를 가리기에 충분하다.[23] Procera는 굽힘 강도가 700MPa로 강도가 높은 도재로 분류되며 상부의 약한 도재를 지지하기에 충분해 부착성 접착 술식이 불필요하다. 이것은 인산아연 접착제, 글래스 아이오노머 접착제, resin-modified 글래스 아이오노머 접착제를 이용할 수 있다는 점에서 장점이 된다(10장 참조). 마지막으로 Procera 수복물의 수명은 7~10년으로[24] 전통적인 금속-도재 보철물과 비교할 만하다(그림 3-36~39).

Zirconia-based ceramics

Zirconia는 치과에서 사용되는 도재 중 가장 강도가 높아서 특정 상품의 경우 굽힘 강도가 1000MPa를 넘는다. 전치부에도 사용 가능하지만 주로 힘을 많이 받는 구치부의 단일 전장관이나 고정성 국소의치가 적응증이다(아래에서 설명). Alumina와 비교해 zirconia의 단점은 빛의 전달이 잘 되지 않고(유리의 함량이 낮기 때문) 명도가 높아서 거의 금속에 버금가는 광학적 불투명도와 방사선 불투과도를 보인다. 따라서 비슷한 두께일 경우 전치부와 같이 투명도가 가장 중시되는 부위에서는 zirconia보다 alumina 코핑이 더 적절하다.[25]

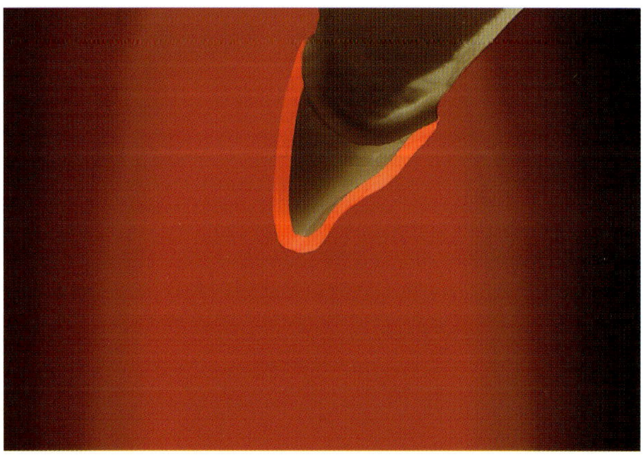

그림 3-32. Finish line에서 치근단 쪽을 트리밍하여 정확하게 만들어진 석고 다이는 스캔과 CAD/CAM 과정에서 정확한 변연의 윤곽이 드러나게 한다(Procera, Novel Biocare).

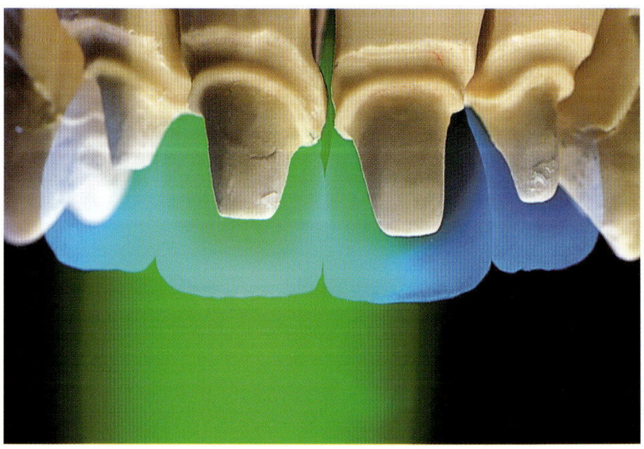

그림 3-33. Finish line에서 치근단 쪽을 트리밍하여 정확하게 만들어진 석고 다이는 스캔과 CAD/CAM 과정에서 정확한 변연의 윤곽이 드러나하게 한다(Procera, Novel Biocare).

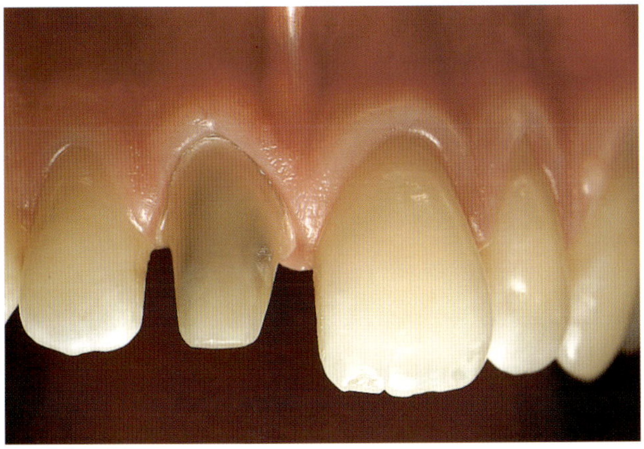

그림 3-34. 변색된 우측 중절치.

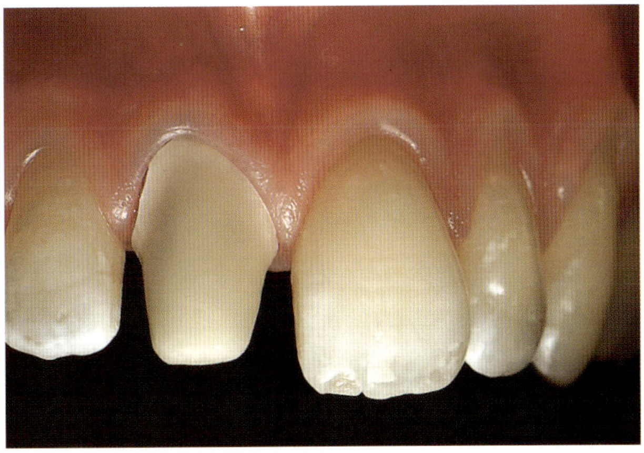

그림 3-35. 도재 코어의 차단효과, 우측 중절치의 변색은 Procera alumina 코핑으로 차단할 수 있다.

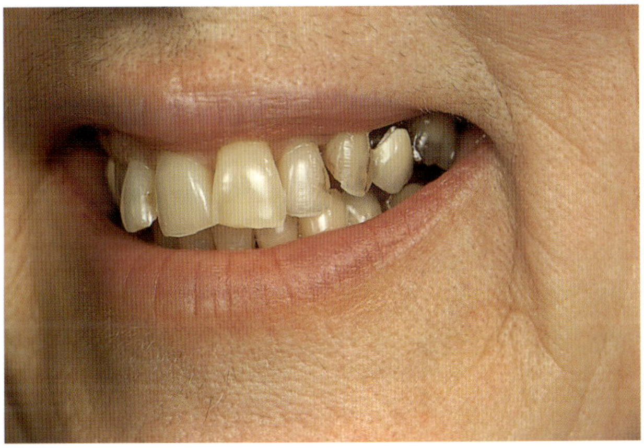

그림 3-36. Procera alumina 증례보고: 상악 좌측 측절치와 견치의 구개측 미란은 얇고 잘 떨어지며 심미적이지 못한 법랑질을 초래한다.

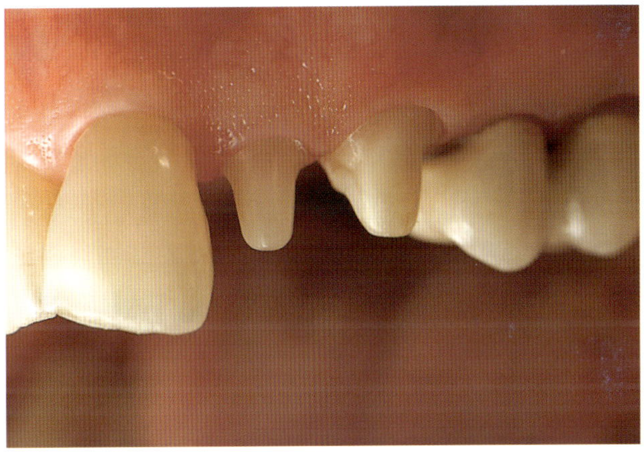

그림 3-37. Procera alumina 증례보고: 삭제된 치아, chamfer finish line을 가진다.

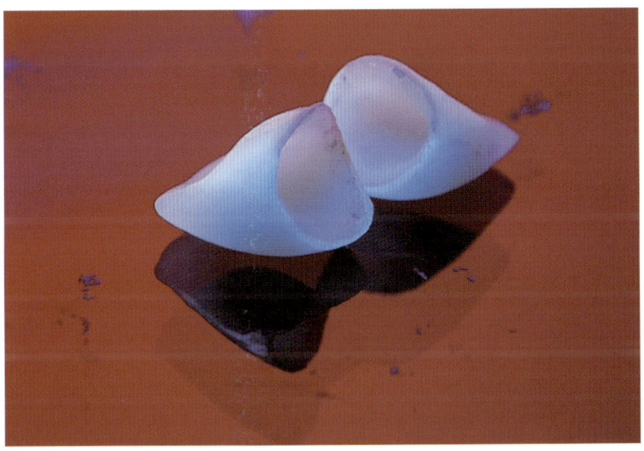

그림 3-38. Procera alumina 증례보고: 두 개의 완전한 Procera 보철물.

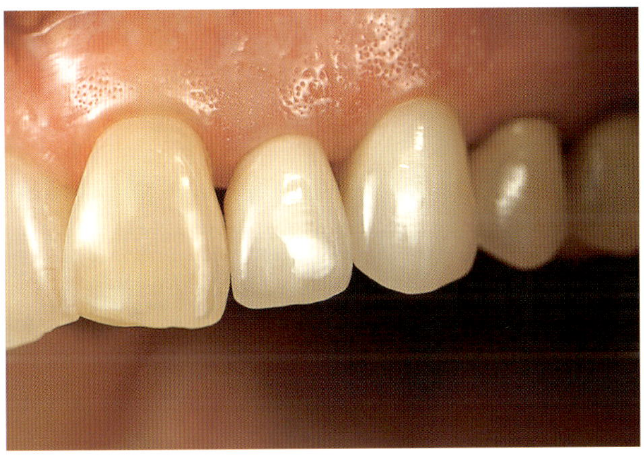

그림 3-39. Procera alumina 증례보고: Procera 도재관이 장착되어 심미적으로 우수해졌고 법랑질 미란을 예방할 수 있다(Jean-Mark Etienne의 기공작업, 프랑스).

In-Ceram Zirconia

In-Ceram Zirconia(VITA)는 zirconia로 강화된 glass-infiltrated alumina인데, 부분적으로 안정된 zirconia를 33wt% 만큼 첨가해 강화시킨 In-Ceram Alumina라 할 수 있다. In-Ceram Alumina와 마찬가지로 slip 또는 dry-pressed method 두 가지 방법으로 제조가 가능하며 후자의 경우가 표준화된 공정에 의한 전처리 과정을 거치므로 기계적으로 더 우수하다.

Yttrium-stabilised zirconia

DC-Zirkon(Austenal), Procera AllZircon(Nobel Biocare), Cercon(Dentsply/Ceramco), Lava (3-M ESPE) 및 Cerec(Sirona) 등이 상품으로 나와 있다. 고밀도로 소성된 도재로 수축이 주된 문제이다. 치밀하게 소성된 도재의 덩어리를 milling하거나 부피 수축을 미리 예측하여 이를 보상함으로써 수축이 문제되지 않도록 해야 한다. 미리 소성된 도재 덩어리를 milling하는 DCS Precedent system(DCS Dental)도 있고 milling과 소성을 같이 하는 과정도 있다. Cercon과 Lava 방법은 미리 소성된 zirconia로 확대된 framework을 만들고 나서 이를 milling한 후 원하는 크기로 완전히 소성하는 방법이다.

수명(Longevity)

보철물의 수명은 완전-도재 시스템을 선택하기 전에 마지막으로 고려해야 할 점이다. 수명을 평가할 때 가장 흔히 쓰이는 단어가 생존율(survival rate)과 성공률(success rate)이다. 이들은 동의어가 아니고 서로 구별되는 평가방법이다. 생존은 특정 수복물이 비록 처음에 원했던 요소들을 갖추진 못했지만 기능을 하고 있는 것을 의미한다. 반면, 성공은 생존할 뿐 아니라 처음의 치료 목표들을 성공적으로 실현하는 것을 말한다.[26] 예를 들면, 완전-도재 계속가공의치가 파절되거나 도재가 벗겨지더라도 생존하고 있다면 이는 건전하고 기능을 하는 상태이지만 심미성은 결여된 것이다(HFA triad-2장 참조). 진정으로 성공적이려면 건강(health), 기능(function), 심미(aesthetics)의 세 가지 요소를 모두 갖추어야 한다.

완전-도재 단일 전장관의 파절은 계속가공의치(FPD)의 파절 양상과 다르다. 단일 전장관의 경우 코어의 접착면이 가장 취약한 부분으로 인장력에 가장 크게 노출된다.[27] 이로 인해 코어 구조에 결함이 생기면 이것이 상부도재에 전파되어 도재가 벗겨지게 된다. 그러므로 상부도재 아래에는 치밀하고 강도가 높은 코어를 이용하는 것이 코어 표면에서의 결함을 줄이게 된다. 계속가공의치의 경우는 연결 부위에 힘이 집중되어 이 부위에서 파절이 일어나기 쉽다.[28]

완전-도재 수복물의 사용을 뒷받침해주는 많은 실험적, 임상적 자료와 보고가 있지만 가장 믿을만한 것은 제어된 임상 실험인데 대개 새로운 도재 시스템의 경우에 이것이 부족하다. 임상 실험의 최소 기간은 3~5년, 실패율은 5% 미만이어야 한다고 보고되고 있다.[29] 현재 이 지침을 따르는 시스템은 Empress 1, In-Ceram Alumina와 Procera로 단일치 수복에서 단기간의 훌륭한 임상 결과를 보인다.[30]

금속-도재(Metal-ceramic)

금속-도재 단일 전장관과 계속가공의치는 1960년대에 소개된 이후로 놀라운 임상 성공률을 보이고 있다. 이들은 임상적으로 오랫동안 사용되어 왔기 때문에 이들의 생존율이 완전-도재 시스템의 성공을 평가하는 기준이 된다. 표 3-3은 금속-도재 수복물의 수명에 대한 임상 연구를 나열하고 있다. 결과만 나타내긴 했지만 이 실험들이 완전-도재의 수명, 특히 단기간의 경우를 평가하는 데 표준이 되고 있다. 금속-도재 전장관의 변형된 형태 중의 하나인 galvano-ceramic system도 전통적인 금속-도재 보철물의 대안으로 사용 가능하다. 하지만 장기간의 성공률에 대한 자료가 한정되어 있다. 최근의 조사에서는 7년 성공률이 92~96.5%라고 주장하고 있다.[35]

Dicor와 Cerestore

Dicor는 최초의 주조 가능한 완전-도재 시스템이다. 이

표 3-3. 금속-도재 수복물의 수명

연구	5년	10년	15년
Leempoel et al.31		95%	
Kerschbaum et al.32	92%	79%	
Walton33		97%	
Walton34			85%

의 적응증은 Cerestore와 함께 전치부 단일 수복이다. 이 시스템은 금속-도재와 유사하게 납형 소환법을 이용한 간단한 제조방법으로 인기를 얻었다. 그러나 접착제와 코어 사이 혹은 코어와 상부 도재 사이에서 실패가 자주 일어나 현재는 사용되지 않는다.[36]

IPS-Empress 1

Empress는 1990년에 나온 이후로 압력을 가해서 만드는 도재 수복물의 대명사가 되었다. 이의 성공은 쉬운 제조 방법에 기인하는데 왁스 소환법이나 CAD/CAM 기계를 이용해 정확한 수복물을 만들어 낸다. 단기간의 성공적인 임상 결과가 많이 보고되고 있지만 이는 임상 술식이 정확하게 수행되고 환자 선택이 조심스럽게 이뤄졌을 경우에만 해당된다.[37,38,39] Empress 1 단일 보철물의 성공률은 3~3.5년간 92~99%를 보이는데 실패의 주원인은 파절이고 그 다음은 근관치료를 하게 된다든지 과민성이 생기는 경우이다.[40] 이 수치는 대부분 전치부 단일 보철물에만 국한된 것이다. 11년에 걸친 최근 연구에 따르면 전치부에서는 98.92%의 성공률을 보였지만 구치부에서는 단지 84.37%의 성공률을 보여 Empress 1 단일 보철물이 구치부에서는 비적응증이라는 사실이 확인되었다.[41]

In-Ceram Alumina

이 alumina ceramic은 Empress와 함께 가장 오래 사용되고 있는 완전-도재 시스템으로 이의 수명은 다른 시스템의 수명을 평가하는 지침이 된다. 6년간의 성공 대 실패의 비율을 보면 전치부에서 98.9% 대 1.1%, 구치부에서 99.2% 대 0.8%를 나타낸다.[42] 두 부위 모두에서의 높은 성공률은 In-Ceram Alumina가 전치부, 구치부 단일치 수복에 적합함을 나타낸다.

Procera

Procera는 복층 도재 시스템으로 파절이 표면에서만 일어날 수도 있고(상부 도재에만 국한) 전체적으로 일어날 수도 있다(코어까지 포함). 파절의 정도에 따라 손상 부위가 수복될 수 있는지 아니면 대체가 필요한지가 결정된다. 건강이나 기능에 영향을 미치지 않는 작은 파절은 복합 레진으로 쉽게 수복될 수 있다. 그러나 파절 부위가 커 날카로운 모서리가 생겨 음식물이 끼기 쉽게 되면 재제작할 필요가 있다.

많은 연구에서 Procera 시스템의 다양한 성공률이 보고되고 있다. 5년간의 multicentre 연구에서 94~97%의[43] 성공률을 보고하는가 하면 또 다른 연구에서는 5년간 97.7%, 10년간 92.2%의 성공률을 보고하였다.[44] 최근의 연구에서는 전치부 단일 보철물에서 5년간 100%, 구치부 단일 보철물에서 95.15%의 성공률을 보여 구강 내 모든 부위에서 평균 96.7%의 성공률을 나타냈다고 주장한다.[45] 또 다른 연구에서 Procera 단일 보철물이 5년간 94%의 성공률을 보였고, 환자의 87%가 기능뿐 아니라 심미평가를 위한 ordered analogue scale에서 7/10 이상의 등급을 매겼다고 보고한다.[46]

여러 연구들 사이에서 수명에 대한 보고를 비교하기는 어렵지만 3~5년간의 최소 성공률이 95%라는 것을 염두에 두고 표 3-4에 나타난 몇 가지 완전-도재 시스템의 단일치 수복 성공률을 보자.

도재 계속가공의치(Ceramic bridges[FPDs])

뛰어난 심미성으로 인해 도재 시스템은 특히 전치부에서 계속가공의치용으로 제안되었다(그림 3-40~43). 그러나 계속가공의치로 사용된 지 얼마 되지 않아 임상 적용 예가 많지 않으며 실험 방법이 달라서 완전-도재 계속가공의치에 대한 연구 자료는 혼란스러운 결과를 보인다.

치료계획에 따라 알맞은 도재를 선택하려면 장기간의 실패 가능성을 비교해 보는 것이 유용하다. 유한 요소 분

표 3-4. 완전-도재 시스템에서 단일 수복의 생존율

시스템	3년 이상	5년 이상	10년 이상
Empress 1(전치부)	92~99%		98%
Empress 1(구치부)			84%
In-Ceram Alumina(전치부)		99%	
In-Ceram Alumina(구치부)		99%	
Procera Alumina(전치부)		94~100%	92%
Procera Alumina(구치부)		95%	

석과 같은 실험실적 방법을 이용하면 주어진 하중 하에서의 힘의 분산을 평가할 수 있다. 이는 각 도재의 장기간의 resilience에 대한 예측과 함께 비교를 가능하게 해 생체에서의 실험에 유용하다. 이 자료를 컴퓨터를 이용해 외삽법으로 계산하면 시간에 따른 신뢰도를 나타내는 CARES/LIFE 지수를 계산할 수 있다(Ceramic Analysis and Reliability Evaluation of Structure Life Prediction). 이 방법으로 Empress 1, 2(Ivoclar-Vivadent, Schaan, Liechtenstein), In-Ceram Alumina(Vita, Bad Sackingen, Germany)와 zirconia(3Y-PSZ zirconia, Metoxit, Thyangen, Switzerland)의 장기간의 파절저항을 평가하였다. Empress 1과 In-Ceram 모두 10년간 구치부의 완전-도재 계속가공의치의 하부 구조로 사용했다고 가정하였을 때 높은 파절 가능성을 보였다. 따라서 제조사의 주장과는 달리 In-Ceram Alumina가 구치부 계속가공의치에 적합하지 않음을 알 수 있다. 10년간의 힘을 모의로 주었을 때 Empress 2는 보다 좋은 결과를 보여주었고 zirconia는 파절 가능성을 거의 보이지 않아서 가장 좋은 결과를 나타냈다.[47]

재료의 성질 외에 계속가공의치의 파절을 방지하는 데 영향을 주는 또 다른 중요한 요소는 지대치와 가공치 연결 부위의 표면적과 형태이다. 이상적으로 표면적이 넓을수록 파절저항이 커진다. 그러나 치은공극이 제한되면 연결 부위의 단면적을 크게 하는 것은 불가능할 수 있으며 구강 위생을 위해 접근하기가 어렵고 심미면에서도 불리해진다. 특히 Empress 2로 계속가공의치를 할 경우가 그러한데 이 경우 연결 부위의 교합면에서 치은 간의 높이가 5.0mm가 되어야 한다(그림 3-44, 3-45).[48] 코어가 상부 도재보다 강하므로 강도를 높이기 위해 연결부의 조직면은 상부 도재를 올리지 않고 코어 상태로 두는 것이 바람직하다.[49] 반대로 상부 도재를 올려야 두 층간의 안정된 접착으로 파절 저항이 증가한다고 보는 관점도 있다. 많은 완전-도재 코어가 평균적인 구치부 저작력의 역치를 넘어서지만,[50] 치수나 치주인대 또는 접착제의 두께 등과 같은 다양한 요소가 고려되지 않았기 때문에 실제의 수명과는 차이가 있다.[51]

계속가공의치에 적용하기에 가장 적절한 도재는 zirconia인데, alumina 기질에 침투되어 있거나(In-Ceram Zirconia) yttria로 부분적으로 안정화된(DC-Zirkon, DSC Dental/ Vita) 두 가지 형태의 zirconia가 있다. 안정화된 zirconia는 약 2500N의 교합력을 견딜 수 있는데 이는 비슷한 부피의 전통적인 금속-도재 계속가공의치에 버금간다. 차이점은 금속-도재는 표면에서만 파절이 일어나 상부 도재에 한정되는 반면, zirconia는 파절이 전체 구조물에 걸쳐 일어나며 재제작이 필요해진다는 점이다.[52] 표 3-5는 여러 가지 임상적 상황에서 도재를 선택할 때의 적응증을 나열하고 있다. 완전-도재 계속가공의치와 관련해서는 단기적 및 장기적 수명을 입증할 임상결과가 나올 때까지 주의할 필요가 있다.

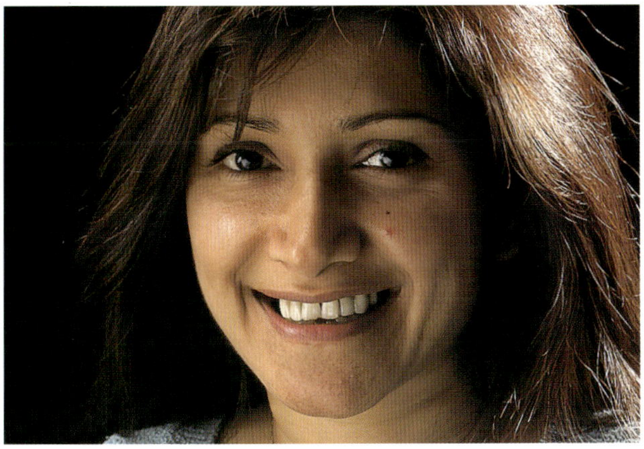

그림 3-40. Procera alumina FPD 증례보고: 술 전 안면사진은 닳고 매끈하지 못한 절단면을 보여준다.

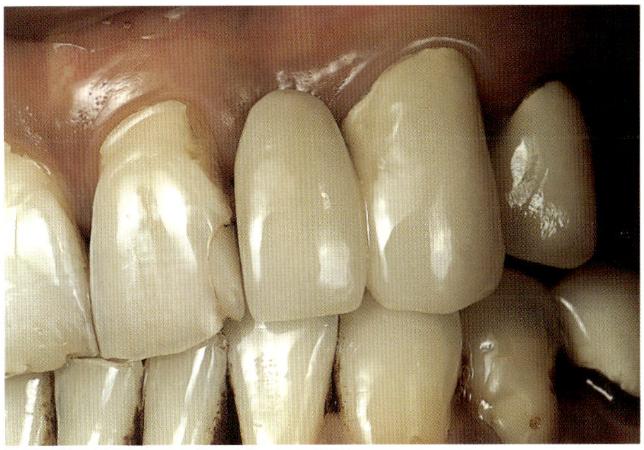

그림 3-41. Procera alumina FPD 증례보고: 상실된 측절치를 대체하기 위해 좌측 상악 견치로부터 만들어진 잘못된 cantilever bridge.

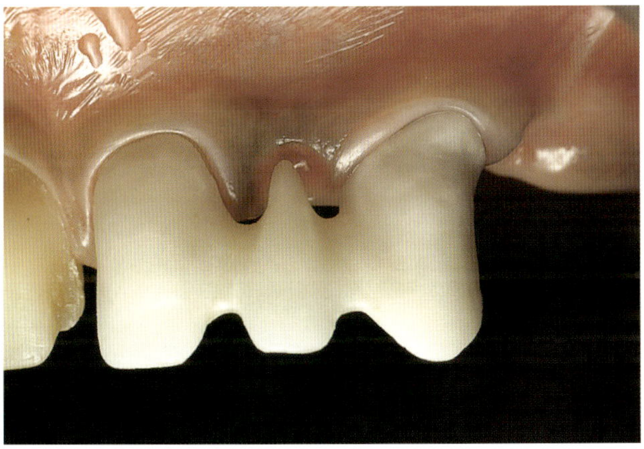

그림 3-42. Procera alumina FPD 증례보고: 시적 사진, 좌측 중절치부터 견치까지의 3-unit 계속가공의치(측절치는 pontic).

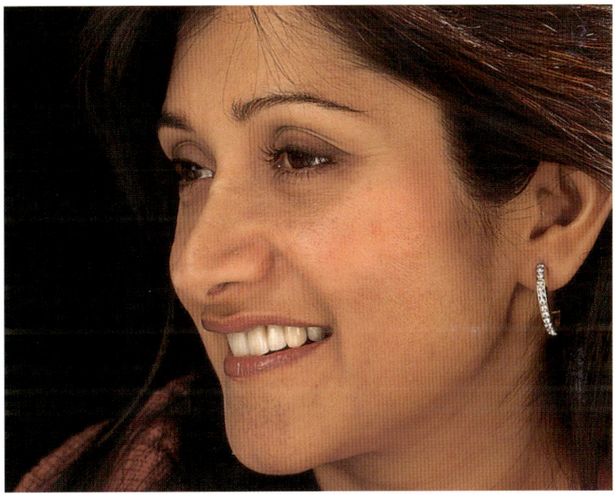

그림 3-43. Procera alumina FPD 증례보고: 술후 안면 사진, 미소를 지을 때 절단면이 하순의 만곡과 평행하다.

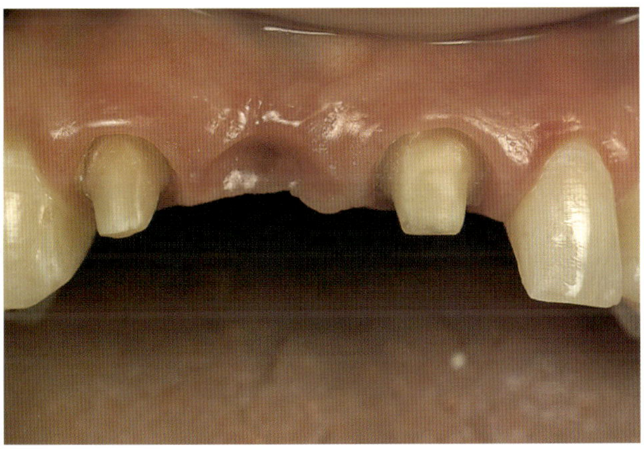

그림 3-44. 완전-도재 Empress 2를 위한 치아삭제, 우측 중절치가 pontic인 우측 측절치부터 좌측 중절치까지의 3-unit 계속가공의치.

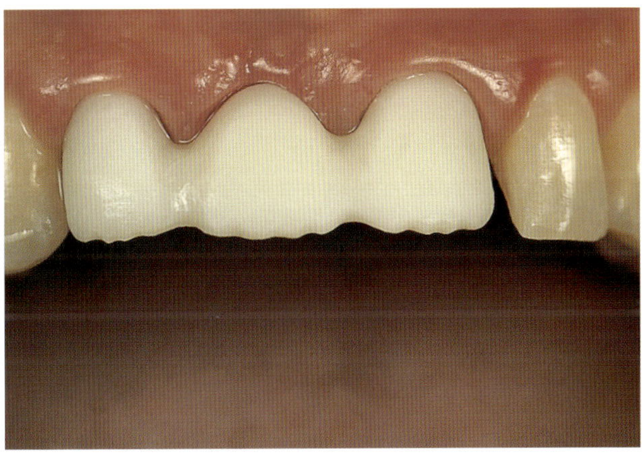

그림 3-45. Empress 2 하부 구조의 시적: 강도와 탄성을 위해 절단-치은 방향으로 현저하게 긴 연결 부위를 주목한다.

표 3-5. 완전-도재 시스템을 선택하기 위한 적응증

All-ceramic system	Inlay/onlay	Veneer	Ant. single unit crowns	Post. single unit crowns	Ant. FPD	Post. FPD	Masks discoloured tooth
feldspathic porcelain	yes	yes	yes	no	no	no	no
Empress 1	yes	yes	yes	no	no	no	no
Empress 2	yes	yes	yes	yes①	possible③	no	yes
In-Ceram Spinell	yes	no	yes	no	no	no	no
In-Ceram Alumina	no	no	yes	yes①	yes	no	yes
Procera	no	yes②	yes	yes	yes	no	yes
In-Ceram Zirconia	no	no	yes④	yes	yes④	possible⑤	yes
Procera Zirconia	no	no	yes④	yes	yes④	possible⑤	yes
DC Zirkon	no	no	yes④	yes	yes④	possible⑤	yes
Cercon	no	no	yes④	yes	yes④	possible⑤	yes
Lava	no	no	yes④	yes	yes④	possible⑤	yes

① Absence of occlusal dysfunction.
② 심한 변색의 차단, 테트라사이클린 변색이나 금속 포스트-코어.
③ 교합과 연결부위에 허용되는 치은 공극을 고려해야 한다.
④ 인접치아의 색조를 고려해야 한다. Zirconia는 alumina보다 더 밝으면서 빛 투과도가 낮다.
⑤장단기 수명에 대한 임상자료가 부족하다.

임상증례(Clinical practice)

이상의 논의를 통해 완전-도재 시스템을 선택할 때 중요한 점은 교합력을 견디는 능력과 수명이라는 것을 알 수 있다. 파절은 실패의 가장 큰 원인이며 치아/수복물 사이의 어느 계면에서도 일어날 수 있는데 이에 다음의 예들이 포함된다:

- 상아질: 잘못된 치아 삭제 디자인으로 인한 실패
- 상아질-접착제: 상아질 접착제의 접착 실패
- 접착제: 글래스 아이오노머(GI)나 resin-modified glass ionomer(RGI)와 같은 접착제의 낮은 압축 강도로 인한 실패
- 접착제-도재 코어: 접착 실패 예: Procera Allceram, In-Ceram Zirconia, Dicor
- 도재 코어: 단일 보철물에서 코어 표면이나 접착면에서 시작된 전체적인 파절, 계속가공의치의 경우 연결부위에서의 실패
- 코어-상부도재: 도재가 벗겨짐(de-lamination). 특히 Empress 2, Cerestore, In-Ceram Alumina의 경우
- 상부 도재: 치밀한 코어로부터의 지지가 부족해 표면에 파절이 일어나거나 조각이 떨어져 나간다. 특히 이것은 악간 거리나 지대치 간 거리가 클 때 균일한 두께의 코어를 만들면 상부 도재가 지지를 받지 못하는 부분이 생겨서 발생한다. 따라서 보다 약한 상부 도재의 두께를 균일하게 하기 위해 코어의 두께를 조정하여 충분한 높이를 갖도록 하는 것이 필수적이다. 이것은 삭제된 치아의 높이가 낮을 때 코어 축성 전에 왁스를 올려 줌으로써 해결할 수 있다. Procera 시스템에서는 상부 도재를 지지하기 위한 코어의 높이가 충분함을 확실히 하기 위해 스캔을 두 번(inside-outside scanning)함으로써 해결한다.

참고문헌

[1] Oden, A., Wiatr-Adamczak, E. and Olsson, K. (1991) Aluminium release from alumina and aluminium plate. *Tandlakartindningen*, **83**, 634–636 (in Swedish)

[2] Attanasi, R.C., Yaman, P., Lang, B., Razzoog, M. and Joarla, M.J. (1996) Evaluation of color stability of Procera All-Ceramic porcelain. *University of Michigan Abstract* 2134 IADR

[3] Hacker, C.H., Wagner, W.C. and Razzoog, M.E. (1996) An in vitro investigation of the wear of enamel on porcelain and gold in saliva. *J Prosthet Dent*, **75**, 14–17

[4] Griffith, A.A. (1924) The phenomenon of rupture and flaw in solids. *Philos Trans R Soc*, **221**, 163–189

[5] Munz, D. and Fett, T. (1999) *Ceramics: mechanical properties, failure behaviour, material selection*. 1st edn. Springer, Berlin

[6] Waltimo, A., Kemppainen, P. and Kononen, M. (1993) Maximal contraction force and endurance of human jaw-closing muscles in isometric clenching. *Scan J Den Res*, **101**, 416–421

[7] Tinschert, J., Natt, G., Mautsch, W., Augthun, M. and Spiekermann, H. (2001) Fracture resistance of lithium disilicate-, alumina-, and zirconia- based three-unit fixed partial dentures: A laboratory study. *Int J Prosthodont*, **14**, 231–238

[8] Castellani, D., Baccetti, T., Giovannoni, A. and Bernardini, U.D. (1994) Resistance to fracture of metal-ceramic and all-ceramic crowns. *Int J Prosthodont*, **7**, 149–154

[9] Swain, M.V. (1989) Toughening mechanisms for ceramics. *Master Forum*, **13**, 237–253

[10] Guazzato, M., Albakry, M., Ringer, S.P. and Swain, M.V. (2004) Strength, fracture toughness and microstructure of a selection of all-ceramic materials. Part II. Zirconia based dental ceramics. *Dent Mat*, **20**, 449–456

[11] Raigrodski, A.J. (2005) All-ceramic full coverage restorations: concepts and guidelines for material selection. *Pract Proced Aesthet Dent*, 17(4), 249–256

[12] Wagner, W.C. and Chu, T.M. (1996) Biaxial flexural strength and indentation fracture toughness of three new dental core ceramics. *J Prosthet Dent*, **76**, 140–144

[13] Oilo, G. (1988) Flexural strength and internal defects of some dental porcelains. *Acta Odont Scan*, **46**, 313–322

[14] Dong, J.K., Luthy, H., Wohlwend, A. and Scharer, P. (1992) Heat pressed ceramics: technology and strength. *Int J Prosthodont*, **5(1)**, 9–16

[15] Probster, L., Geis-Gerstorfer, J., Kirchner, E. and Kanjanttra, P. (1997) In vitro evaluation of a glass-ceramic restorative material. *J Oral Rehabil*, **24(9)**, 636–645

[16] Fradeani, M., Aquilino, A. and Corrado, M. (2002) Clinical experience with In-Ceram Alumina and Spinell crowns: 5-year follow-up. *Int J Periodont Rest Dent*, **22(6)**, 525–533

[17] Jung, Y.-G., Peterson, I.M., Pajares, A. and Lawn, B.R. (1999) Contact damage resistance and strength degradation of glass-infiltrated alumina and spinel ceramics. *J Dent Res*, **77**, 804–814

[18] Carrier, D.D. and Kelly, J.R. (1995) In-Ceram failure behaviour and core-veneer interface quality as influenced by residual infiltration glass. *J Prosthodont*, **4**, 237–242

[19] Andersson, M. and Oden, A. (1993) A new all-ceramic crown. A dense-sintered, high purity alumina coping with porcelain. *Acta Odontol Scan*, **51**, 59–64

[20] Craig, R.G., O'Brian, W.J. and Powers, J.M. *Dental Material Properties and Manipulations*. 6th edn. Mosby, St Louis

[21] Hacker, C.H., Wagner, W.C. and Razzoog, M.E. (1996) An in vitro investigation of the wear of enamel on porcelain and gold in saliva. *J Prosthet Dent*, **75**, 14–17

[22] May, K., Russel, M., Razzoog, M. and Lang, B. (1998) Precision of fit of the Procera AllCeram crown. *J Prosthet Dent*, **80(4)**, 394–404

[23] Oden, A. and Razzoog, M.E. (1997) Masking ability of Procera AllCeram copings of various thickness. *J Dent Res*, **76**, 310

[24] Oden, A., Andersson, M., Krystek, I. and Magnusson, D. (1996) A 5-year clinical follow-up study of Procera AllCeram crowns. Thesis, University of Umea

[25] Sadan, A., Blatz, M.B. and Lang, B. (2005) Clinical considerations for densely sintered alumina and zirconia restorations: Part 1. *Int J Periodontics Restorative Dent*, **25**, 213–219

[26] Malament, K. and Socransky, S. (1999) Survival of Dicor glass-ceramic dental restorations over 14 years. Part II: Effect of thickness of Dicor material and design of tooth preparation. *J Prosthet Dent*, **81**, 662–667

[27] Proos, K.A., Swain, M.V., Ironside, J.V. and Steven G. (2002) Finite element analysis studies of an all-ceramic crown on a first pre-

molar tooth. *Int J Prosthodont*, **15**, 404–412

28 Guazzato, M., Proos, K., Sara, G. and Swain, M.T. (2004) Strength, reliability, and mode of fracture of bilayered porcelain/core ceramics. *Int J Prosthodont*, **17**, 142–149

29 Scherrer, S.S., De Rijik, W.G., *et al.* (2001) Incidence of fractures and lifetime predications of all-ceramic crown systems using censored data. *Am J Dent*, **14**, 72–80

30 Donovan, T.E. and Cho, G.C. (2003) The role of all-ceramic crowns in contemporary restorative dentistry. *J Calif Dent Assoc*, **31**(7), 565–569

31 Leempoel, P.J., Eschen, S., De Haan, A.F. and Van't Hof, M.A. (1985) An evaluation of crowns and bridges in a general dental practice. *J Oral Rehabil*, **12**, 515–528

32 Kerschbaum, T., Paszyna, C., Klapp, S. and Meyer, G. (1991) Failure time and risk analysis of fixed partial dentures. *Dtsch Zahnarztl Z*, **46**, 20–25

33 Walton, T.R. (1999) A 10 year longitudinal study of fixed prosthodontics: clinical characteristics and outcome of single-unit metal-ceramic crowns. *Int J Prosthodont*, **12**, 519–526

34 Walton, T.R. (2002) An up to 15-year longitudinal study of 515 metal-ceramic FPDs: part 1. Outcome. *Int J Prosthodont*, **15**(5), 439–445.

35 Erpenstein, H., Borchard, R. and Kerschbaum, T. (2000) Long-term clinical results of galvano-ceramic and glass-ceramic individual crowns. *J Prosthet Dent*, **83**(5), 530–534

36 Thompson, J.Y., Anusavice, K.J., Naman, A. and Morris, H.F. (1994) Fracture surface characterisation of clinically failed all-ceramic crowns. *J Dent Res*, **73**, 1824–1832

37 Sjogren, G., Lantto, R., Granberg, A., Sundstorm, B.O. and Tillberg, A. (1999) Clinical examination of leucite-reinforced glass-ceramic crowns (Empress) in general practice: a retrospective study. *Int J Prosthodont*, **12**(2), 122–128

38 Fradeani, M. and Aquilano, A. (1997) Clinical experience with Empress crowns. *Int J Prosthodont*, **10**(3), 241–247

39 Sorensen, J.A., Choi, C., Fanuscu, M.I. and Mito, W.T. (1998) IPS Empress crown system: Three-year clinical trial results. *J Calif Dent Assoc*, **26**(2), 130–136

40 Brochu, J.-F. and El-Mowafy, O. (2002) Longevity and clinical performance of IPS-Empress ceramic restorations – a literature review. *J Can Dent Assoc*, **68**(**4**), 233–237

41 Fradeani, M. and Redemagni, M. (2002) An 11-year clinical evaluation of leucite-reinforced glass-ceramic crowns: a retrospective study. *Quintessence Int*, 33, 503–510

42 Segal, B.S. (2001) Retrospective assessment of 546 all-ceramic anterior and posterior crowns in a general practice. *J Prosthet Dent*, **85**(**6**), 544–550

43 Oden, A., Andersson, M., Krystek-Ondracek, I. and Magnusson, D. (1998) Five-year clinical evaluation of Procera AllCeram crowns. *J Prosthet Dent*, **80**, 450–456

44 Odman, P. and Andersson, B. (2001) Procera AllCeram crowns followed for 5 to 10.5 years: a prospective clinical study. *Int J Prosthodont*, 14, 504–509

45 Fradeani, M., D'Amelio, M., Redemagni, M. and Corrado, M. (2005) Five-year follow-up with Procera all-ceramic crowns. *Quintessence Int*, **36**, 105–113

46 Naert, I., Van der Donck, A. and Beckers, L. (2005) Precision of fit and clinical evaluation of all-ceramic full restorations followed between 0.5 and 5 years. *J Oral Rehabil*, **32**(**1**), 51–57

47 Hannink, R.H.J., Kelly, P.M. and Muddle, B.C. (2000) Transforming toughness in zirconia-containing ceramics. *J Am Ceram Soc*, **83**, 461–487

48 Sorrensen, J.A., Cruz, M., Mito, W.T., Raffeiner, O., Meredith, H.R. and Foser, H.P. (1998) A clinical investigation on three-unit fixed partial dentures fabricated with lithium disilicate glass-ceramic. *Pract Periodontics Aesthet Dent*, **11**, 95–106

49 McLaren, E.A. and White, S.N. (2000) Glass-infiltrated zirconia/alumina-bases ceramic for crowns and fixed partial dentures: Clinical and laboratory guidelines. *Quintessence Dental Technology 2000*. pp 63–76. Quintessence, Chicago

50 Pallis, K., Griggs, J.A., Woody, R.D., Guillen, G.E. and Miller, A.W. (2004) Fracture resistance of three all-ceramic restorative systems for posterior applications. *J Prosthet Dent*, **91**, 561–569

51 Fischer, H., Weber, M. and Marx, R. (2003) Lifetime prediction of all-ceramic bridges by computational methods. *J Dent Res*, **82**(3), 238–242

52 Pauli, C. (1996) Biegefestigkeit dreigliedriger metal- und vollkeramischer Oberkieferseitenzahnbrucken. *Zahnarztl Welt/Ref*, **105**, 626–632

[53] Kelly, J.R., Giordano, R., Pober, R. and Cima, M.J. (1990) Fracture surface analysis of dental ceramics: clinically failed restorations. *Int J Prosthodont*, **3**, 430–440

Chapter 4

색채와 명암의 분석

Colour and shade analysis

이해하기 어려운 것은 종종 신비화되어 공포나 무관심의 대상이 되는 경향이 있다. 색은 인간 생활의 거의 모든 부분에 영향을 미치고 있음에도 불구하고 이해하기 힘든 미지의 영역들 중의 하나이다. 색과 관련된 많은 과학적 저술들은 기술 및 산업분야에서는 유용하지만 일상생활에서는 거의 의미가 없는 수학공식 투성이다. 치의학 저술들을 자세히 보면 색의 특정 양상의 결과들을 기초적인 원리 없이 나열하고 있다. 이 장의 목적은 치과팀 전체가 일상의 임상에서 색을 이해하고 이용할 수 있도록 인식의 지평을 넓히는 데 있다. 앞부분은 기초적인 개념을 다루는데 여기에는 정의, 정량적이고 정성적인 계측, 색의 감각과 지각 등이 포함된다. 뒷부분은 색조 선택에 영향을 미치는 변수와 평가과정에 빠질 수 있는 함정을 어떻게 피할지를 설명하였고 치아색조 분석을 위해 사용할 수 있는 디지털 측색기에 대해 정리하면서 마무리하였다.

과학적 논거(Scientific rationale)

시각은 인간의 감각 중의 하나이지만 청각, 후각, 촉각 및 미각 등과 같은 다른 모든 감각에 우선한다. 만약 감각들 사이에 혼란이 생기면 시각은 시각적 포착(visual capture)이라고 불리는 현상을 통해 최종적인 중재자가 된다. 색을 보는 것은 시각적 경험의 일종이며 뇌에서 일어나는 가장 복잡한 과정중의 하나다. 색을 현실화하는 것은 자극, 감각, 인식이라는 세 과정의 결과다. 이 세 가지 과정은 같은 사건을 설명하는 동의어가 아니라 색을 탐지하는 데 발생하는 명확하게 순차적인 사건임을 확실히 이해할 필요가 있다.

색을 설명하는 데는 물리학, 화학, 생리학 및 심리학과 같은 과학의 다양한 분야들이 관여한다. 방사 에너지(빛)가 심리적 경험(색)으로 전환되는 과정은 심리물리(psychophysics)라는 용어로 부를 수 있다. 색의 인식은 빛의 원천(광원), 대상, 관찰자(detector/눈이거나 기계)라는 세 가지 요소의 존재를 포함한다. 앞의 말은 색이 인식되기 전에 세 요소 모두 존재해야 함을 뜻한다. 하지만 일반적인 생각과는 반대로 자극이나 감각이 없이도 색을 인지하는 것이 가능한 경우가 있다. 궁극적으로 색의 경험은 마음속에 있는 것이다. 이것은 대상이나 눈의 내재적 특성이 아니다(그림 4-1). 광원-대상-관찰자가 색을 인식하는 일반적인 과정이라고 하더라도 이것은 단지 색 경험의 한 가지 유형인 "의식적인 색의 인식"이라는 것을 유념하여야 한다. 다른 유형의 색 경험으로는 꿈의 기억을 되살리는 것과 같은 잠재의식의 색 인식,[1] 환각제의 영향 아래서 도취적 경험을 하는 것과 같은 초월의식의 색 경험이 있으며 이러한 경우에 광원과 대상은 존재하지 않는다. 이후 논의에서 다루어지는 색 경험은 "의식적인 색의 인식"에 대한 것으로 한정한다.

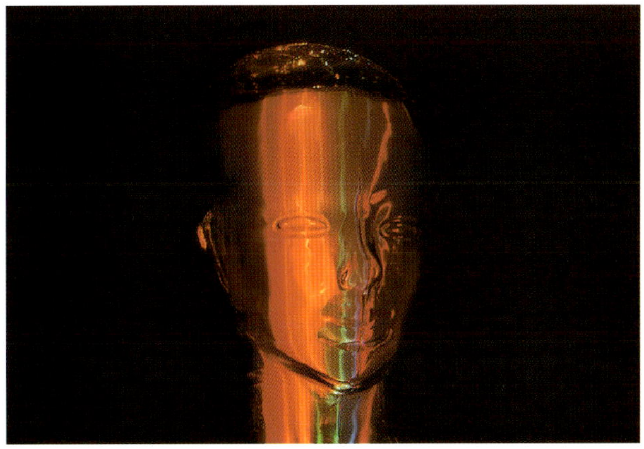

그림 4-1. 가시광선 스펙트럼의 색들로 비추어진 유리조형물은 관찰자의 마음속에 있는 색 경험에 따라 비유적인 그림으로 인식된다.

색이 되는 자극(The stimulus for color)

자극, 감각 및 인식의 세 요소 중에 첫 번째는 색의 물리적 자극이다. 방사 에너지(빛)는 전자기 스펙트럼의 좁은 띠 안에 있다. 라디오 방송 주파수와 같은 초장파와 감마선 같은 초단파 사이에 있는 것이다. 눈의 시각 체계는 380nm(보라)부터 780nm(빨강) 사이만 볼 수 있다.[2] 뉴튼(Isaac Newton)[3]에 따르면 빛은 색깔이 없고 단지 대상과 상호작용 했을 때만 색이 생긴다고 했다. 이것은 프리즘을 통해 빛을 나누어 빨강, 주황, 노랑, 녹색, 파랑, 남색 및

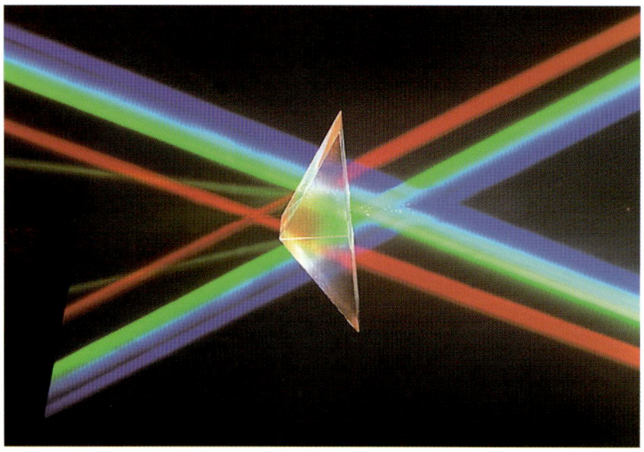

그림 4-2. 백색광이 프리즘에 의해 가시광선 스펙트럼으로 나뉘는 것을 보여주는 독창적인 뉴튼 실험의 일종.

보라의 가시광선 스펙트럼의 색들로 보여준 그의 유명한 실험에서 증명되었다(그림 4-2).

앞서 말한 것처럼 자극이 색으로 전환되는 상황을 구성하는 것은 광원(빛의 원천), 대상 및 관찰자다.

광원(The illuminant)

빛의 질은 캘빈(K) 단위로 수치화되는 색의 온도로 결정된다; 이것은 차가운 하늘색(9000K)에서부터 촛불(2500K)에 이르기까지의 범위로 펼쳐진다. 1937년 국제조명위원회(CIE, International Commission on Illumination)[4]가 표준광원(standard light source) ABC의 사용을 제안했고 1971년에[5] D_{65}까지 추가하였다. 이 광원들은 분광력 분포곡선에 의해 구별되고 특정한 조건 아래서 색을 결정하는 데 이용된다. 예를 들면 표준광원 A는 2856K의 색 온도를 갖는 백열광을 지칭하고 표준광원 C는 자외선이 포함되지 않는 6774K의 평균적인 일광을 이르며 표준광원 D_{65}는 6540K의 자외선을 포함한 일광을 의미한다. 엄밀하게 말하면 빛의 원천(source)은 치과치료용 조명처럼 물리적으로 실재하는 것이고 광원(illuminant)은 실재할 수도 있고 아닐 수도 있다. 하지만 광원(illuminant)이 물리적인 형태로 변환된다면 표준광원(standard source)으로 불릴 수 있다. 우리의 논의 목표 아래서는 빛의 원천과 표준광원은 서로 변환 가능하다.

대상의 색은 광원에 따라 다르게 나타난다. 대상의 색에 영향을 미치는 광원의 특성을 색 해석(colour rendition)이라 부른다(그림 4-3, 4-4).

대상(The object)

입체가 길이, 너비, 깊이라는 세 가지 차원을 가지는 것과 마찬가지로 색 역시 명도(value), 색상(hue), 채도(chroma)라는 세 가지 차원을 가진다: 명도는 순수한 흰색(100% 반사하는 경우) 및 순수한 검은색(전혀 반사를 허락하지 않고 모든 빛을 흡수하는 경우)과 비교하여 대상이 반사하는 빛의 양을 뜻한다. 만약 물질이 자신의 표면에 투사되는 대부분의 빛을 반사한다면 밝게 보이고 이는 명도가 높은 것이다. 반대로 어두운 물체는 투사된 대부분의 빛을 흡수하는 것이고 명도가 낮은 것이다. 이 양 극단 사이에 회색으로 부르는 명도의 단계적 변화가 존재할 것이다. 그림 4-5의 토마토는 14%의 반사율을 보이는데 왼쪽의 반사율 100%의 백색 반사판과 오른쪽의 반사율 0%의 흑색 흡수판과 비교할 수 있다(그림 4-5).

두 번째 색의 차원은 색상 즉, 빛의 파장이다. 이것은 대상으로부터 (가시광선 스펙트럼의) 분광반사에 의존한다. 예를 들어 그림 4-6은 백색광선이 토마토의 표면에 닿았을 때(이 경우 분광의 색들로 분리된) 빨강을 제외한 모든 색이 흡수되는 것을 보여준다(그림 4-6).

토마토는 분광반사가 단지 붉은색의 파장에서만 제한적으로 일어나기 때문에 붉은색으로 보이는 것이다(토마토는 백색광선의 붉은 파장 부분만 반사한다). 불투명한 물체(예, 토마토)는 가시광선 스펙트럼의 특정한 파장만 반사하여 일정한 분광반사곡선을 형성하는 반면 색을 가진 투명한 물체(색유리와 같은)는 분광투과곡선을 형성한다. 치아와 같은 반투명한 물체는 분광반사곡선과 분광투과곡선을 모두 갖는다. 이런 분광곡선은 광원의 분광력분포곡선과 유사하다.

채도(chroma)는 색의 마지막 차원이다. 그림 4-7에는 색상은 같지만 강도가 점점 증가하는 세 개의 후추가 있다. 왼쪽의 후추는 가장 색이 덜 차서 열어 보인다. 가운데 것은 조금 더 찼고 오른쪽의 것은 가장 많이 차서 찬란한 색채를 띠고 있고 채도 역시 가장 높다(그림 4-7).

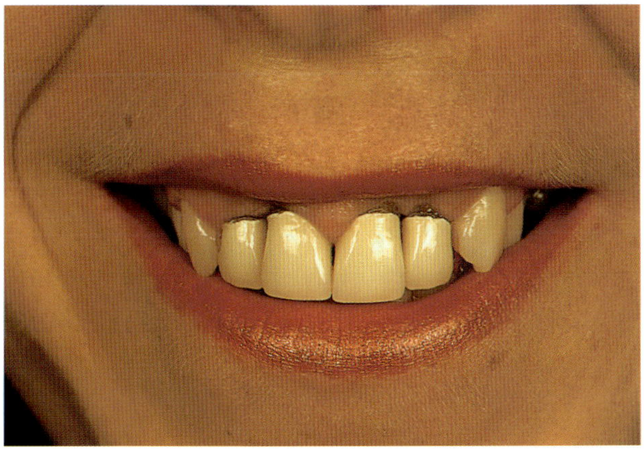

그림 4-3. 백열광은 이 치아안면 구성을 노랗게 보이게 한다.

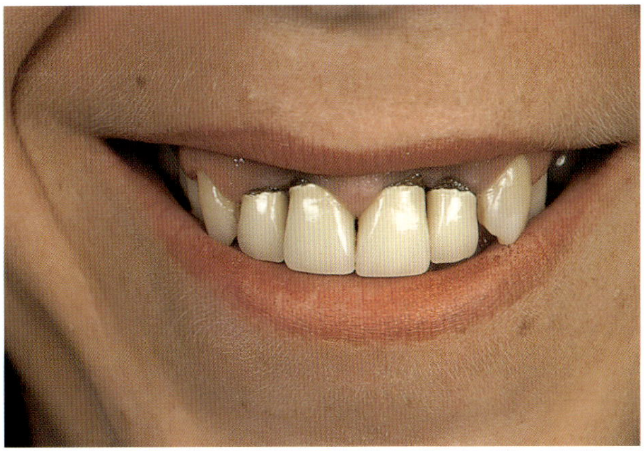

그림 4-4. 5600K의 색 온도를 갖는 일광에서 더 생기있는 색조를 띤다.

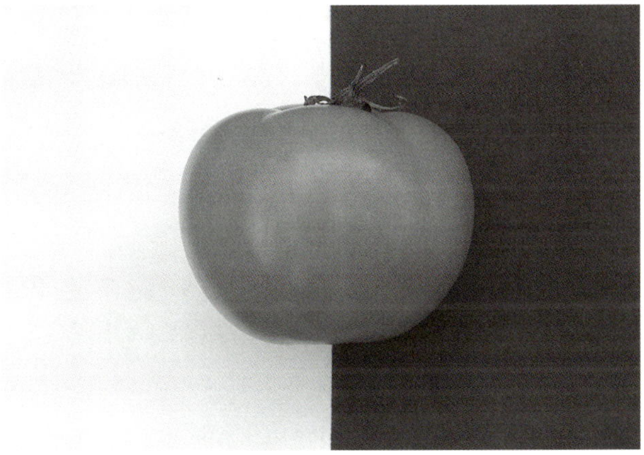

그림 4-5. 왼쪽의 백색 반사판은 명도 100%, 오른쪽의 흑색 흡수판의 명도는 0%. 토마토는 표면에 투사되는 빛의 14%를 반사하며 14%의 명도를 갖는다.

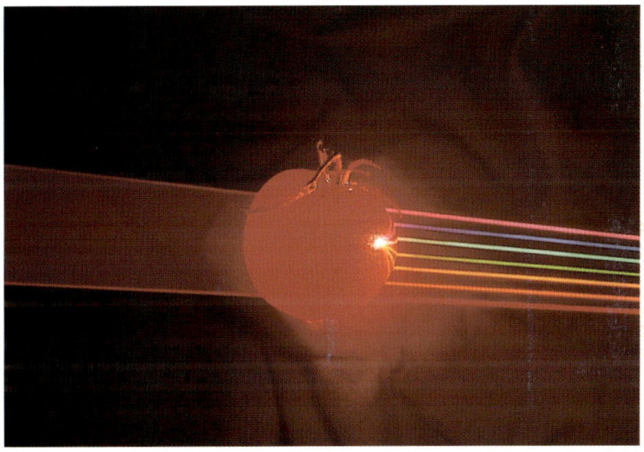

그림 4-6. 토마토는 붉은색 파장을 제외한(왼쪽) 가시광선의 나머지 모든 색(오른쪽)을 흡수하기 때문에 붉은색으로 보인다.

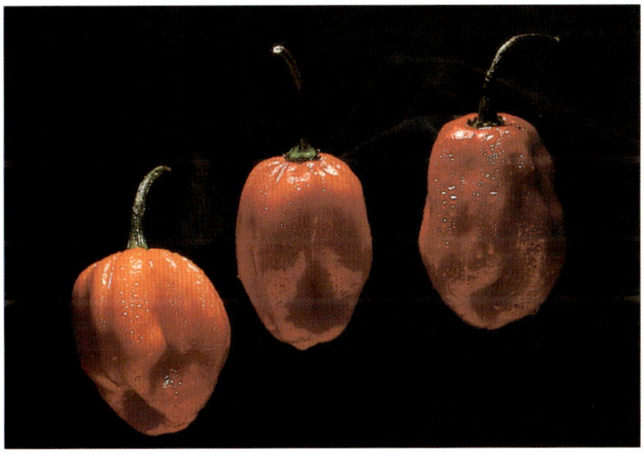

그림 4-7. 3개의 붉은 후추는 같은 색상이지만 채도(색의 깊이)는 다양하여 왼쪽에서 오른쪽으로 높아진다.

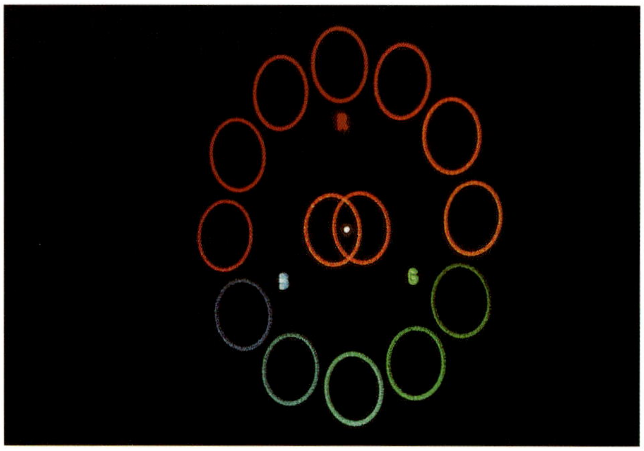

그림 4-8. 삼원색의 도해 표현: 적색, 녹색, 청색.

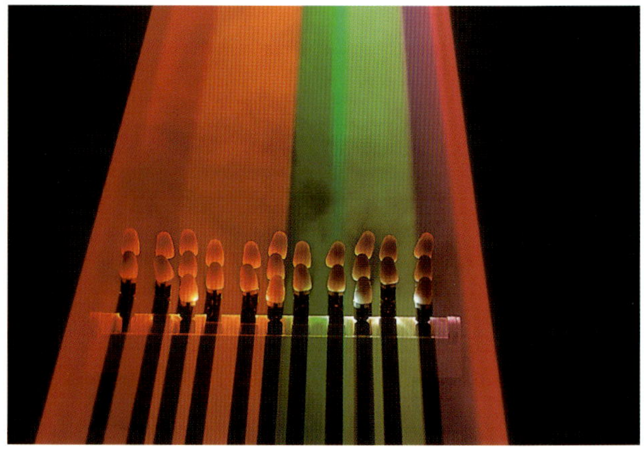

그림 4-9. Vitapan 3D master shade guide.

색은 색상, 명암, 채도의 세 가지 차원에서 수치로 정량화할 수 있다. 색을 정량화하는 것은 특정한 색 공간의 색 좌표를 부여하는 것이다.

객관적인 색조평가에 쓰이는 보편적인 기구로 색채계(colorimeter)와 분광광도계(spectrophotometer)가 있다. 색채계(colorimeter)는 3-자극법을 사용하는데 적색, 녹색, 청색의 삼원색에 대해 선택적인 분광 감수성을 가질 수 있도록 세 개의 색 필터로 구성되어 있다(그림 4-8).

주어진 대상에 대한 삼원색의 양은 X, Y, Z로 해석되어 특정한 색 공간으로 변환된다. 반면 분광광도계(spectrophotometer)의 경우 세 가지 색보다는 오히려 물체의 분광분포(반사와 투과)를 측정한다. 이 방법은 더 객관적이며 다른 광원을 사용한 색을 확인할 수 있다. 분광광도계(spectrophotometer)의 해석은 그래프의 점으로 표현할 수도 있고 특정한 색 공간에 색 좌표로 변환할 수도 있다.[6]

많은 색 공간과 색 좌표가 색을 정량화하는 데 이용 가능한데 표준화 하기 위해 먼셀(Munsell)[7]과 CIEL*a*b*(1976)가 발표되었다. 기준이 된 것은 먼셀 시스템인데 1905년 미국 미술가 먼셀이 고안하였다. 세 가지 색 좌표에 대응하는 먼셀 색상, 먼셀 명도, 먼셀 채도로 이루어진 세 가지 색종이 따로 만들어져 있는데 후에 Munsell Re-notation System[8, 9]으로 수정되었다. 이 시스템에서 색은 Munsell 색 도표에 있는 문자와 숫자의 조합으로 표현된다. 이 색의 이름은 Vitapan 3D master shade guide에서도 사용된다(Vita)(그림 4-9).

1931년 Yxy 색 좌표에 상응하여 마련된 초기의 CIE 색조 공간은 색상과 채도의 이차원만으로 색이 표현되기 때문에 부적절하다고 평가되었고 색 좌표로 인식된 색이 실제 보이는 색과 일치하지 않았다. 1976년 CIE는 색조공간을 L*a*b*형으로 수정하였는데 L*은 밝기(value)를 나타내고 a*와 b*는 각각 색채(chromacity)에 대응한다. CIE의 L*a*b* 색조 공간은 구를 사용할 때 가장 잘 인식된다(그림 4-10).

수직축은 L*을 나타내고 꼭대기는 흰색(100% 명도), 바닥은 검정(0% 명도)이다. a* 방향에서는 +a*일수록 붉은색에 상응하고 -a*쪽은 보색인 녹색이다. b* 방향에서는 +b*일수록 노란색, -b*쪽은 보색인 푸른색이 대응한다. 채도는 구의 중심에서 가장자리로 가로지르는 방사축이다. 구의 중심은 낮은 채도를 나타내며 구의 가장자리는 높은 채도를 나타낸다. 자연치를 표현하는 색조 공간은 +a*에서 +b* 색 좌표 사이에서 적색, 적색-황색(오렌지색), 황색 파장에 있다(그림 4-11).

감각(탐지자)(Sensation(the detector))

색 자극의 세 번째 부분은 관찰자의(이 경우에는 눈이지만) 분광반응이다. 시각은 화학적, 전기적 및 생리적 과정이다. 기본적으로는 물리적 에너지(빛)가 신경 신호로 바뀌는 과정이라 할 수 있으며 변환(transduction)이라고 표현한다. 방사 에너지는 각막을 거쳐 눈으로 들어가서 수정체

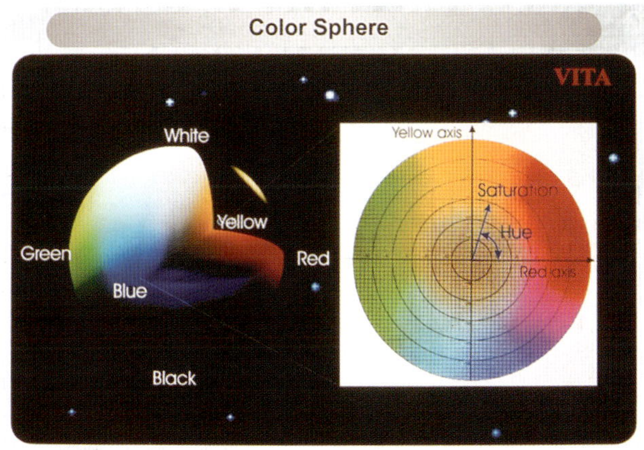

그림 4-10. CIE의 L*a*b* 색조 공간을 구를 사용해 묘사함(Vita사에서 그림 제공).

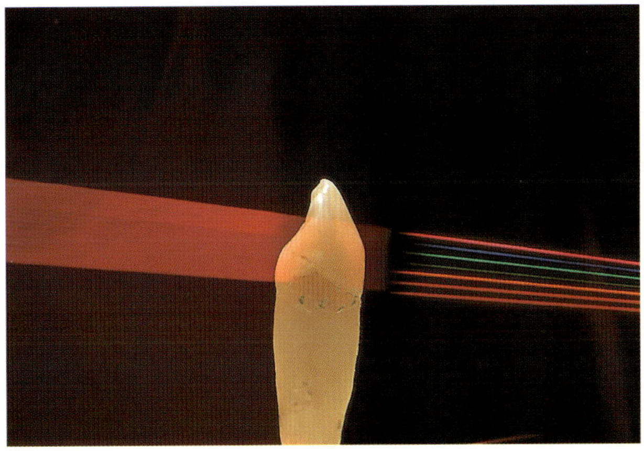

그림 4-11. 자연치는 황색, 오렌지색, 적색 파장을 제외하고(왼쪽) 나머지 모든 색을 흡수한다(오른쪽).

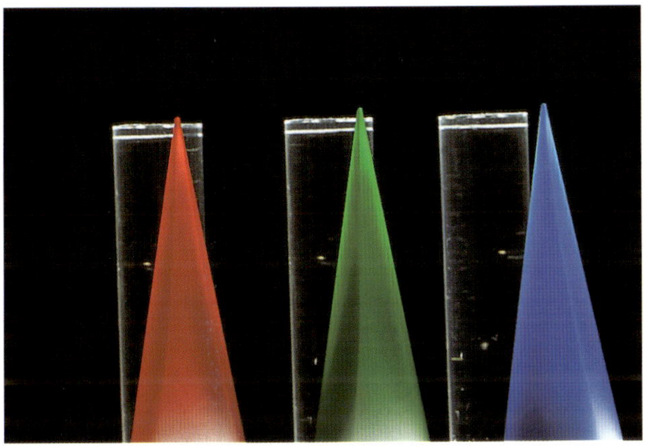

그림 4-12. 망막의 간상세포와 원추세포의 도해. 원추세포는 색채를 인식하며 삼원색인 적색, 녹색, 청색 중 하나에 반응한다. 간상세포(배경에 있는)는 명암을 인식한다.

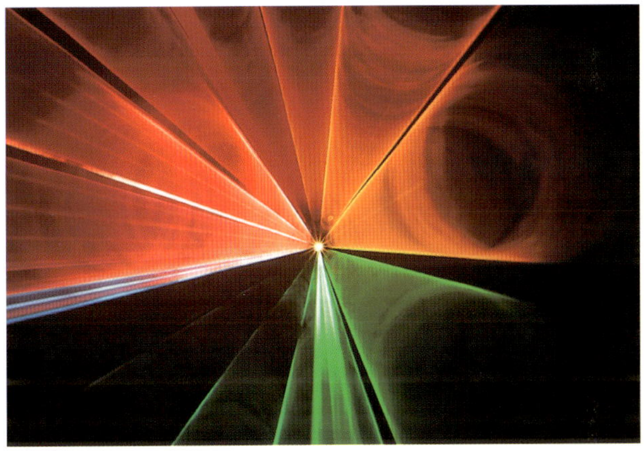

그림 4-13. 가시광선의 색들은 색을 인식할 수 있는 눈의 중심와로 수렴된다.

의 망막에 집중된다. 수정체는 곡률을 조절하여(원근 조절) 동공이라고 불리는 홍채의 조리개를 통해 빛의 초점을 맞춘다. 동공이 검은 것은 눈으로 들어간 대부분의 빛이 망막의 감광색소들로 흡수되는 것에 중요한 기여를 한다[10](빛이 검은색 표면에 떨어지는 것과 비슷하다). 시각의 예리함(sharpness)은 수정체 중심에서 얻어지며 구면수차와 색수차는 무시할 만하다. 망막은 간상세포와 원추세포라는 두 종류의 감광세포가 모자이크 된 구조다(그림 4-12).

원추세포는 색채를 인식하는 데 삼원색-파장 448nm(청색), 528nm(녹색), 567nm(적색)[11]-에 분광 감수성이 있는 감광색소를 포함하고 있다. 빛에 의한 자극이 오면 감광색소들은 (빛에 의해) 분해되어 신경자극을 할 수 있는 전기적 신호로 변환된다. 600만개의 원추세포 대부분이 망막의 중심와(망막의 중심점으로 면적 $1mm^2$ 정도 푹 들어가 있는 곳)에 집중적으로 모여 있다(그림 4-13).

망막와의 시야각은 약 2°이고 주변으로 갈수록 원추세포는 간상세포와 섞이게 된다. 원추세포는 1:1로 직접 시신경과 연결되고 이는 시신경에 정확한 시각 정보를 전달함으로써 결과적으로 상을 명확하게 한다. 간상세포는 중심와에서 최대 20° 범위까지 분산되어 있다. 이 세포의 감광색소(로돕신)는 510nm의 파장(녹색)에 대해서만 상대적인 최대 분광 감수성을 보이고 결과적으로 명암의 인식에 관여한다. 간상세포는 시신경에 직접 신호를 전달하는 1:1 직통로가 없고 간상세포 집단으로부터의 신호가 한

뉴런으로 모아진다. 이런 뉴런 배열의 장점은 간상세포로 하여금 빛이 약한 상황에서도 이를 포착할 수 있게 하지만 원추세포에 비하여 상이 흐리다는 단점을 초래한다. 치의학에서 간상세포와 원추세포의 망막 분포는 색조의 결정에 있어 중요한 고려 사항이다. 임상가는 중심와의 위치로부터 2° 이내에서 원추세포를 활성화하여 색상과 채도를 평가하기 위해 치아와 쉐이드 가이드를 집중하여 응시하여야 하며 명도를 확정하기 위해서는 중심와 주변 20°에 있는 간상세포를 관여시키기 위해 곁눈질을 할 필요가 있다.

인간의 눈이 갖는 색에 대한 판별 역치(difference threshold)는 700만개의 색을 충분히 구별할 수 있을 정도이다.[12] 색에 대한 시각을 설명하는 데는 두 가지 중요한 이론이 있다. 첫 째는 Young-Helmholtz의 삼색이론(tri-chromatic theory)으로 망막이 세 가지 종류의 수용기를 가지고 있어서 각각 삼원색 중 하나인 적색, 녹색, 청색에 민감하다는 것이다(그림 4-14).[13, 14]

이 이론은 적색과 녹색의 빛이 섞여 황색이 되는 것처럼 기본 색의 부가적인 혼합으로 다양한 색이 인식되는 것으로 시각을 설명한다. 대부분의 색맹은 적색과 녹색을 구별하지 못하는데 인구 50명당 1명 정도 나타나며 주로 남성에게 많고 성염색체상의 결핍에 기인한다. 그러나 2색형 색각이상에서도 황색(적색과 녹색의 혼합)은 여전히 식별할 수 있는데 Young-Helmholtz의 이론으로는 이것을 직접 설명하기 어렵다. Young-Helmholtz 이론의 한계는 단지 한 영역(망막)에서 일어나는 색감에 대해서만 설명할 수 있다는 것으로 이 이론을 1단계 이론이라고 부른다.

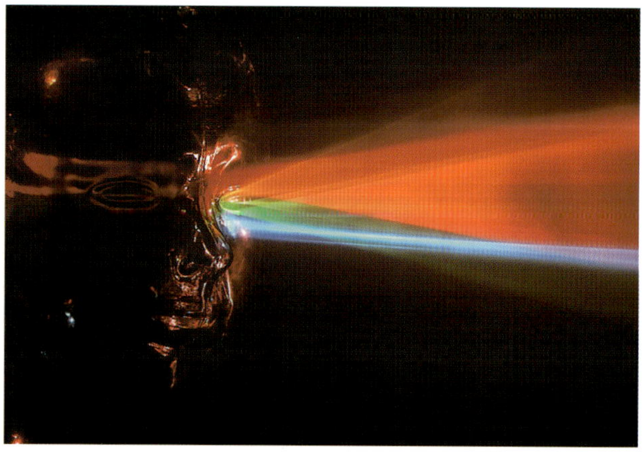

그림 4-14. Young-Helmholtz의 삼색이론을 보여주는 유리조형물. 눈은 단지 삼원색인 적색, 녹색, 청색에 대한 수용기를 갖는다고 규정한다.

Hering의 역과정이론(opponent-process theory)은 망막 반응 이후 시각정보가 뇌로 전달되는 과정을 분석할 것을 제안한다. 이 진전된 분석은 뉴런 중 어떤 것은 황색에 대하여 '반응'하지만 청색에 대하여 '불응'하는 것과 같이 적-녹, 청-황, 흑-백 등의 보색관계를 포함하고 있다.[15] 이것은 만약 색이 망막의 특정 장소에서 인식되는 경우 반대색은 동시에 인식될 수 없다는 것, 예를 들면 노란 청색을 인식할 수 없다는 것을 의미한다. Young-Helmholtz 이론과 Hering의 이론을 합하면 색감에 대해 더 잘 설명할 수 있는데 이를 다단계 이론이라 부른다.[16]

치의학에서 심하게 변색된 치아를 도재 라미네이트를 이용하여 해결하려 할 때 역과정이론을 적용할 수 있다. 테트라사이클린으로 착색된 환자의 경우 변색치아를 치료하기 위하여 불투과성 차단 도재로 처리된 라미네이트를 종종 처방하지만 너무 명도가 높아져 인공적인 느낌이 든다. 좀 더 자연스러운 수복물을 만들기 위하여 변색된 치아의 보색을 수정용 도재로 사용하여 라미네이트를 제작할 수 있다. 이 방법으로 신경정보의 망막 이후 과정은 도재 라미네이트로 인해 치아의 변색을 중화시킬 것이다. 예를 들면 오렌지색으로 변색된 치아의 경우에는 수정용 녹색 도재가 필요하다(비록 진짜 보색이 아니더라도 의도된 심미적 기능을 수행하게 된다).[17] 치과용 접착제 역시 동일한 이론에 의해 반투명한 완전 도재 수복물이 색을 향상시키는 데 적용할 수 있다.

색이 되는 자극을 요약하면 (Synopsis of the stimulus for colour)

색이 되는 자극을 구성하는 세 가지 요소는 광원, 대상 및 관찰자(눈)이다. 각각에 대해서 분광곡선이 대응한다. 광원의 경우는 분광력 분포곡선으로 표현된다. 대상은 분광반사(투과)곡선으로 표현되고 눈은 자신의 분광반응곡선으로 표현된다. 색이 되는 자극을 형성하는 것은 이들 세 곡선의 산물이며 궁극적으로 뇌에서 해석된다. 다음 장에서는 뇌기관이 이러한 색 정보들을 어떻게 해석하고 해독하는지 기술하기로 한다.

인지(Perception)

시각의 심리적 과정은 뇌에서 이루어지며 눈에서 온 신경정보 해독을 포함한다. 망막에서의 정보가 시신경을 통해 시상을 관통하여 후두엽에 있는 시각담당 중추에 도달한다. 좌우뇌로 구성된 뇌의 고급 정보처리 부분으로 시각정보들이 이동하는 동안 이 정보들은 계속해서 처리된다. 오른쪽 눈이 전달하는 정보들은 왼쪽 뇌의 반구에, 왼쪽 눈이 전달하는 정보들은 오른쪽 뇌의 반구에 전달된다(그림 4-15).

시각을 담당하는 대뇌피질은 시각정보를 처리하는 가장 중요한 부분 중의 하나이고 대뇌피질 중의 넓은 부분을 차지한다. 대뇌피질의 3/4이 감각기관으로부터 온 정보를 해석하고 종합하고 이를 감각기관에 전달하는 데 관여하는 영역으로 구성되어 있다. 대뇌에서의 정보처리과정은 두 가지 경로를 갖는데 감각기관에서 뇌로 가는 상향식과 뇌에서 몸의 각 부분으로 가면서 작용에 대한 반응을 이끌어 내는 하향식 처리과정이 있다. 좌뇌와 우뇌는 각기 다른 분석을 한다고 알려져 있다. 오른손잡이의 경우 좌뇌가 주된 역할을 하며 인지영역을 담당한다. 비록 우뇌의 역할이 적다고 여겨지긴 하지만 지각과 공간감각에 대해서는 우월성을 보인다. 이는 어떤 상이 우뇌에 투사되는 경우 좌뇌에 투사되는 경우보다 빠르게 인식할 수 있다는 것을 의미한다. Corpus callosum으로 불리는 신경다발은 좌우뇌를 연결시키는 물리적 연결고리로 존재하는 데 중요한 소통의 통로이기도 하다. 이를 절개하는 경우(예를 들면 간질환자의 치료를 위한 신경수술의 경우) 뇌는 대상을 볼 수는 있어도 인식하지는 못한다. Corpus callosum이 절단된 사람은 그림 4-16을 의미 없는 형태와 색으로만 받아들인다(그림 4-16).

그렇지만 corpus callosum이 건전한 사람은 좌뇌가 형태와 색을 인식하고 이 정보를 우뇌에 중계하여 결국 개념적으로 미국 국기의 환상적 표현으로 상을 인지하게 된다.

시각기관에 의해 망막 위에 형성된 상은 불완전하다. 실제로 망막은 사물이 나타나는 대로 보는 것이 아니라 이를 일정한 표상으로 기호화하는 것이다. 이것은 함축적인 표상이라 할 수 있으며 2와 1/2차원의 스케치라 할 수 있다. 방향성이 전달되었으니 이차원은 아니지만 깊이가 명확히 표현되지 않으므로 삼차원은 아닌 것이다.[18] 뇌는 과거경험(자신의 경험 또는 격세유전되는 경험), 편견 등을 이미지로 변환하여 삼차원적으로 표현하는 복잡한 계산을 수행한다.[19] 정신은 시각적 인식의 계산적 처리과정을 인식

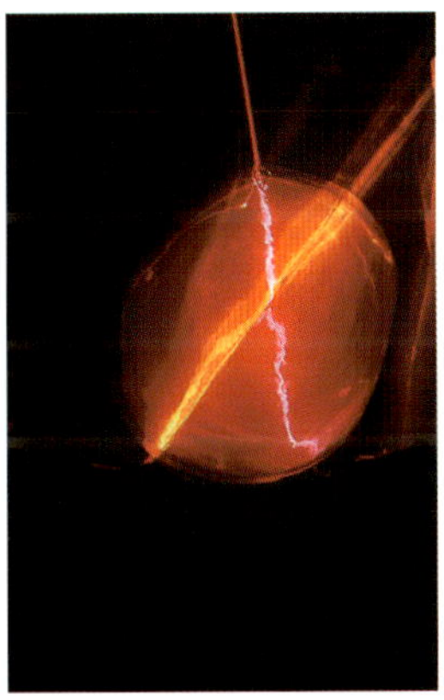

그림 4-15. 위에서 사람 두개골을 본 모습. 오른쪽 눈에 비춰진 빛(황색 광선)이 후두엽에 위치한 왼쪽 시각 중추로 전달되고 있으며 반대의 경우(분홍색 광선)도 보인다.

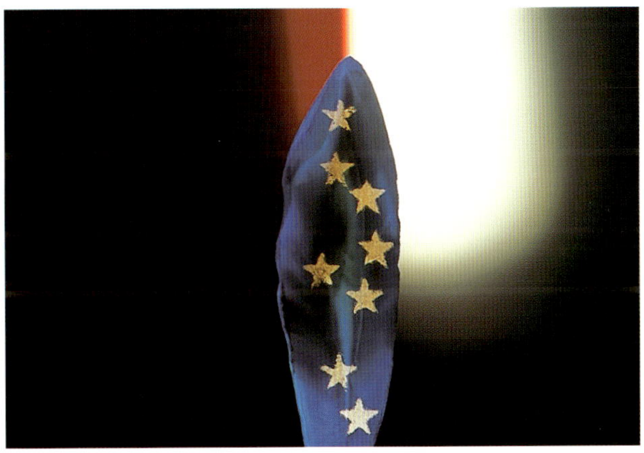

그림 4-16. Corpus callosum이 절단된 사람은 그림과 같은 치아의 상을 미국 국기의 환상적인 표현으로 인지하지 못한다.

하지 않으며 그 결과에 반응할 뿐이다.[20]

위의 사실로부터 인간이 왜 특정한 색을 다르게 구별하는 지가 명확해졌다. 또한 뇌가 사물을 있는 그대로가 아니라 우리 생각이 원하는 대로 인식한다는 것도 명확해졌다. 임상가는 치아의 색조를 분석하는 동안 자신의 과거경험에 의해 좌우되고 환자나 기공사에 대해서도 독립적이지 않다. 이러한 혼란의 변수는 피할 수 없지만 이런 변수들에 대하여 알고 있고 주의를 기울이면 임상가/환자/기공사 사이의 의견 불일치를 피해갈 수 있을 것이다.

치아 색의 결정 (Tooth color determination)

치아 색을 결정하는 데 영향을 미치는 변수들은 크게 다음과 같은 것들이 있다:

- 물리적 변수
- 생리적 변수
- 심리적 변수
- 치과적 변수

물리적 변수(Physical variables)

광원(The illuminant)

색 인지에 영향을 미치는 광원의 짙은 색 해석이라고 알려진 현상으로 잘 정립되어 있다. 믿을 만하고 재현 가능한 색조 평가를 수행하기 위해 광원은 질과 양의 관점에서 표준화되어야 한다. 색을 구별하는 가장 좋은 광원의 질(6500K[22]의 색 온도에 CIE 표준광원 C 또는 D_{65}의 균일한 분광력 분포[21]를 가진)은 북반구의 흐린 날 정오에 분산된 빛이다. 빛의 양 또는 강도는 1500lux[23]여야 하는데 이것은 220W 형광등 4개를 2m 거리에 둔 것과 같은 정도이다.[24] 또한 광원은 특정한 반사를 피하기 위해 한 방향을 향해서는 안 되며 골고루 분산되어야 한다.[25] 많은 선도적 장비들이 이러한 조건을 만족시키는데 색의 오차를 피하기 위해서는 이들을 사용하는 것이 좋다.

조건등색(Metamerism)

색이 되는 자극은 광원(분광력분포), 대상(분광반사, 분광투과), 관찰자(분광반응)가 속하는 분광곡선의 산물이다. 조건등색은 한 쌍의 물체의 색이 한 가지 요소가 변하고 다른 두 요소는 변함이 없을 때 왜 다르게 지각되는 지를 설명해주는 개념이다. 조건등색에는 대상조건등색과 관찰자조건등색이라는 두 가지 양상이 있다.

대상조건등색은 주어진 광원에서 같은 색을 갖지만 광원이 변할 때 그들의 색이 더 이상 조화롭지 않은 한 쌍의 물체에 대한 비교이다. 이것은 대상이 다른 분광반사곡선을 갖기 때문이며 만약 그들이 주어진 광원에서 조화롭다면 그들은 같은 색 좌표를 공유해야 한다(예, CIE tristimulus value). 이 두 문장은 모순된 것처럼 보이지만 실제로는 그렇지 않다. 그 이유는 분광반사곡선은 파생된 색보다 더 많은 정보를 포함하고 있기 때문이다. 일정한 광원 조건에서 두 대상의 색을 맞추려면 그들의 분광반사곡선은 일치해야 한다. 대상조건등색의 중요성은 수복물(보철물 또는 충전재)을 일정한 할로겐 조명 하에서 주변치아의 색조에 맞추면 낮의 태양광 아래에서는 조화가 깨진다는 것이다(그림 4-17, 4-18). 그러므로 조건등색을 피하기 위해서는 치과 기공물의 색조작업 시 조명은 낮의 태양광을 기준으로 하는 것이 필요하다.[26]

관찰자 조건등색이란 시각을 통해서건 도구를 통해서건 광원은 일정한데 관찰자가 바뀌는 것이다. 인간은 눈의 원추세포에서 조건에 따라 매우 달라지는 물리적 분광반응 감수성을 가지고 있다. 치의학에서 이는 수복물의 색조를 인식할 때 환자와 의사 사이에서는 의견 일치를 보았는데 환자의 가족과 친구들은 다르게 인식하는 것으로 나타난다. 이를 피하기 위해 환자 주변의 친인척이나 친구들을 색조 평가가 예정된 날 함께 평가할 수 있도록 동행을 권하는 것이 바람직하다.

주변환경(The ambient environment)

대상은 그를 둘러싸고 있는 주변환경에 따라 다른 색조

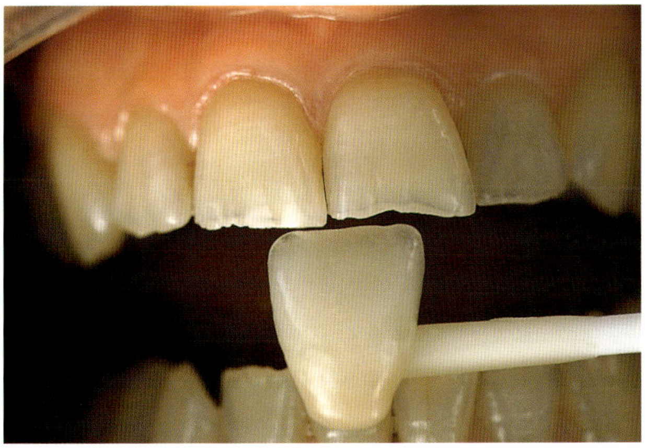

그림 4-17. 조건등색: 5500K 색 온도의 조명에서 기성 shade tab은 환자의 치열과 조화롭게 보인다.

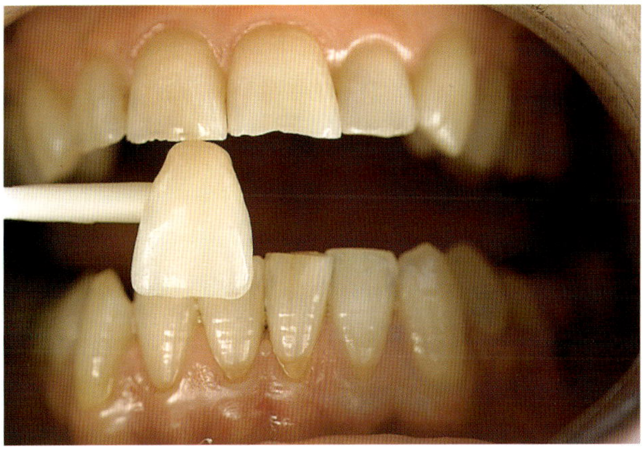

그림 4-18. 조건등색: 그림 4-17과 같은 shade tab이 6500K 색 온도의 일광에서는 너무 밝게 보인다.

로 인식될 수 있다. 주변이 밝으면 관찰대상은 상대적으로 어두워 보인다. 또 시각정보의 망막 이후 과정에 나타나는 역과정 이론에 따르면 붉은 물체를 보는 것은 녹색에 대한 시각의 민감도를 증가시킨다. 그림 4-19는 동일한 색조의 인공치아 모형이 각각의 바탕 색조에 따라 다른 색으로 인식되는 것은 보여준다. 치과치료는 병원 인테리어의 색, 기구, 환자의 피부색, 옷 색깔, 화장의 색조 등 시각자극을 혼란 시키는 여러 색들이 둘러 싼 환경에서 진행된다.[27] 그러므로 색 결정을 위해서는 적절한 조명과 Munsell 중성회색 N 7/0 card[28] 인 배경으로 이루어진 환경이 필요하다.

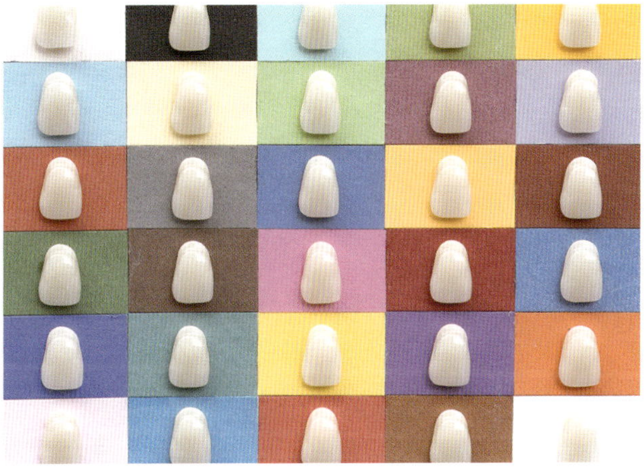

그림 4-19. 배경은 대상의 색을 인지하는 데 영향을 미친다. 이 그림에서 모든 shade tab은 동일하게 Vitapan 3L1.5이다. 그러나 배경에 따라 다르게 인식된다. 올바른 색 평가는 중성의 회색 배경의 경우에서 이루어진다.

생리적 변수(Physiological variables)

나이가 들수록 눈의 수정체는 모양을 변화하는 능력(적응력)이 감소하여 초점을 조절하는 능력이 퇴화한다. 더욱이 수정체의 혼탁은 뿌옇고 퇴색한 색조를 야기한다. 이러한 퇴행성 변화는 렌즈의 수차를 일으키고 시각을 '누렇게' 변화시킨다.[29] 이런 상황에 처한 작업자라면 요구된 색조보다 더 '노란' 수복물을 제작할 것이므로 색조 평가팀에 젊은 사람을 참여시켜 함께 평가하도록 함으로써 이를 극복해야 한다.

만약 시각이 원추세포의 대부분이 있는 눈의 중심와에 집중되지 않는다면 색깔을 구별하는 능력이 떨어지게 된다. 이러한 현상을 간접시야라 하는데 간접시야가 중심와에서 40um 이상 떨어지게 되면 완전한 색맹이 된다. 색조를 안정적으로 선택하지 못하는 작업자는 안과의사를 찾아서 혹시 자신이 간접시야를 겪고 있는 건 아닌지 검사해 볼 필요가 있다.

색 치우침(Hue Bias)은 특정한 색에 대한 수용성이 다른 것으로 치과의사나 도재 작업자들에게 영향을 미치는 산업재해이다. 결과적으로 황색에 대한 수용성 증가와 적색(자연치에서는 거의 찾아볼 수 없는 색조지만)에 대한 민감도 감소로 나타난다. 치과의사와 도재 작업자 모두 적색 색조 치우침을 겪게 되는 경우,[30,31] 수복물이 적색과 잘 안 맞는 경우가 황색과 잘 안 맞는 경우에 비해 훨씬 자주 문제가 될 것이다. 적색 치우침에 대한 임상적 허용치는 보철 임상가나 도재 기공사가 이 수복물을 받아들일 만한 것으로 보느냐에 달려 있지만 환자는 이가 너무 누렇다고 거부할 수 있는 것이다.

심리적 변수(Psychological variables)

심리적 변수는 색 인식에서 가장 복잡하고 가장 알려지지 않은 변수이다. 특정한 색에 대한 대뇌과정을 기술하기 전에 전체 감각기관의 기본적 기능에 대해 개괄적으로 살펴볼 필요가 있다.

자극탐지(Stimulus detection)

감각기관이 자극을 탐지하기 위해서는 자극이 소위 절대역치라고 부르는 최소한의 크기가 되어야 하는데 신호탐지 이론에 의하면 이는 '언제' 신호가 감지되는가를 의미한다.[32] 개개인의 감수성은 신호가 탐지되는 지의 여부에 영향을 미친다. 기대, 경험, 동기, 피로, 준비된 정도, 시간, 심지어 규칙적인 훈련 등에 의해서도 영향을 받는다. 특히 한 작업자의 경우나 여러 작업자들 사이에서 색조에 대해 불일치가 많은 이유는 바로 이런 변수들 때문이다.

예를 들면 쉐이드 가이드를 자연치아에 맞추려고 하는 경우처럼 동시에 가해진 두 가지 자극을 구별하는 것은 판별역치 혹은 순간목격차이(JND, just noticeable difference)라고 부르는 과정을 포함한다.[33] 실제로 다른 두 자극을 구별하려면 최소한의 차이가 필요하다. 임상적으로는 받아들일 만한(acceptable) 색조매치와 구별할 수 있는(perceptible) 색조매치 간의 차이이다. 인간의 눈이 인식할 수 있는 최소의 색 차이는 ΔE*0.3~0.5(여기서 ΔE*는 CIE 색 분류에 의함) 구간이다. 그러나 수용할 수 있는 역치는 한참 높아서 ΔE*1.1~2.1이다. 만약 수복물이 주변치아와 절대적으로 조화되지 않아도 된다면 그 정도는 더 커질 것이지만 그럼에도 불구하고 수용 가능할 것이다.

적응(Adapation)

감각 적응은 반복되거나 변하지 않는 자극에 대해 감각기관의 감수성이 줄어드는 현상이다. 예를 들면 어떤 사람은 신발을 신고 있다는 느낌을 하루 종일 갖지는 않는다. 뇌를 다른 감각에 집중할 수 있도록 비우는 것이기도 하다. 어떤 사람이 집중해서 대상을 주시하는 경우 왜 이 느낌이 사라지지 않는가에 대해서는 논란이 있을 수 있다. 그 이유는 눈의 떨림과 규칙적인 눈 깜박임 때문에 망막의 상이 계속 변화하는 것으로 밝혀졌다.

다른 형식의 적응은 색 적응 현상 또는 색 일관성이라는 것이다. 흰 카드를 태양광 아래서 보다가 실내의 백열등에서 보면 두 광원 아래서 모두 흰색으로 인식된다. 대뇌과정의 가장 난해한 점 중 하나로 궁극적으로는 뇌가 색 인식을 '만들어 낸다는' 사실을 보이는 현상이다. 카드가 자기 색을 유지하는 것은 뇌가 카드의 색깔을 짧은 시간의 기억 형태로 '저장' 하고 있기 때문이고 두 번째로 카드를 볼 때(다른 색 온도를 가진 광원 아래서) 이 카드의 최초의 색 기억을 불러내서 자동적으로 이를 흰색이라고 간주한 것이다. 색조평가 시 이런 방해를 극복하기 위한 기술은 다음과 같다.

자극을 탐지하기 위해서는 상이 최소한 60~70밀리초의 시간 동안 보여야 한다.[34] 이 최소역치시간이 안 되면 뇌가 상이나 색을 해석하지 못한다. 그 이상의 노출에서 색을 인식할 수 있으며 최장 5초까지는 색 적응의 영향을 받지 않는다.[35] 색조가 정확히 인식되기까지 걸리는 이 시간을 색평가시간(chromatic assessment period;CAP)이라고 부른다. 그러므로 색조를 결정할 때는 이 시간 즉, CAP 내에서 해야 한다. 더 나은 색조를 얻기 위해 치아에 집중하여 오랜 시간 바라보는 것은 오히려 색 정보를 왜곡시키고 색조분석에 혼란을 일으킨다.

명도의 일관성은 색 일관성과 비슷하다(색 적응). 뇌는 대상의 명도를 주변과의 관계 속에서 인식한다.[36] 그림 4-20에서 동일한 밝기의 치아는 검은 바탕 위에 놓인 경우가 흰 바탕 위에 놓인 경우보다 밝게 보인다. 명도의 일관성을 임상적으로 고려하면 배경이 되는 어두운 구강 내에서 치아는 더 밝아 보일 수 있다는 점이다. 이러한 착시를 수정하기 위해 밝기에 대한 평가는 중등도의 회색바탕에서 수행하여야 한다.

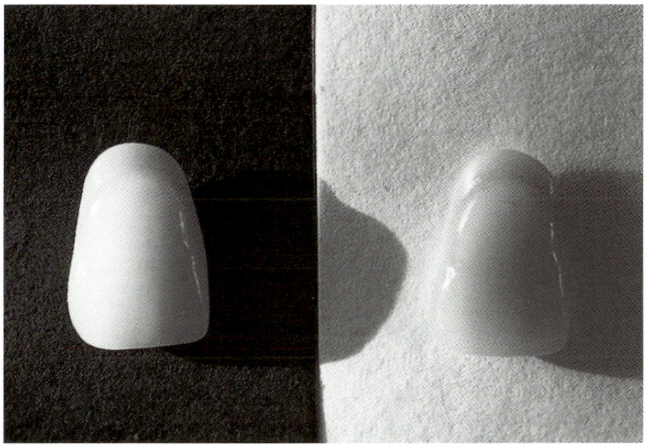

그림 4-20. 명도 또는 밝기의 일관성은 같은 명도의 tab(Vita value group 4)을 다른 배경에 놓았을 때 나타난다. 백색 배경보다 흑색 배경에서 더 밝게 보인다.

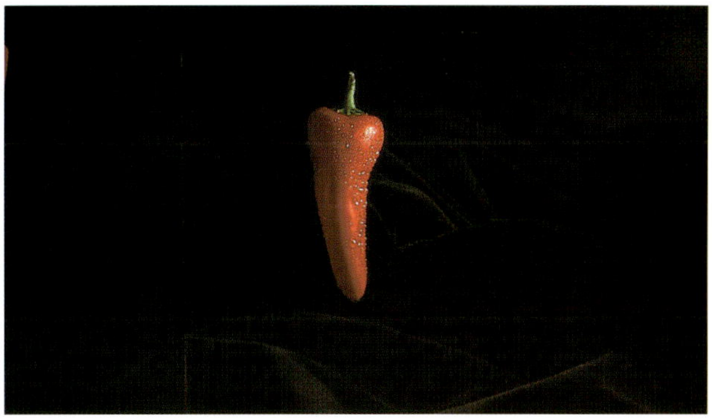

그림 4-21. 붉은 후추의 색상, 명도, 채도는 광학적 장벽 없이 관찰될 때 명확히 식별할 수 있다.

치과적 변수(Dental variables)

치아의 색조는 사람에 따라 균일하지 않다. 심지어 각 개인에게서도 치아에 따라 다르다. 35세 이후에 치아는 진한 색으로 채도가 증가하며 특히 치경부에서 그러하다. 또한 명도는 덮여 있는 법랑질이 얇아지고 투명해짐에 따라 감소하게 된다. 약간 차이로는 상악 전치가 하악의 대합치와 비교하여 더 노랗다는 것이 있으며, 흥미로운 것은 상악 견치가 하악 견치보다 더 붉다는 것이다. 악내 차이는 견치가 모든 치아 중 가장 밝은 인접 절치에 비해 명도가 낮고 더 노란 색조를 띠며 채도가 더 높다는 것이다. 이러한 차이는 광범위한 보철치료를 하는 동안 명심하여야 한다. 특히 계획된 보철물을 위해 참고하거나 기준이 될 주위 치아가 없을 때 그러하다.[37]

자연치에 인공보철물의 색조를 맞추는 것(Shade matching of natural teeth to artificial prostheses)

모든 조명과 관찰 상황에서 절대적인 색의 조화(변하지 않는 색의 조화)를 얻기 위해서는 자연치와 인공 수복물이 동일한 물리적 특성과 분광반사곡선을 가져야 한다. 하지만 다른 조성을 가진 재료의 색을 조화롭게 맞추는 일은 한정된 조명과 관찰 상황 아래에서는 근접한 조화(close match)를 이루는 것을 목표로 한다. 이를 상황에 따른 조화(conditional match)라고 부를 수 있다. 치과영역에서 대부분의 색 결정은 상황에 따른 조화이며 이것은 임상적으로 받아들일 만하다(지각능력과 수용능력에 대한 토론을 보라).

자연치와 인공치의 다층구조(Multi-layered structure of natural and artificial teeth)

치과 색조선택의 어려움은 술자가 다양한 두께, 불투명도 및 표면특성의 다층구조와 협상해야 한다는 것이다. 이것은 균일하게 혼탁한 불투과체를 평가하는 것보다 훨씬 복잡한 일이다. 수복물 뿐 아니라 자연치도 인식과정에 영향을 미치는 다층구조를 가지고 있다. 치아의 기본적인 색상은 아래층에 있는 상아질의 색에 의해 결정된다. 반면에 명도는 위에 덮인 법랑질의 질에 영향을 받는다. 채도는 본질적으로 상아질의 색 포화도이지만 법랑질의 명도와 두께에 의해 영향을 받는다. 정확한 색 분석을 위해 상아질과 법랑질의 시각적 상호작용의 개념을 확실히 인식하는 것이 중요하다. 다음의 모델은 치아의 채도가 어떻게 자신의 이질적 구조(heterogeneous structure)에 의해 영향을 받는지 설명해준다. 그림 4-21에 있는 붉은 후추 색의 세 가지(색상, 명도, 채도) 차원은 상대적으로 용이하게 수치화 될 수 있다.

상황은 붉은 후추가 다양한 투과도의 유리판을 통해 관

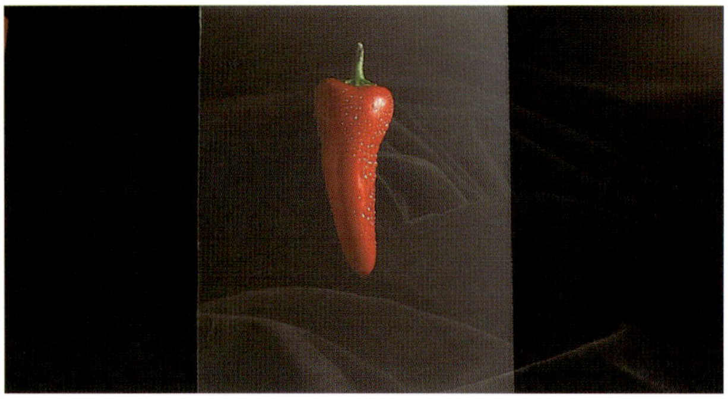

그림 4-22. 후추 앞에 유리판이 놓여 있다. 채도는 떨어지지만 색상은 변하지 않는다.

그림 4-23. 유리판이 불투명해지면(투과도가 떨어지면) 채도는 더 떨어지지만 색상은 변하지 않는다. 유리의 명도가 증가하는 것은 불투과도의 증가와 직접 비례한다.

찰될 때 복잡해진다. 유리의 투과도가 떨어짐에 따라 명도는 증가하고 채도는 떨어진다. 하지만 색상은 변하지 않는다(그림 4-22, 4-23).

앞서 표현한 것과 유사한 상황이 자연치에 있는 이중구조의 특징을 나타낸다. 붉은 후추는 상아질을 나타내며 유리판은 법랑질을 나타낸다. 젊은 치열은 매우 불투명하며 밝은(높은 명도의) 법랑질을 갖는 특징이 있으며 이러한 점은 하방의 상아질을 모호하게 보이도록 한다. 나이가 들수록 법랑질은 점점 더 투명해지고 명도가 낮아지면서 하방의 상아질층이 드러나게 된다. 법랑질의 명도와 표면 광택이 하방 상아질의 색조평가를 곤란하게 하기 때문에 다층의 법랑/상아질은 치아색조를 기계적으로 판단하는 데 큰 장애가 된다.

색조에 영향을 미치는 기타 광학적인 변수들 (Other optical influencing colour)

이미 확립된 색 원리에 관한 기초들에 따르면 색조에 영향을 미치는 다른 광학적인 변수는 아래에 서술되어 있는 형광과 유백광이다. 채도 반응과 순응도, 광학적 순도 및 색채 안정성을 포함하는 치과-도재의 특성은 치과재료를 다루는 다른 저서에서 찾을 수 있다.[38]

형광(Fluorescence)

백열광은 물체의 본래적인 성질에서 나온다. 백열광을 내는 것으로 개똥벌레의 유충을 예로 들 수 있으며, 인공

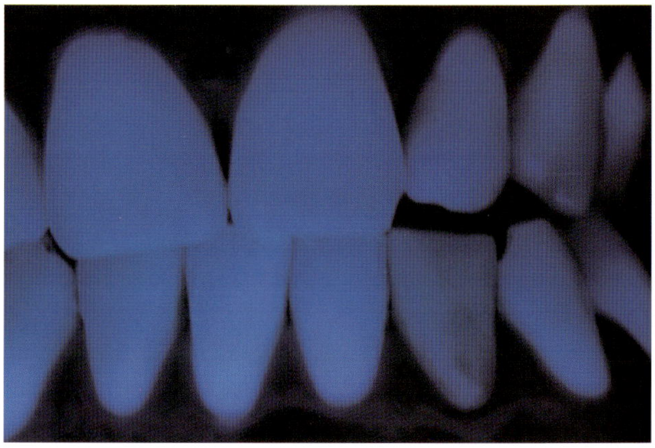

그림 4-24. 자외선 조명 하에서 자연치의 형광.

적인 백열광의 원천으로는 가정용 전구가 있다. 냉광은 백열광을 내는 것과는 다른 방법으로 물체가 빛을 내는 것이다. 이것은 물체가 백열광 같이 본래적으로 빛을 내는 것이 아니라는 뜻이며 외부의 광원이 방사를 이끌어내기 위해 필요하다. 냉광도로표지가 이러한 예가 될 것이다. 이것은 차량의 전조등이 표면에 부딪힐 때 빛나게 된다. 형광은 냉광의 특별한 형태이다. 이것은 자외선이 있을 때 물체나 표면으로부터 가시광선이 방사되는 것으로 설명된다. 형광 물체로 인한 밝은 정도는 종종 그 물체의 냉광강도라 불린다.

자연치는 자외선에 노출되었을 때 가시광선을 방사하는 성질을 갖고 있다. 형광성을 띠는 것이다(그림 4-24).[39] 밝은 낮에 자연치는 색조와 관계없이 450nm 파장에서 최대의 형광을 발하고 680nm 정도까지 점차로 줄어든다.[40] 주

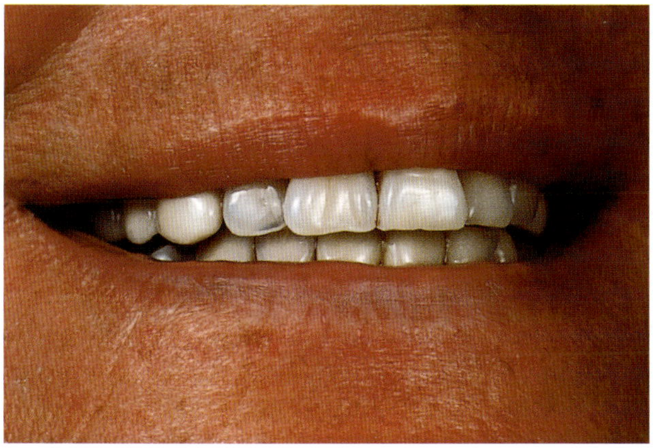

그림 4-25. 유백광: 반사된 빛에 의해서는 푸른빛을 띤다(우측 상악 측절치의 절단연 참조).

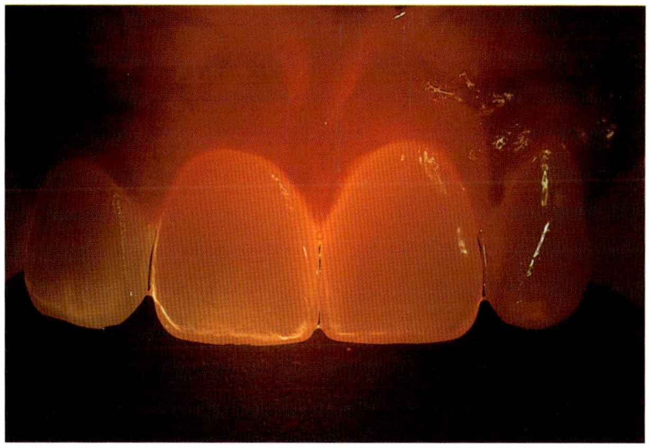

그림 4-26. 유백광: 투과된 빛에 의해서는 오렌지-호박색을 띤다(상악 중절치의 절단연 참조).

목할 만한 특징은 자연치의 형광이 백색광선 하에서 치아들이 지각되는 색상과는 독립적으로 관계가 없다는 것이다. 이것은 치과 도재를 제작하는 과정에 결정적으로 어려운 요소이고 자연치의 광학적 특성을 재현하려 부단히 노력하도록 만드는 일이 된다. 자외선은 클럽이나 디스코텍과 같은 야간 집회장소에만 한정되지 않으며 자연의 일광에서도 강하게 나타난다. 계속해서 산업오염물질이 오존층을 파괴하고 있어서 대기를 통과해 진입하는 자외선의 양은 계속 증가하고 있다. 형광은 치아를 더 밝고 하얗게 보이게 하며 자연 일광 하에서 보이는 색조를 변화시킨다. 형광은 자연치에 생명력을 드러나게 하는 특성으로 자주 언급된다. 후자는 자연치와 치아색조판(dental shade tabs)의 두드러진 부조화를 유발하는 원인 중 하나이다. 그 이유는 비록 보이는 치아의 색조가 도재와 일치하더라도 형광의 정도가 다르기 때문에 최종적인 수복물과 인접치아와의 조화에 실패하게 된다. 문제는 비록 색조선택이 주어진 치아에 적절하더라도 형광 스펙트럼과 냉광강도가 같지 않다는 데 있다.

유백광(Opalescence)

가시광선은 380~780nm 범위에 있는 광자들을 포함한다. 특정한 물질, 예를 들면 semi-precious opal gem과 같은 것은 큰 파장의 광자들을 투과시키거나 굴절시키는 특성을 갖는 반면 짧은 파장의 광자들은 반사시키거나 산란시킨다. 그 결과 유백광의 물체를 흔한 백색광에서 보았을 때 푸른색 양상을 띠게 된다. 반대로 투과된 빛으로 보았을 때 그것들은 오렌지-호박색으로 보인다. 치아의 법랑질도 유백광을 띠어서 일상적인 빛에서 보았을 때 푸른 빛을 띠지만(그림 4-25), 투과된 빛으로 보면 오렌지-호박색을 띤다(그림 4-26). 형광과 같이 광학적으로 순수해야 법장질 도재로 유백광을 흉내 내는 데 유리하다.

Shade guides

임상적 상황이 허용한다면 내부의 상아질 색상과 표면의 법랑질을 평가하는 이상적인 방법은 한 치아를 둘로 나눔으로써(그림 4-27) 상아질과 법랑질의 개별적인 분석뿐만 아니라 각 층의 두께도 파악할 수 있다. 이러한 정보는 도재 기공사가 수복물의 상아질과 법랑질의 색조와 두께를 똑같이 재현하려고 할 때 큰 가치가 있다.

Shade guide의 유형

치아색조분석을 위해 가장 널리 사용되는 shade giuide는 다음과 같다:

- Vita Classic(Vita, Bad Sackingen, Germany)
- Vitapan 3D-Master(Vita)

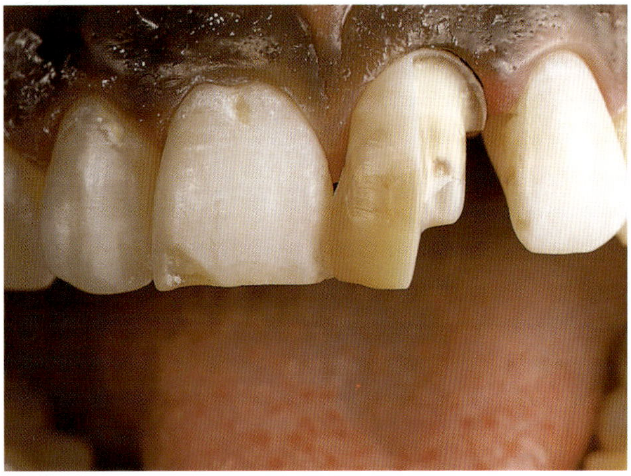

그림 4-27. 상아질과 법랑질의 독립적인 평가를 위하여 좌측 상악 중절치를 치관의 절반만 삭제한다.

- Chomascop(Ivoclar-Vivadent, Schaan, Liechtenstein)
- Custom or specific chroma and value guides

Vita shade guides

널리 사용되고 있고 보편적으로 추종되고 있는 shade guide는 Vita Classic이다. 이것은 색상을 A(오렌지색), B(노란색), C(노란색/회색), D(오렌지색/회색 또는 갈색)로 분류한다. 각각의 색상에서 채도와 명도를 나타내기 위해 숫자가 이용된다. 예를 들면 1은 높은 명도에 낮은 채도이고 4는 낮은 명도에 높은 채도이다. 이 방법은 정확하지는 않지만 임상과 기공현장에 널리 쓰여왔다. 1990년대 초반 Vita사는 3D-master shade guide를 도입하였다(그림 4-28). 이것은 색의 세 가지 구성 요소인 색상, 명도, 채도에 대해 정확히 평가하는 방법을 담고 있다. 치과용 shade guide의 대세는 아니지만 3D Master는 치아색상의 삼차원적인 분석을 시도한다. CIE L*a*b* system의 a*(빨강)와 b*(노랑) 색 좌표 사이에서 guide에 속한 색상자리는 자연치열과 닮아 있다. Tabs은 classic guide처럼 임의적이지 않고 체계적이고 논리적으로 배열되어 있다. 두 개의 3D-Master guide가 유용한데 청색과 적색이고 둘 다 치과용 도재로 제작되어 있다. 적색 guide는 순수하게 상아질 도재로 만들어져 있어서 기본적인 상아질 색을 정확히 평가할 수 있도록 한다(그림 4-28). 반면에 청색 guide는 자연치의 다층구조를 실제와 가깝게 표현하기 위해 치경부 및 절단연 도재를 합체시켜 놓았다(그림 4-29).

Vita의 색상, 명도, 채도는 Munsell과 유사하며 색 좌표는 색의 삼차원을 표현한다. Tabs는 다섯 범주로 모아져 있고 차례대로 명도를 높이면서 1, 2, 3, 4, 5로 번호가 매겨져 있다. 동일한 명도 그룹에서 모든 tabs는 같은 밝기를 가진다(그림 4-30). 하나의 명도 그룹에서 채도는 위에서 밑으로 증가한다(그림 4-31). 1과 5를 제외한 모든 그룹은 다양한 색상에 대응하는 세 가지 문자 L, M, R로 만들어져 있다. L(Light)은 황색에 대응하게 되어있고(그림 4-32) M(Medium)은 황색-적색 또는 오렌지에 대응하고 R(red)은 적색에 대응한다. 3D guide의 정보기록은 Munsell Re-notation system과 유사하여 숫자/문자/숫자로 나타낸다. 제일 앞의 숫자는 명도그룹이며 1~5까지이고 문자 L, M, R은 색상이고 뒤의 숫자 1, 2, 3은 채도이다. 예를 들어 2M2는 두 번째 명도그룹이며 하위그룹으로 M 색상이고 2-채도 레벨이다. 중간 정도의 색조가 요구될 경우 최종적인 색조지시를 할 때 두 가지 tabs의 조합을 이용할 수 있다.

Chomascop guide

Chomascop는 색상을 구별하는 번호를 사용한다. 100은 백색, 200은 황색, 300은 오렌지색, 400은 회색, 500은 갈색이다. 채도는 다른 숫자의 구성으로 나타내는데 10은 명도가 높고 채도가 낮은 반면 40은 낮은 명도에 높은 채도이다(그림 4-33). 이 시스템은 Empress ingots이 Chomascop shade guide에 부합하기 때문에 특히 Empress 수복물을 제작하는 데 유용하다. 전환차트는 Chomascop shade tabs을 Vita Classic shades로 변환하는 데 유용하다.

Custom guides

마지막으로 치아색조를 기성의 shade guide로 맞추기 어렵다면 맞춤식 shade tabs를 만들기 위해 도재를 이용

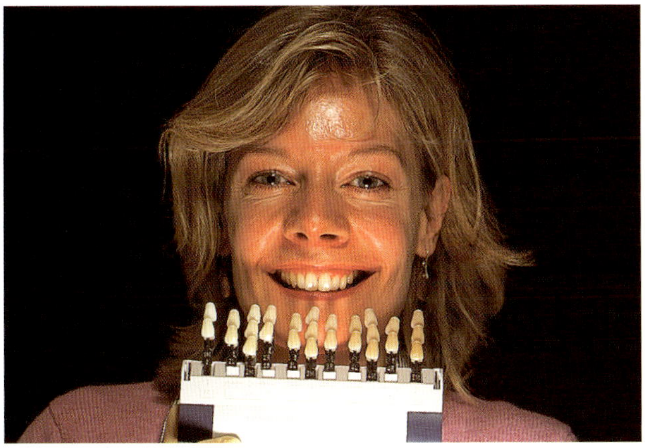

그림 4-28. 5500K 색 온도를 사용하여 Vitapan 3D-Master와 환자의 안면을 정면에서 촬영.

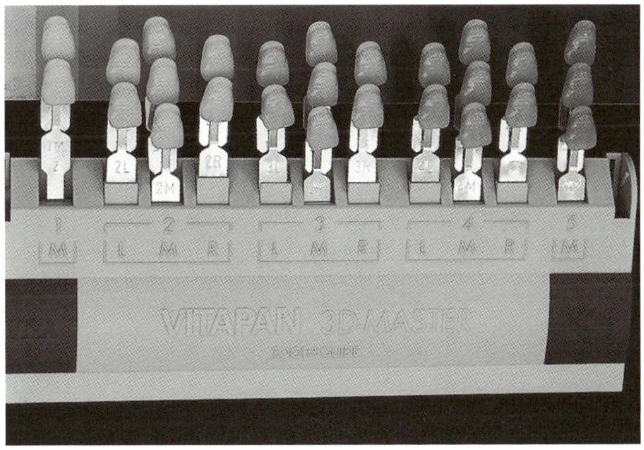

그림 4-29. Vitapan 3D-Master에서 명도그룹은 1~5까지 분류되어 있다. 회색배경에서 왼쪽에서 오른쪽으로 갈수록 명도가 줄어드는 것이 나타난다.

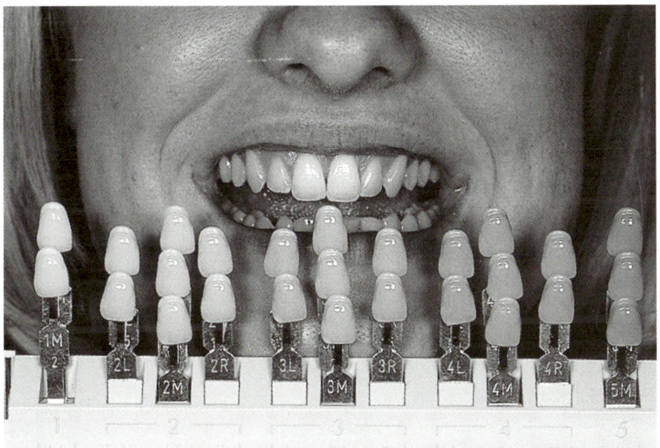

그림 4-30. Vitapan 3D-Master guide를 이용한 색조 맞추기. 1단계: 치아에 대응하는 명도를 결정한다. 이 경우 상악 중절치의 명도 그룹은 2이다.

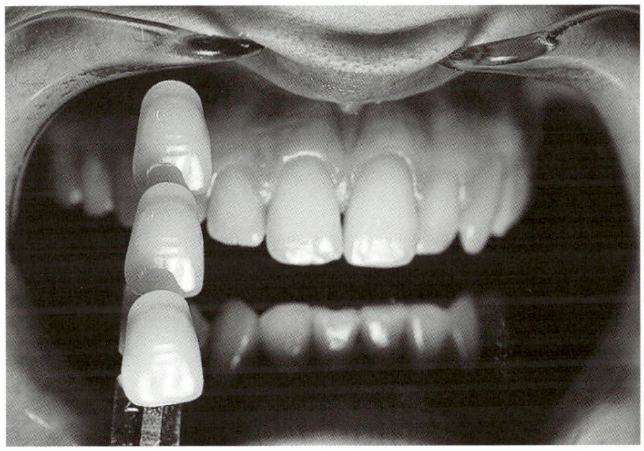

그림 4-31. Vitapan 3D-Master guide를 이용한 색조 맞추기. 2단계: M tab을 사용하여 채도를 결정한다. 채도는 2.

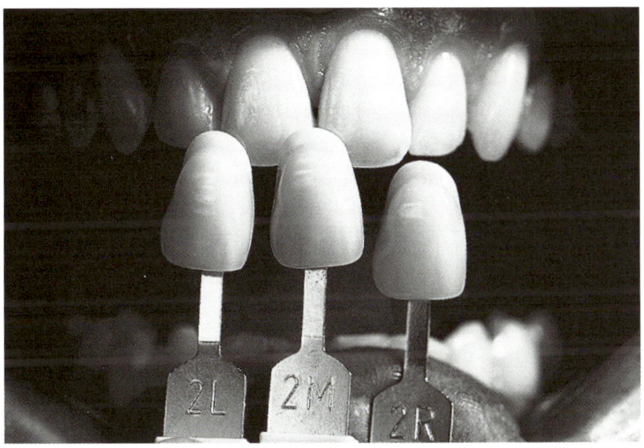

그림 4-32. Vitapan 3D-Master guide를 이용한 색조 맞추기. 3단계: L, M, R tab 중에서 색상을 선택한다. 여기서는 M이 선택되었다. 최종적인 색조처방은 2M2.

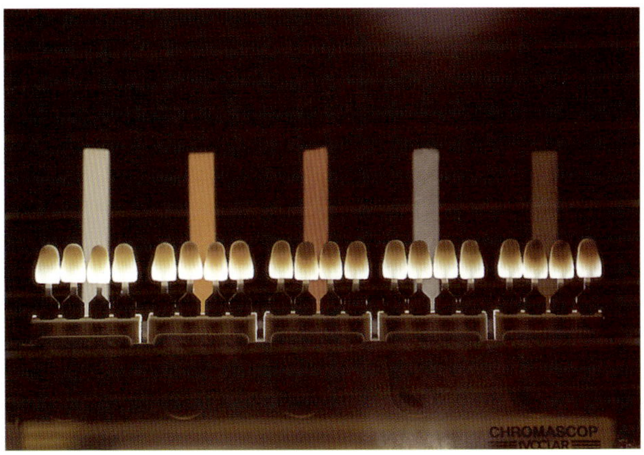

그림 4-33. The Chomascop shade guide.

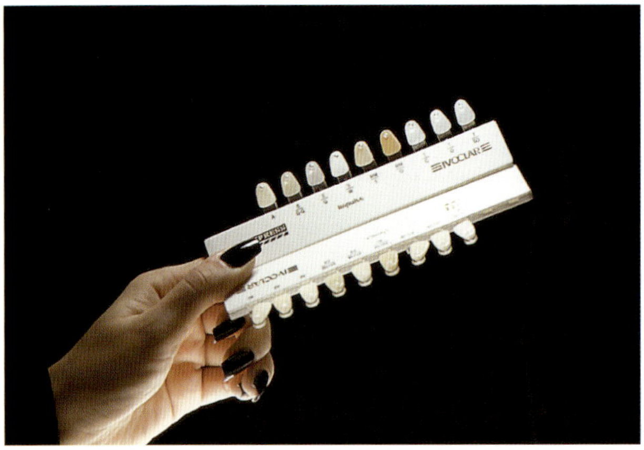

그림 4-34. 부가적인 채도와 명도의 shade guide.

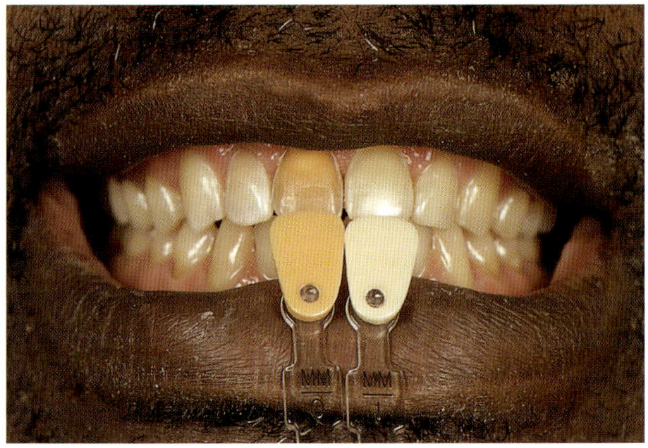

그림 4-35. 높은 채도의 shade guide.

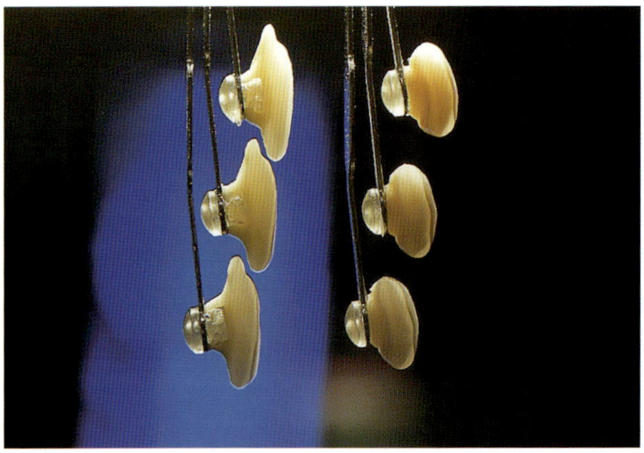

그림 4-36. 자연치의 법랑질과 다르게 Vitapan 3D-Master guide에서의 모든 색조 tab들은 균일한 법랑질 두께를 갖는다. 왼쪽의 탭은 시상면으로 절단된 단면이고 오른쪽은 근원심면에서 절단된 단면이다.

할 수 있다. 극단적인 명도와 채도가 요구된다면 특별한 채도와 명도 guide가 필요하다(그림 4-34, 4-35). 이것은 깊은 채도를 갖는 노인의 치아나 높은 명도를 갖는 젊은 사람의 치아에서 필요할 수 있다.

Shade guide의 한계 (Limitation of shade guide)

Shade guide의 한계는 자연치에서 발견되는 다양함에 대응하지 못한다는 것이다:

- 형광의 정도[41]
- 유백광의 정도
- 법랑질 투과도의 정도[42]
- 법랑질 두께(그림 4-36)
- 법랑질의 질감과 광택
- 객관성

장비를 이용한 평가 (Instrumental assessment)

장비를 이용한 평가의 가장 큰 장점은 주관적 경향을 배제할 수 있다는 것이다. 그러나 색조는 전적으로 객관적이지는 않으며 색의 인식(perception)은 뇌의 해석(cerebral interpretation)에 의해 크게 왜곡된다. 디지털 분석의 한계는 이미 색의 논리를 다룬 섹션에서 다루었다. 그럼에도 불구하고 상대적인 목적으로 장비를 이용한 색 분석은 유용하며 의심할 여지없이 미래에 중요한 역할을 하게 될 것이다.[43] 세 가지 유형의 장비가 디지털 색 분석에 이용된다.

분광광도계(Spectrophotometer)

색조분석에 가장 정확한 장비는 분광광도계(spectrophotometer)이다. 이것은 분광반사와 투과곡선을 보여준다. 단점은 과도한 자료의 외삽이 필요한 복잡한 기술적 측면과 고비용이다. 또한 물체가 장비의 내부에 놓여져야 하는데 자연치를 측정하는 데 있어서는 확실한 단점이다. 선도적인 업체로 SpectroShade(MHT Optic Research,

Niederhasil, Switzerland)와 Easyshade(Vita, Bad Sackingen, Germany)가 있다.

색채계(Colorimeter)

색채계는 삼원색에 민감한 세포를 갖는 사람의 시각에 대한 Young-Helmholtz theory의 원리에 기초하고 있다. 이 방법은 분광광도계(spectrophotometer)에 비해 정확도가 떨어지지만 자료가 비교적 간단해 사용자가 조작하기 쉽다. 선도적인 업체로 ShadeVision(X-rite, Grandville, MI), ShadeEye NCC(Shofu, San Marcos, CA)와 Digital Shade Guide(Rieth, Schorndorf, Germany)가 있다.

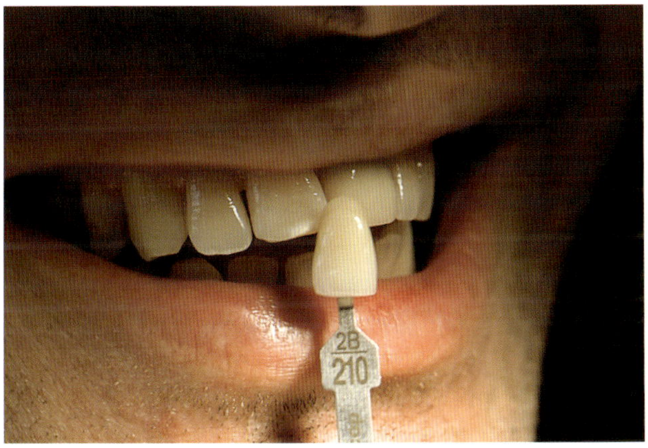

그림 4-37. 삭제 전 색조분석.

Digital camera red, green, blue(RGB) devices

마지막으로 가장 정확성이 떨어지지만 RGB나 디지털 카메라를 이용하는 방법이 있다. 이러한 장비는 촬영된 디지털 이미지를 색상과 채도의 지도로 분석한다. 그러므로 촬영된 이미지의 화질에 소프트웨어의 해석이 크게 영향을 미치며 이 부분이 근본적인 약점이다. 그러나 이론상으로 정교한 센서를 갖는 고품질의 유리광학을 이용하면 색분석은 받아들일 만하다. 선도적인 업체로 ShadeScan(Cynovad, Montreal, Canada)과 ikam(DCM, Leeds, UK)이 있다.

임상증례(Clinical practice)

색조분석 방법은 다음과 같다:

(1) 기초적인 상아질 색조(색상)를 기록한다. 보통 치아의 중간 부분(middle third)(치료 전, 삭제된 지대치, 제작 후)(그림 4-37~39)

(2) 치경부, 절단연, 인접면의 색변이를 보여주는 색채지도(chromatic map)를 만든다. 덮여 있는 법랑질의 명도도 지도에 기록한다(그림 4-40).

(3) 사진기록

- 조건등색을 피하기 위해 다른 광원으로 형광과 유백

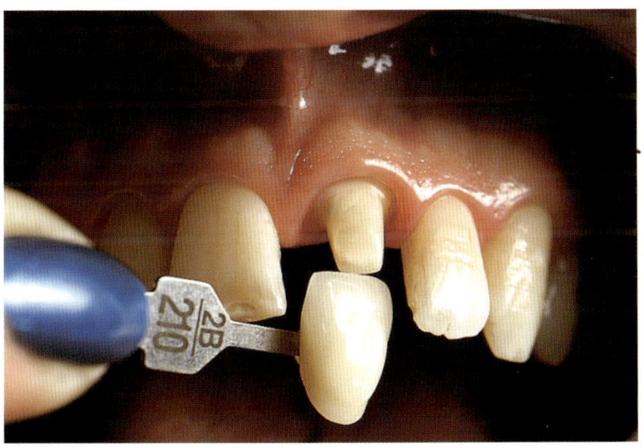

그림 4-38. 삭제 후 색조분석.

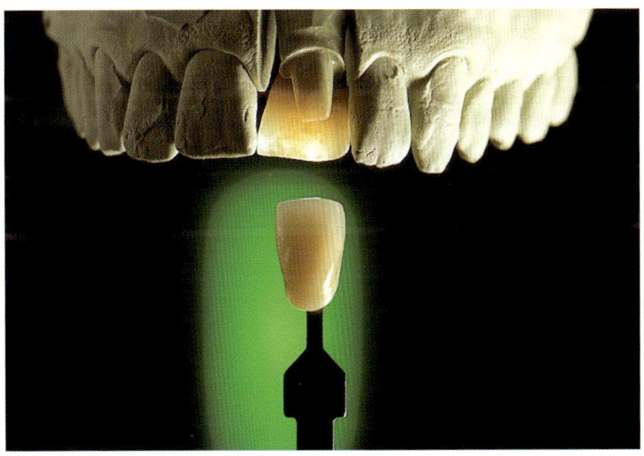

그림 4-39. 보철물 제작 동안에 기공실에서 색조 수정.

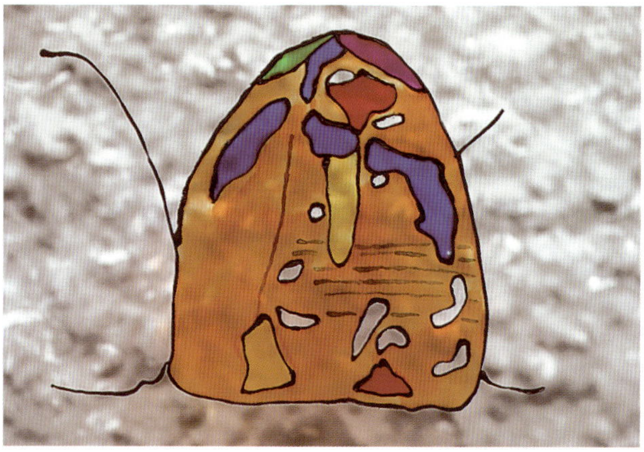

그림 4-40. 중절치에 대한 색채지도를 그린다(디지털 색 분석기는 자동적으로 색채지도를 만들어낸다).

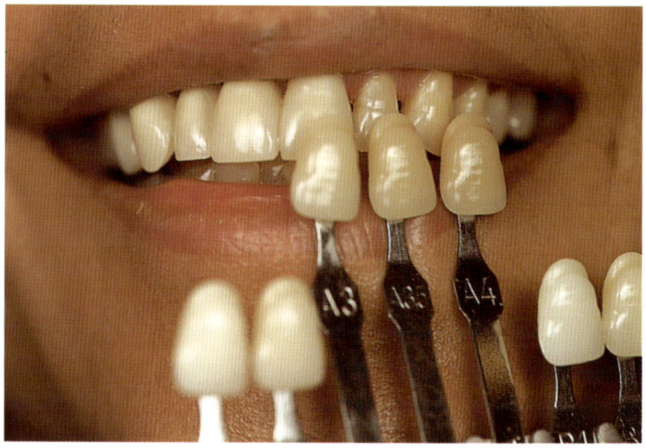

그림 4-41. 조건등색을 피하기 위해 일광으로 조절된 조명을 사용하여 색조를 분석한다. 색조 tab이 인공조명에서 누렇게 보인다.

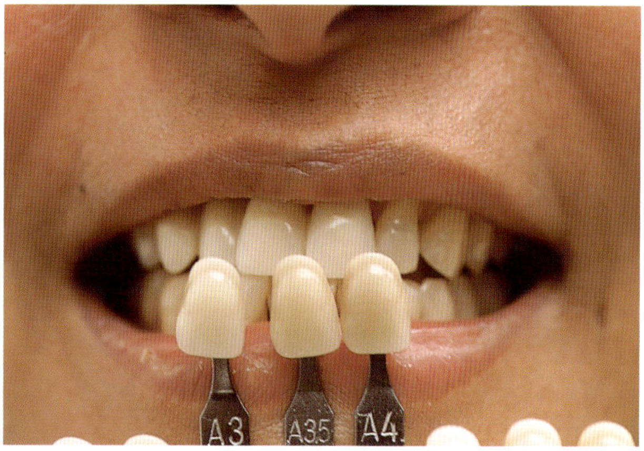

그림 4-42. 조건등색을 피하기 위해 일광으로 조절된 조명을 사용하여 색조를 분석한다. 그림 4-41과 같은 색조 tab이 일광조명에서 사실적으로 보인다.

광을 평가한다(그림 4-41, 4-42).

- 선택된 shade guide로 상대적인 색조분석
- 균열, 얼룩, 작은 융기(mamelons), 표면 질감 및 광택과 같은 특질을 기록

위의 사항들을 시각적으로 또는 디지털 기기를 이용해 진행한다.

눈으로 색조 평가하기 (Ocular shade assessment)

(1) 색조분석을 위한 내원은 치과팀이 피곤하지 않을 진료시작 시간에 맞추는 것이 좋다.

(2) 조용하고 차분하며 산만하지 않은 환경이 좋다.

(3) 도재 기공사가 있을 때 색조분석을 한다.

(4) 선택한 색조를 결정하기 위해 가까운 친척이나 친구를 동반하도록 한다.

(5) 시술 환경은 중성적인 색조가 되게 한다. 대안으로 치아와 shade tabs 뒤에 중성적인 회색카드를 놓고 평가한다.

(6) 짙게 빛나는 옷이나 선명한 화장을 피한다.

(7) 치아를 적신다. 법랑질과 상아질이 마르지 않도록 한다.

(8) 색 분석을 위해 색 조정된 일광조명을 사용한다.

(9) 명도를 확실히 한다. 망막의 중심와에서 주변에 위치한 간상세포를 활성화하기 위해 곁눈질을 한다.

(10) 치아 중간부분의 기초적인 상아질 색조(색상과 채도)를 기록한다. 5초(CAP) 이내에 판단한다. 필요하면 다른 shade guide를 사용한다.

(11) 다시 색조평가를 하려 한다면 색 적응을 피하기 위해 푸른색 카드를 응시한다.

(12) 색조의 미묘함과 특질을 chromatic chart에 구현한다.

(13) 조건등색을 완화하기 위해 flash(5500K), 자연광(6500K)과 같은 다른 광원하에서 치아와 tabs을 촬영해 자외선과 투과된 빛으로 형광과 유백광을 평가한다.

(14) 상대적인 색조분석을 위해 선택한 tabs을 치아에 인접시켜서 촬영한다.

(15) 치아의 촬영은 특질을 잘 표현하기 위해 1:1 비율로 한다.

(16) 관계된 파트(기공사, 전문의, 환자)로부터 온 디지털 이미지와 색채지도(chromatic map)를 신뢰한다.

장비로 색조 평가하기 (Instrument shade assessment)

1~7단계와 13~16단계를 따르도록 한다. 8~12단계는 선택한 장비의 매뉴얼을 따라서 시행한다. 장비에 따라서 촬영기록과 색채지도(Chromatic map)를 만드는 것이 소프트웨어의 구현되어 있어 불필요한 경우가 있다.

참고문헌

[1] Myers, D.G. (1998) *Psychology.* Worth Publishers Inc., New York

[2] Billmeyer, F.W. and Saltzman, M. (1981) *Principles of Colour Technology.* John Wiley & Sons Inc., New York

[3] Newton, I. (1730) *Opticks.* Innys, London

[4] International Commission on Illumination. (1931) *Proceedings of the English Session,* Cambridge, England. Bureau Central de la CIE

[5] International Commission on Illumination. (1971) *Colorimetry: Official recommendations of the International Commission on Illumination.* Publication No. 15 (E-1.3.1) Bureau Central de la CIE

[6] *Precise colour communication.* (1994) Minolta handbook, Japan

[7] Munsell, A.H. (1929) *Munsell Book of Colour.* Baltimore, Maryland

[8] Newhall, S.M., Nickerson, D. and Judd, D.B. (1943) First Report of the OSA Subcommittee on the Spacing of the Munsell Colours. *J Opt Soc Am,* **33**, 385–418

[9] Munsell, A.H. (1961) *A colour notation.* 11th edn. Munsell Colour Co., Baltimore

[10] Judd, D.B. and Wyszecki, G. (1975) Color in Business, Science and Industry. John Wiley & Sons Inc., New York

[11] Marks, W.B., Dobelle W.H. and MacNicol Jr. E.F. (1964) Visual pigments of single primate cones. *Science,* **143**, 1181–1183

[12] Geldard, F.A. (1972) *The human senses.* 2nd edition. p.161. Wiley, New York

[13] Young, T. (1807) 'On the theory of light and colours', in: *Lecturers in Natural Philosophy, Vol. 2,* printed for Joseph Johnson, St Paul's Church Yard, by William Savage, London, p.163. 'An account of some cases of the production of colours', ibid., p. 634

[14] Helmholtz, H von. (1852) Ueber die Theorie der zusammengesetzten Farben. *Müller's Arch Anat Physiol,* 461; *Poggendorff's Ann,* **87**,45; *Phil Mag,* **4**, 519

[15] DeValois, R.L. and DeValois, K.K. (1975) Neural coding of color. In: *Handbook of perception. Volume V: Seeing.* Ed. Carterette E.C. and Friedman M.P. p.162. New York Press, New York

[16] Müller, G.E. (1930) Über die Farbenempfindungen. *Z Psychol Ergänzungsb,* 17 and 18

[17] Yamada K. (1993) Porcelain laminate veneers for discoloured teeth using complimentary colours. *Int J Prosthodont,* **6**(3), 242–247

[18] Jackendoff, R. (1987) *Consciousness and the computational mind.* MIT Press, Bradford Books, Cambridge, MA

[19] Churchland, P.S. and Sejnowski T.J. (1992) *The computational brain.* MIT Press, Bradford Books, Cambridge, MA

[20] Crick, F. and Koch, C. (1995) Are we aware of neural activity in primary visual cortex? *Nature,* **375**, 121–123

[21] Panadent Limited (1983) *Product information on Waldmann Color-i-Dent lamps*

[22] Freedman, G. (1994) Color communication. *J Cosmet Dent,* **60**(8), 695–699

[23] Burgt, T.P., ten Bosch J.J., Borsboom, P.C.F. and Kortsmit, W.J.P.M. (1990) A comparison

of new and conventional methods for quantification of teeth colour. *J Prosthet Dent*, **63(2)**, 155–162

[24] Photon Beard Limited, UK (1998) *Photographic lighting product catalogue*

[25] Seghi R.R. (1990) Effects of instrument-measuring geometry on colorimetric assessment of dental porcelains. *J Dent Res*, **69**(5), 1180–1183

[26] Knispel, G. (1991) Factors affecting the process of colour matching restorative materials to natural teeth. *Quintessence International*, **22**(7), 525–531

[27] Johnson, W.M. and Kao, E.C. Assessment of appearance match by visual observation and clinical colorimetry. *J Dent Res*, **68**(5), 819–822

[28] Goodkind, R.J., Keenan, K.M. and Schwabacher, W.B. (1985) A Comparison of Chromascan and spectrophotometric color measurements of 100 natural teeth. *J Prosthet Dent*, **53(1)**, 105–109

[29] Judd, D.B. and Wyszecki, G. (1975) *Color in Business, Science and Industry*. John Wiley & Sons Inc., New York

[30] Kuehni, R.G. (1972) Color differences and objective acceptability evaluation. *J Color Appearance*, **1**, 3–10

[31] Douglas, R.D. and Brewer, J.D. (1998) Acceptability of shade difference in metal ceramic crowns. *J Prosthet Dent*, **79**, 254–260

[32] Warm, J.S. and Dember, W.N. (1986) Awake at the switch. *Psychology Today*, **149**, 46–53

[33] Myers, D.G. (1998) *Psychology*. Worth Publishers Inc., New York

[34] Crick, F. and Koch, C. (1997) The problem of consciousness. *Scientific American Mysteries of the Mind* (reprinted from September, 1992 issue), 19–26

[35] Glick, K.L. (1995) Color management of cosmetic restorations. *Curr Opin Cosmetic Dent*, 36–40

[36] McBurney, D.H. and Collings V.B. (1984) *Introduction to sensation and perception*. 2nd edn. p. 194. Prentice-Hall, Englewood Cliffs, NJ

[37] Goodkind, R.J. and Schwabacher, W.B. (1987) Use of a fibre-optic colorimeter for in vivo colour measurements of 2830 anterior teeth. *J Prosthet Dent*, **58(5)**, 535–542

[38] Chu, S. and Ahmad, I. (2003) Light dynamic properties of a synthetic low-fusing quartz glass-ceramic material. *Pract Proced Aesthet Dent*, **15(1)**, 49–56

[39] Baran, G., O'Brian, W.J. and Tien, T.Y. (1977) Colored emission of rare earth ions in potassium feldspath glass. *J Dent Res*, **56**, 1323–1329

[40] Monsenego, G., Burdairon, G. and Clerjaud, B. (1993) Fluorescence of dental porcelain. *J Prosthet Dent*, **69**, 106–113

[41] Vanini, L. (1996) Light and color in anterior composite restorations. *Practical Periodont and Aesthet Dent*, **8**(7), 673–682

[42] Davis, B.K., Aquilino, S.A., Lund, P.S., *et al.* (1992) Colorimetric evaluation of the effect of porcelain opacity of the resultant color of porcelain veneers. *Int J Prosthodont*, **5**(2), 130–136

[43] Chu, S.J., Devigus, A. and Mieleszko, A. (2004) *Fundamentals of colour: shade matching and communication in esthetic dentistry*. Quintessence Publishing Co. Inc., Chicago

Chapter 5

보철 수복을 위한 기초 다지기

Foundations and intra-radicular support

서론(Introduction)

해부학적 구조가 손상된 치아 즉, 치관부가 손상된 생활치나 근관치료를 받고 포스트와 코어의 형성이 요구되는 치아의 경우 최종적인 수복물을 위해서는 치근 내 지지를 확보하고 기초(혹은 코어)를 세우는 것이 필수적이다. 기초의 유형을 선택하기 전에 치아의 강도는 잔존 법랑질과 상아질의 양에 직접적으로 비례한다는 것을 기억하는 것이 중요하다. 치아 구조의 상실은 우식증, 잘못된 보철물, 파절, 근관치료로 인한 치질 손상 및 치관외 수복물을 위한 치관 삭제 등에 의해 이루어진다. 더구나 근관치료가 된 치아는 치아구조의 상실 정도가 심하고,[1] 수분 함량이 감소하여 부서지기 쉬운데다가,[2] 고유 감각수용기의 반응도 떨어져서 생역학적 실패의 경향이 더 높아질 수밖에 없다. 근관충전된 치아는 교합력에 대한 감각이 무뎌지면서 압력 역치가 57% 정도 높아진 결과 파절되는 경향이 높아지게 되는 것이다. 최대한 법랑질과 상아질을 보존하는 것이 구조적으로 취약한 치아의 장기간 생존을 위해서 매우 중요하다. 포스트를 삽입하기 위해 근관을 형성하는 것은 치질의 양을 감소시키는 것이며 이러한 과정은 치아의 생역학적 능력을 강화시키기보다는 오히려 약화시킨다.[4] 치관부 상아질이 충분히 남아 있을 때(치관부의 1/2 이상) 포스트가 필요한가의 문제는 포스트가 치근단 밀폐와 구조의 적합을 깨트린다는 점에서 논란의 여지가 있다.[5] 요점만 다시 말하면 포스트를 하든 말든 기초의 중요한 목적은 건강, 기능, 심미를 만족시키는 최종적인 보철물을 위한 토대를 만드는 것이다(2장의 HFA triad를 참조).

생활치(Vital teeth)–과학적 논거(Scientific rationale)

생활치(Vital teeth)

위에서 언급한 것처럼 구조적으로 취약해진 생활치의 기초를 형성하는 목적은 치관 외 수복물(extra-coronal restoration)을 지지하려는 것이다. 잘못된 수복물을 반복적으로 끼우는 일은 잔존치아 구조가 더 이상 치관 내 수복물을 감당할 수 없게 만든다. 그리고 치관 외 보철을 지지하기 위해서는 코어가 적절한 저항과 유지를 가져야만 한다. 더구나 기구조작에 의한 순차적인 손상으로 치아는 약해지게 되는데 이 과정을 최소화하여야 근관치료의 가능성을 줄일 수 있다. 생활치와 실활치에서 코어의 가장 중요한 차이는 전자의 경우 치관부 상아질에서만 유지력을 얻는 반면 후자의 경우는 추가적으로 근관 내의 포스트로부터도 유지력을 얻을 수 있다는 점이다. 생활치에서 유지력을 얻기 위해서는 핀, 와동변형, 상아질 접착제, 수복물 접착제(luting cement)와 같은 다양한 방법을 이용한다.

유지력(Retention)

핀(Pins)

핀은 생활치에서 코어를 유지하는 방법으로 수 세대 동안 사용해 왔다(그림 5-1). 핵심은 치아 구조를 최대한 유지하는 것이다. 그러나 핀은 많은 단점을 가지고 있어 임상에서 핀의 사용이 의문시되고 있다.[6] 핀의 사용이 상아질 균열과 치아파절을 일으키며 치수와 치주인대에 위험할 수 있다는 점이 많은 연구에서 제시되고 있다.[7] 더구나 코어를 지지하기 위한 다른 방법과 핀 사이에 유지력의 차이가 밝혀지지 않고 있다.[8]

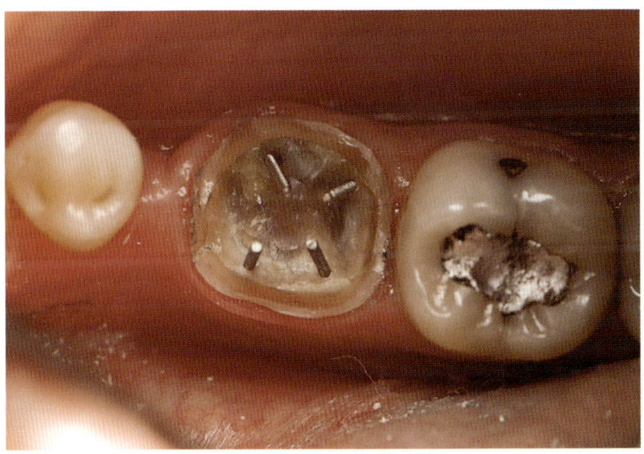

그림 5-1. 핀은 심하게 손상 받은 생활치의 기초를 보강하는 가장 전통적인 방법 중 하나이다.

와동 변형(Cavity modification)

핀을 사용하는 대신 코어의 유지력을 얻는 방법으로 잔존 치아구조를 변형하는 것이 있다. 이것은 유지력을 얻기 위해 언더컷, 박스, 슬롯 또는 그루브를 형성해 주는 것인데,[9] 상아질 접착제와 함께 적용될 때 효과적이다. 핀이 일으킬 수 있는 위험한 부작용을 피할 수 있다는 장점이 있지만 유지형태를 상아질에 부여하는 데는 세심한 판단이 필요하다. 남아 있는 치질의 양을 가늠하여 치수에 위해를 가하거나 치아구조의 안정성을 침해하지 않고 슬롯을 형성할 수 있는 지를 판단하여야 한다. 만약 치아가 심하게 손상되었다면 치관길이연장술이나 교정적 정출을 고려하여야 한다. 또한 교두피개가 최종 수복물의 유지에 도움을 준다. 교두간 폭경(cusp width)이 1mm보다 작다면 적절한 두께의 수복물을 위해서는 충분히 삭제되어야 한다. 도재 온레이의 경우 최소한 2mm의 두께가 적절한 교합간격과 더불어 필요하다(그림 5-2~4). 마지막으로 페룰효과를 적용하여 최종 수복물을 만들면 기능 시 스트레스를 흡수하는 추가적인 유지력을 얻을 수 있다(이 장의 뒤에 있는 페룰효과에 대한 논의를 참고). 페룰이란 용어는 둘러싸는 물체를 의미한다. 치관 외 보철의 페룰은 치은연상 치질을 감싼다. 치관 외 보철의 페룰은 최종 수복물의 수복재료가(보통 금속이나 도재) 잔존 상아질을 덮거나 감싸는 것이다. 페룰효과는 또한 주조 포스트/코어에도 적용된다(그림 5-5).

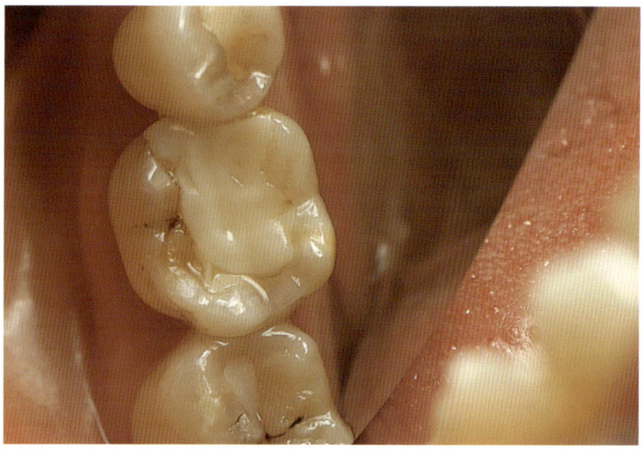

그림 5-2. 도재 온레이 증례: 하악 제1대구치에 이차 우식이 생긴 실패한 레진충전을 보여주는 술전 사진.

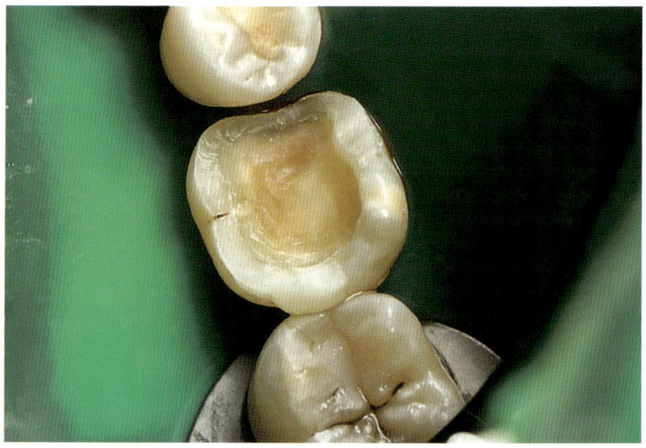

그림 5-3. 도재 온레이 증례: 도재의 충분한 두께를 위해 최소 2mm의 교합간격을 필요로 한다. 간접 도재 온레이를 위한 지대치 삭제 모습.

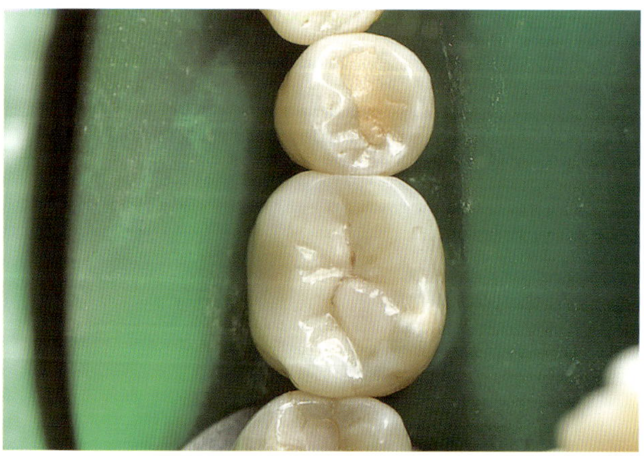

그림 5-4. 도재 온레이 증례: 접착된 도재 온레이를 보여주는 술후 사진.

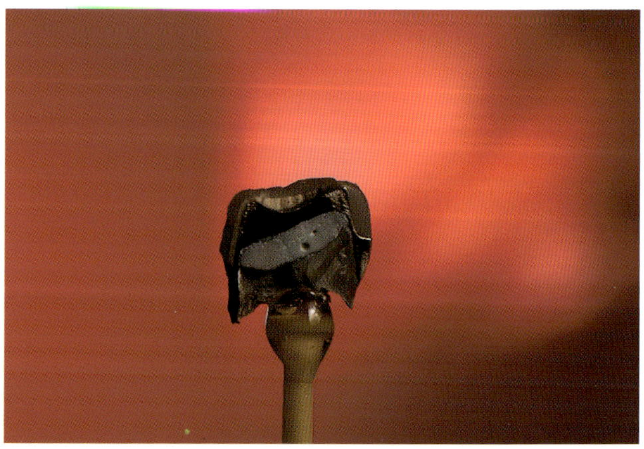

그림 5-5. 금속-도재 보철물이 있는 치아의 단면. 추가적인 강도를 제공하기 위해 치아를 둘러싸는 페룰효과를 보여준다.

상아질 접착제(Dentine bonding agents)

레진이나 아말감 코어에서 상아질 접착제를 사용하면 결합력이 세지고 미세누출이 감소한다. 단점으로는 숙련된 기술이 필요하고 임상술식이 복잡해진다는 것이다. 상아질 접착제에 대한 자세한 논의는 10장에서 다룬다.

수복물 접착제(Luting cement)

ZPC로 아말감을 상아질에 접착하는 1897년[10] Baldwin의 개념에 따라 글래스아이오노머와 레진과 같은 새로운 재료로도 이 방법을 사용하는 것이 추천되어 왔다. 현재 효과와 내구성 측면에서 레진코어에 샌드위치 기법으로 글래스아이오노머를 사용하는 것은 논란의 여지가 있다.[11]

코어 재료(Core materials)

코어 재료의 선택은 최종적인 수복물의 수명에 큰 영향을 미치며 채우는 방법(fill-in)이 필요한지 쌓아 올리는 방법(build-up)이 필요한지에 따라 결정할 수 있다. 채우는 방법은 충분한 상아질 구조가 존재할 때 사용되며 수복재는 공간을 채우는 데만 쓰이고 지지토대의 역할을 하지는 않는다. 최소한의 상아질만 남아있을 때 사용하는 쌓아 올리는 방법은 치관 외 수복물을 지지하기 위한 토대로 기능한다. 그러므로 쌓아 올리는 방법은 채우는 방법보다 더 큰 기계적 탄성을 필요로 한다. 일반적인 재료는 아말감, 글래스아이오노머, 레진강화형 글래스아이오노머와 레진을 상아질 접착제와 함께 사용하는 것이다. 표 5-1은 채우고 쌓는 수복재료의 두드러진 특징을 요약한 것이다.

생활치에서는 아말감, 레진, 글래스아이노노머, 레진강화형 글래스아이오노머와 같은 수복재료를 사용하는 직접법이 선택된다. 레진과 아말감에 상아질 접착제를 함께 사용하면 잔존 치아구조를 최대한 보존하면서 유지력을 증대시킨다. 아말감은 오랫동안 성공적으로 임상에서 사용되었으며 아말감 접착제를 쓰면 물리적 특성이 더욱 향상된다(그림 5-6).

글래스아이오노머는 상아질에 직접 부착되고 항우식효과가 있다. 그러나 낮은 인장강도와 파절에 대한 저항능력이 떨어져서 교합력이 큰 부위에는 추천되지 않는다. 레진은 좋은 대체물이지만 미세누출로 인한 문제가 있다. 특히 레진의 선상열팽창은 자연치와 다르며 이는 술후 지각과민, 치수병변, 미세누출을 일으킨다.[12] 그러나 최근 레진 재료의 발전은 용이한 조작, 변연적합성, 근접한 탄성계수, 연간마모율의 감소 등 물리적 특성들에 대해서 아말감과 같거나 오히려 능가하게 되었다(그림 5-7).[13] 미세누출

표 5-1. 기초를 다지는 재료(채우는 방법과 쌓는 방법)

특성	아말감	글래스아이오노머	레진강화형 글래스아이오노머	레진
강도	높다(하지만 체적이 작아서 얇아지면 약하다)	낮다	중간	높다(얇아도)
밀폐(seal)	부식산물과 상아질 접착제로 밀폐	치아에 부착 (adhesion to tooth)	치아에 부착 (adhesion to tooth)	상아질 접착제로 결합
고려사항	수은논쟁, 금속수복물과 전기반응, 편평태선 환자	친수성, 균열형성	친수성, 균열형성	중합수축, 체적불안정성
조작법	쉽다	중간	중간	까다롭다
유지방법	핀, 와동변형, 상아질 접착제, 수복물 접착제	와동변형	와동변형	와동변형, 상아질 접착제
치아 삭제	지연	지연	지연 또는 즉시	즉시
적응증	구치에 쌓아 올리는 방법	적절한 상아질 구조에 채우는 방법	적절한 상아질 구조에 채우는 방법	전치와 구치에 쌓아 올리는 방법, 채우는 방법에는 유동성 레진, 심미적으로 민감한 부위

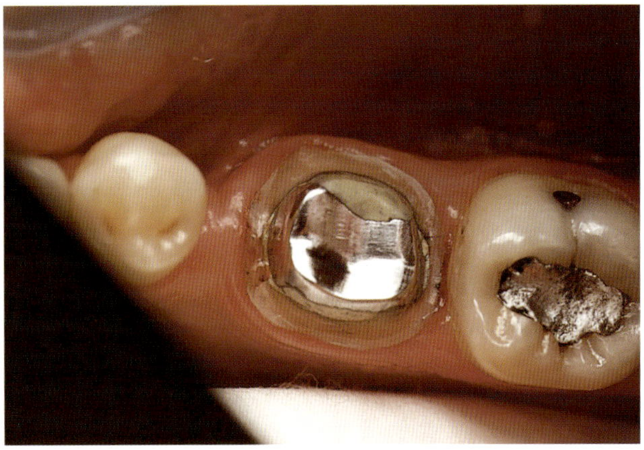

그림 5-6. 아말감 코어 쌓기.

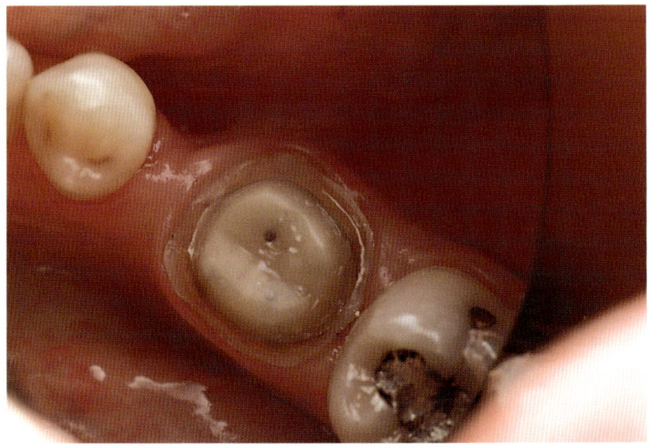

그림 5-7. 컴포지트 레진 코어 쌓기.

을 방지하기 위해 컴포지트 레진 아래에 이장제로 사용하는 유동성 레진은 와동의 깊은 곳에 잘 접근하여 적합되도록 해준다. 낮은 점도는 교합력 뿐만 아니라 중합수축의 스트레스를 흡수하는 데 유리하다. 최근의 연구는 레진이 microhybrid인지 packable인지에 상관없이 유동성 레진이 이장제로 사용되었을 때 미세누출이 감소한다고 결론 내리고 있다.[14]

생활치(Vital teeth)-임상증례(Clinical practice)

생활치의 코어를 위한 사전평가 (Pre-assessment for cores on vital teeth)

쌓아 올리는 방법이나 채우는 방법으로 손상된 생활치의 치료를 시작하기 전에 다음과 같은 항목들을 고려해야 한다.

방사선 평가(Radiographic evaluation)

방사선 사진은 잔존치질의 양, 우식, 이미 존재하는 수복물의 질과 범위, 치주나 근관의 상태를 보여준다. 덧붙여서 치수와 치근의 형태에 대한 판단은 치수강, 분지부, 치근의 오목한 부분으로의 예기치 않은 천공을 예방하게 해 준다. 이런 사진들은 잘못된 수복물과 우식을 제거한 후 남아 있는 치질의 유지력을 증진시키도록 박스와 그루브를 형성한 코어를 지지할 수 있는 지를 판단하게 해 줄 것이다. 또한 치아에 외상이 되풀이되고 잘못된 수복물의 반복된 부착이 있었다면 치아의 생활력이 확인되어야만 한다. 만약 실활 상태가 의심된다면 이 시기에 근관치료를 시작하는 것이 최종 수복물을 완료한 후 피할 수 없는 상황이 되기까지 기다리는 것보다 현명할 것이다. 더구나 치근 내 지지를 확보하는 것은 제한적인 치질에 추가적인 유지력을 제공할 것이다. 치근단 또는 치주에 병소가 존재함에도 먼저 근관치료나 외과적 치관길이연장술을 하지 않은 채 코어를 쌓아 올리는 것은 적절하지 않다.

구내 평가(Intra-oral evaluation)

투과와 같은 세심한 검사로 치아나 수복재의 파절을 알 수 있다. 미세파절의 경우는 치아를 살릴 여지가 있다. 하지만 수직적으로 깊은 치근파절의 경우 해당 치아는 발거를 요하게 된다. 또한 교합도 평가되어야 하는데 특히 쌓아 올리는 방법의 코어와 최종 수복물의 높이를 조정하기 위해서는 교합간 거리를 살펴보아야 한다. 만약 임상치관이 짧다면 외과적 치관길이연장술이나 교정적 정출을 고려해야 한다.

생활치에서 코어를 위한 임상 과정 (Clinical sequalae for cores on vital teeth)

위의 평가에 따라 실제로 코어를 형성하려면 다음의 임상적 술식을 따르도록 한다:

(1) 치아를 러버댐으로 격리시킨다(hint 5-1).
(2) 기존의 수복물, 우식을 제거하고 파절되었거나(혹은 파절선이 보이는) 교차단면(cross section)이 1mm 보다 작은 교두를 삭제한다.
(3) 코어를 채우는 방법으로 할 것인지 유지력을 위해 전략적으로 박스, 그루브, 핀을 사용하여 쌓아 올리는 방법으로 할 것인지를 잔존치질을 보고 평가해야 한다(hint 5-2).
(4) 필요하다면 코어 재료를 지지하기 위해 알맞은 매트릭스 밴드와 웨지를 사용한다.
(5) 표 5-1에 따라 채우는 방법이나 쌓아 올리는 방법의 재료를 선택한다.
(6) 선택한 재료를 잘 사용하기 위해서 제조사의 지시사항을 충실히 따른다.
(7) 러버댐을 제거한다(hint 5-3).
(8) 재료에 따라서 지대치 형성을 위해 즉시 치아를 삭제 하거나 일정시간 지난 후 삭제를 한다(hint 5-4).
(9) 최종 수복물을 위한 인상을 뜨기 전에 진료실에서 치료용 임시 수복물을 제작한다(7장 참조).

실활치(Non-vital teeth)-과학적 논거 (Scientific rationale)

근관치료를 해야 할 정도까지 손상된 치아의 경우 치근내 유지장치(anchorage)의 목적은 쌓아 올려진 코어를 유지하려는 것이고, 이는 곧바로 최종적인 치관수복물을 지지하게 된다.

포스트 재료(Post materials)

실험실 연구로부터 얻어지는 자료에 따르면 포스트/코어 재료의 다양한 생존율이 보고되고 있다. 그러다 보니 실제 임상 상황에서 이상적인 재료를 선택한다는 것은 쉬운 일이 아니다. 잔존 치아구조의 양, 페룰효과, 교합력(특히 측방압)과 같은 임상요소들이 포스트의 재질보다 생존율에 더 큰 영향을 미친다. 더구나 최종 수복물의 질과 정확도는 치아/수복물 복합체의 궁극적인 성공에 가장 중요하다.[15]

주조용 합금(Casting alloys)

맞춤형 포스트는 주조용 합금을 사용하여 왁스 소환과정으로 치과기공실에서 만들어진다. 근관의 형태가 주조 포스트의 길이와 단면형태를 결정한다. 저항없이 근관내에 접착되는(passive) 포스트는 가급적 근관의 원래 형태를 유지하고 회전기구로 근관성형과 변형을 최소로 하면서 맞추어진다. 기본적인 사실은 이미 만들어진 포스트에 맞도록 근관을 맞추는 것이 아니라 포스트를 근관에 잘 맞도록 만드는 것이다(그림 5-8). 장기간 임상적으로 검증되었고, 잔존 치아구조를 유지하며 동일한 재료로 만들어진 일체형 포스트/코어라는 것이 장점이다.[16] 반면 두 번 내원해야 하며 치료시간이 길고 기공비용이 비싸며 진료실에서 임시 포스트/코어를 만들어야 하고 최종 포스트/코어를 접착할 때까지 근관에 세균감염이 일어날 수 있고 최종 수

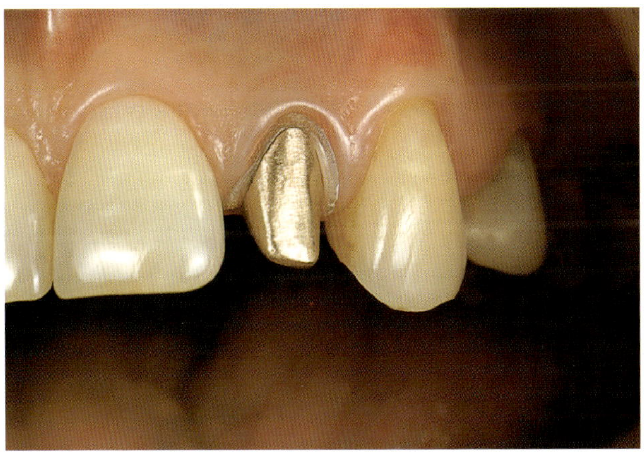

그림 5-8. 상악 좌측 측절치에 있는 간접 주조 금 포스트와 코어.

복물이 완전-도재인 경우 심미성이 떨어진다는 단점들이 있다. 마지막으로 부식산물이 과민반응을 일으키고 치근과 연조직에 변색을 야기할 수도 있다.

기성 금속(Prefabricated metal)

기성 포스트는 유지력을 높이기 위해 독특한 톱니 모양이나 거친 표면을 가지며 단면은 일정한 직경을 갖는 것과 아래로 갈수록 가늘어지는 것이 있다. 재질로는 스테인리스 스틸, 티타늄 등과 같은 여러 가지 금속이 사용된다(그림 5-9). 장점은 1회 내원으로 치료가 가능하며 러버댐 상태에서 근관충전할 때 동시에 포스트를 위치시킴으로써 근관이 오염될 수 있는 상황을 줄일 수 있고 아말감이나 치아 색의 컴포지트 수복재(광투과도와 심미성이 개선된)를 코어 재료로 사용할 수 있다는 점이다. 단점은 이미 만들어진 포스트의 모양에 맞추어 상아질을 제거하여 포스트가 들어갈 자리를 만들어야 한다는 것과 치근단 폐쇄를 최소한 4~5mm 정도 유지하는 것과 최종 보철물을 지지하기 위한 포스트 길이를 확보하는 것 사이의 판단이 어렵다는 점이다. 제품에는 ParaPost(Coltene/whaledent, New Jersey, USA) 또는 Dentatus Steel Posts (Dentatus, Hagersten, Sweden) 등이 있다.

도재(Ceramics)

지르코니아나 알루미나로 된 포스트와 같은 다양한 도재 제품은 심미적 특성이 뛰어나며 파절저항성 또한 우수하다. 기성 도재 포스트는 순수한 도재도 있고 합성 플라스틱과 합쳐진 도재도 있다. 지르코니아 계열의 표면은 매끈하며 단면은 직경이 일정한 것과 가늘어지는 것이 있고 치관부는 직경이 일정하다가 치근단부에서 직경이 가늘어지는 것도 있다(그림 5-10). 치근단의 끝은 치근단으로 향하는 스트레스를 줄이기 위해 둥글게 되어 있다. 다른 도재 종류로 지르코니움 섬유가 65% 섞인 폴리에스테르가 있는데 이것은 순수 지르코니아에 비해 탄성계수와 강도는 낮으면서도 장점인 빛 투과성을 손상시키지 않는다.[17] 도재 포스트는 직접법이나 간접법 모두 사용할 수 있으며 뛰어난 생체적합성을 갖는다. 또한 방사선 불투과성이 있고 치관 및 치근부의 수복물을 모두 통과하는 뛰어난 빛 투과성을 갖는다. 지르코니아 포스트의 성공률은 아직 의문시되고 있다. 한 연구에서는 주조 포스트와 비슷한 생존율을 보이는 반면[18] 다른 연구에서는 간헐적인 힘에 노출되었을 때 탄소 포스트에 비해 상당히 낮은 생존율을 보인다.[19] 또한 지르코니아 포스트는 딱딱하고 높은 파절저항성을 갖지만 포스트 파절은 근관의 치근단 1/3 부위에서 일어난다. 파절이 일어난 후 생존을 도모하는 것은 도전할 만하지만 불가능할 수도 있다. 알루미나 계열은 밀링장비를 사용하여 일체형 포스트/코어 복합체를 형성하면서 간접법으로 만들 수 있다. 제품은 다음과 같다:

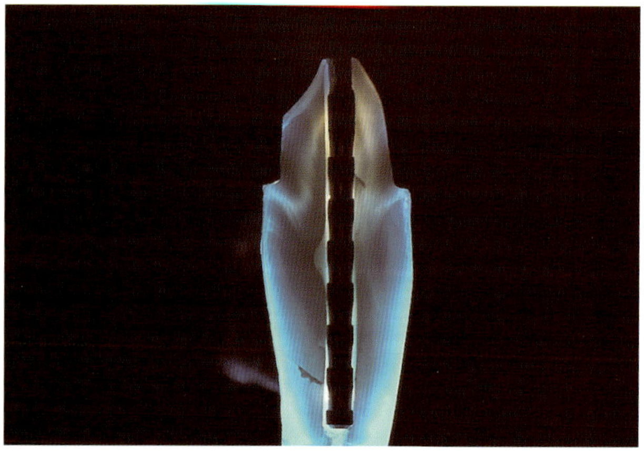

그림 5-9. 접착제에 의해 유지력이 커지는 톱니모양의 기성 티타늄 포스트.

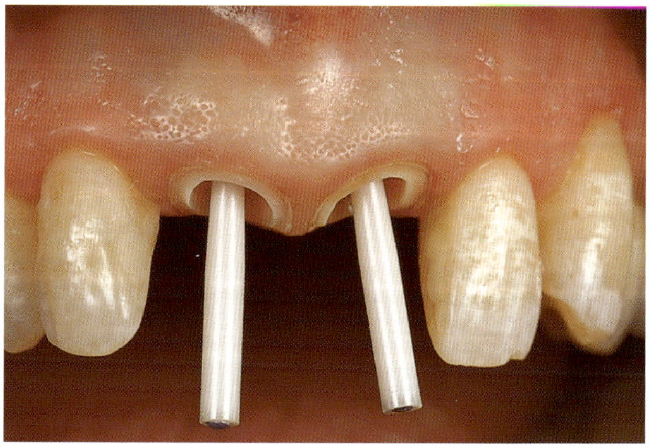

그림 5-10. 상악 중절치에 있는 지르코니아 포스트.

표 5-2. 섬유 포스트

섬유유형	탄성계수(GPa)	굴곡강도(MPa)	특허제품
탄소(Carbon)	145	1500	Composipost RTD, Saint-Egreve, France
석영(Quartz)	46	1400	Light-Post, RTD
석영(Quartz)	40	890	Luscent Anchors, Dentatus
유리(Glass)	45	1390	Postec, Ivoclar-Vivadent
유리(Glass)	29	990	Parapost Fibre White, Coltene-whaledent

- Zirconia-CosmoPost(Ivoclar-Vivadent, schaan, Liechtenstein), ER-Cerapost(Brassler, USA)
- Alumina-Celay(Mikrona)
- Polyester with zirconia-Snowlight(Carbotech)

섬유(Fibre)

섬유의 세 가지 유형 즉, 탄소, 석영 및 유리가 치과용 포스트로 사용된다. 섬유들은 레진 매트릭스에 묻혀 있거나 유연한 불포화 상태의(non-impregnated) 섬유가닥이 레진 접착제(Ribbond, Seattle, USA)(그림 5-11)로 붙어 있다. 표 5-2의 목록은 흔하게 사용되는 섬유성 포스트와 그 기계적 특성이다.

탄소섬유 포스트는 생체적합성이 좋고 피로와 부식에 잘 저항하며 금속에 비해 탄성계수가 낮고 수리하기 쉽다. 그 이유는 파절이 치근보다는 포스트 코어의 계면에서 일어나기 때문이다. 더구나 많은 연구들이 탄소섬유 포스트의 성공률이 과거 2~3년 동안 금속주조 포스트/코어에 비해 손색이 없다고 증명하고 있다.[20] 단점은 광투과도가 낮고 색이 어둡고 레진 접착제에 부착되지 않으며 방사선 투과성이라는 것이다.[21] 탄소섬유 포스트의 어두운 색은 색조를 개선하기 위해 석영층을 코팅해서 해결하였고 (AesthetiPost, Bisco) 현명하게만 사용한다면 직접 컴포지트 코어와 함께 했을 때 파절저항과 심미성 모두 만족할 만하다.[22]

유리와 석영섬유 포스트는 개선된 광투과도, 얼룩에 대한 저항, 우수한 심미 및 탄소섬유 포스트에 비해 레진 접착제(resin-based luting agent)와의 개선된 결합력을

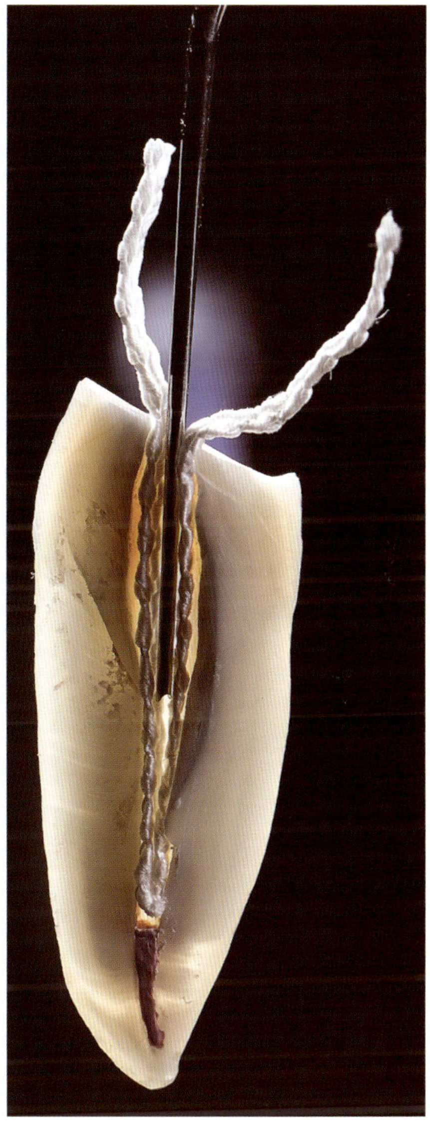

그림 5-11. 최종적으로 컴포지트 레진을 쌓아 올리기 위해 동그랗지 않는 근관에서 치관 내 유지를 담당하는 유연한 섬유(Ribbond, Seattle, USA).

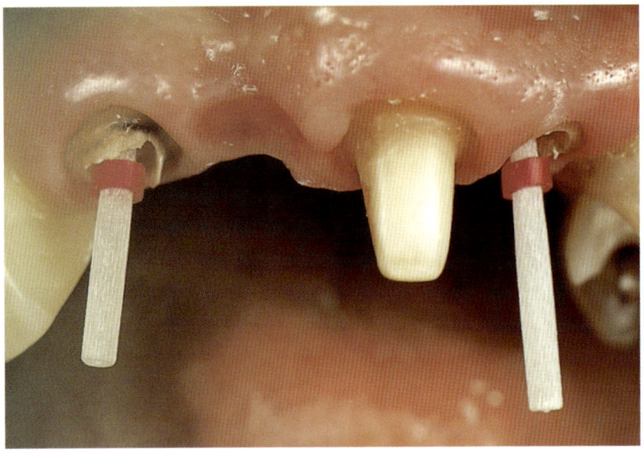

그림 5-12. 상악 전치부에서 치근 내 유지를 담당하는 석영섬유 포스트(Quartz fibre posts(Luscent Anchors, Dentatus)).

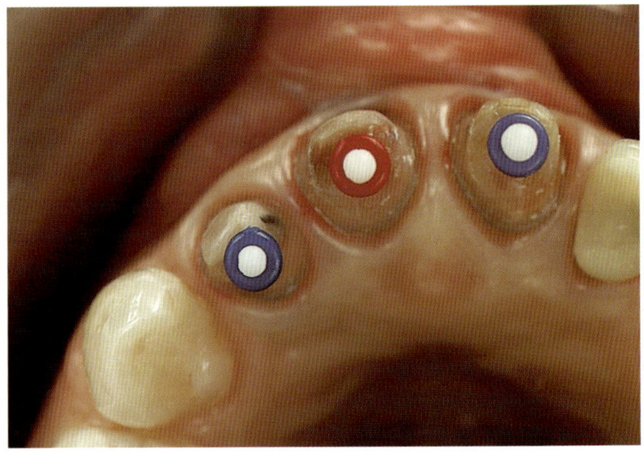

그림 5-13. 정확한 길이 측정을 위하여 플라스틱 고리가 있는 유리섬유 포스트(Glass fibre posts(ParaPost Fibre White, Coltene-Whaleden)).

보인다(그림 5-12, 5-13). 탄성계수는 비슷하지만 자연치와 같지 않으며 이는 주위 상아질로 외상성 힘이 전달되는 것을 최소화한다. 단점은 탄소섬유처럼 높은 방사선 투과성이다.

치근 내 포스트 선택의 기준(Criteria for intra-radicular post selection)

이상적으로 보면 포스트는 과도한 사전 성형 없이 근관의 3차원적 형태에 잘 맞아야 한다. 포스트는 물리적, 기계적 및 광학적 특성이 자연치와 유사하여야 하며 영속적인 접합을 위해 잔존 상아질과 밀폐되듯이 잘 맞아야만 한다. 사실 현재 사용되는 포스트 중 어떤 것도 이러한 이상적인 기준에 부합하지는 않는다. 어떤 재료의 유리한 특성을 위해서는 다른 것을 포기해야 한다. 모든 포스트/코어 시스템의 궁극적인 성공이나 성공률은 그것의 내구성에 의해 판단된다. 최근의 한 연구는 포스트/코어의 유형은 성공률과는 무관하다고 결론 내리고 있다. 내구성에 영향을 미치는 가장 중요한 요소는 치아삭제 후에 잔존 상아질 높이의 정도(페룰효과)이다.[23] 또한 다른 연구들은 근관치료를 받은 치아를 수복할 때 가장 중요한 요소는 내부와 외부의 치아구조를 최대한 유지하는 것이라는 개념을 강조하고있다.[24] 현재 치근 내 지지를 위한 이상적인 포스트를 선택하는 치과계의 의견통일이 이루어지고 있지 못하다. 다른 연구에서 나오는 자료와 결론은 서로 충돌하고 선택은 종종 임상적 필요와 술자의 경험이 앞세워진 채 이루어진다. 그러나 이러한 선택에 영향을 미치는 요소와 근거 있는 결정을 하기 위해 장점과 한계를 명확히 하려는 열성적인 토론을 이해하는 것은 중요하다.

치관 상아질과 페룰효과 (Coronal dentine and the ferrule effect)

Milot과 Stein에 따르면 '만약 충분한 치아구조가 유지되는 상황이라면 포스트를 하는 것은 치근파절에 저항하는 데 거의 또는 전혀 효과적이지 않으며',[25] 수복물/치아 복합체의 궁극적인 생존은 최종 수복물의 질에 의해서 결정된다. 이는 이후 계속되는 연구들에 의해 증명되었다. 그러나 페룰효과를 얻기에는 남아있는 상아실이 충분하지 않거나 심미나 다근관과 같은 요소가 우선적일 때 포스트의 선택은 중요해진다.[26] 포스트/코어 복합체의 생존을 위해 패룰 효과는 가장 중요하며 양호한 예후를 위해서는 적어도 1.5mm의 치관부 상아질이 필요하다(그림 5-14).[27]

Tapered vs. parallel

Taper 포스트는 원뿔형 설계로 인해 치근단 부위의 치아구조를 보존하는 데 장점이 있다. 단점은 유지력이 떨어지고 근관의 치근단부에 쐐기효과가 생겨서 회생 불가능한 파절이 일어나기 쉽다는 것이다.[28] Parallel 포스트는 실린더 형태로 인하여 치질을 더 많이 제거해야 하지만 유지력이 좋다. 이것은 특히 치근단으로 가면서 가늘어지는 치근과 벽이 얇은 근관에서 위험하다. 포스트는 주위 상아질에 최소한의 스트레스를 주기 위해 근관모양과 닮도록 형성하는 것이 이상적이다.[29] 이러한 목적을 달성하기 위하여 어떤 제조사는 taper와 parallel 설계를 혼합하기도 한다. 예를 들면 치근단 1/3은 taper하고 치관부 2/3는 parallel 하도록 만든다.

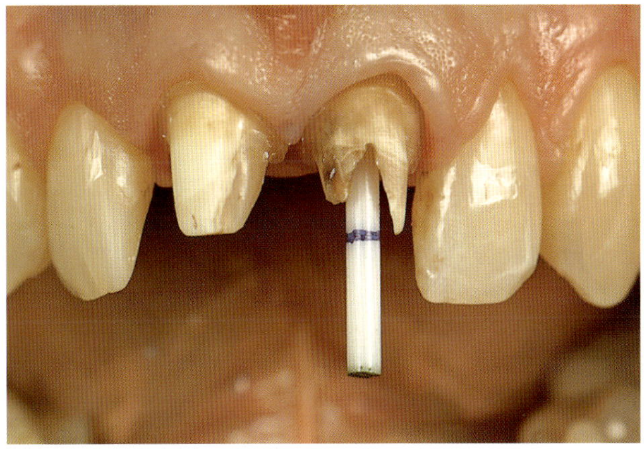

그림 5-14. 페룰효과를 위해 충분한 치관 상아질이 있는 상악 좌측 중절치의 지르코니아 포스트. 남아있는 상아질의 양은 유지를 위해 포스트를 충분히 둘러싸야 한다.

Smooth vs. serrated

표면을 거칠게 하거나 톱니모양을 부여하는 이론적 근거는 치근 상아질과 접착제 사이에 미세 기계적 유지력과 잠김효과를 증가시키려는 것이다. 부정적인 면을 보면 재치료가 필요할 경우 유지력이 좋은 포스트는 제거가 힘들 수 있다. 역으로 매끈한 표면은 포스트의 제거를 용이하게 하지만 변위가 일어나는 경우가 자주 생긴다.

Passive vs. active

나사산이 없어 저항 없이(passive) 삽입되는 포스트와 비교해 나사산이 형성된 금속 포스트(Dentatus Steel Posts, Dentatus, Hagersten, Sweden)는 심하게 손상된 치아에 최대의 유지력을 얻기 위한 목적으로 사용된다. 나사산이 있는 설계의 가장 큰 단점은 스트레스를 야기한다는 점이며 이는 이미 망가지기 쉽게 얇아진 치근 상아질을 더욱 약하게 한다. 이러한 이유 때문에 나사산이 있는 포스트는 최대한 신중하게 사용되어야 한다. 더구나 짧은 치근으로 인해 유지력이 심각하게 저하되었다면 이 시스템을 사용하기 전에 치아의 장기 생존과 관련한 판단과 결정이 필요하다.

직접법과 간접법(Direct vs. indirect technique)

직접법의 장점은 한 번의 내원을 기본으로 한다는 점이고 따라서 포스트를 위치시키는 동안 구강액으로 인한 근관의 오염을 줄일 수 있다. 이상적으로는 러버댐을 낀 채 근관충전을 하고 나서 바로 진행하는 것이 좋다. 또한 직접법은 금속, 도재 및 섬유 포스트를 다양하게 선택할 수 있다. 코어는 아말감이나 컴포지트를 수복재료로 사용할 수 있다. 전치에서 직접법을 사용하려면 페룰효과를 위해 치관 상아질의 높이와 폭경에 최소한 1.5mm가 필요하며 구치부에서는 최소 2mm의 치관 상아질이나 깊은 치수강이 필요하다. 지르코니아 같은 도재 포스트를 위한 필요조건은 치근과 포스트의 파절을 막기 위해 특히 컴포지트 코어의 경우 2~3mm의 페룰효과가 필요하다는 것이다(그림 5-14).[30] 레진 코어는 기계적 특성이 좋지 않으며 교합력에 저항하기 위해 주위에 상아질을 필요로 하므로 레진 코어를 계획할 때 페룰효과는 더욱 세심하게 고려하여야 한다. 근관형태는 기성 포스트에 맞게 잘 형성되어야 하며 치근 상아질을 보존하기 위해 최소한의 삭제를 염두에 두어야 한다. 직접법은 또한 벌어진 치근을 가진 구치부에서 간접법처럼 삽입경로가 하나일 필요가 없으므로 편리하다.

간접법이 필요한 경우는 치관의 치질구조가 심하게 손상되었을 때와 근관형태가 타원이나 벌어진 형태여서 기성 포스트의 형태에 맞추기가 어려운 경우이다. 간접법은 지대치가 최종적인 국소의치 주요부에 포함된 텔레스코프 보철인 경우 최종적인 보철을 위해 삽입로의 변화를 줄 수 있어서 유용하다. 덧붙여 일체형 주조 포스트/코어 복합체는 재료간의 계면을 최소화하고 인장력을 흡수하는 데 뛰

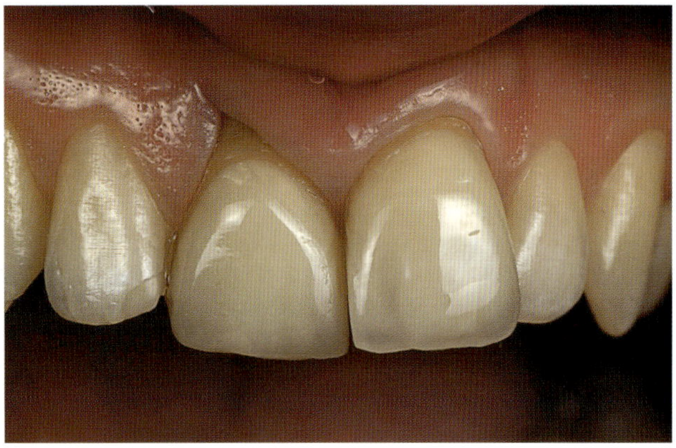

그림 5-15. 간접 지르코니아 포스트-도재 코어 증례 연구: 근관충전 되어 있으며 적절히 배열되지 못하여 어긋난 중절치에 결함이 있는 두 개의 도재 라미네이트를 보여주는 치료 전 상태. 우측 중절치에 있는 gingival cleft와 자연치인 측절치의 표면(textured surface)과 비교하여 라미네이트의 과도한 광택을 주목.

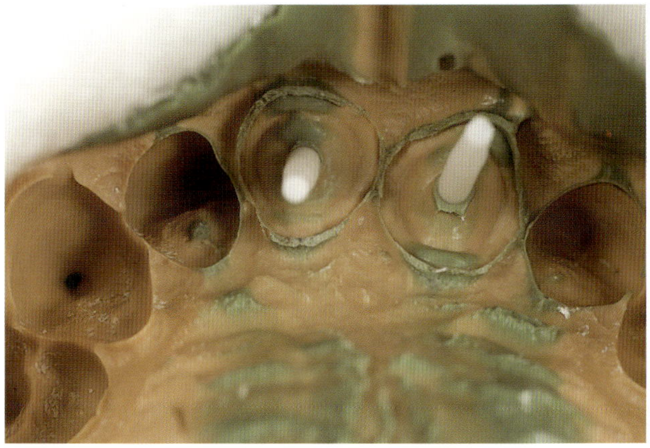

그림 5-16. 간접 지르코니아 포스트-도재 코어 증례 연구: 치근 내 유지를 확보하고 상악 중절치의 배열을 바로잡기 위해 사용된 두 개의 지르코니아 포스트의 인상.

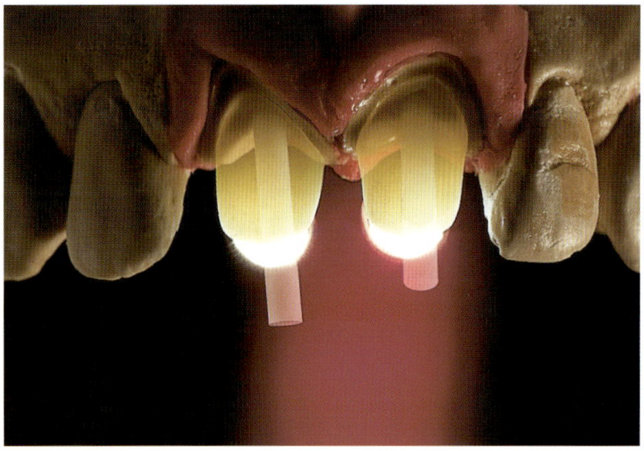

그림 5-17. 간접 지르코니아 포스트-도재 코어 증례 연구: 기공실에서 지르코니아 Cosmopost(Ivoclar-Vivadent, Liechtenstein) 위에 압착된 pressed Empress 1 코어.

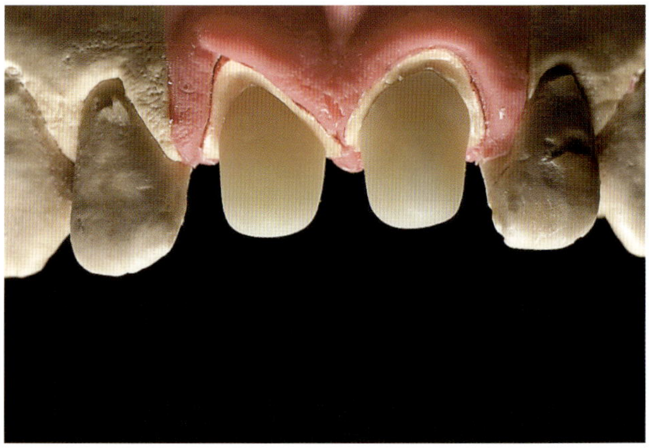

그림 5-18. 간접 지르코니아 포스트-도재 코어 증례 연구: 완성된 도재 포스트-코어 복합체.

어난 이점이 있다.

간접법에는 두 가지 접근방법이 있다. 첫 번째는 근관의 형태를 직접 주형(direct template 또는 pattern)으로 만들고 형성된 지대치에서 자가중합 아크릴 레진(Pattern Resin, GC)으로 코어를 형성하는 것이다. 도재 포스트/코어 복합체는 도재 주괴(ingot)(보통 알루미나)를 밀링장비(MiKrona)를 이용하여 밀링해야 한다. 기공소에서 나오면 샌드블라스트로 표면을 거칠게 한 후 레진 시멘트로 접착한다. 이 방법은 단일화된 한 덩어리의 도재 포스트/코어 복합체를 만든다.

두 번째 방법은 근관을 기성 포스트(금속 또는 도재)에 맞도록 형성한 후 인상을 떠서 기공소에서 납형을 제작할 수 있도록 하는 것이다. 이 납형은 금속이나 도재로 전환된다. 만약 근관이 크거나 타원형이라면 근관을 유동성 레진으로 채워서 기성 포스트(Luminex Posts, Dentatus)에 맞도록 변화시킨다. 간접 도재 코어 기술은 기공소에서 지르코니아 포스트에 백류석 유리(leucite glass)를 가압하여 포스트/코어 복합체를 만들고, 이것을 접착법으로 붙이는 것이다. Factory-silanated zirconia post를 사용하면 레진 접착제와의 부착력을 더욱 높일 수 있다(그림 5-15~21). 몇몇 연구는 직접법으로 만들어진 컴포지트 코어에 비해 기공실에서 가압하여 만들어진 백류석 유리 코

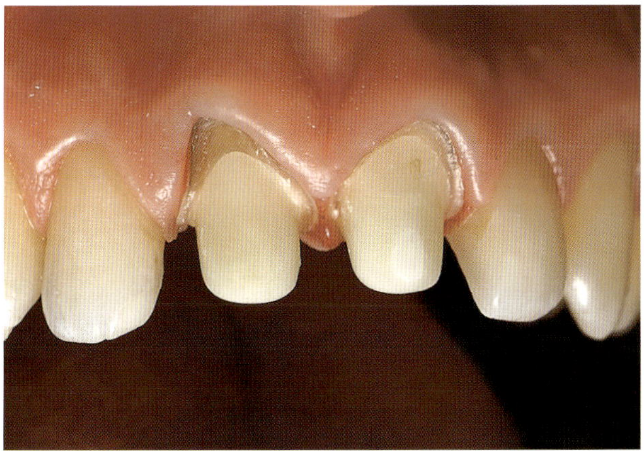

그림 5-19. 간접 지르코니아 포스트-도재 증례 연구: 최종 완전-도재 보철물을 위해 명확히 구별할 수 있는 변연을 보여 주는 접착된 상태의 도재 포스트/코어 복합체.

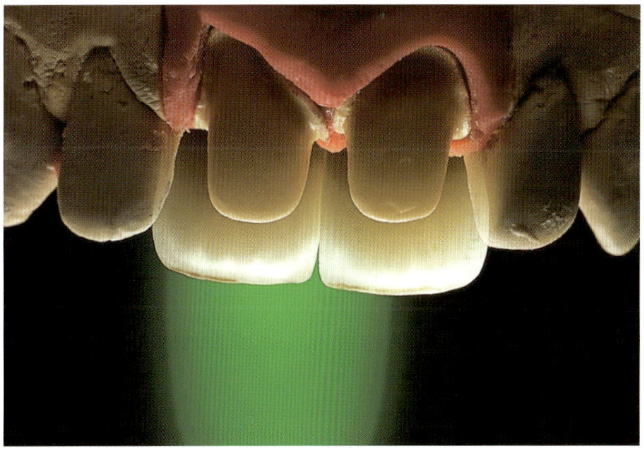

그림 5-20. 간접 지르코니아 포스트-도재 코어 증례 연구: 두 개의 Procera alumina(Nobel Biocare, Sweden) 보철물의 제작. 비니어 도재에서 절단부의 투명도와 절단연의 착색을 주목.

어가 붙은 지르코니아 포스트가 파절저항이 크다고 보고하고 있으나[31] 거의 차이가 없다는 보고도 있다. 이것은 직접법을 사용하는 것이 생역학적 특성을 양보하는 것이 아니라는 주장에 힘을 실어주고 있다. 오히려 근관오염의 기회를 줄이고 납형을 만들고 인상을 뜨고 임시포스트를 만들고 매몰과 주조를 하면서 잘못이 일어날 수 있는 여지가 많아지는 치료단계를 줄이는 장점을 기대할 수 있다.[32]

단근치-다근치(Single- vs. multi-rooted teeth)

단근치에서 직접법이나 간접법은 모두 가능하다. 선택은 근관형태가 기성 포스트에 적합한 지 잔존 치관 상아질이 페룰효과에 부합되는지에 따라 결정된다. 만약 근관형태가 적당하지 않고 잔존 상아질이 부족하면 간접법을 쓰거나 근관을 유동성 레진으로 채워야 한다. 다근치는 치근이 벌어져 있어 삽입로를 하나로 만드는 문제로 인해 간접법을 적용하기에 곤란한 점이 있다. 이러한 경우 치관 상아질과 치수강 깊이가 직접 축조한 코어를 지지하기에 적절하다면 직접법이 선호된다.

수복물 접착제의 선택(Choice of luting agent)

인공치관에 사용되는 수복물 접착제(luting agent)의 선택과 유사하게 이 문제는 포스트가 어떤 재료인가에 달려있다(10장 참조). 덧붙이면 포스트를 접착할 때 다음과

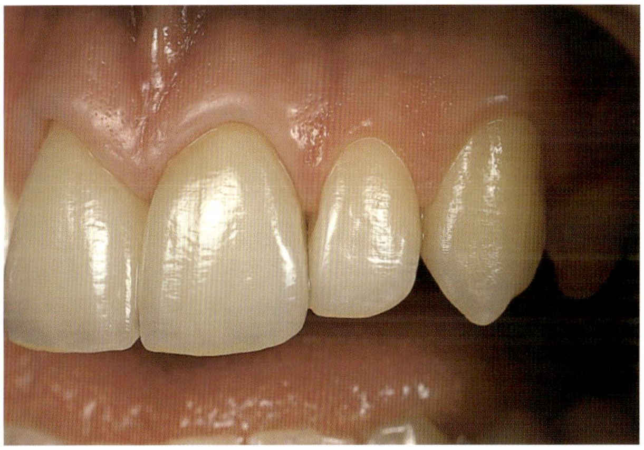

그림 5-21. 간접 지르코니아 포스트-도재 코어 증례 연구: 색조, 질감 및 형태와 관련하여 인접 자연치인 측절치와의 완전한 조화, 그리고 건강한 주위 치주조직을 보여주는 접착된 Procera 보철물.

같은 접착제의 특성이 바람직하다:

- 완전중합이 되어야 하므로 자가 중합형 또는 이중(자가/광) 중합형이어야 한다.
- 접착제의 두께가 최소가 되어야 하므로 점도가 낮아야 한다(두꺼운 접착층은 파손되기 쉬워 기성 포스트가 벌어진 근관[flared canal]에 접착될 때 위험할 수 있다). 벌어진 근관에서는 기성포스트(Luminex Posts, Dentatus)를 접착하기 전에 유동성 레진으로 근관의 형태를 만들어주는 것이 현명하다.

- 스트레스에 저항하기 위해 높은 기계적 강도가 필요하다.
- 불소를 방출하여 항우식작용을 하도록 한다.
- 방사선 불투과성(특히 탄소섬유 포스트를 사용할 때 포스트가 방사선 사진상에 나타나도록 한다).
- 상아질과 포스트 사이에 화학적 결합을 얻는다(접착제/상아질과 접착제/포스트 계면에서 모두).

심미(Aesthetics)

심미적으로 예민한 부위에서 완전-도재 수복물이 최종적인 보철물로 선택되었다면 치아의 바탕에 있는 변색을 차단하는 것은 결정적인 관심사항이다. 치아변색은 표재성, 외인성, 내인성으로 분류된다. 표재성 변색은 음식물로 인한 착색, 담배, 술에서 기인한 일시적 착색이며 예방술식으로 쉽게 제거된다. 외인성 변색은 법랑질 층에 한정된 것이며 저형성증(백색 반점, 갈색 반점, 큰 반점, 오목한 흠), 불소증(mottling: 흠, 결점), 노화(법랑질 투과성[33]이 증가되어 엷은 황색을 띤다)가 포함된다. 게다가 부식, 마모, 교모도 변색을 촉진한다. 내인성 변색은 더 깊은 상아질 층에 이환된 것이며 외상, 테트라사이클린, 근관치료의 후유증에 의해 생긴다. 금속 수복물(아말감 같은)이나 치근 내 포스트 및 주조금속의 부식산물이 내인성 변색을 일으킬 수도 있다.

치아 변색을 완화하는 4가지 기본적인 방법이 있다:

- 치질의 색을 변화시킨다.
- 접착제로 얼룩을 감추거나 중화시킨다.
- 도재 opaque로 차단하거나 보색관계의 도재로 바탕의 상아질 색조를 중화시킨다(도재 코어나 최종적인 완전도재 수복물의 경우).
- 치밀한 도재 코어에 완전도재 보철물을 이용한다. Empress 2, Procera 또는 지르코니아

위 방법들을 단독으로 또는 임상적 상황에 따라 배합하여 적용하면서 깊은 변색을 해결해간다. 처음부터 이런 모든 방법들을 정량화 할 수 없다는 것을 확인 강조하여야 한다. 각각의 증례를 변색의 범위와 정도, 임상가와 환자의 기대에 따라 원하는 결과가 나올 때까지 시도와 오류의 프로토콜(trial and error protocol)을 사용하여 개별적으로 평가한다.

현재의 논의는 치질의 색을 변화시키는 것으로 제한되어 있고 그 방법으로는 미세 마모, 미백 및 치근 내 포스트의 빛 투과가 포함된다. 미세 마모는 표재성이고 단독 착색의 경우에 적용하는 반면 미백은 내인성과 외인성의 착색에 적용되며 생활치와 실활치 모두에 유용한 방법이다. 미백의 단점은 약효가 짧다는 것과 근관 치료된 치아의 치근 흡수 가능성이 있다는 점이다.[34] 근관 충전된 치아에서 광투과성을 가진 백색 섬유, 도재나 지르코니아 포스트는[35, 36] 치근과 치아 코어를[37] 더 밝게 하는 반면 금속 포스트는 투과성이 좋은 도재(장석과 석영 유리[feldspathic and leucite glass])가 사용되었을 때 보일 수 있고 심미에 문제를 일으킨다(그림 5-22, 5-23). 금속 포스트는 기계적 성질이 우수한 반면 빛을 투과시키지 않아 종종 치경부에서 치은 그림자를 초래한다. 완전-도재 수복물의 광학적 현상은 아래 세 가지 요소에 의존한다:

- 완전-도재 수복물의 상대적인 투명 또는 불투명도. 장석 또는 석영 도재(Empress I)는 아주 투명하여 심미적으로 좋은 결과를 위해서는 치질이 적절한 색이어야 한다. 알루미나와 지르코니아는 불투명하므로 차단효과가 좋다.
- 수복물 접착제. 많은 연구에서 완전-도재 수복물의 색은 그 자체 도재의 색에 영향을 받으며 접착제의 색에는 영향을 덜 받는다고 알려져 있다.[38] 그러나 높은 채도의 satin 또는 미백 색조는 매우 투명한 도재의 색을 변화시킬 수 있다.
- 지대치나 코어의 색조. 주조 금 포스트/코어를 불투명한 도재로 덮어 금속을 차단하고 자연치의 색과 유사하도록 한다. 코어의 색이 적절해지는 반면 이 방법은 두 가지 문제와 맞닥뜨린다. 첫째 불투명한 도

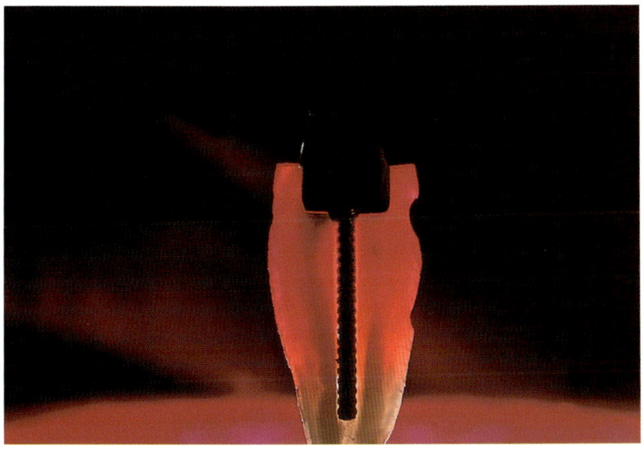

그림 5-22. 주조 금속 포스트 코어가 치근을 거쳐 오는 빛의 투과를 방해하는 것을 보여주는 절치 단면.

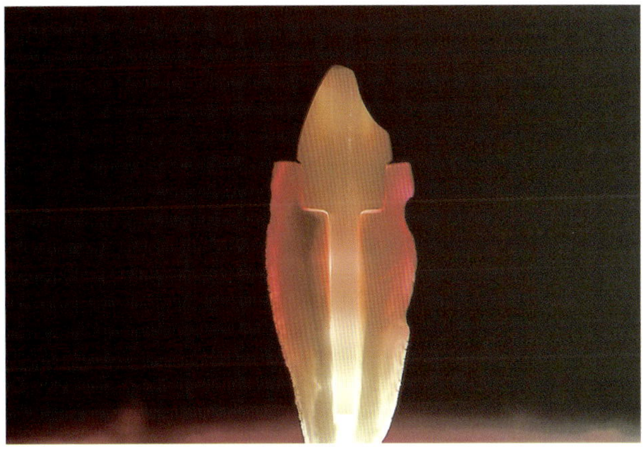

그림 5-23. 빛 투과를 가능하게 하여 치근을 밝게 하는 완전-도재 포스트-코어 복합체가 있는 그림 5-22와 동일한 치아.

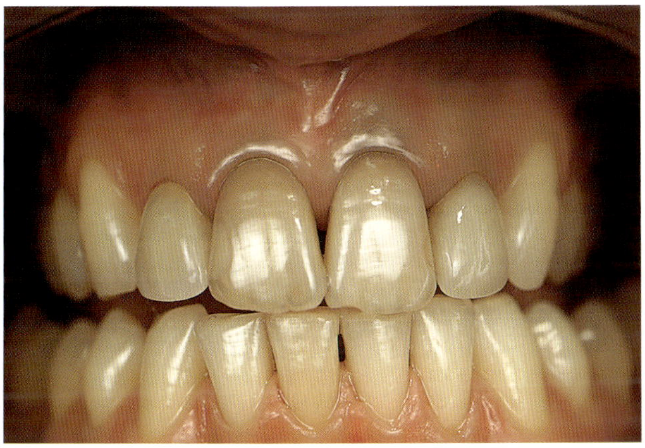

그림 5-24. 빛을 투과하는 포스트와 완전-도재 보철물로 변색을 차단하는 증례 연구: 측절치에는 잘못된 도재 보철물이 있고 중절치는 변색되어 있는 술전 상태. 자전거 사고로 모든 절치를 근관충전 하였다.

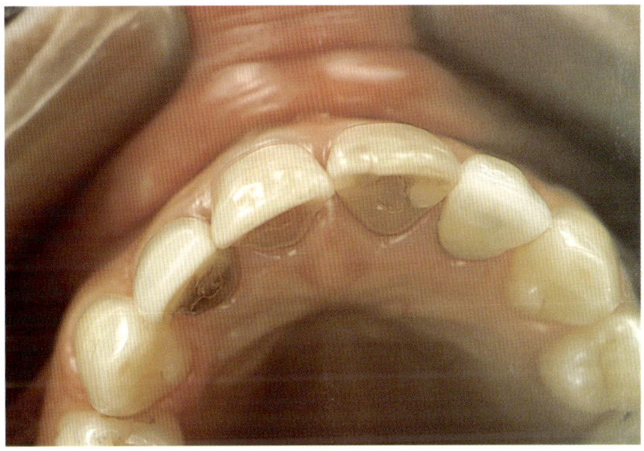

그림 5-25. 빛을 투과하는 포스트와 완전-도재 보철물로 변색을 차단하는 증례 연구: 측절치에는 잘못된 도재 보철물이 있고 중절치는 변색되어 있는 술전 상태. 자전거 사고로 모든 절치를 근관충전 하였다.

재는 자연 치열에서는 거의 볼 수 없는 큰 반사도를 가지므로 결과적으로 높은 명도와 함께 인공적인 느낌을 준다. 둘째로 금속성 하부 구조는 치근을 통한 빛 투과를 막게 되어 완전-도재 수복물의 심미에 일정한 문제를 일으킨다는 점이다.

그림 5-24~36은 위 세 가지 방법을 사용하여 심하게 변색된 상악 전치의 색을 차단하는 경우를 보여준다. 표 5-3은 포스트 재료와 선택의 기준을 요약한 것이다.

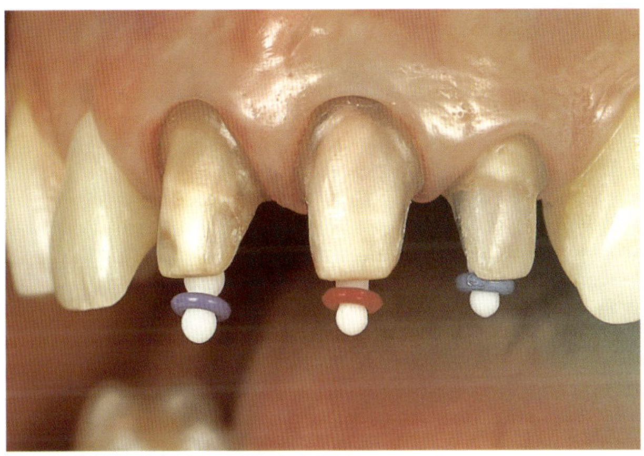

그림 5-26. 빛을 투과하는 포스트와 완전-도재 보철물로 변색을 차단하는 증례 연구: 치근 내 유지를 확보하고 치근을 밝게 하도록 빛 투과를 허용하는 유리섬유 포스트.

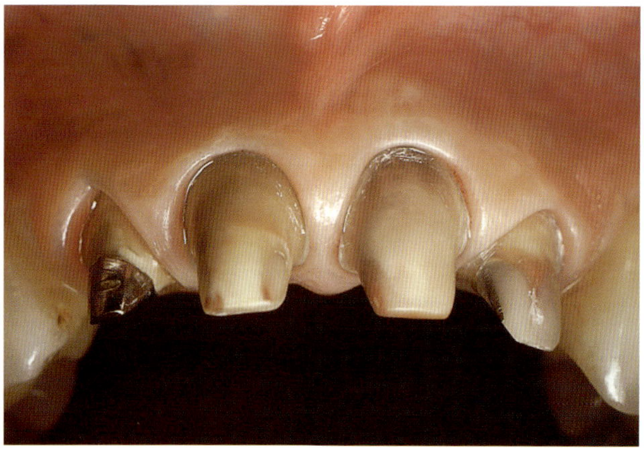

그림 5-27. 빛을 투과하는 포스트와 완전-도재 보철물로 변색을 차단하는 증례 연구: 포스트를 접착하고 다듬은 후 지대치 삭제가 완성된 모습.

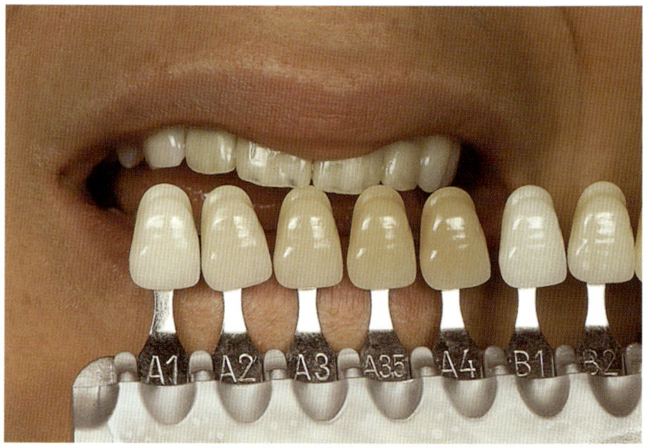

그림 5-28. 빛을 투과하는 포스트와 완전-도재 보철물로 변색을 차단하는 증례 연구: 5500K 조도(flash) 하에서 Vita Classic shade guide로 색조 분석.

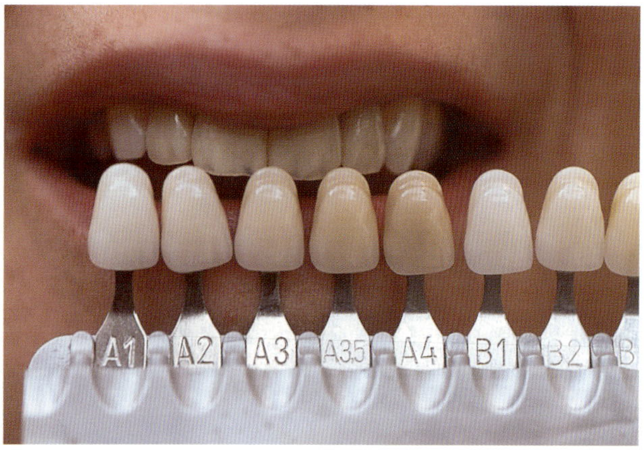

그림 5-29. 빛을 투과하는 포스트와 완전-도재 보철물로 변색을 차단하는 증례 연구: 6500K 조도(daylight) 하에서 Vita Classic shade guide로 색조 분석.

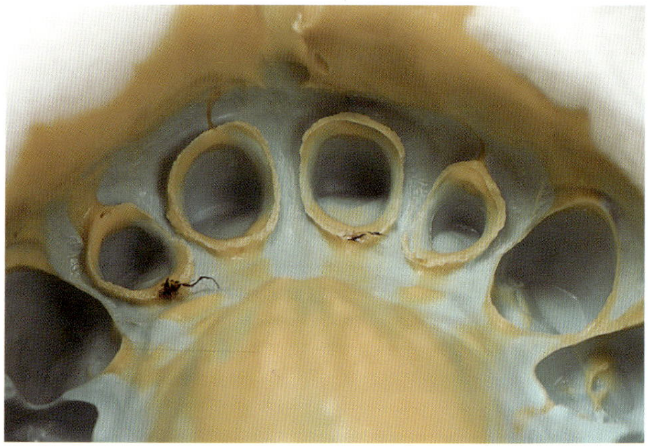

그림 5-30. 빛을 투과하는 포스트와 완전-도재 보철물로 변색을 차단하는 증례 연구: 부가중합형 실리콘으로 정밀 인상 채득을 진행.

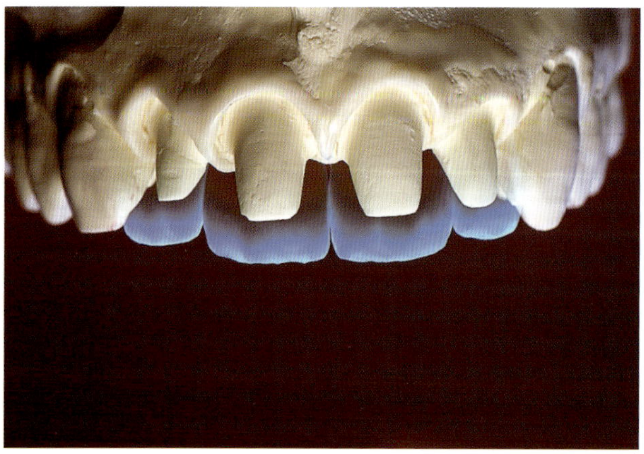

그림 5-31. 빛을 투과하는 포스트와 완전-도재 보철물로 변색을 차단하는 증례 연구: 최종 보철물과 지대치의 관계.

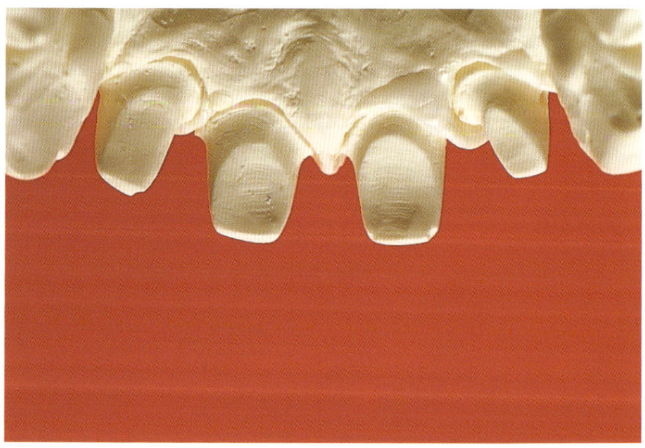

그림 5-32. 빛을 투과하는 포스트와 완전-도재 보철물로 변색을 차단하는 증례 연구: 충분한 도재의 두께를 위해 cingulum 부위가 적절히 삭제되었는지를 보여주는 지대치의 구개측면.

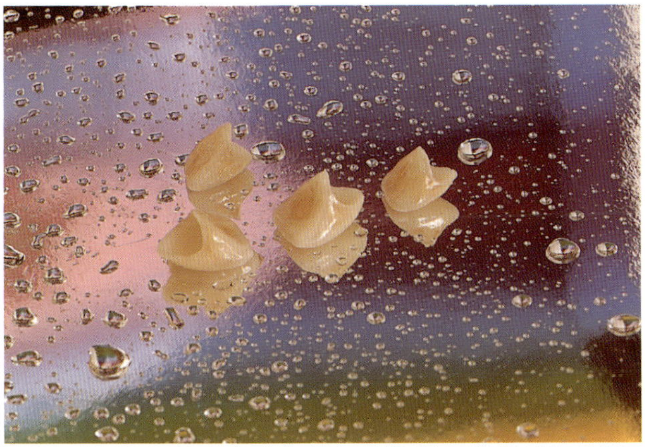

그림 5-33. 빛을 투과하는 포스트와 완전-도재 보철물로 변색을 차단하는 증례 연구: 치아 변색을 차단하기 위해 치밀한 도재 코어가 있는 Empress 2 보철물.

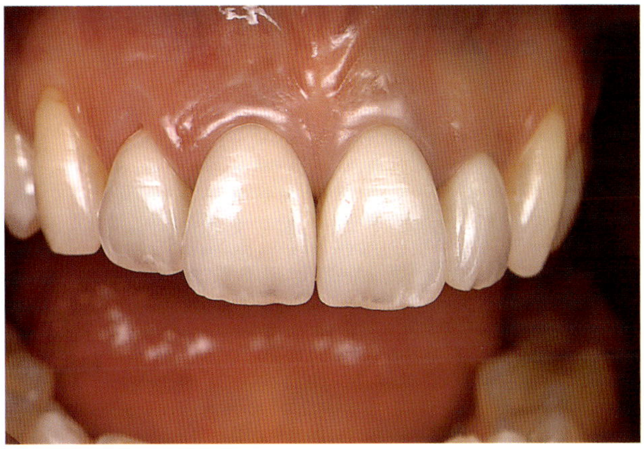

그림 5-34. 빛을 투과하는 포스트와 완전-도재 보철물로 변색을 차단하는 증례 연구: 색조를 개선시키기 위해 bleach shade의 레진 접착제로 접착된 보철물을 보여주는 술후 상태. 내부에 있는 치아의 변색을 차단하고 있다.

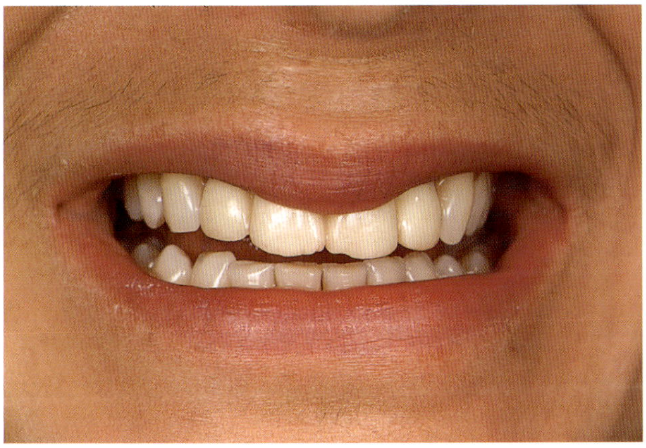

그림 5-35. 빛을 투과하는 포스트와 완전-도재 보철물로 변색을 차단하는 증례 연구: 울퉁불퉁한 절단연을 볼 수 있는 술전 dentofacial view.

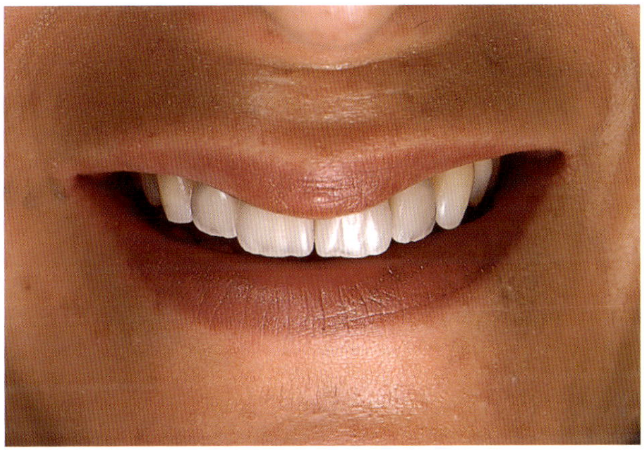

그림 5-36. 빛을 투과하는 포스트와 완전-도재 보철물로 변색을 차단하는 증례 연구: 절단연이 하악 입술의 만곡과 평행한 것을 볼 수 있는 술후 dentofacial view.

표 5-3. Post 선택을 위한 기준

선택기준	주조합금	금속	도재	섬유
형태	맞춤	Tapered, parallel	Tapered, parallel	Tapered, parallel
표면 거칠기	Sandblasted	Unique geometry/ threaded	Smooth/sandblasted/ silanised	Smooth, unique geometry
Passive/active	Passive	both	Passive	Passive
제작법	간접	직접/간접	직접/간접	직접
치근형태	단근치, 다근치도 가능	단근치/다근치	단근치	단근치/다근치
페룰효과	Desirable	Desirable	직접법에 필수	필수
수복물 접착제	ZP[1], GI, RGI, DR[2] with DBA, SAAR[3]	ZP[1], GI, RGI, DR[2] with DBA, SAAR[3]	DR2 with DBA, SAAR[3]	GI, RGI, DR[2] with DBA
심미	불량/보통	보통	우수	보통/우수
임상 시간	길다	적당/길다	적당/길다	적당
치아 삭제	지연	지연 또는 즉시	지연 또는 즉시	즉시

[1]ZP: zinc phosphate, [2]DR: dual-polymerisation resins, [3]SAAR: self-adhesive auto-polymerisation resins.

코어의 종류(Type of cores)

코어를 만들 재료를 선택할 때 기본적인 원칙은 재료 사이의 접촉면을 최소화하는 것이다. 이것은 포스트/코어 복합체에 사용되는 재료의 수가 적을수록 최종적인 생역학적 특성은 우수해진다는 것을 의미한다. 유사한 재료가 상이한 재료보다 스트레스를 덜 일으키고 미세누출을 줄이고 구강 내 부하를 견디는 힘이 더 크다. 그러므로 포스트/코어 복합체가 한 가지 재료로 일체화된 간접법의 경우 앞의 장점이 극대화되며 이는 간접법을 추천하는 이론적 근거가 된다.

또한 이 원칙은 일체형의 구조를 만드는 것으로 포스트/코어/최종 수복물 복합체의 모든 구성에 적용할 수 있고 스트레스를 견디는 데 기여한다. 직접법의 경우 재료 사이의 경계가 기성 포스트, 접착제, 코어형성 재료와 같이 늘어나게 된다.

앞에 생활치에서 쌓아 올리는 방식에서 논하였듯이 코어를 쌓아 올리는 데 많은 재료들이 유용하게 쓰인다. 실활치, 근관치료된 치아의 코어를 쌓아 올릴 때 두 가지의 견해를 고려해야 한다. 먼저 포스트 삽입 과정에 근관치료된 상태가 손상되지 않도록 해야 한다. 이것은 근관충전된 치아보다 포스트 치료를 받은 치아에서 치근단 병소가 더 자주 나타난다는 점을 보면 특히 중요하다.[39] 미세누출은 포스트 삽입의 전 과정(근관형성, 임시 포스트, 접착)에서 일어날 수 있다. 두 번째는 치근 내 지지가 더 큰 문제를 일으킨다는 것이다. 이상적으로는 상아질과 포스트 사이에서 화학적 결합이 이루어지는 것이 바람직하며 이는 포스트 관에 미생물의 침입을 막기 위한 것이다. 최근의 치과용 접착제를 사용하면 화학적 결합을 접착제-포스트 계면에서 얻을 수 있는 반면 가장 약한 연결고리는 접착제-상아질 계면이다(10장 참조). 접착제-상아질 계면의 실패는 미세누출을 일으켜서 타액과 세균의 오염을 초래하며 유지력을 떨어뜨려(탈락) 궁극적으로 치근파절을 유발한다.

실패의 유형(Modes of failure)

보철 실패의 대부분은 수복물/치아 복합체 중 하나 또는 그 이상의 구성요소(수복물, 지대치, 코어, 포스트, 접착제)에 피로파절이 일어나면서 생긴다. 각각의 구성요소들은 측방 교합력에 의한 스트레스에 노출되며 수복물/치아 복합체의 가장 약한 부분이나 가장 스트레스가 큰 지점에 피로파절이 일어난다. 구조적으로 손상된 치아를 재건하는 치료의 기본적인 원칙은 최종 보철물에 가해지는 측방 교합력을 최소화하는 것이다.[40] 치근 내에서 지지력을 받는 치아에서 실패를 유발하는 세 가지 주된 요소[42]는 다음과 같다:

- 스트레스를 감당할 수 없는 포스트 주위의 얇고 약한 치근 상아질벽
- 줄어든 표면적으로 인한 유지력의 저하는 접착실패를 일으킨다.
- 포스트 자체의 파절[41]

문제가 더 심각해지는 순으로 실패의 양상을 요약하면 다음과 같다.[42]

- 유지력의 상실(가장 흔하다) – 살릴 수 있다.
- 포스트 파절(덜 흔하다) – 생존 가능성이 있다.
- 치근 파절 – 살리기 힘들다.

위 세 가지는 동시에 일어날 수 있지만 원인을 명확히 밝히기 위해 개별적으로 논한다.

유지력의 상실(Loss of retention)

포스트의 탈락은 유지력의 상실로 인해 발생하며 포스트를 제거함으로써 치아를 살릴 수 있지만 치근파절을 동반하는 경우에는 치아를 거의 살릴 수 없다. 따라서 목적은 포스트의 유지력을 최대한 얻으면서 치근파절의 위험을 감소시키는 것이다. 유지력은 포스트 표면의 질감(그리

고 톱니모양), 길이, 직경, 기하학적 형태, 최종 보철을 위한 코어 형성 시기, 접착제의 선택 등과 같은 많은 요소에 의해 결정된다. 나사산이 있는 포스트는 상당한 희생을 치름에도 불구하고 최대의 유지력을 제공한다. 포스트 자체가 상아질에 홈을 내며 삽입되면 유지력은 분명히 증가되지만 치근파절이 일어나기 쉬운 스트레스를 유발한다. 나사산이 있는 포스트는 주의 깊게 사용되어야 하며 만약 유지력이 너무 없다면 치아의 장기 생존을 위해 포스트를 사용하는 것은 재고되어야 한다. 톱니모양이나 다른 독특한 표면형태를 이용하여 거칠게 만든 표면도 포스트 재료나 접착제의 종류와 상관없이 유지력을 증가시킨다.[43] 이것은 또한 톱니가 없는 주조 포스트가 톱니형의 기성 포스트에 비해 유지력이 떨어지는 데서 사실로 나타난다.[44] 이에 따라 근관형태가 만족스러울 때는 최대한의 유지를 위해 톱니형 기성 포스트가 이상적인 선택이다. 역으로 지르코니아 도재 포스트는 매끄러운 표면 특성으로 인하여 유지력이 떨어진다.

접착제의 유형은 포스트의 유지에 영향을 미친다. 인산아연과 같은 전통적인 접착제는 근관과 포스트의 표면의 거친 부분이 기계적으로 맞물리는 것에 의지하는 반면 글래스아이오노머와 레진은 기계적 및 화학적 결합에 의해 접착된다. 가장 높은 접착강도는 레진 접착제에 의해 얻어지는데 특히 포스트 근관과 포스트가 접착 프로토콜로 전처치 되었을 때 그러하다(10장 참조). 레진의 장점은 얇은 상아질 벽을 강화하고 유지력도 좋고 자연치와 탄성계수가 유사하여 파절에 대한 저항도 우수하다는 점이다. 그러나 단점으로는 원하지 않는 중합수축 스트레스와 측방근관을 통한 미세누출이 있고 숙련된 임상기술이 요구된다는 점이다.

초음파와 핸드피스의 진동이 포스트와 주위 상아질 사이의 접착피막을 파괴한다는 것이 증명되었다. 더구나 초음파 기구는 실패한 포스트를 제거하는 데 추천되는 방법이다.[45] 이것은 특히 인산아연시멘트로 접착되는 주조 포스트 코어에 타당한데 붙이자마자 형태를 다듬어서 접착피막이 파괴되는 일이 없도록 코어는 제작하는 동안에 형태가 다듬어져야 한다. 접착 후 1시간 이내에 행해지는 최종적인 보철물을 위한 코어의 형성은 유지력을 저하시키며 접착 후 적어도 24시간을 기다려야 한다.[46]

포스트 파절(Post fracture)

포스트의 파절은 단독 혹은 치근파절과 함께 일어날 수 있다. 중요한 점은 포스트 파절만 있는 경우 회복시킬 수 있다는 것이다. 회복의 가능성은 파절의 위치와 포스트의 재료에 영향을 받는다. 치관부에서의 파절이라면 살릴 수 있다. 그러나 치근단 가까이 깊은 부위의 파절은 접근이 어렵고 치근단면이 작기 때문에 살리기 어렵다. 또한 포스트의 재료도 포스트의 회복여부에 영향을 미치는데 섬유, 금속, 지르코니아 순으로 회복이 쉽다.

치근 파절(Root fractures)

치근파절은 발치에 이르는 치근 내 지지의 가장 심각한 결과일 것이다. 기능 중에 근관 내에는 최소의 스트레스가 가해지는 반면 치근 주위에는 최대의 스트레스가 집중된다. 이것이 치근의 주위를 강화하도록 최종적인 보철물에 페룰 디자인을 적용하는 이유이다. 치관 외 보철물에서의 페룰효과는 건전한 치경부의 치질구조를 1~2mm 정도 감싸도록 하는 것이다.

치근파절을 줄이기 위해 고려해야 할 첫 번째 점은 선택된 포스트가 파절을 방지할 수 있는가 아니면 파절을 일으키기 쉬운가 하는 점이다. 만약 서로 다른 기계적 특성을 지닌 재료가 합쳐졌다면 스트레스는 그 중에 약한 재료에 집중된다. 이런 점은 자연치보다 기계적으로 강한 금속, 탄소섬유, 지르코니아 포스트에서 명확하다. 부하가 가해진 후에 상대적으로 약한 상아질은 굴복하며 그 결과 치근파절이 유발된다. 탄성계수가 자연치와 유사한 새로운 섬유 포스트들의 이론적 근거는 부하가 가해졌을 때 변형이 상아질, 법랑질과 비슷한 양상을 보이면서 치근의 굴곡을 최소화한다는 점이다(표 5-4).[47]

티타늄과 지르코니아로 만든 포스트는 유리섬유나 석영섬유보다 더 높은 탄성계수를 가지며 더 딱딱하다. 유리섬

표 5-4. 여러 재료들의 MOE

재료	탄성계수(CPa)
에폭시 레진	4
상아질	15
컴포지트 레진 수복	16
유리 섬유	40
법랑질	50
Type Ⅲ 금 합금	85
티타늄	110
지르코니아	210
틴소 섬유	75~215
크롬 코발트	220

유나 석영섬유는 자연치에 근접하는 낮은 탄성계수를 가지며 탄력적이어서 교합력을 흡수하고 분산시킨다. 포스트의 재료는 재수복이 가능한 지의 여부에 영향을 미친다. 최근의 연구는 티타늄이나 지르코니아 포스트가 발치에 이르는 파멸적인 치근단 파절을 일으킨다고 보고하고 있다. 역으로 유리섬유와 석영섬유 포스트는 치관부 파절을 일으켰으며 이는 상대적으로 회복 가능성이 있다.[48]

포스트의 단단함(stiffness)에 관한 두 개의 반대되는 견해가 있다.[49] 하나는 포스트가 상아질과 유사한 기계적 특성을 가져서 휨의 정도가 동일해야 치근파절을 줄일 수 있다고 한다. 탄력적인 포스트(낮은 탄성계수)를 가진 치아는 포스트와 접착제가 기능 중에 비슷한 정도로 변형된다. 상아질-접착제-포스트의 계면에서 가장 약한 지점의 파괴는 변이(dislodgement)를 유발하게 되는데 이는 유지력 저하, 미세누출, 그리고 결국 포스트 코어의 파절로 이어진다. 많은 연구들은 단단한 포스트보다 탄력적인 포스트의 경우가 치근파절의 가능성이 덜하다고 보고하고 있다. 그러나 페룰효과에 부합하는 최종 보철물을 접착하였다면 단단한 포스트와 탄력적인 포스트 사이의 차이점은 무시할 만하다.[50]

반대는 아주 단단한 재료(높은 탄성계수)가 기계적으로 자연치가 부하를 견디는 정도를 뛰어 넘기 때문에 파절을 최소화한다고 주장한다. 단단한 포스트가 근관 내의 포스트를 따라서 힘을 분산시키고 결과적으로 파절은 더 긴 시간 후에 일어난다는 개념이다.[51] 두 가지 상반되는 관점으로부터 얻는 결론은 다음과 같다.

- 탄력적인 포스트는 단기간 안에 실패가 일어날 수 있지만 실패 후에 치아를 살릴 가능성이 높다.
- 단단한 포스트의 실패는 늦게 나타나지만 실패는 더욱 심각하고 회복 가능성이 낮다.

치근파절의 마지막 관심사항은 접착제의 유형이다. 레진계 접착제는 우수한 유지력을 제공할 뿐 아니라 자연치와 유사한 탄성계수를 갖고 있다. 따라서 레진의 주기적인 변형은 상아질, 법랑질과 유사하고 인산아연접착제와 비교하여 충격완충 능력이 우수하다.[52]

포스트 삽입 전 평가 (Pre-post placement assessment)

포스트 선택과 비슷하게, 포스트를 하는 임상기술에 있어서도 정립된 술식은 없다. 하지만 치근 내 지지를 확립하기 전에 다음과 같은 사전평가를 실시하여 장기간의 생존에 나쁜 영향을 미치는 것을 피하는 것이 필수적이다.

근관 요소(Endodontic factors)

시작은 방사선 사진을 이용하여 치근단 충전상태가 문제가 없고 치근단 병소가 없는 상태에서 증상이 없다는 것을 확인하는 것이다. 또한 방사선 사진은 치근의 형태, 근관의 수와 모양, 폭, 치료로 인해 발생하는 측방천공 및 이전 포스트의 잘못된 위치나 방향을 평가할 수 있게 한다. 포스트의 길이는 유지력을 위해 가급적 길어야(적어도 치관수복물의 길이만큼) 하지만 적절한 밀폐가 유지되기 위해 치근단 충전물이 최소 4~5mm는 남아야 한다(그림 5-37). 만약 충분한 근관충전 길이를 갖는 상태에서 치관/치근비율이 적당하지 않다면 치관길이연장술이나 교정적 정출을 고려하여야 한다. 외과적 술식과 교정적 정출 사이의 선택은

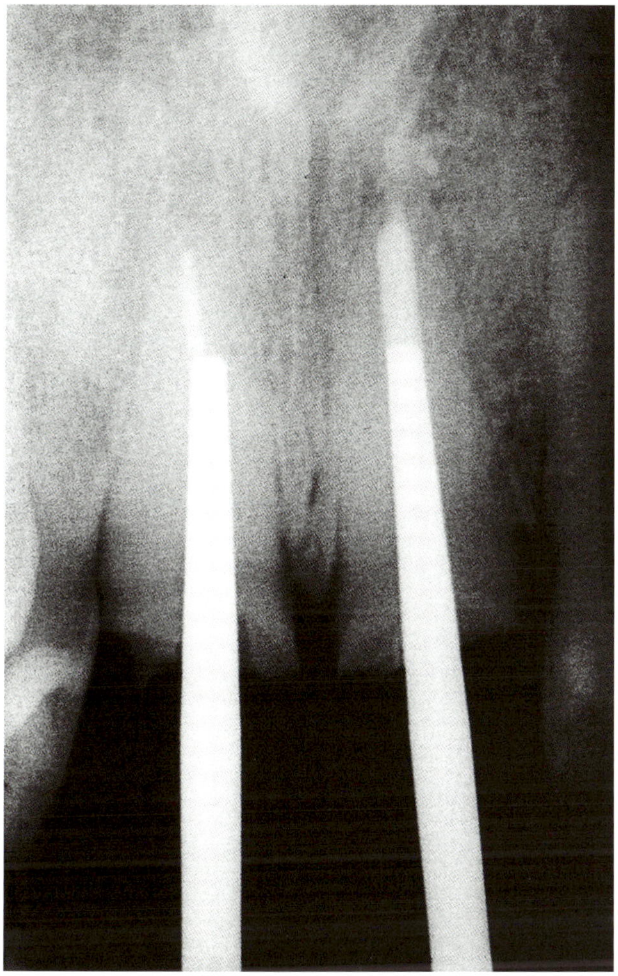

그림 5-37. 근첨에서 적당히(최소한 4~5mm) 근관충전 상태가 유지되는 중절치에서 2개의 지르코니아 포스트를 보여주는 방사선 사진.

심미적으로 예민한 부위에서 치은폭경과 형태(contour)를 평가하여 결정해야 한다. 두 가지 술식은 모두 결과적으로 낮아지는 치관 치근비율, 페룰효과를 위한 1.5mm 상아질의 결핍, 심미적 문제를 포함하는 문제들을 갖고 있다. 포스트의 이상적인 직경도 여전히 논쟁중이지만 일반적인 가이드라인을 말하면 상응하는 깊이에서 치근 직경의 1/3을 넘어서는 안 된다는 것이다.[53] 마지막으로 근관의 오염을 막기 위하여 근관충전과 포스트 삽입은 동시에 이어서 진행하거나 가급적 내원간격을 짧게 해야 한다.

치주 요소(Periodontal factors)

근관치료된 치아에 포스트를 삽입하는 것은 더 큰 스트레스를 부여하는 것이고 치조골의 틀(housing)이 이러한 추가적인 힘을 견딜 수 있어야 한다.[54] 일반적으로 포스트 길이의 반은 치조골에 둘러싸인 치근에 위치하여야 한다. 만약 치주조직의 손상에 의해 골 소실이 크게 일어난다면 적절하지 않은 치조골 지지로 인한 포스트의 쐐기효과 때문에 치근파절이 유발될 수 있다.

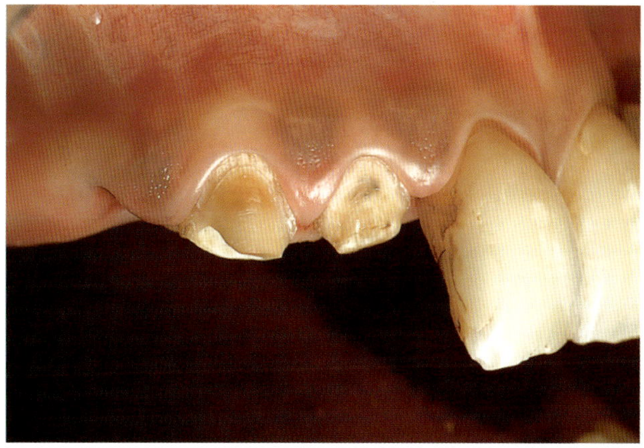

그림 5-38. 적절한 포스트/코어를 선택하기 전에 남아있는 잔존 상아질 양을 평가하기 위한 우측 상악 견치와 측절치를 삭제한 후의 사진.

최종 수복물의 선택 (Choice of definitive restoration)

치근 내 포스트/코어를 결정하기 전에 최종적인 수복물의 유형을 결정하는 것이 필요하다. 이것은 완전-도재 수복물이 고려된다면 포스트/코어의 종류를 선택하는 것이 결정적으로 중요하기 때문이다. 다수의 완전-도재 시스템은 투명해서(장석과 석영) 포스트/코어가 광투과성을 가지면서 심미적 불일치를 피하기 위해 만족스러운 색을 띨 것을 요구한다. 반면에 다른 재료(알루미나, 지르코니아)는 불투명해서 적절한 차단효과를 갖는다.

잔존하는 치관 상아질 (Remaining coronal dentine)

가능하다면 치관 형성은 포스트 삽입 전에 이루어져야 한다. 이것은 잔존하는 치관 상아질의 양을 명확하게 판명할 수 있게 한다(그림 5-38). 만약 적절한 양의 치관 상아질이 없다면 간접법을 적용하는 것이 좋다. 대신 상아질 높이가 1.5mm보다 크게 존재하면 페룰효과를 만족시키므로 직접법을 쓰는 것이 가능하다. 직접법의 컴포지트 코어에서 특히 지르코니아 포스트의 경우 전치부의 인장력에 저항하기 위해 페룰효과는 필수적이다. 구치부에서는 치수강의 깊이와 높이를 평가하여 직접법이 적절한지를 판단한다.

치아 위치(Tooth location)

포스트/코어 치료를 받는 치아를 판단함에 있어서 심미적인 문제와 힘의 방향의 두 가지 사항이 고려되어야 한다. 완전-도재 보철을 요구하는 심미적인 위치의 치아는 광투과성이 있는 치아색조의 코어가 필요하다. 두 번째 문제인 교합력의 각도는 교합력의 크기보다 더 민감한 문제이다.[55] 전치에서 힘은 경사지게 작용하는데 이는 포스트/치관 실패가 자주 일어나는 이유가 된다. 구치부에서 교합력은 크지만 치아의 장축방향으로 작용하여 위해는 덜하고 치주인대와 치조골에 의해 쉽게 분산된다. 더 강력한 힘이 가해지기 때문에 장기간의 성공을 위해서는 구치부의 교두를 덮는 것이 도움이 된다. 마지막으로 최종 수복물의 유형은 가해지는 힘의 크기에 영향을 미친다. 예를 들어 단일치아의 보철과 고정성 국소의치는 기계적 고려사항을 달리해야 한다.

요약(Summary)

포스트/코어 복합체에 착수하기 전에 위의 요소들을 자세히 조사하는 것은 필수적이다. 만약 임상적 상황이 부적절하다면 치근 내 지지를 확립하는 것도 무익하다. 불량한 예후를 받아들이면서 진행하거나 발치 후 임플란트와 같은 대안이 필요할 수 있다.

실활치(Non-vital teeth)-임상증례(Clinical practice)

치근 내 포스트 코어가 적절하다고 평가하였다면 다음과 같은 임상술식에 의거하여 포스트를 삽입하고 코어를 쌓아 올린다:

(1) 해당 치아를 러버댐이나 치은 압배사로 격리한다(hint 5-5).

(2) 가능한다면 페룰효과를 위한 잔존 치관상아질의 양을 평가하기 위해 최종 치관수복물을 위한 치아삭제를 한다.

(3) 1.5mm의 상아질 높이가 남는다면 직접법의 적용을 고려한다.

(4) 표 5-3에 따라 적절한 포스트 시스템을 선택하고 제조자의 지시에 따른다.

(5) 포스트가 들어갈 관을 형성한다: 첨가술식 또는 차감술식을 쓴다:

- 첨가술식(additive procedure)(그림 5-39~44). 근관형태가 달걀형이나 타원형, 넓게 벌어지거나 측방에 의원성의 천공이나 홈이 있다면 유동성 컴포지트를 상아질 접착제를 사용하여 기성 포스트의 형태나 간접법으로 만들어진 포스트 코어의 적절한 삽입로에 맞는 근관으로 재형성하는 것이 요구된다(치근단 밀폐를 위해 적어도 4~5mm의 근관충전제는 유지)(hint 5-6).
- 차감술식(subtractive procedure). 이 술식은 포스트에 맞게 근관모양을 맞추기 위해 치근 상아질을 삭제하는 것을 포함한다. 이 술식은 근관이 기성 포스트에 맞는 적절한 모양일 때 적용된다. 첫 단계는 근관충전제를 제거하는 것이다. 제거 방법의 선택은 충전재에 달려 있으며 화학적, 열적, 기계적 방법이 있다. 화학적 방법은 실패한 근관충진 치아를 재치료하는 데 유용하지만 제거의 양이 평가되기 어려우므로 거터퍼챠를 제거하는데 한정된 범위에서 진행해야 한다. 더구나 테레빈과 같은 용제는 거터퍼쳐의 체적 변화를 야기하고 미세누출을 증가시킨다. 가열기구를 사용하는 열적 방법은 거터퍼쳐에 이상적인 방법이지만 글래스아이오노머나 레진바탕의 근관충전재에는 적절하지 않다. 가장 파괴적이지만 기계적 방법이 근관을 형성하기 위해 가장 널리 사용되는 방법이다. 대부분의 포스트 시스템은 포스트

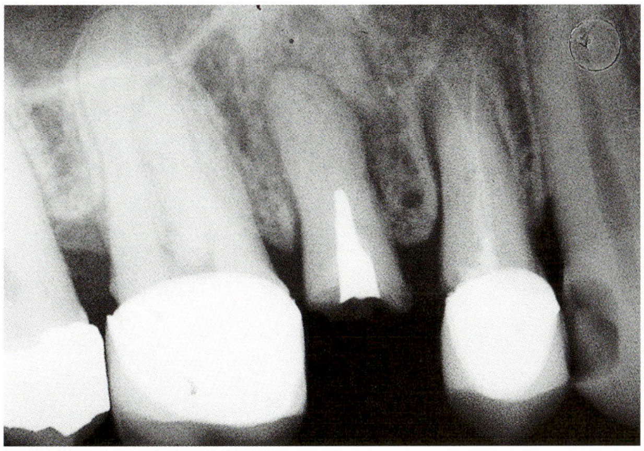

그림 5-39. Luimex 포스트(Dentatus) 증례 연구: 상악 제2소구치에서 부적절한 근관충전을 보여주는 술전 방사선 사진.

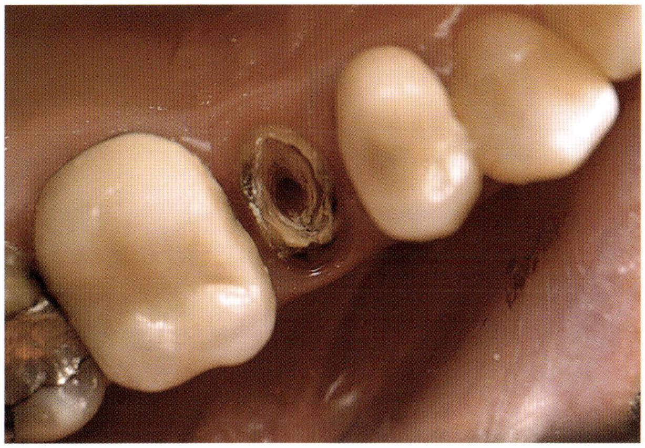

그림 5-40. Luimex 포스트((Dentatus) 증례 연구: 근관치료 후 근관입구의 치관측이 flaring되어 있다.

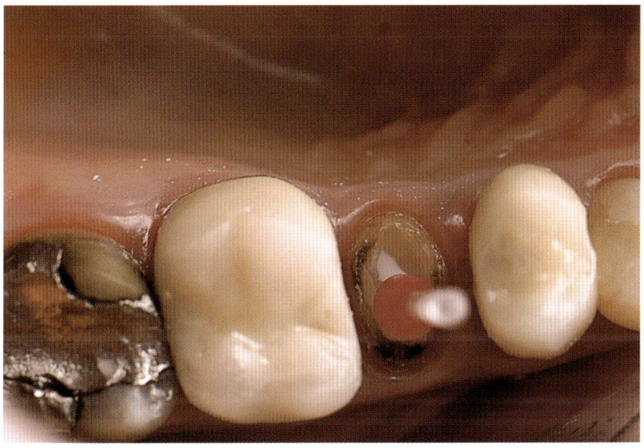

그림 5-41. Luimex 포스트(Dentatus) 증례 연구: 흐름성 컴포지트 레진이 근관안에 있으며 빛을 투과시키는 포스트를 사용해 광충전이 가능하였다. 상아질 접착제를 사용하였다.

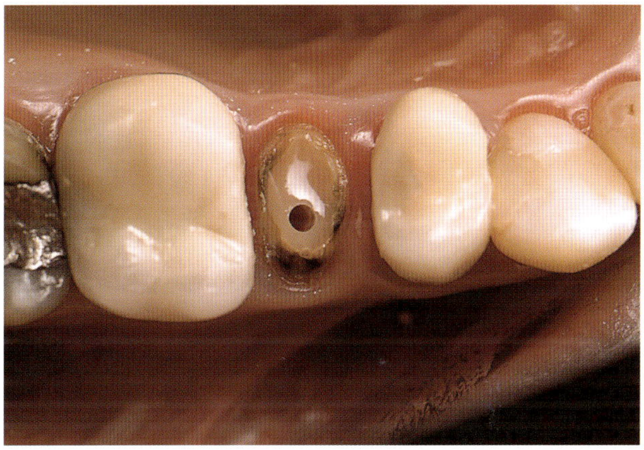

그림 5-42. Luimex 포스트(Dentatus) 증례 연구 : 빛을 투과시키는 포스트가 제거되어 있다.

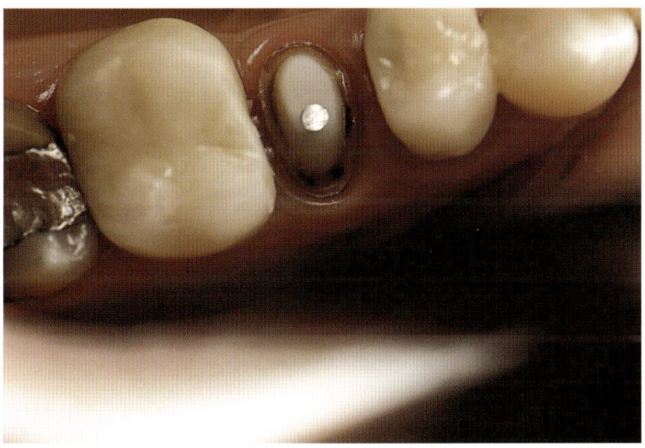

그림 5-43. Luimex 포스트(Dentatus) 증례 연구: 빛을 투과시키는 포스트와 동일한 직경의 금속 포스트가 접착되어 있으며 다듬어져 있다.

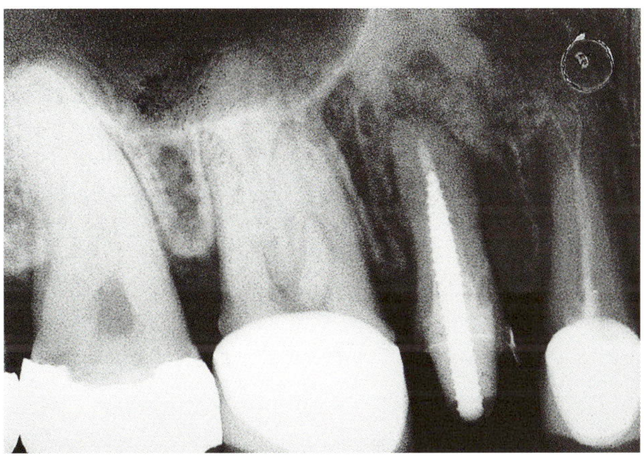

그림 5-44. Luimex 포스트(Dentatus) 증례 연구: 새로운 근관충전, 흐름성 레진으로 flaring된 근관을 채워서 성형하고 금속 포스트와 그 위에 쌓아 올린 컴포지트 코어를 보여주는 술후 방사선 사진.

의 길이와 직경에 대응하는 트위스트드릴이 포함되어 있다. 근관입구가 선택한 포스트 시스템의 트위스트드릴에 맞을 때까지 게이트글리든바의 직경을 점차 증가시키면서 초기 근관형성을 한다. 피조드릴은 열을 과도하게 발생시켜 치주세포에 해를 끼칠 수 있고 거터퍼쳐 충전제를 제거하기보다 녹이는 경향이 있다.[56]

(6) 간접법을 쓴다면 납형을 만들거나 인상을 뜬다(hint 5-7). 임시포스트와 임시치관을 제작한다(hint 5-8). 기공소로 보낸다. 기공소에서 제작 완료된 후 환자가 다시 내원하면 8)에서부터 시작한다.

(7) 직접법의 경우 포스트 접착과 코어 쌓아 올리기는 동시에 시행한다.

(8) 만약 해당치아가 격리되어 있지 않다면 러버댐과 치은 압배사를 위치시킨다.

(9) 코어재료를 선택한다(표 5-1). 수복물 접착제(luting agent)를 선택한다(표 1-2, 10장).

(10) 포스트/코어 복합체를 전처리한다(표 10-3, 10장).

(11) 포스트가 들어갈 근관부와 치관 상아질은 5세대 상아질 접착제로 전처치한다(hint 5-9). 접착제를 혼합하고 포스트를 붙인다.

(12) 포스트 위에 코어를 직접 쌓아 올린다. 선택한 재료의 제조자 지시를 따른다.

(13) 러버댐을 제거한다(hint 5-3).

(14) 즉시 또는 시간 경과 후 치관 수복물을 위한 치아삭제를 시행한다(재료에 따라 다르게 적용한다)(hint 5-4).

(15) 진료실에서 최종 수복물을 위한 인상을 뜨기 전에 바로 치은 치유를 위한 치료용 임시 수복물을 제작한다(8장 참조).

힌트와 팁(Hint and tips)

- hint 5-1: 만약 치질이 부족하여 러버댐이 어려우면 치은 압배사가 치주조직을 보호하고 건조한 치료환경을 만드는 데 제한적인 역할을 할 수 있다.
- hint 5-2: 유지력을 주는 박스나 홈(groove)을 1mm의 실린더형 다이아몬드 바나 1mm의 텅스턴 카바이드 라운드바로 형성할 수 있다. 치수강과 근접한 곳이나 2급 와동의 치경부 박스의 바닥에서는 주의를 기울여야 한다. 후자의 경우 치주인대의 천공을 피하기 위해 박스나 홈을 인접면 박스의 바깥 경계에서 적어도 2~3mm 떨어져 형성하여야 한다.
- hint 5-3: 러버댐 대신 치은 압배사가 사용되었다면 치아 삭제를 즉시 시행하고 치아 삭제와 임시 치관을 제작하는 동안 압배사를 유지하여야 한다.
- hint 5-4: 만약 수복하고 쌓아 올린 후 즉시 치아를 삭제한다면 적절한 사이즈의 치은 압배사로 연조직을 보호하고 치아를 격리시켜야 한다. 지혈을 위해 아스트린젠트액을 흡수시킨 압배사를 이용할 수 있다.
- hint 5-5: 건조한 코드가 열구액을 흡수하고 치아 경계를 명확히 하고 생물학적 폭경을 건전하게 보호하는 데 이상적이다. 만약 출혈이 있다면 아스트린젠트액을 적셔서 사용하거나 지혈제를 건조한 압배사 위에 적용할 수 있다.
- hint 5-6: Luminex 포스트 시스템이 첨가술식에 이상적인데 근관 내 유동성 컴포지트의 완전한 중합을 위해 광투과성의 포스트를 사용하는 것이다.
- hint 5-7: 포스트가 형성된 근관에 꽉 끼지 않도록 윤활제나 분리제를 사용한다.
- hint 5-8: 대부분의 간접법 포스트 시스템은 임시 사용을 위해 각각의 사이즈에 맞는 플라스틱 포스트가 있다.
- hint 5-9: 화학중합형 레진 접착제를 쓰는 경우 산화억제층이 접착제의 완전한 중합을 방해하므로 자가에칭 상아질 접착제를 사용해서는 안 된다.

참고문헌

1 Sedgley, C.M. and Messer, H.H. (1992) Are endodontically teeth more brittle? *J Endod*, **18**, 332–335

2 Huang, T.J., Schilder, H. and Nathanson, D. (1992) Effect of moisture content and endodontic treatment on some mechanical properties of human dentin. *J Endod*, **18**, 209–215

3 Manning, K.E., Yu, D.C., Yu, H.C. and Kwan, E.W. (1995) Factors to consider for predictable post and core build-ups of endodontically treated teeth. Part II: Clinical application of basic theoretical concepts. *J Canad Dent Assoc*, **61**(8), 696–701

4 Fernandes, A.S. and Dessai, G.S. (2001) Factors affecting the fracture resistance of post-core reconstructed teeth: a review. *Int J Prosthodont*, **14**, 355–363

5 Youngston, C. (2005) Posts and the root-filled tooth. *Br Dent J*, **198**(**6**), 379

6 Wassell, R.W., Smart, E.R. and St. George, G. (2002) Crowns and other extra-coronal restorations: cores for teeth with vital pulps. *Br Dent J*, **192**, 499–509

7 Webb, E.L., Straka, W.F. and Phillips, C.L. (1989) Tooth crazing associated with threaded pins: a three dimensional model. *J Prosthet Dent*, **61**, 624–628

8 Outwaite, W.C., Garman, T.A. and Pashley, D.H. (1979) Pin vs. slot retention in extensive amalgam restorations. *J Prosthet Dent*, **41**, 396–400

9 Newsome, P.R.H. (1988) Slot retention: an alternative to pins in the large amalgam restoration. *Dent Update*, **15**, 202–207

10 Baldwin, H. (1897) Cement and amalgam fillings. *Br Dent Sci*, **XL**, 193–234

11 Welbury, R.R. and Murry, J.J. (1990) Clinical trial of the glass-ionomer cement-composite resin 'sandwich'. *Quintessence Int*, **21**, 507–512

12 Prati, C. (1989) Early microleakage in Class II resin composite restorations. *Dent Mater*, **5**, 392–398

13 Nash, R.W., Lowe, R.A. and Leinfelder, K. (2001) Using packable composites for direct posterior placement. *J Am Dent Assoc*, **132**, 1099–1104

14 Demirel, F., Saygili, G. and Sahmali, S. (2005) Microleakage of endodontically treated teeth restored with prefabricated posts and tooth-colored restorative materials. *Int J Periodontics Restorative Dent*, **25**(**1**), 72–79

15 Torbjorner, A. and Fransson, B. (2004) A literature review on the prosthetic treatment of structurally compromised teeth. *Int J Prosthodont*, **17**, 369–376

16 Weine, F.S., Wax, A.H. and Wenckus, C.S. (1991) Retrospective study of tapered, smooth post systems in place for 10 years or more. *J Endod*, **17**, 293–297

17 Michalakis, K.X., Hirayama, H., Sfolkos, J. and Sfolks, K. (2004) Light transmission of posts and cores used for the anterior esthetic region. *Int J Periodontics Restorative Dent*, **24**, 462–469

18 Strub, J.R., Pontius, O. and Koutayas, S. (2001) Survival rate and fracture strength of incisors restored with different post and core systems after exposure in the artificial mouth. *J Oral Rehabil*, **28**, 120–124

19 Mannocci, F., Ferrari, M. and Watson, T.F. (1999) Intermittent loading of teeth restored using quartz fibre, carbon-quartz fibre, and zirconium dioxide ceramic root canal posts. *J Adhes Dent*, **1**, 153–158

20 Hedlund, S.-O., Johansson, N.G. and Sjogren, G. (2003) A retrospective study of prefabricated carbon fibre root canal posts. *J Oral Rehabilitation*, **30**, 1036–1040

21 Marinez-Insua, A., Da Silva, L., Rilo, B. and Santana, U. (1998) Comparison of the fracture resistance of pulpless teeth restored with a cast post and core or carbon-fibre post with a composite core. *J Prosthet Dent*, **80**, 527–532

22 Hu, Y.-H., Pang, I.-C., Hsu, C.-C. and Lau, Y.-H. (2003) Fracture resistance of endodontically treated anterior teeth restored with post-and-core systems. *Quintessence Int*, **34**, 349–353

23 Creugers, N.H., Mentink, A.G., Fokkinga, W.A. and Kreulen, C.M. (2005) 5-year follow-up of a prospective clinical study on various types of core restorations. *Int J Prosthodont*, **18**(**1**), 34–39

24 Pontius, O. and Hutter, J.W. (2002) Survival rate and fracture strength of incisors restored with different post and core systems and endodontically treated incisors without coronoradicular reinforcement. *J Endod*, **28**(**10**), 710–715

25 Milot, P. and Stien, S. (1992) Root fracture in endodontically treated teeth related to post selection and crown design. *J Prosthet Dent*, **68**(3), 428–435

26 Quintas, A.F., Dinato, J.C. and Bottino, M.A.

(2000) Aesthetic post and cores for metal free restoration of endodontically treated teeth. *Pract Periodont Aesthet Dent*, **12(9)**, 875–884

27 Libman, W.J. and Nicholls, J.I. (1995) Load fatigue of teeth restored with cast posts and cores and complete crowns. *Int J Prosthodont*, **81**, 155–161

28 Cooney, J.P., Caputo, A.A. and Trabert, K.C. (1986) Retention and stress distribution of tapered-end endodontic posts. *J Prosthet Dent*, **55**, 540–546

29 Burgess, J.O., Summitt, J.B. and Robbins, J.W. (1992) Resistance to tensile, compression, and torsional forces provided by four post systems. *J Prosthet Dent*, **68**, 899–903

30 Meyenberg, K.H., Luthy, H. and Scharer, P. (1995) Zirconia posts: a new all-ceramic concept for nonvital abutment teeth. *J Esthet Dent*, **7(2)**, 73–80

31 Butz, F., Lennon, A.M., Heydecke, G. and Strub, J.R. (2001) Survival rate and fracture strength of endodontically treated maxillary incisors with moderate defects restored with different post-and-core systems: an in vitro study. *Int J Prosthodont*, **14**, 58–64

32 Mitsui, F.H.O., Marchi, G.M., Pimenta, L.A.F. and Ferraresi, P.M. (2004) In vitro study of fracture resistance of bovine roots using different intra-radicular post systems. *Quintessence Int*, **35**, 612–616

33 Buonocore, M.G. (1975) *The nature of tooth structure in the use of adhesives in dentistry.* Charles Thomas Publishers, Springfield

34 Javaheri, D. (2003) Techniques for nonvital bleaching. *Pract Proced Aesthet Dent*, **15(6)**, 483–485

35 Ahmad, I. (1998) Yttrium-partially-stabilised zirconium dioxide (YPSZ): an approach to restoring coronally compromised non-vital teeth. *Int J Periodontics Restorative Dent*, **18(5)**, 455–465

36 Ahmad, I. (1999) Zirconium oxide post and core system for the restoration of an endodontically treated incisor. *Pract Periodontics Aesthet Dent*, **11(2)**, 197–204

37 Gluskin, A., Ahmad, I. and Herrero, D.B. (2002) The aesthetic post and core: unifying radicular form and structure. *Pract Proced Aesthet Dent*, **14(4)**, 313–321

38 Paul, S.J., Pilska, P., Pietroban, N. and Scharer, P. (1996) Light transmission of composite luting resins. *Int J Periodontics Restorative Dent*, **16**, 165–173

39 Eckerbom, M., Magnusson, T. and Martinsson, T. (1991) Prevalence of apical periodontitis, crowned teeth and teeth with posts in a Swedish population. *Endod Dent Traumatol*, **7**, 214–220

40 Lundgren, D. and Laurell, L. (1994) Biomechanical aspects of fixed bridgework supported by natural and endosseous implants. *Periondontol 2000*, **4**, 23–40

41 Yang, H.S, Lang, L.A., Molina, A. and Felton, D.A. (2001) The effect of dowel design and load direction on dowel-and-core restorations. *J Prosthet Dent*, **85**, 558–567

42 Torbjorner, A., Karlsson, S. and Odman, P.A. (1995) Survival rate and failure characteristics of two post designs. *J Prosthet Dent*, **73**, 439–444

43 Maniatopoulos, C., Pillar, R.M. and Smith, D.C. (1988) Evaluation of strength at the cement-endontic post interface. *J Prosthet Dent*, **59**, 662–669

44 Sorenen, J.A. and Martinoff, J.T. (1984) Clinically significant factors in dowel design. *J Prosthet Dent*, **52**, 28–35

45 Yoshida, T., Gomyo, S., Itoh, T., Shibata, T. and Sekine, I. (1997) An experimental study of the removal of cemented double-retained cast cores by ultrasonic vibration. *J Endod*, **23**, 239–241

46 Al-Ali, K., Talic, Y., Abduljabbar, T. and Omar, R. (2003) Influence of timing of coronal preparation on retention of cemented cast posts and cores. *Int J Prosthodont*, **16(3)**, 290–294

47 Craig, R.G., Powers, J.M. and Wataha, J.C. (2002) *Dental Materials.* 11th edn. Mosby, St Louis

48 Akkayan, B. and Gulmer, T. (2002) Resistance to fracture of endodontically treated teeth restored with different post systems. *J Prosthet Dent*, **87**, 431–437

49 Asmussen, E., Peutzfeld, A. and Heitmann, T. (1999) Stiffness, elastic limit and strength of newer types of endodontic posts. *J Dent*, **27**, 275–278

50 Freeman, M.A., Nicholls, J.I., Kydd, W.L. and Harrington, G.W. (1988) Leakage associated with load fatigue-induced preliminary failure of full crowns placed over three different post and core systems. *J Endod*, **24**, 26–32

51 Akkayan, B. and Gomez, T. (2002) Resistance to fracture of endodontically treated teeth restored with different post systems. *J Prosthet Dent*, **87**, 431–437

52 Junge, T., Nicholls, J.I., Phillips, K.M. and Libman, W.K. (1998) Load fatigue of compromised teeth: a comparison of three luting

cements. *Int J Prosthodont*, **11**, 558–564
[53] Goodcare, C.J. and Spolnik, K.J. (1995) The prosthodontic management of endodontically treated teeth: a literature review. Part III. Tooth preparation considerations. *J Prosthodont*, **4**, 122–128
[54] Caputo, A.A. and Standlee, J.P. (1987) Restoration of endodontically treated teeth. In: *Biomechanics in Clinical Dentistry*, pp. 185–203. Quintessence, Chicago
[55] Loney, R.W., Moulding, M.B. and Ritsco, R.G. (1995) The effect of load angulation on fracture resistance of teeth restored with cast post and cores and crowns. *Int J Prosthodont*, **8(3)**, 247–251
[56] Ricketts, D.N.J., Tait, C.M.E. and Higgins, A.J. (2005) Tooth preparation for post-retained restorations. *Br Dent J*, **198**, 463–471

Chapter 6

치아 삭제

Tooth preparation

다른 치과 수복물과 마찬가지로 기공실에서 만들어진 보철물도 다른 두 가지 물질 즉, 생물학적인(치아) 요소와 합성의(수복물) 요소가 하나로 합쳐져 통합된 구조를 이룬다. 이러한 결합의 목적은 손상된 치열을 수복하고 기능을 향상시키는 것이다. 임상가는 충치 치료를 하거나 심미를 증진시켜야 하는 상황에 일상적으로 놓이게 되는데 두 경우 모두 치료의 목적을 달성하기 위해서는 남아 있는 치질을 일정 정도 손상시켜야 한다. 어느 외과 술식이나 더 큰 목적을 위해서는 조직에 외상을 주게 되는데 치아 삭제 또한 예외가 아니다. 하지만 외과적 침습을 최소한으로 줄임으로써 의원성 손상을 줄이고 치유를 촉진하며 수복물의 장기적 생존을 보장할 수 있다. 불행하게도 치아 삭제가 과학적 원칙에 따라서만 행해지고 있지는 않으며 대신 여러 가지 비논리적인 요소들에 의해 합리화되고 있다. 이런 요소들로는 동료의 권유, 잡지의 광고, 여론을 주도하는 사람들의 추천, 또는 단순히 특정 상품에 대한 기호 등이 있다. 냉소적으로 들릴지 모르지만 이것이 진실이다.

과학적 논거(Scientific rationale)

치관 외 수복물을 하는 이유 (Reasons for extra-coronal restorations)

치관 외 수복물을 하는 목적은 많다. 아래에 열거된 이유들은 동시에 치료방법이 되기도 한다:

- 병소의 치료. 예: 농양, 충치, 파절(그림 6-1, 6-2)
- 기능 향상. 예: 교합고경(OVD)의 감소(그림 6-3~5)
- 심미 증진. 예: 치아의 배열 이상, 색상, 형태, 질감,

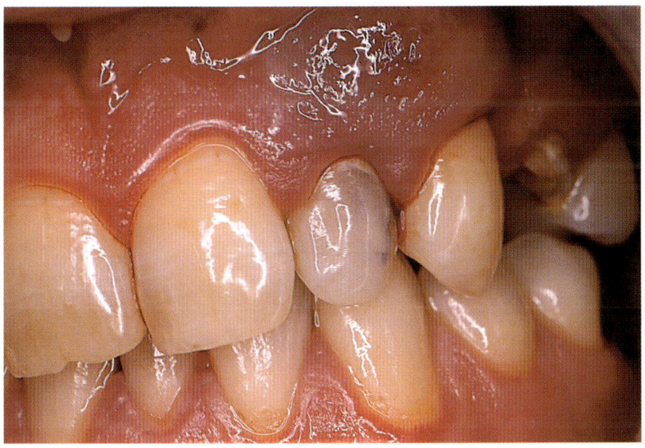

그림 6-1. 변색된 상악 측절치와 관련된 급성 농양.

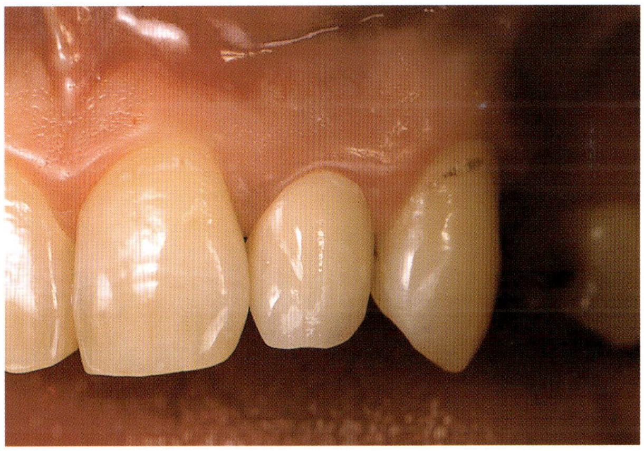

그림 6-2. 그림 6-1에서 보인 환자의 술후 모습으로 근관치료로 치근단 병소를 해소하고 완전-도재 보철을 시행.

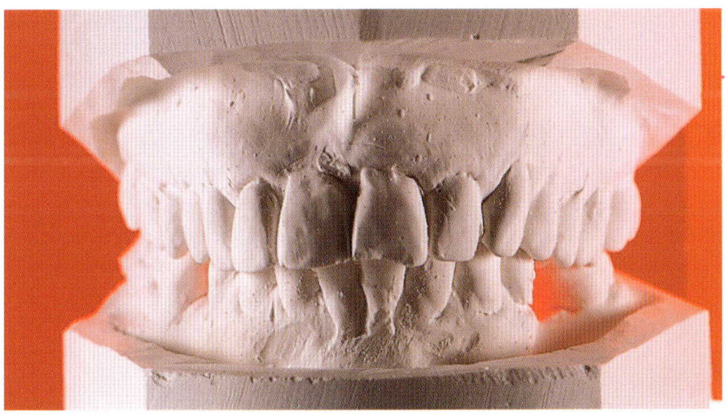

그림 6-3. OVD가 감소된 술전 모습.

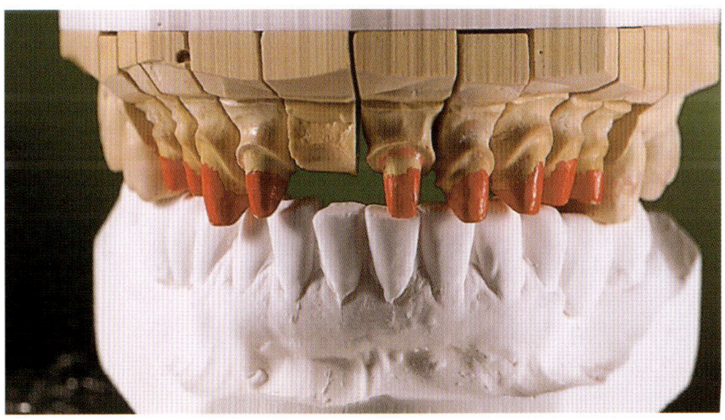

그림 6-4. OVD를 증가시키는 새로운 수복물을 위한 치아 삭제.

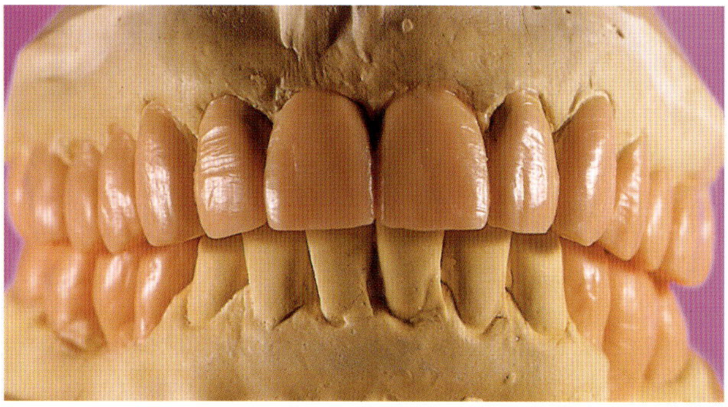

그림 6-5. OVD를 증가시킨 진단납형.

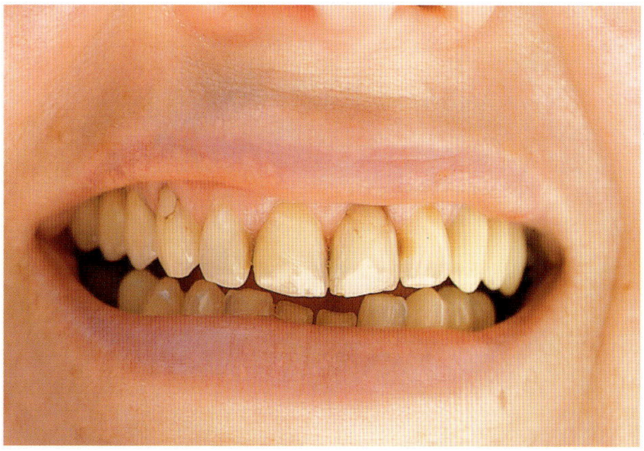

그림 6-6. 고르지 않은 절단면.

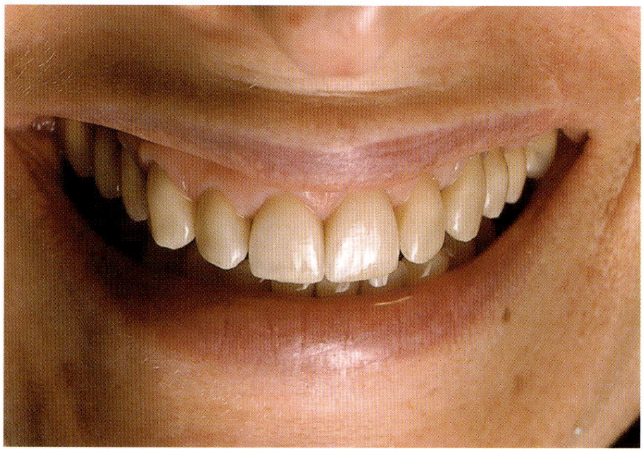

그림 6-7. 하순의 곡선과 일치하는 절단면 복원(Willi Geller의 기공작업, 취리히, 스위스).

불규칙한 절단면 등(그림 6-6, 6-7)

치아 삭제에 들어가기 전에 항상 2장에서 논의한 건강, 기능, 심미(HFA triad)를 재평가 하는 것이 필수적이다. 그리하여 지금의 임상적 상황에 가장 적합한 보철물의 유형을 선택했으면(3장) 다음 단계는 지대치를 삭제하는 것이다.

생물학적 폭경(Biologic width)

2장에서 생물학적 폭경을 침범하지 않는 것이 중요하다고 강조하였다. 또한 모든 건강한 치아 주위에 생물학적 폭경이 미리 정해져 있지만 그 너비는 다양해서 감별진단이 필수적임을 지적하였다. 수복치료 과정에서 유리치은 변연(FGM free gingival margin)과 치조골 정상(ABC alveolar bone crest) 두 가지 지표가 사용된다. 임상검사와 이를 바탕으로 근거에 입각한 의사결정을 하여 선택한다. 치아의 수명을 단축시키지 않으려면 생물학적 폭경을 유지하는 것이 필수적이다. 치은압배, 삭제 과정(rotary and hand instrument), 수복물 변연의 위치, 임시 또는 최종 접착제의 잔여물 등이 생물학적 폭경을 침범한다. 생물학적 폭경이 침범되었을 때 나타나는 증상은 환자의 반응에 따라 다양하게 나타나는데 결국은 치아의 수명을 단축시키게 된다. 생물학적 폭경 침범 시의 증상에는 다음과 같은 것들이 있다:

- 지속적인 염증(그림 6-8)
- 비대칭적인 치은 변연(그림 6-9)
- 치은 퇴축(그림 6-10)

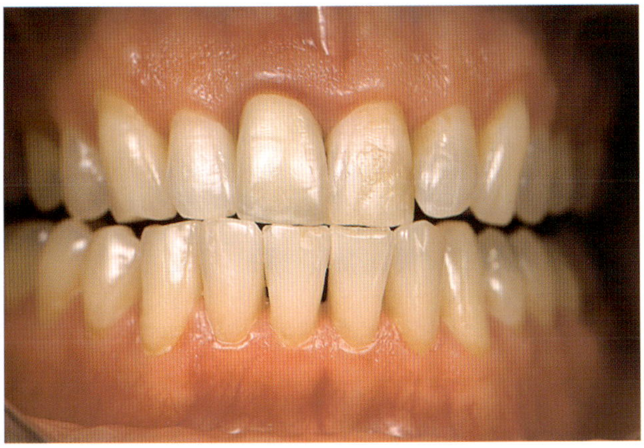

그림 6-8. 상악 우측 중절치의 보철물 변연이 생물학적 폭경을 침범하여 지속적인 염증을 보인다.

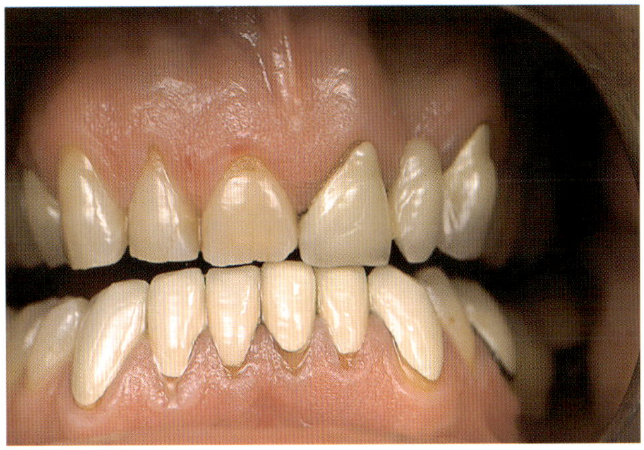

그림 6-9. 3-unit FPD의 지대치인 #21 치아는 자연치인 #11에 비해 치은 퇴축을 보인다. 이는 접착 시 생물학적 폭경을 침해하여 일어난 것으로 보기 흉하고 비대칭적인 치은연을 야기한다.

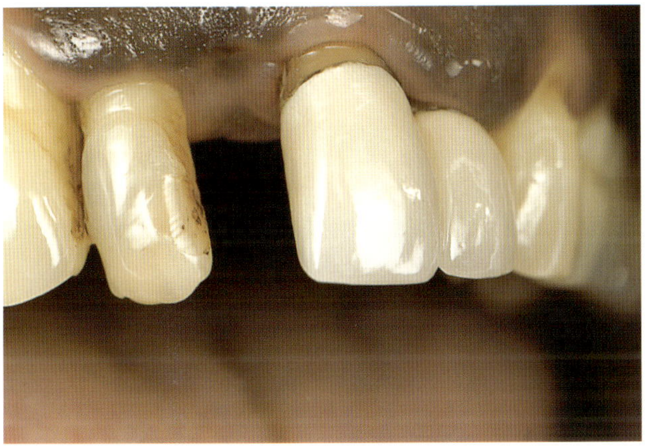

그림 6-10. 치은 퇴축으로 인한 상악 좌측 중절치 보철물의 변연 노출.

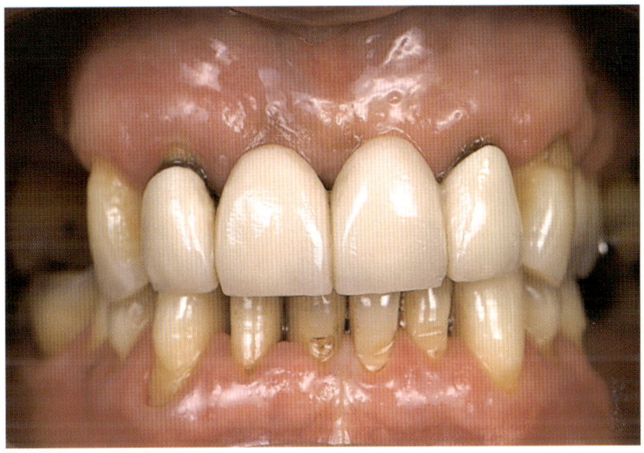

그림 6-11. 상악 중절치 보철물 사이의 증가된 치은 공극(black triangle).

- 치은 치간공극(gingival embrasure)이 커진다(소위 'black triangle')(그림 6-11).
- 치주낭(그림 6-12)

변연의 위치(Margin location)

보철물의 변연은 치은연의 위(supragingival)나 아래(subgingival) 또는 치은연과 같은 높이에(equigingival) 위치할 수 있다(그림 6-13). 앞서 논의된 바에 따르면 치은연상이나 치은연과 같은 높이의 변연은 생물학적 폭경

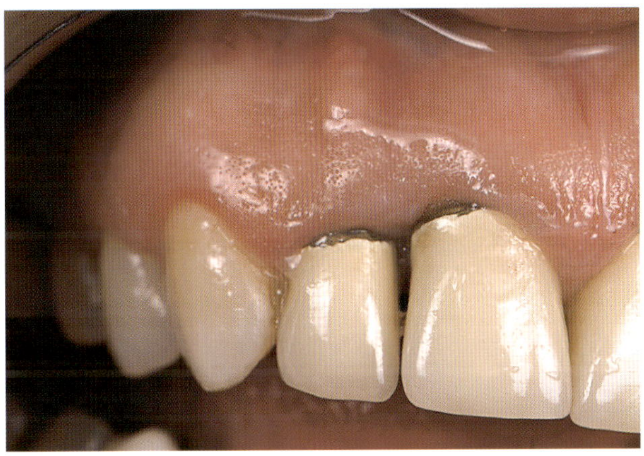

그림 6-12. 불량한 상악 우측 측절치 보철물과 연관된 치주낭 형성과 치주 농양.

에 별 영향을 주지 않는다. 치은연상 변연은 구치부나 입술선이 낮은 경우의 전치부와 같이 심미가 크게 문제되지 않는 경우가 적응증이 된다(그림 6-14). 치은연과 같은 높이의 변연은 PLV(라미네이트)와 같은 완전-도재 수복물에 이용되는데 이때 하부 치질이 적절한 색상이어야 접착제 선이 표시나거나 수복물과 치아의 색이 차이가 나지 않게 된다(그림 6-15).

그렇지만 치은연하 변연은 임상적으로 아주 중요한 의미를 가진다. 일반적으로 치조골정(ABC)을 지표로 사용할 경우 치은열구의 깊이가 허락한다면 열구 내 변연은 열구 깊이의 반 정도에 위치되어야 한다. 이의 근거는 정치와 유사하다고 할 수 밖에 없는데 치아 삭제는 완전함을 추구한다기보다는 가능성을 모색하는 기술에 가깝기 때문이다. 따라서 변연을 열구 깊이의 반 정도에 위치시키려는 노력은 어느 정도 관용성이 있어서 삭제가 의도하지 않게 이상적인 것에서 벗어나더라도 부가적인 깊이가 있으므로 생물학적 폭경의 상피 부착부를 침범하는 것을 막아주게 되는 것이다. 게다가 변연을 열구의 반 정도 깊이에 위치시키면 치은 압배사를 위한 공간도 충분하게 된다. 이는 상피 부착부와 버(bur) 사이의 방패 역할을 해서 삭제 후의 치은 퇴축을 보상해주므로 변연이 여전히 치은연하에 위치함을 확실히 해준다. 반면 유리치은 변연(FGM)을 생물학적 폭경의 지표로 이용하면 열구 내 변연이 0. 5mm 열구 내로 위치하게 한다. 치은연하 변연은 환자의 입술선이 높아서 편하게 미소 지을 때 치은이 많이 노출되는 환자의 경우처럼 심미가 중요시 되는 부위에 필요하다(그림 6-16~18).

유리치은 변연이 하부의 치조골 형태를 반영하므로 치아 삭제는 유리치은 변연(FGM)을 따라 치아 둘레를 삭제하면 생물학적 폭경의 완결성을 침해하지 않을 수 있다(그림 6-19). 열구 깊이가 깊은(2.5mm 이상) 치간부에서는 함정에 빠지지 않도록 주의해야 한다. 변연이 협측 중앙부보다 깊은 곳에 위치하게 될 수 있는데, 치간부의 치은 퇴축으로 인한 'black triangle'이 유발되어 '치은의 심미(pink aesthetics)'를 저하시키는 결과를 낳는다(그림 6-20).

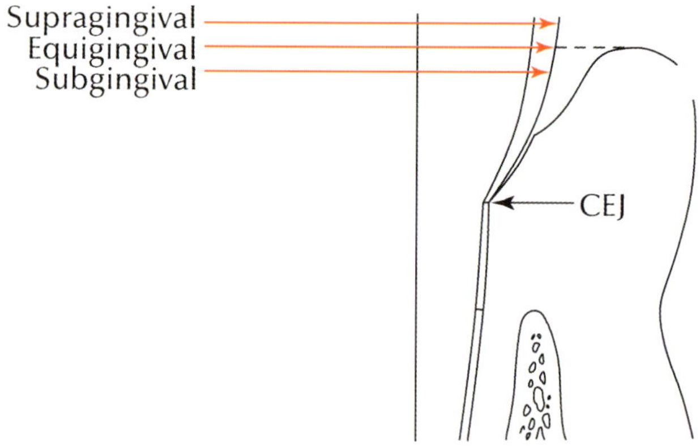

그림 6-13. 보철물 변연은 치은연의 위나 아래 또는 같은 높이에 위치할 수 있다.

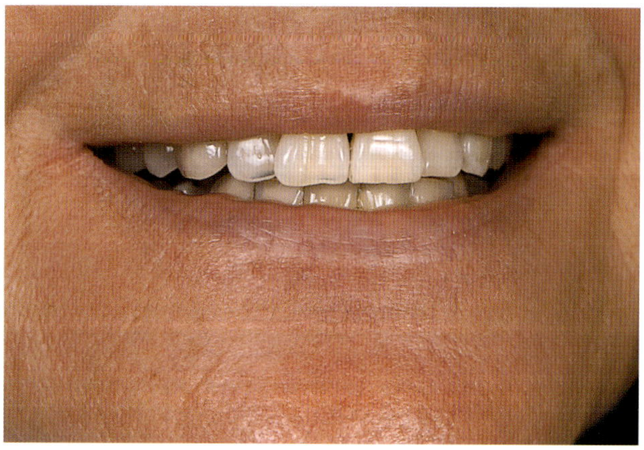
그림 6-14. 낮은 입술선은 상악 치열의 치경부 변연을 가린다.

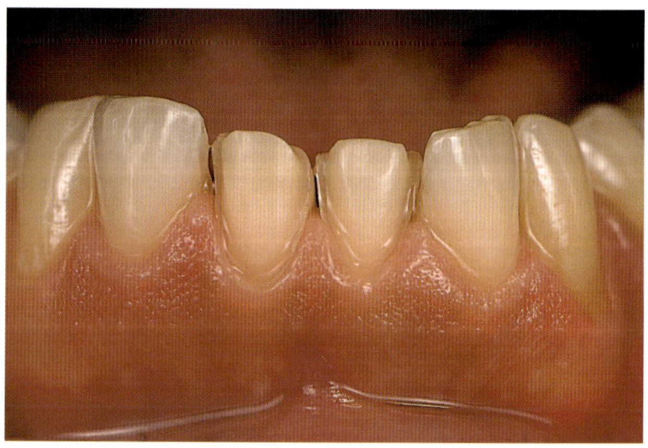
그림 6-15. 도재 라미네이트(PVL)를 위해 equigingival margins으로 삭제된 하악중절치(하부의 치질은 수용 가능한 색상을 보임).

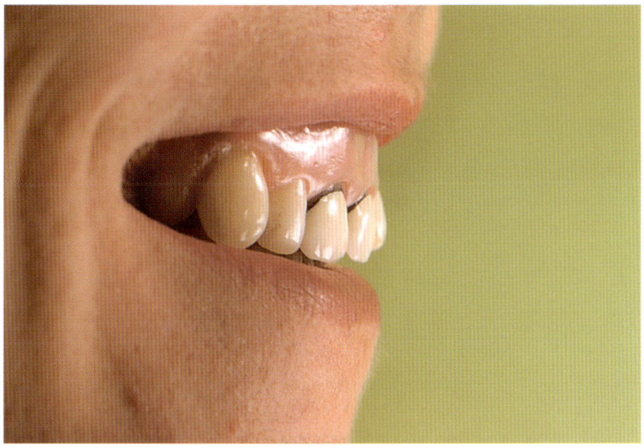

그림 6-16. 이완된 상태로 미소 지을 때 치은이 과도하게 노출되는 높은 입술선을 가지는 환자에서는 치은연하의 변연을 갖는 보철물이 필요하다.

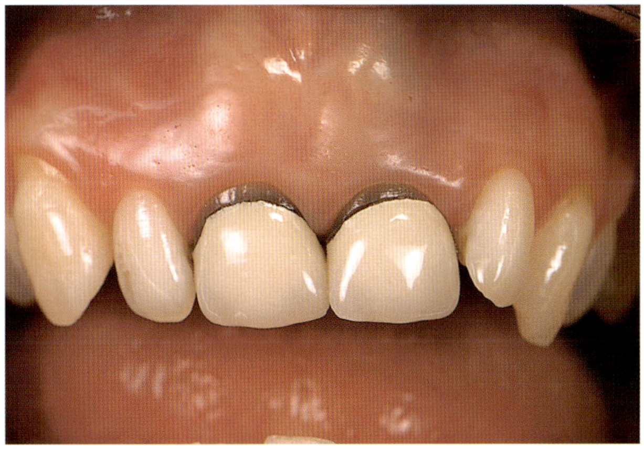

그림 6-17. 그림 6-16 환자를 가까이 보았을 때 상악 중철치 보철물에 결함이 있는 치은연상 변연이 발견된다.

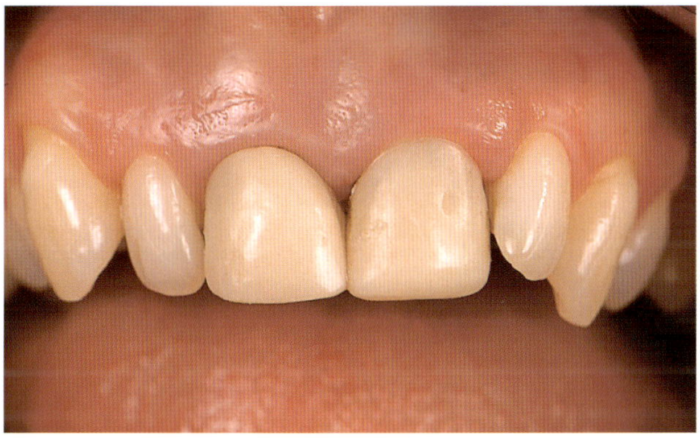

그림 6-18. 그림 6-17 환자에서 치은연하 변연을 가지는 임시수복물.

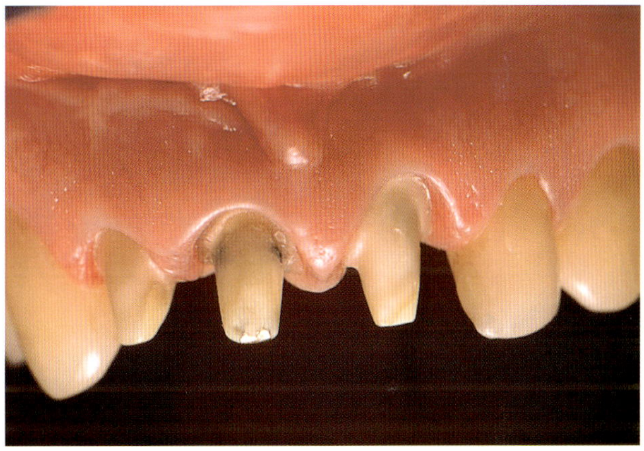

그림 6-19. 삭제된 치아의 변연은 치은연과 하부의 치조골 형태를 따라야 한다.

변연의 형태(Margin geometry)

완전-도재 보철물에 적용되는 여러 변연의 형태가 있다. 이에 대해서는 심미적 및 기계적 성질, 제작의 편리성, 치아 삭제 시 고려할 사항 등의 요소 중 어떤 것을 우선시 하느냐에 따라 의견이 나뉜다.

가장 많이 사용되는 형태로는 feather or knife edge, shoulder, chamfer가 있다. 변연의 완전성을 치아와 보철물 사이의 틈(opening)이라는 측면에서 볼 때 임상적으로 용인되는 정도는 다양하다. 그렇지만 대략 120㎛, 100㎛ 및 50㎛ 정도로 연구결과가 보고되고 있다.[1,2,3] Feather edge 형태는 135㎛의 틈을 보이므로 120㎛를 기준으로 해도 실패이기 때문에 그 사용이 의문시 되지만[4] 금속 보철물의 경우 최소한의 치아 삭제로도 제작이 가능하므로 이 변연형태가 적용될 수 있다(그림 6-21). 게다가 knife-edge 변연은 석고다이 상에서 인식이 어려워 변연의 적합

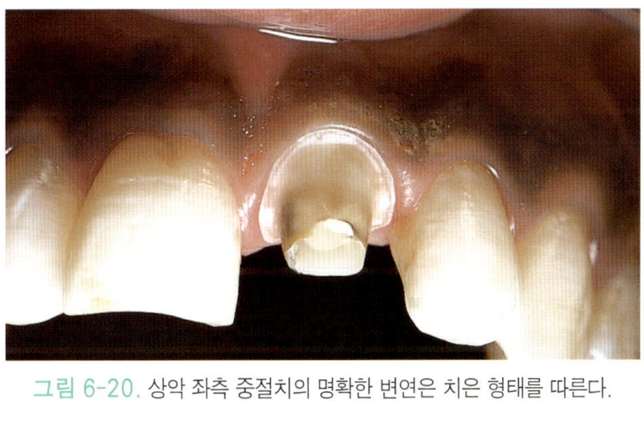

그림 6-20. 상악 좌측 중절치의 명확한 변연은 치은 형태를 따른다.

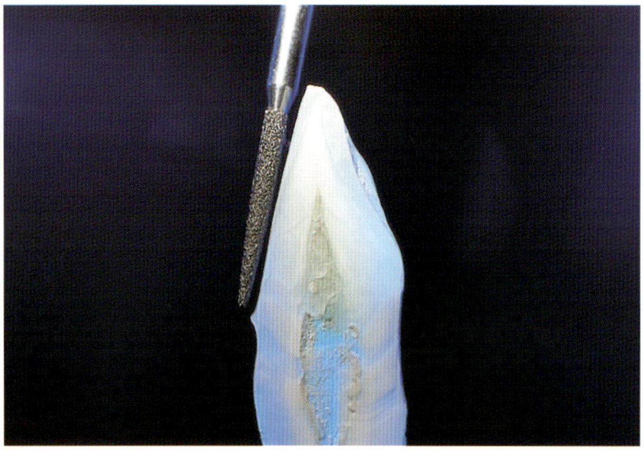

그림 6-21. Feather 또는 knife-edge finish line.

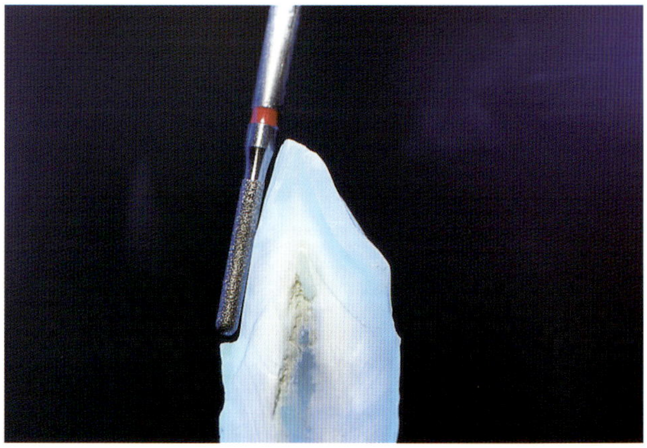

그림 6-22. Shoulder finish line.

성이 떨어질 수 있고, 치아 삭제가 적어 수복물이 수직 또는 수평으로 과형성될 수 있어 만성 염증과 주위 치주인대의 부착 소실을 야기하게 된다.[5]

이 변연 형태가 적용된다면 변연을 압접하여 틈을 줄여야 하며 치은 연상에 위치시켜서 과풍융 되거나 부적절한 출현윤곽이 나타나지 않도록 해야 한다.

Shoulder 변연 또한 형태의 다양성을 보이는데 축-치은 각이 90~120°의 범위에 걸쳐서 형성될 수 있다(그림 6-22). 도재에 가해지는 응력에 대한 총 변화(total strain of porcelain stresses)를 알아보기 위해 90°, 120°의 shoulder 변연과 chamfer 변연에서 유한 요소 분석을 한 연구 결과 chamfer 변연이 가장 높은 탄성률을 보였다.[6] 이 연구의 결론에만 국한해서 생각한다면 삭제된 치아를 도재로 수복할 때 shoulder 변연을 형성하라는 종래의 교육에 의문을 갖게 된다. 금속-도재 보철물을 완전-도재 보철물로 대체할 때 chamfer 변연을 하게 되면 치아를 더 삭제할 필요가 생기므로 기존의 shoulder 변연을 두는 것이 바람직할 것이다. Chamfer 변연의 또 다른 이점은 변연의 틈이 68㎛이고, CAD/CAM 코핑을 위한 스캔이 용이하며 신속히 변연 형성을 할 수 있을[7] 뿐 아니라 90°의 shoulder에 비해 치질을 더 보존할 수 있다는 것이다. 게다가 chamfer 변연일 경우 치아와 수복물 사이의 색상 변화가 점진적이기 때문에 심미성 면에서 shoulder보다 유리하다(그림 6-23).[8]

마지막으로 명확한 변연을 얻기 위해 톱니처럼 돌출된 법랑질 즉, 'enamel lip'을 제거해야 한다. 이 작업을 위해서는 enamel trimmer(hand instrument), 회전식과 왕복식 다이아몬드 팁과 같은 기구들이 필요하다. 왕복식 핸드피스를 이용해 fine grit 다이아몬드 팁을 순차적으로 이용하면 가장 매끈한 변연을 형성할 수 있다(그림 6-24).[9]

삭제 형태(Preparation design)

유지, 저항 및 수렴각(convergence taper)을 어떻게 조화롭게 할 것인가는 삭제 형태에 영향을 미친다. 유지란 수복물이 삽입/철거 방향을 따라 탈락하려는 것에 대한 저항 즉, 수복물을 제거하는 데 필요한 힘을 말한다. 일반적으로 적절한 유지와 저항을 위해서 접착제에 상관없이 최소 3mm의 자연치가 필요하다. 유지는 치아의 직경 및 높이와 비례 관계를 가지는 것으로 알려져 있는데 저항에 비해 구강 내에서 생기는 힘과는 관련이 적다.[10,11] 협측에서 설측, 교합면에서 치은, 설측에서 협측 방향의 저작력과 비기능적 힘(parafunctional force)의 모아진 벡터는 본질적으로 측방력이다. 이러한 축 방향이 아닌 힘은 시간이 지남에 따라 순환 하중(cyclic loading)으로 정의되는 피로(fatigue)를 야기한다. 피로를 줄임으로써 보철물의 장기적인 성공률을 높이는 것은 유지 형태와 대립하는 개념

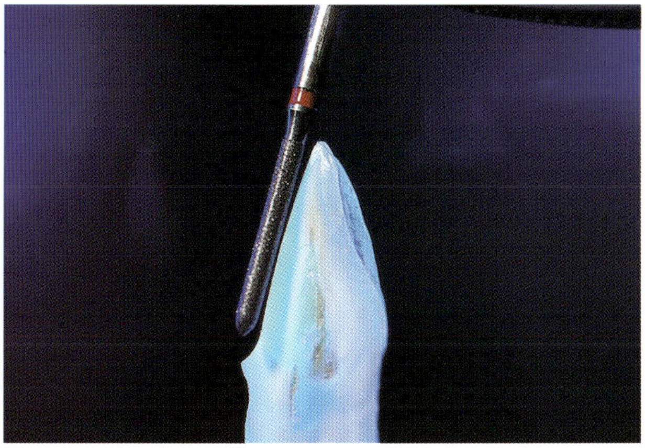

그림 6-23. Chamfer finish line.

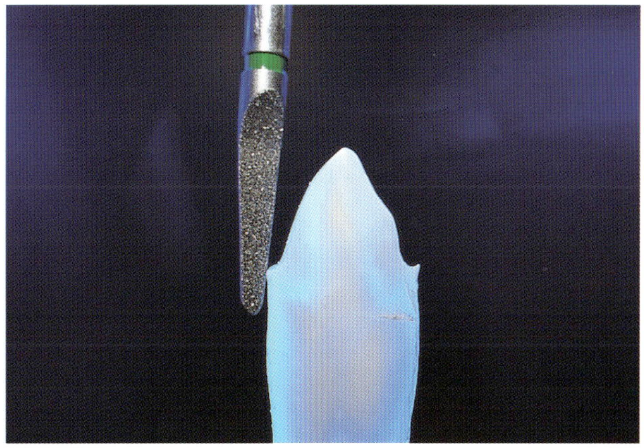

그림 6-24. 치아 삭제 후 나타나는 'enamel lip'은 diamond tip을 왕복 운동하여 제거한다.

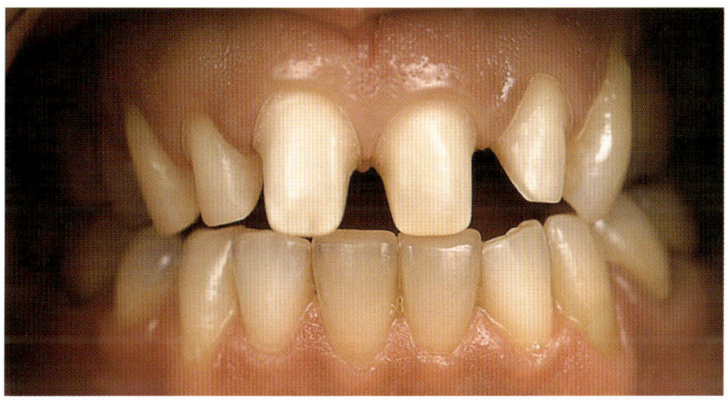

그림 6-25. 이상적인 치아 삭제: 12°의 수렴각.

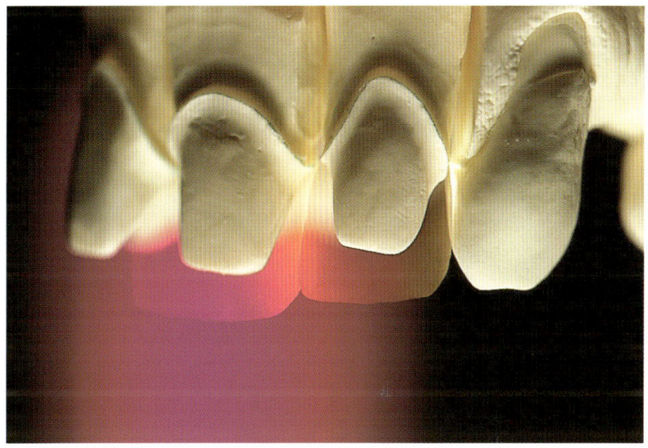

그림 6-26. 이상적인 치아 삭제: 보철물과 삭제된 치아의 관계가 명확히 보이는 잘 다듬어진 석고 모형.

인 삭제된 치아의 저항에 달려 있다. 저항 역시 삭제된 지대치의 높이와 직경과 비례 관계를 보인다. 파절에 대한 저항은 접착제의 종류와도 관련이 있어서 복합레진은 인산아연 접착제와 비교 시 3배나 높은 파절 저항을 보인다.[12] 게다가 상아질 접착제를 사용하면 교합력과 저작력이 치주인대를 통해 분산되어 하부치질로 전달될 수 있다.[13]

측벽마다 6°의 경사도(taper)를 형성하여 결과적으로 12°의 총 수렴각(convergence angle)을 이루는 것이 표준이다(그림 6-25~27).[14] 형성된 지대치의 교합면 방향으로의 수렴은 역동적인 측방력에 대한 저항과 쌍곡선 관계가 아니라 선형관계를 보인다.[15] 따라서 수렴각을 ±10도 변화시키면 저항이 5~10% 증가 또는 감소할 것이다. 또한

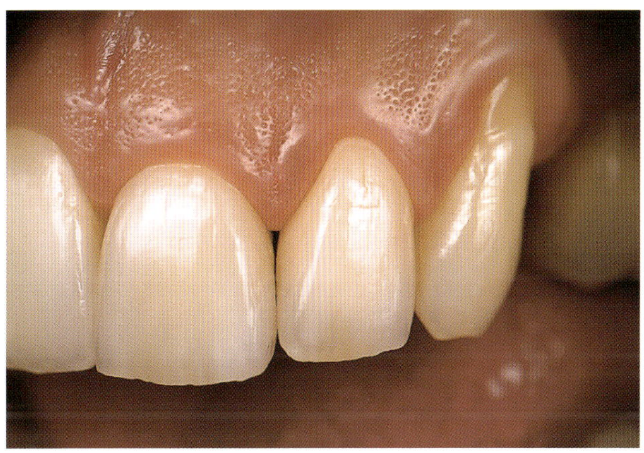

그림 6-27. 이상적인 치아 삭제: 그림 6-25와 그림 6-26의 환자에서의 최종 Procera alumina crown.

경사도는 접착제 층의 압축 강도와도 관련이 있다. 점차적으로 경사도를 증가시키면 압축력을 받는 접착제 층을 0에 가깝게 할 것이다.[16] 접착제의 압축력은 점진적이어서 수렴각에 대한 한계점이나 'limiting taper'를 보이지 않는다는 것을 염두에 두어야 한다.[17] 따라서 경사도가 증가하면 저항이 감소하지만 접착 실패가 일어나는 특정한 수렴각은 없다.

잘 알려진 대로 금속-도재 보철물의 경우 1.5mm의 삭제가 필요한데 0.5mm는 금속 구조물을 위한 것이고 1.0mm는 상부 도재를 위한 것이다; 이는 순전히 심미성을 위한 색상의 깊이를 얻기 위함이다. 구조적으로 얇은 순측 도재 shoulder(1mm 미만)는 순측이나 구개측 방향의 인장력을 견디기에 더 적합하다. 더 두꺼운 도재층이 보철물의 파절 저항을 높이거나 수명을 늘려주지 않는다고 결론짓는 연구들도 있다.[18] 사실 도재층의 두께 자체보다는 균일하게 치아를 삭제하여 균일한 두께의 도재층을 만드는 것이 중요하다.

많은 임상가들이 완전-도재 보철물을 위한 치아 삭제가 금속-도재 보철물의 경우보다 더 보존적이라고 생각한다. 이는 uni-layer feldspathic 보철물의 경우에는 타당할지 모르나 현재 사용되는 대부분의 bi-layer 완전-도재 보철물에는 해당되지 않는다. 치밀한 도재 코어와 상부 도재를 위해서 1.3~1.6mm의 치아 삭제가 필요한데 이는 종래의 금속-도재 보철물의 삭제량과 거의 같다. 가령 0.6mm의 Procera 코핑이 필요하다면 1.6mm 직경의 버를 이용해서 0.6mm의 alumina 코핑과 1.0mm의 상부 도재가 만들어질 1.6mm만큼 삭제를 해야 한다.

도재 라미네이트를 위한 치아 삭제는 보통 순면에 국한되고 치료목표에 따라 다르다(그림 6-28). 변색을 가리기 위해 도재 라미네이트를 하는 경우라면 변색의 정도와 원하는 최종 색조에 따라 삭제량이 달라진다. 그러나 치아를 똑바르게 하기 위해 도재 라미네이트를 한다면 치아의 악궁 내 위치에 따라 삭제가 달라진다. 구개측으로 경사된 치아를 협측으로 배열하는 경우 치아 삭제가 최소일 것이고 협측으로 경사된 치아를 구개측으로 배열할 경우는 상당량의 치아 삭제가 필요할 것이다.

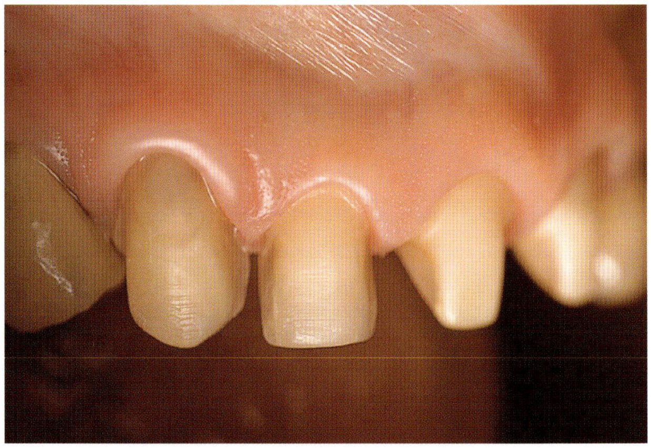

그림 6-28. 상악 우측 중절치와 측절치의 PLV 치아 삭제.

치아 경조직 완결성의 유지(Maintenance of dental hard tissue integrity)

치아 삭제, 특히 심미적인 이유로 행하는 경우의 치아 삭제는 필연적으로 원하는 결과를 얻기 위해 건강한 조직을 침습하게 된다. 대부분의 경우 결과가 수단을 정당화하지만 치아의 기본구조(법랑질, 상아질, 치수)에 대한 손상을 최소화하기 위해 주의가 필요하다. 치아 삭제량은 심미, 수복물의 강도를 떨어뜨리지 않는 최소 두께, 교합 및 치수강의 크기 등과 같은 요소에 영향을 받는다.

많은 연구에서 인공적인 보철물로 수복한 치아가 생활력을 상실하는 것이 보고되었다.[19 20, 21] 실활의 원인으로는 상아질의 손상과 탈수, 삭제과정 중의 온도 상승 등을 들 수 있다. 치수에 가해지는 열 자극은 치수의 부피와 크기, 석회화된 상아질의 양 및 삭제 기술 등에 달려 있다. 처음 두 가지 요소는 제어할 수는 없지만 삭제 전에 방사선 사진으로 평가되어야 한다. 마지막 요소는 전적으로 술자에게 달려 있다.

거친(coarse) 다이아몬드 버를 사용하는 것은 과정상 편리하지만 치수강 내의 온도를 상승시킨다. 예를 들면 다이아몬드 입자의 크기가 150㎛인 버를 사용하면 40.5℃까지 온도를 상승시켜(3.2℃의 온도 상승) 치수 괴사가 일어날 수 있는 임계 한도인 41.5℃까지 도달할 위험이 있다. 반면에 30㎛의 고운(fine) 다이아몬드 버는 치수 내 온도

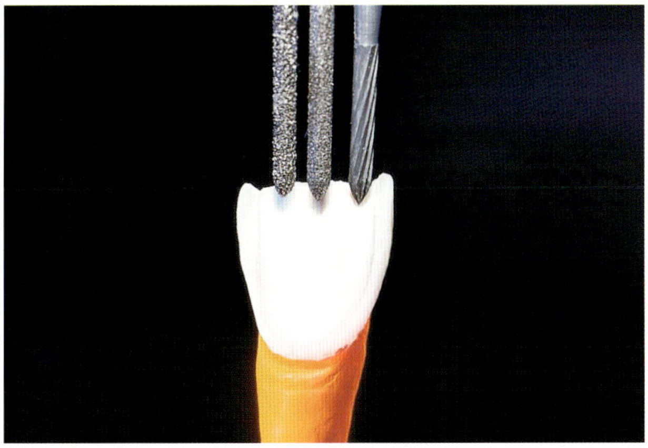

그림 6-29. 점점 더 고운 diamond grit bur(그리고 tungsten-carbide finishing bur)를 사용하여 치수에 가해지는 열 증가를 최소화 한다.

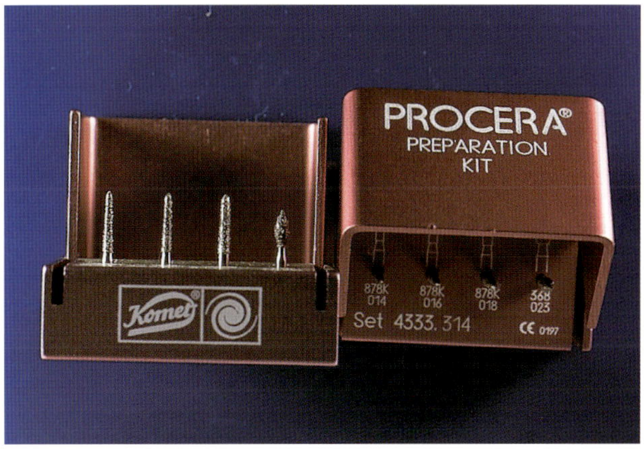

그림 6-30. Procera 치아 삭제 kit가 유용하다(medium: diamond grit size 100㎛, coarse: diamond grit size 150㎛). 신속한 치아 삭제를 위해 chamfer와 타원형의 bur만으로 구성되어 있다.

를 단지 2.5℃ 상승시킨다. 온도를 상승시키는 다른 요인으로는 삭제 시간이 길거나, 쉼 없이 삭제를 하거나, 버의 압력이 높은 경우, 냉각이 부족한 경우, 냉각수의 온도가 32℃ 이상인 경우 등이 있다. 마지막으로 치아가 삭제되면서 상아질의 양이 줄어들면 열 흡수 능력도 점차 감소하게 된다. 따라서 삭제과정의 마지막 단계에서는 거친 버보다 온도 상승을 덜 시키는 고운 버를 사용하는 것이 바람직하다(그림 6-29).[22]

또한 치수는 '기억력'이 있어서 수복 과정에서 계속되는 침습을 기억한다는 것을 주지해야 한다. 심미적인 이유일 경우를 제외하면 보철물은 이전의 수복이 실패했을 경우 발치와 임플란트 식립 이전에 하게 되는 끝에서 두 번째의 수복 형태이다. 이러한 요소를 감안하면 반복되는 수복으로 인해 축적된 효과는 결국 치수괴사를 야기한다고 생각할 수 있다. 결론적으로 이미 약화된 치수에 가해지는 손상을 줄이기 위해서는 치아 삭제시간을 최소화하는 것이 절대적으로 중요하다. 가능한 한 bur를 적게 사용하고 치아와의 접촉 시간을 최소로 하며, 충분히 세정해서 열이 발산되도록 시간을 줌으로써 이러한 목적을 달성할 수 있다.

Procera(Nobel Biocare, Sweden)와 같은 완전-도재 보철물을 할 때 단지 두 종류의 bur만을 사용해 삭제과정을 진행할 수 있다. 두 종류의 Procera용 bur kit가 나와 있는데 거친 kit는 다이아몬드 입자의 크기가 125㎛이고 중간 정도 거칠기의 kit는 100㎛으로 둘 다 결정적인 150㎛보다 작다. 각 kit에는 단지 두 가지 형태의 bur만 포함되어 있다(그림 6-30). 첫 번째는 다양한 폭경(1.4mm, 1.6mm, 1.8mm)의 chamfer bur로 치아 둘레 삭제에 이용되고, 난원 또는 타원형의 bur는 1.5~2mm 정도의 교합면 또는 설면 삭제에 이용된다. 단지 두 가지의 bur만 사용함으로써 삭제과정을 단순화하고 미리 정해진 양만큼 치아를 삭제할 수 있다. 후자에 해당하는 또 다른 장점은 chamfer bur의 직경이 Procera 코핑과도 일치한다는 점이다. 예를 들어, 전치부 삭제 시 1.4mm의 bur에서 0.4mm는 Procera 코핑에 해당하고 나머지 1mm는 상부 도재의 폭에 해당한다(그림 6-31). 그리고 구치부의 경우 1.6mm bur가 0.6mm의 코핑과 1mm의 상부 도재를 위해 사용된다(그림 6-32).

거친 다이아몬드를 쓰지 않는 또 다른 이유는 법랑질에 균열이 전파되면 법랑질의 인성(toughness)이 감소되기 때문에 변연부의 법랑질 균열을 줄이기 위해서이다. 균열을 '봉'하기 위해 순차적으로 점점 더 고운 다이아몬드를 사용함으로써 법랑소주 내의 미세균열과 법랑소주 사이의 균열을 제거할 수 있다. 이런 술식으로 균열이 없는 강한 변연부를 얻을 수 있다.[23]

삭제된 치아의 최종 표면 거칠기도 논의의 주제가 되어왔다. 어떤 연구에서는 유지력에 있어 거친 표면과 고운 표면 사이에 차이가 없다고 하는[24,25,26] 반면, 다른 논문에서는 거친 bur로 삭제된 치아 표면이 더 높은 유지력을 보

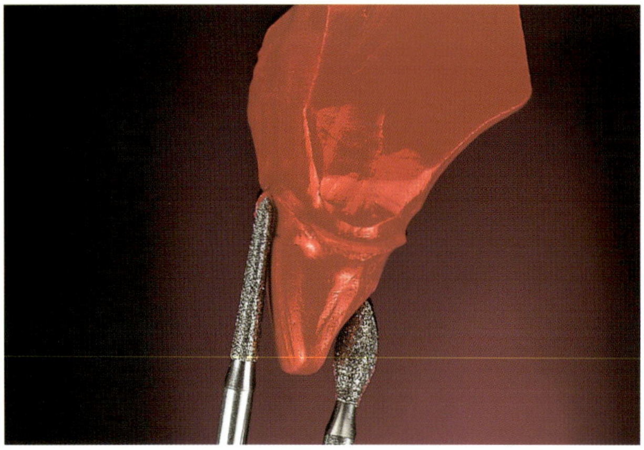

그림 6-31. 전치와 견치는 1.4mm chamfer bur와 설측 삭제를 위한 타원형 bur로 삭제한다.

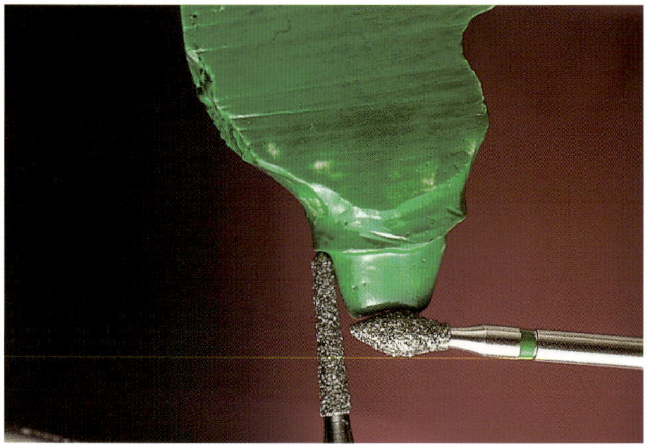

그림 6-32. 소구치는 1.6mm chamfer bur와 교합면 삭제를 위한 타원형 bur로 삭제한다.

인다고 한다.[27,28] 거친 정도를 Ra 단위로 나타내면 120㎛의 다이아몬드 버는 6.8Ra이고, 텅스텐 카바이드 피니싱 버는 1.2Ra이다(그림 6-33). 거친 표면의 단점은 잠재적인 미세한 언더컷이 수복물의 완전한 장착을 방해하고, 왁스 소환법을 이용할 경우 주조물이 부정확할 수 있으며, 접착제 층에 기포가 들어갈 수 있다는 점이다. 반대로 지나치게 고운 표면은 종래의 non-adhesive 접착제를 사용할 경우 수복물의 탈락을 야기할 수 있다. 확정된 결론이라고 할 수는 없지만 거친 버로 인한 온도 상승 및 법랑질 표면의 손상 등과 관련된 논의를 고려하면 표면을 곱게 마무리하는 쪽으로 방향을 잡는 것이 바람직하다.

치아 삭제도 연조직의 수술과정과 마찬가지로 상처의 봉합을 필요로 한다. 이것은 치유를 촉진하기 위해 창상 세척(도말층을 제거하기 위해 인산으로 산부식), 균의 침입을 막기 위한 소독과 봉합(hybridisation을 위한 상아질 접착제 적용), 그리고 붕대로 드레싱(치료용 임시 수복물)하는 과정을 포함한다. 이 술식은 또한 최종 수복물의 결합력을 증가시킬 뿐만 아니라 치아 삭제 후 흔히 나타나는 술후 과민증을 줄여준다.[29,30]

삭제 효율(Cutting efficiency)

삭제 효율(CE)은 생물학적 물질이나 수복물 등 삭제할 대상의 종류(법랑질, 상아질, 도재, 주조금속, 복합 레진 등), 술자의 유동감각, 핸드피스의 속도, 회전 절삭 기구의 질과 등급 등 수많은 요소와 관련이 있다. 거친 버(>150㎛)가 더 효율적이라는 믿음은 잘못된 것이다. 최근의 연구에서 중간 정도 거칠기(100㎛)의 버와 비교하여 더 거친 버를 사용한다고 삭제 효율이 높아지지는 않는다는 보고가 있었다.[31] 삭제과정 동안 핸드피스에 가해지는 압력은 또 다른 쟁점이다. 과도한 압력을 주면 치수에 손상을 주는 반면, 가벼운 압력을 주는 것이 표면을 더 부드럽게 하는 경향이 있다. 게다가 핸드피스에 가하는 힘은 자기 제한적이어서 임상적인 평균 범위인 50~150g을 넘어서는 힘을 주더라도 삭제효율은 거의 증가하지 않는다.[32] 오

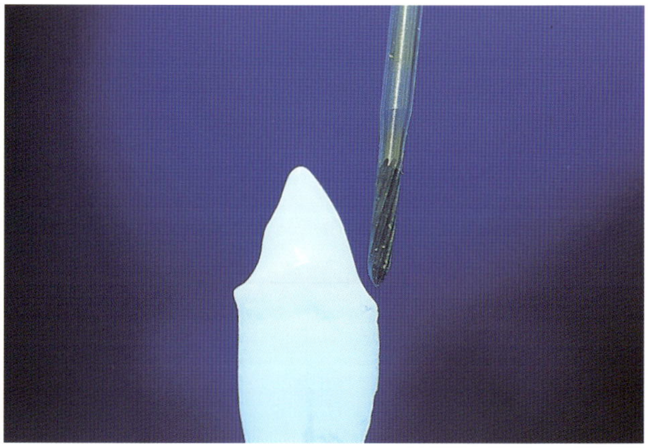

그림 6-33. 법랑질 변연부의 적합도를 증진시키기 위해 tungsten carbide finishing bur로 매끄러운 표면을 형성하여 삭제 완성한다.

표 6-1. 치아 삭제 결정 요인에 대한 개요

Factor	Protocol
보철물 변연 위치	ABC나 FGM과 같은 기준과 열구 깊이에 따른다: 열구 깊이의 절반 정도에 위치시키는 것이 이상적이다.
변연 외형	Chamfer(금속-도재 보철물이 완전-도재 보철물로 대체되는 경우에 기존의 shoulder는 그대로 유지한다)
삭제 형태	1. 12° 수렴각 2. 삭제된 치아의 높이와 직경을 최대한으로 유지한다. 3. 최종 보철물의 유형에 따르되 치아 삭제를 최소한으로 한다. 4. luting cement으로 composite resin을 사용한다. 5. 평균 삭제량: metal-ceramic=1.5mm, all-ceramic=1.3~1.6mm
치아 조직 완결성(dental tissue integrity)	1. 방사선상으로 치수의 크기와 위치를 평가한다. 2. 상아질 석회화 정도를 평가한다. 3. ultra-coarse bur(〉150㎛)의 사용을 피한다. 4. 32℃ 이하의 냉각수를 사용한다. 5. 열을 발산할 수 있도록 간격을 두어 치아를 삭제한다. 6. 평활면의 거친 정도를 확인한다. 7. 치아 삭제 후 바로 DBA로 봉한다.
삭제 효율	1. medium grit(〈150㎛)의 diamond bur 사용한다. 2. 과도한 핸드피스 압력을 피한다. 3. 손상된 bur는 폐기한다. 4. 오염된 bur는 초음파 세척기로 깨끗이 한다.

히려 찌꺼기가 버에 축적되어 삭제 효율을 떨어뜨린다.[33] 따라서 버를 멸균하기 전에 초음파로 이러한 찌꺼기를 먼저 제거하는 것이 중요하다.

표 6-1은 치아 삭제와 관련해 중요한 점을 요약하였다.

임상증례(Clinical practice)

전치부 치아 삭제 (Anterior tooth preparation)

이론적인 측면을 실증하기 위해 아래의 증례에서 APT를 이용한 전치부 완전-도재 보철물의 치아삭제 과정을 예시하였다.

평가(Assessment)

(1) 상, 하악에서 심한 치아 사이의 공간을 보인다(그림 6-34).

(2) 5mm의 상악 정중부 이개

(3) 중절치가 원심으로 벌어짐(distal flaring)

(4) 폭식증bulimia 병력으로 인한 구개측 침식(erosion)(그림 6-35)

(5) 전치부 Class I 관계

(6) 경제적인 이유로 상악만 치료하기로 하였다. 하악 전치부는 편하게 미소 지을 때 입술에 가려진다.

계획(Planning)

(1) 우선 고정성 교정 장치를 이용해 원심으로 벌어진 상악 전치부를 바로 잡아 정중부 이개를 줄이고 치근이 평행하도록 한다.

(2) 전치의 폭/길이 비를 양호하게 한다.

(3) 교정적 재발을 막기 위해 전치 사이의 접촉점을 길게 형성하기로 한다.

(4) 4전치에 고강도의 심미적으로 유리한 Procera(alumina) 완전-도재 보철물을 하기로 한다.

치료(Treatment)

(1) 치석 제거, 연마 및 교정치료(그림 6-34~38)

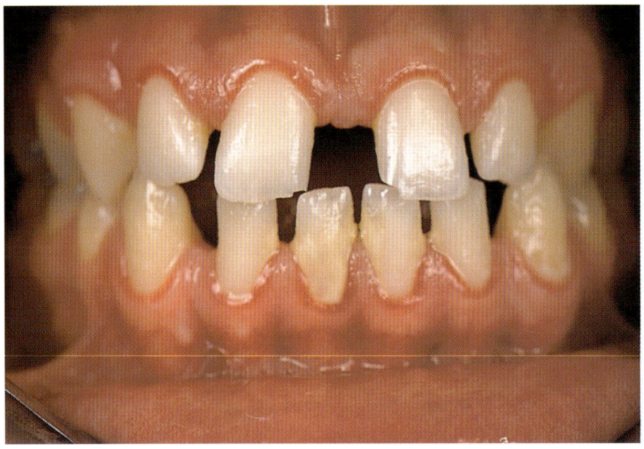

그림 6-34. 술전, 양악의 치간 이개와 불량한 구강 위생을 보인다.

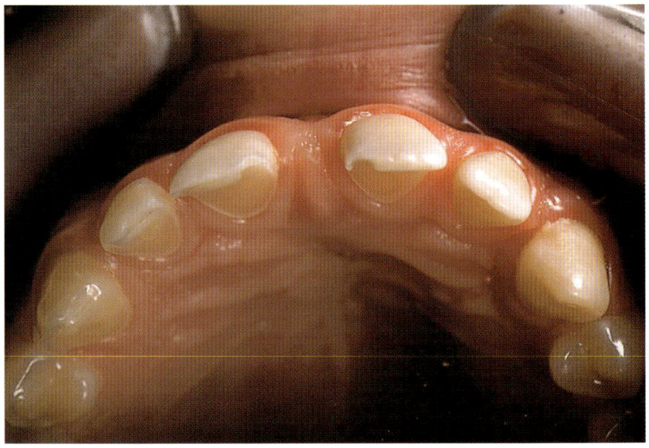

그림 6-35. 초기 상악 정중 치간 이개는 5mm, 중절치가 원심측으로 벌어져 있고 구개측에는 부식이 존재한다.

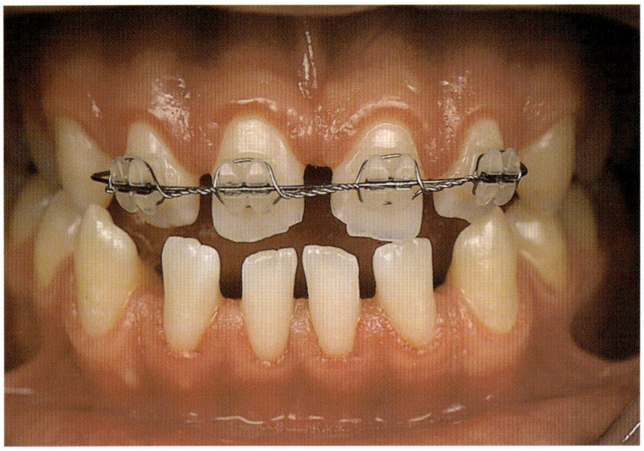

그림 6-36. 상악 전치부를 재위치 시키려고 고정성 교정장치를 부착한 협측 모습.

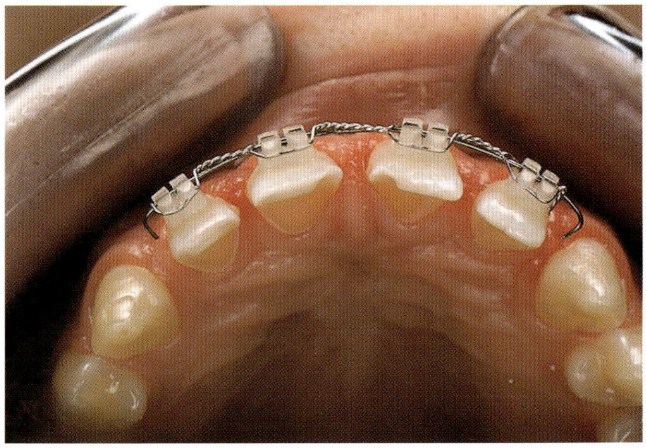

그림 6-37. 상악 전치부를 재위치 시키려고 고정성 교정장치를 부착한 구개측 모습.

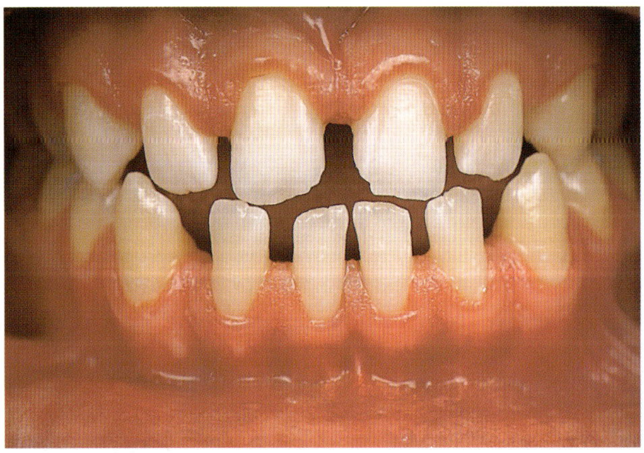

그림 6-38. 교정장치를 제거하고 치주 건강을 향상시키기 위한 예방조치 후, 정중 치간이개가 2mm로 감소하였다.

(2) 보철물 변연 위치 설정(이 증례의 경우 열구가 얕아서 치은연과 같은 높이에 두기로 함). 치은 연하로 변연을 위치시키려면 생물학적 폭경을 유지하기 위해 ABC나 FGM을 이용할 것. ABC를 지표로 이용할 경우, 국소마취를 하고 전체 치아치은 복합체의 유리치은 변연에서 치조골 정상 간의 거리를 치아의 네 부분(근심, 원심, 순 · 협측, 설 · 구개측)에서 측정한 후, 열구 깊이를 결정하기 위해 2mm(생물학적 폭경)를 뺀다. 또한 비정상적인 ABC를 감별하기 위해 CEJ의 위치도 확인한다. FGM을 지표로 이용한다면 변연을 0.5mm 열구 내로 위치시킨다(그림 6-39~40).

(3) 상피 부착부를 보호하기 위해 적절한 폭의 압배사를

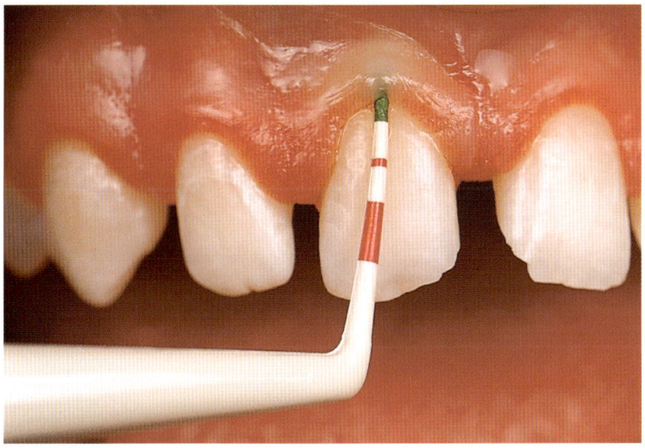

그림 6-39. 치주 탐침기로 협측 정중면을 검사. 무시할 만한 열구 깊이를 나타내는 2mm의 측정치 보인다.

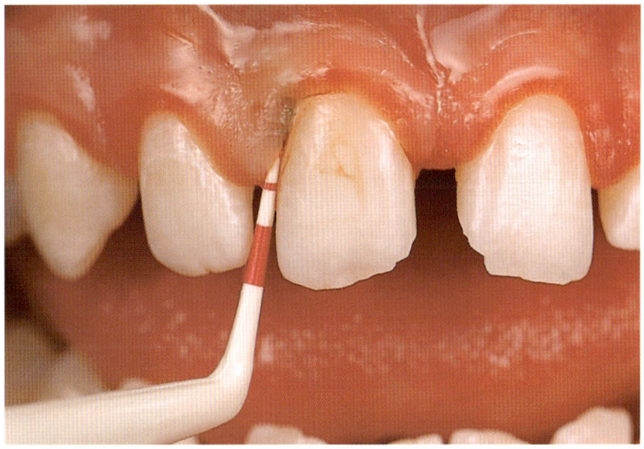

그림 6-40. 치주 탐침기으로 원심측 탐침. 2.5mm의 열구 깊이를 나타내는 4.5mm의 측정치 보인다.

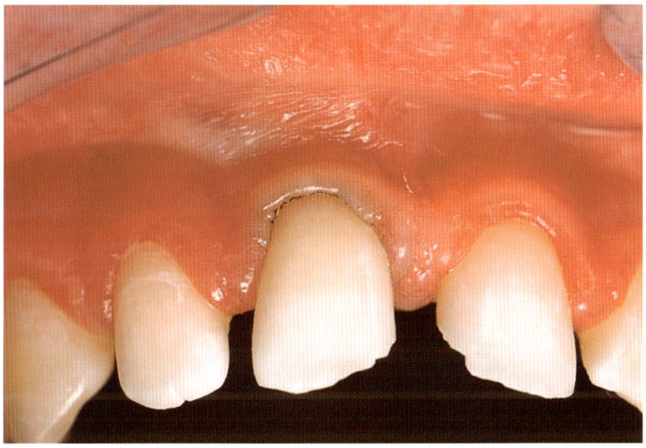

그림 6-41. #11 주변의 치은 변연을 보호하기 위한 치은 압배사.

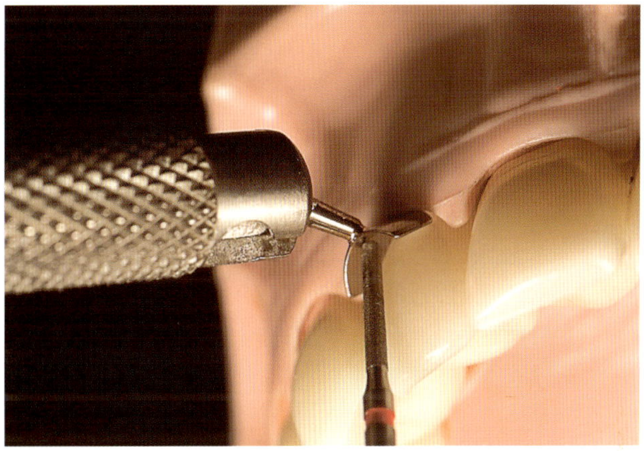

그림 6-42. 치은 삭제 동안에 FGM을 보호하기 위한 Zekyra gingival retractor.

열구 내로 삽입(그림 6-41, 6-42)(Hint 6-1)

(4) 1.4mm(0.4mm 코핑, 1mm 상부 도재)의 chamfer 버를 이용해 치아의 외형 곡선을 따라 근원심 방향으로 depth groove를 준다(그림 6-43).

(5) 절단-치은 방향으로, 그리고 구개측에서 (4)단계를 반복한다(본 증례의 경우는 구개부 삭제가 필요 없었다)(그림 6-44).

(6) 처음의 depth cut을 따라 치아의 모든 면을 삭제한다(교합 간격을 얻기 위해 타원형의 버를 이용하여 1.5~2mm까지의 구개면 삭제를 한다)(그림 6-45).

(7) 1.4mm의 12-fluted tungsten carbide chamfer 버와 타원형 버를 이용해 표면을 부드럽게 한다(그림 6-46).

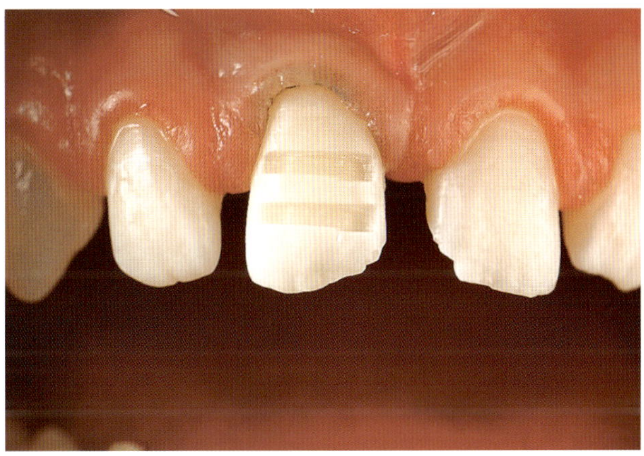

그림 6-43. 정확한 치아 삭제를 위한 근-원심 방향의 depth groove.

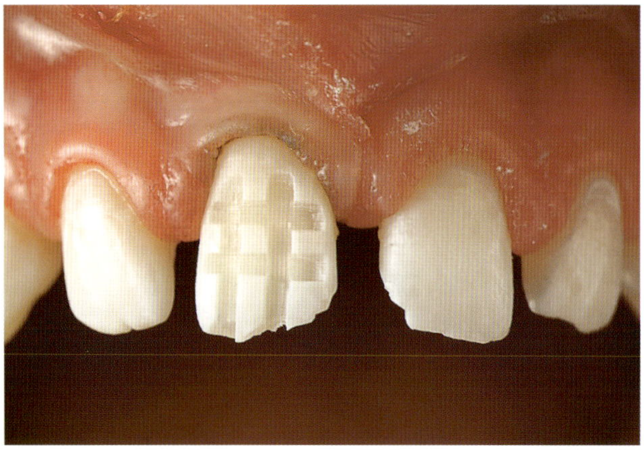

그림 6-44. 정확한 치아 삭제를 위한 근-원심과 절단-치은 방향의 depth groove.

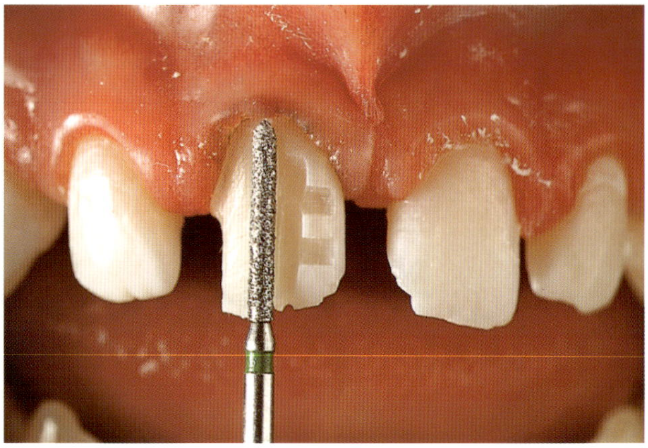

그림 6-45. 근원심과 절단-치은 평면상에서 depth cuts를 삭제 지침으로 사용하여 정확한 치아 삭제를 시행한다.

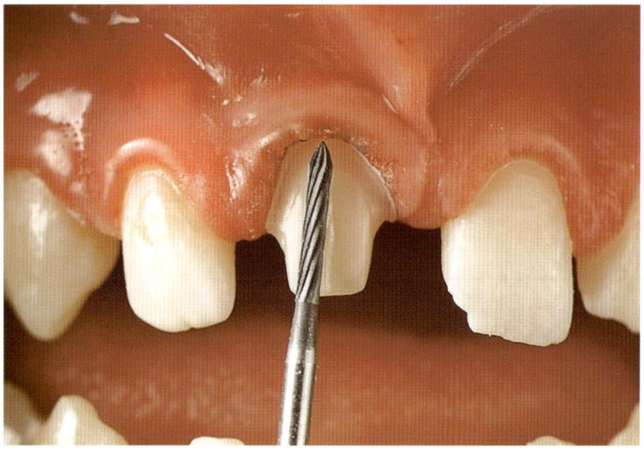

그림 6-46. 매끄러운 표면을 형성하기 위해 tungsten carbide bur 사용.

(8) 다이아몬드 팁(왕복운동 핸드피스)으로 주위를 둘러 가며 enamel lip을 제거하여 치아 삭제를 완료한다.

(9) 삭제된 치아가 완만한 외형과 부드러운 표면을 갖는지 확인한다.

(10) 삭제된 치아를 산부식하고 가볍게 건조(blot dry)한 후 상아질 접착제로 봉한다. Acrylic monomer(임시 치관을 만들 때 사용)나 인상재가 oxygen inhibition layer와 상호 작용을 하지 않도록 glycerin gel cover를 통해 광중합 한다.

(11) 임시 치관 제작

(12) 다음 내원 시 인상 채득 전에 치은 건강과 유리치은 변연의 안정성을 확인(그림 6-47~49)한다.

(13) 변연이 명확한지, 외형이 완만한지 석고모형을 검사(그림 6-50)한다.

(14) 그림 6-51에 삭제된 치아와 최종 보철물의 관계를 나타내었다.

구치부 치아 삭제 (Posterior tooth preparation)

다음의 증례는 APT를 이용한 치아 삭제과정을 보여준다.

평가(Assessment)

(1) 넓은 부위에 걸쳐 수복된 우측 하악 제1대구치(#46)(그림 6-52)

(2) 결함이 있는 아말감, 변연 누출이 보인다.

(3) 온도와 단 음식에 반응을 보인다(생활치).

(4) Parafunctional habit 없음(이갈이 등)

(5) 측방, 전방 운동 시 eccentric contact이 없다.

계획(Planning)

선택할 수 있는 치료 방법은 다음과 같다:

- 아말감 대체 – 충치도 있고 남은 치질이 적어서 직접 수복 시 핀을 이용한 유지가 필요해 이미 손상된 치아를 더욱 약하게 할 것이다.

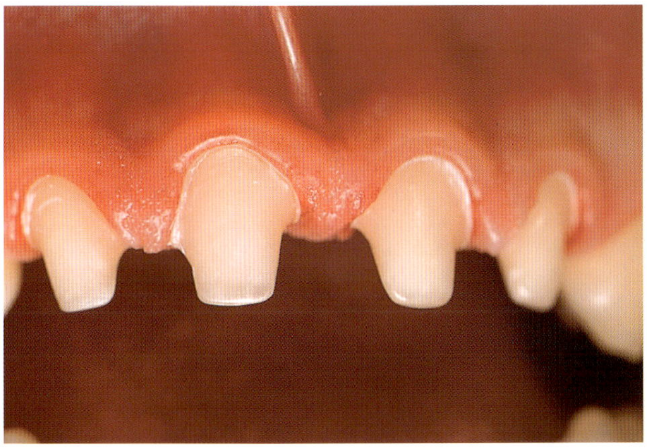

그림 6-47. 상악 4전치에 치아 삭제가 완결되었고 명확한 chamfer margin을 보인다.

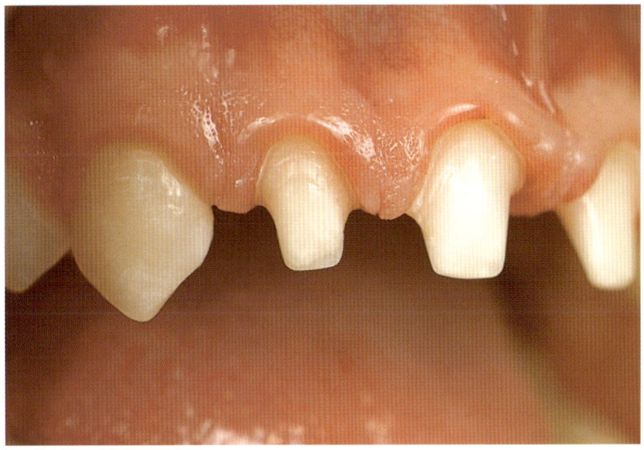

그림 6-48. 치아 삭제 후 명확한 치간 유두와 치은 점몰의 조직 반응을 보이는 우측 측면부.

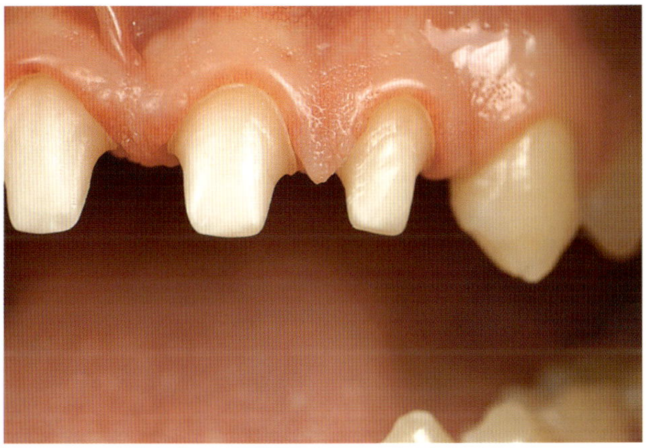

그림 6-49. 치아 삭제 후 명확한 치간 유두와 치은 점몰의 조직 반응을 보이는 좌측 측면부.

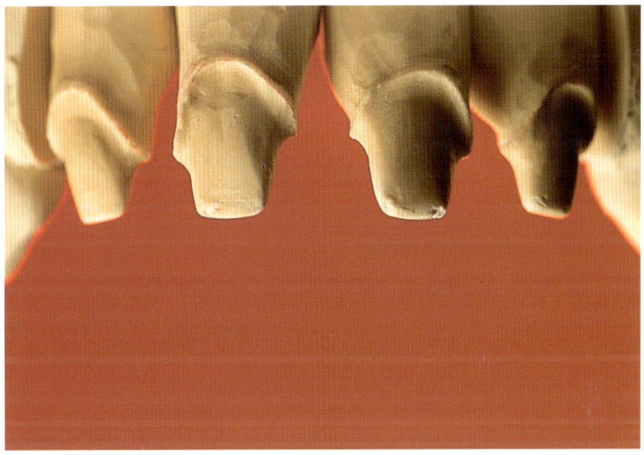

그림 6-50. Undercut이 없고 물결모양의 외형을 가지는 지대치 형성 상태를 보여주는 석고모형.

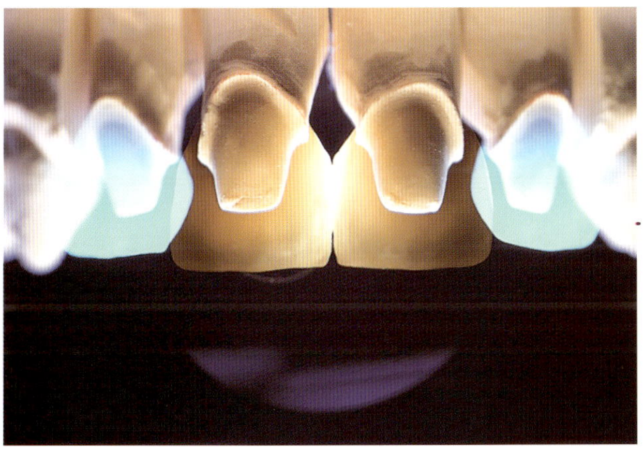

그림 6-51. 최종 보철물과 삭제된 치아의 관계를 명확하게 보여 주는 석고모형.

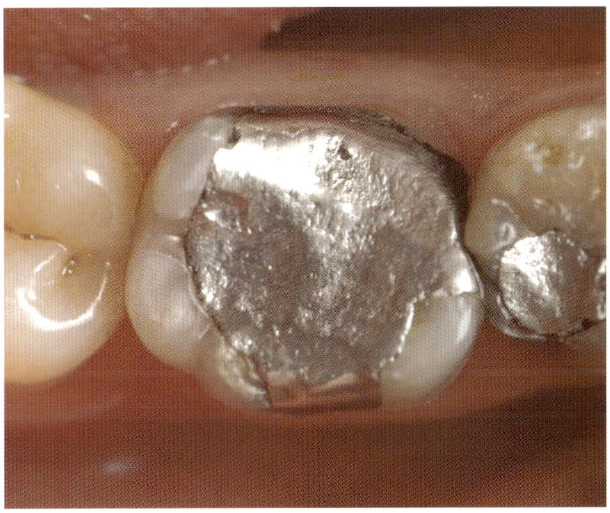

그림 6-52. 실패한 아말감 수복물을 보이는 술전의 하악 대구치.

- 심한 치질 손상으로 도재 인레이도 적응증이 되지 못한다.
- 금속-도재와 같은 치관 외 수복물. 환자가 구강 내에 금속 사용을 반대하였다.
- 높은 강도(0.6mm 코핑 이용)와 뛰어난 심미성을 보이는 Procera(alumina) 완전-도재 보철물

치료(Treatment)

(1) 러버댐 방습 후 아말감 제거
(2) 유지를 증가시키기 위해 치관 내에 slot과 groove를 형성하고 상아질 접착제를 적용하여 레진으로 치아를 쌓아 올린다.
(3) 열구 깊이를 결정하고 적절한 폭경의 압배사를 삽입한다.
(4) 1.6mm chamfer 버로 모든 면에 depth cut을 준다(그림 6-53).
(5) 언더컷 없이 부드러운 외형을 가지도록 치아 삭제 완료(그림 6-54)
(6) 전치부와 마찬가지로 상아질 접착제로 보호한다.
(7) 임시 치관을 제작한다.
(8) 다음 내원 시에 인상 채득 전 치은건강을 확인한다(그림 6-55).
(9) 기공실에서 CAD/CAM Procera 기술을 이용해 0.6mm 코핑 제작을 위해 다이를 스캔
(10) 낮은 용융점을 가지는 상부 도재를 코핑 위에 올린다(그림 6-56).
(11) Bisque bake 단계에서 시적하여 교합 접촉을 검사하고 조정한다(파란색: 작업측 접촉, 초록색: 비작업측 접촉)(그림 6-57).
(12) 기공실로 보철물을 다시 보내 연마와 glazing을 한다.
(13) 최종 보철물을 접착한다(그림 6-58).

최종 보철물은 건강, 기능, 심미를 회복해 준다. 또한 낮은 마모도를 가지는 상부 도재로 대합치의 마모를 최소화할 수 있다.

힌트(Hint)

- hint 6-1: 부가적으로 치은의 보호와 압배가 필요하면 Zekyra gingival retractor(Dentsply)를 이용한다(그림 6-42).

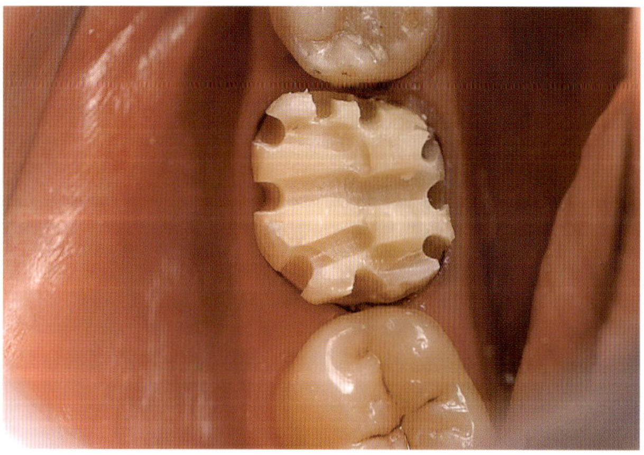

그림 6-53. 컴포지트 코어 상에 depth cuts을 주위 측벽과 교합면에 형성.

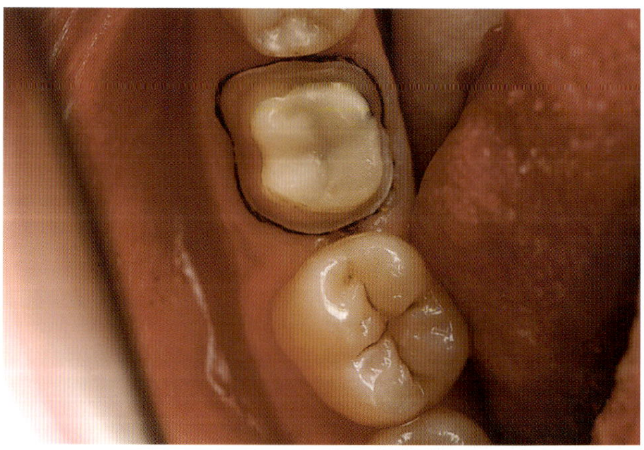

그림 6-54. 압배사가 삽입된 완성된 치아 삭제.

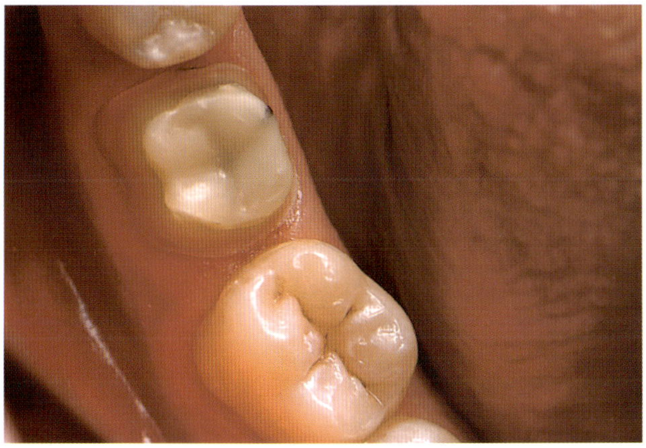

그림 6-55. 치아 삭제 1주일 후, 인상을 채득할만한 건강한 치은을 나타낸다.

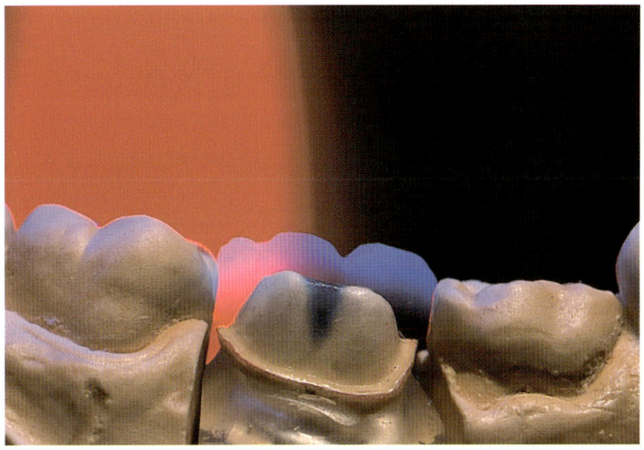

그림 6-56. 최종 보철물과 삭제된 치아의 관계를 명확하게 보여 주는 석고 모형.

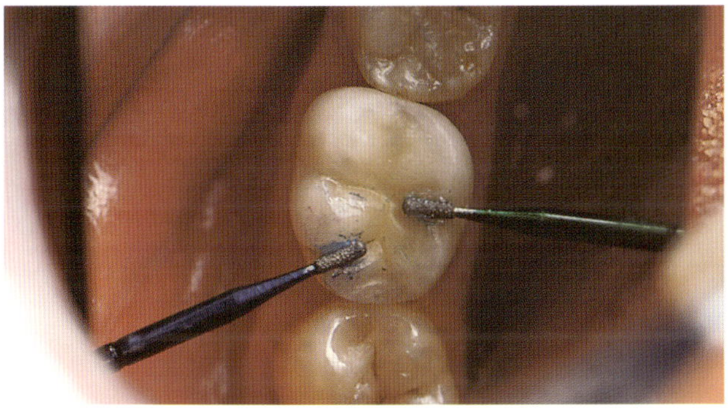

그림 6-57. Bisque try-in 단계에서 교합 조정.

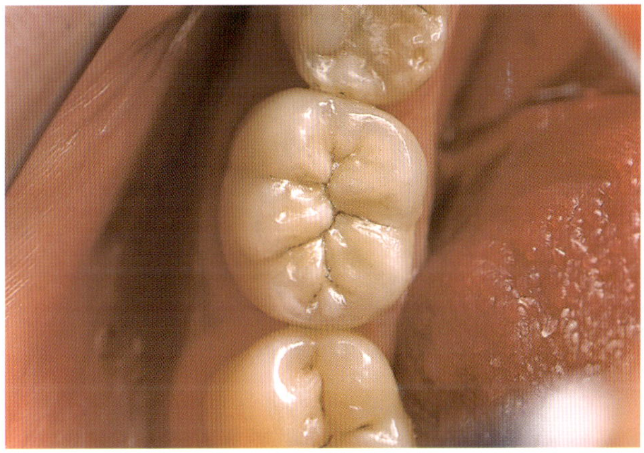

그림 6-58. 건강, 기능, 심미를 되찾은 Procera alumina crown.

참고문헌

1 McLean, J.M. and von Frauhofer, J.A. (1971) The estimation of cement film thickness by an in vivo technique. *Br Dent J*, **131**, 107–111

2 May, K., Russel, M., Razzoog, M. and Lang, B. (1996) Precision of fit of the Procera All-Ceram crown. University of Michigan, JPD, No.4

3 West, A.J., Goodacre, C.J., Moore, B.K. and Dykema, R.W. (1985) A comparison of four techniques for fabricating collarless metal-ceramic crowns. *J Prosthet Dent*, **54**, 636–642

4 Lin, M.T., Sy-Munoz, J., Munoz, C.A., Goodacre, C.J. and Naylor, W.P. (1998) The effect of tooth preparation form on the fit of Procera copings. *Int J Prosthodont*, **11**, 580–590

5 Lang, N.P., Kiel, R.A. and Anderhalen, K. (1983) Clinical and microbiological effects of subgingival restorations with overhanging or clinically perfect margins. *J Clin Periodontol*, **10**, 563–578

6 Seymour, K.G., Taylor, M., Samarawickrama, D.Y.D. and Lynch, E. (1997) Variation in labial shoulder geometry of metal ceramic crown preparation: a finite element analysis. *Eur J Prosthodont Rest Dent*, **5**(**3**), 131–136

7 Bishop, K., Biggs, P. and Kelleher, M. (1996) Margin design for porcelain fused to metal restorations which extend onto root. *Br Dent J*, **180**, 177–184

8 Burke, F.J.T. (1996) Fracture resistance of teeth restored with dentine-bonded crowns: the effect of increased tooth preparation. *Quintessence Int*, **27**(**2**), 115–121

9 Kippax, A.J., Shore, R.C. and Basker, R.M. (1996) Preparation of guide planes using a

reciprocating handpiece. *Br Dent J*, **180(6)**, 216–220

10 Kaufman, E.G., Coehlo, D.H. and Colin, L. (1961) Factors influencing the retention of cemented gold castings. *J Prosthet Dent*, **11**, 487–502

11 Maxwell, A.W., Blank, L.W. and Pelleu, G.B. (1990) Effect of crown preparation height on the retention and resistance of gold castings. *Gen Dent*, 200–202

12 Wiskott, H.W.A., Nicholls, J.I. and Belser, U.C. (1997) The effect of tooth preparation height and diameter on the resistance of complete crowns to fatigue loading. *Int J Prosthodont*, **10(3)**, 207–215

13 Jensen, M.E., Sheth, J.J. and Tolliver, D. (1989) Etched-porcelain resin-bonded full-veneer crowns: in vitro fracture resistance. *Compend Contin Educ Dent*, **10**, 336–347

14 Burke, F.J.T. and Watts, D.C. (1994) Fracture resistance of teeth restored with dentine-bonded crowns. *Quintessence Int*, **25**, 335–330

15 Jorgensen, K.D. (1995) The relationship between retention and convergence angle in cemented veneer crowns. *Acta Odontol Scand*, **13**, 35–40

16 Hegdahl, T. and Silness, J. (1997) Preparation areas resisting displacement of artificial crowns. *J Oral Rehabil*, **4**, 201–207

17 Parker, M.H., Gunderson, R.B., Gardner, F.M. and Calverley, M.J. (1988) Quantitative determination of taper adequate to provide resistance form: concept of limiting taper. *J Prosthet Dent*, **59**, 281–288

18 Malament, K.A. and Socransky, S.S. (1999) Survival of Dicor glass-ceramic dental restorations over 14 years. Part II: effect of thickness of Dicor material and design of tooth preparation. *J Prosthet Dent*, **81**, 662–667

19 Bergenholtz, G. and Nyman, S. (1984) Endontic complications following periodontal and prosthetic treatment of patients with advanced periodontal disease. *J Periodontol*, **55**, 63–68

20 Spiering, T.A., Peters, M.C. and Plasschaert, A.J. (1985) Thermal trauma to teeth. *Endod Dent Truamatol*, **1**, 123–129

21 (1995) Fixed prosthodontics, avoiding pulp death. *Clin Res Assoc Newsletter*, **19(1)**, 1

22 Ottal, P. and Lauer, H.-C. (1998) Temperature response in the pulpal chamber during ultra-high-speed tooth preparation with diamond burs of different grit. *J Prosthet Dent*, **80**, 12–19

23 Xu, H.H.K., Kelly, J.R., Jahanmir, S., Thompson, V.P. and Rekow, E.D. (1997) Enamel subsurface damage due to tooth preparation with diamonds. *J Dent Res*, **76(10)**, 1698–1706

24 Smith, B.G. (1970) The effect of the surface roughness of prepared dentine on the retention of castings. *J Prosthet Dent*, **23**, 187–197

25 Ayad, M.F., Rosenstiel, S.F. and Salama, M. (1997) Influence of tooth surface roughness and type of cement on retention of complete cast crowns. *J Prosthet Dent*, **77**, 116–121

26 Darveniza, M., Basford, K.E., Meek, J. and Stevens, L. (1987) The effect of surface roughness and surface area on the retention of crowns luted with zinc phosphate cement. *Aust Dent J*, **32**, 446–457

27 Smyd, E.S. (1952) Dental engineering applied to inlay and fixed bridge fabrication. *J Prosthet Dent*, **2**, 536–542

28 Tuntiprawon, M. (1999) Effect of tooth surface roughness on marginal seating and retention of complete metal crowns. *J Prosthet Dent*, **81**, 142–147

29 Bertschinger, C., Paul, S.C., Luthy, H. and Scharer, P. (1996) Dual application of dentine bonding agents: effect on bond strength. *Am J Dent*, **9**, 115–119

30 Paul, S.J. and Scharer, P. (1997) The dual bonding technique: a modified method to improve adhesive luting procedure. *Int J Periodontics Restorative Dent*, **17**, 536–545

31 Siegel, S.C. and von Fraunhofer, J.A. (1996) Assessing the cutting efficiency of dental burs. *J Am Dent Assoc*, **127**, 763–772

32 Eames, W.B. and Nale N.L. (1973) A comparison of cutting efficiency of air-driven fissure burs. *J Am Dent Assoc*, **86**, 412–415

33 Siegel, S.C. and von Fraunhofer, J.A. (1999) Dental cutting with diamond burs: heavy-handed or light touch. *J Prosthod*, **8**, 3–9

34 Magne, P. and Belser, U. (2002) Immediate dentin bonding. In: *Bonded Porcelain Restorations in the Anterior Dentition – A Biomimetric Approach*. pp. 270–273. Quintessence, Berlin

Chapter 7

치료용 임시 수복물

Therapeutic temporary restorations

서론(Introduction)

임시 수복물(temporary restoration)을 표현하기 위해 provisional, interim, prototype, non-permanent, 이행(transitional), pro-temp, short-term, disposible 등의 다양한 용어들이 사용되고 있다. 용어는 주관적인 것이지만 분명한 것은 임시 수복물이 최종 수복물이나 최종 보철물을 장착하기 전 일시적 역할에 머물지 않는다는 점이다. 즉, 임시 수복물로 최종보철의 예후를 미리 알 수 있어야 하고, 이를 통해 최종보철을 위태롭게 하는 잠재적인 문제점들을 고칠 수 있어야 한다. 따라서 임시 수복물은 최종 보철물과 아주 유사하게 제작되어야 한다. 이 수복물을 적절히 묘사하는 표현은 "치료용"이다. 왜냐하면 최종 보철물이 장착되기 전에 이 임시 수복물의 단계에서 건강과 안정된 환경을 얻어서 모든 병적 상황을 해결해야 하기 때문이다. 이는 경조직과 연조직의 건강과 안정이 최종 보철물이 장착된 후가 아니라 전에 이루어져야 함을 의미한다.

과학적 논거(Scientific rationale)

2장에서 논의한 바와 같이 치아 수복물의 필수요소는 순차적으로 건강, 기능, 심미를 얻는 것이며 치료용 임시 수복물(TTR) 또한 예외가 아니다. 치료용 임시 수복물(TTR)의 첫 번째 요구 조건은 이어지는 치료가 시행될 수 있도록 삭제된 지대치와 주변 경, 연조직에 접근하기 위해 필요한 반복재현성(retrievability)이다. 아래에 건강, 기능, 심미에 대한 논의가 시작된다. 그 다음에 치료용 임시 수복물(TTR)의 중요한 요구사항들이 이어질 것이다.

건강(Health)

모든 치료의 기본 목표는 건강해지고 건강을 유지하는 것이다. 임시 수복물의 경우도 치료 목적은 삭제된 치아건강 뿐만 아니라 주변 치주조직과 인접, 대합 치열의 건강이다. 생활치에서는 치수보호가 필수인 반면 근관치료된 치아는 미세누출을 예방하고 세균이 근관과 치근단 병소에 들어가는 것을 막기 위한 치관부의 봉쇄가 필수적이다. 그러므로 지대치를 임시치관으로 완전 봉쇄하는 것은 필수적이다.

면밀히 살펴볼 첫 번째 항목은 유지, 저항, 외형, undercut 유무, 평행관계, 수렴각(convergence angle), 표면 거칠기 등을 포함하여 삭제된 치아 형성 상태이다(그림 7-1). 다음으로 근관에 대한 평가가 수행되어야 한다. 즉 최초 근관치료가 필요한지 혹은 근관충전의 결함을 해결하기 위하여 재근관치료나 치근단 절제가 필요한지를 판단해야 하

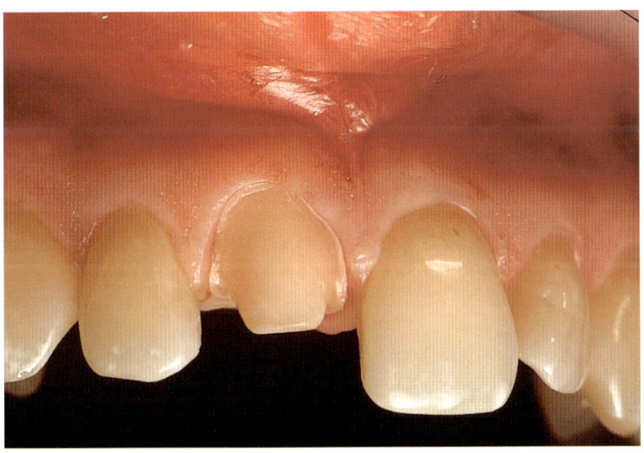

그림 7-1. 적절한 저항과 유지, 부드러운 표면 마무리와 물결모양의 윤곽이 있는 이상적인 치아 삭제.

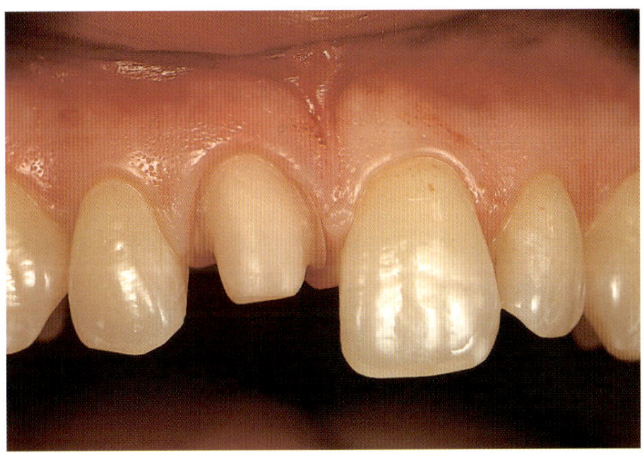

그림 7-2. 선형의 유리치은 변연과 부착 치은의 점몰이 있는 삭제된 치아 주위의 건강한 치주 조직.

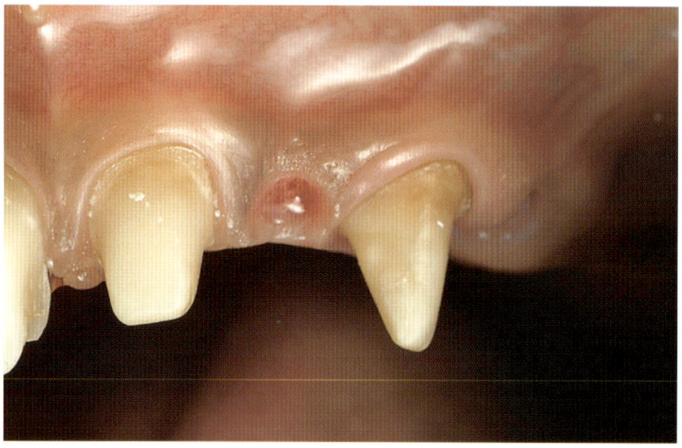

그림 7-3. 결손된 측절치를 위한 난형의 가공치.

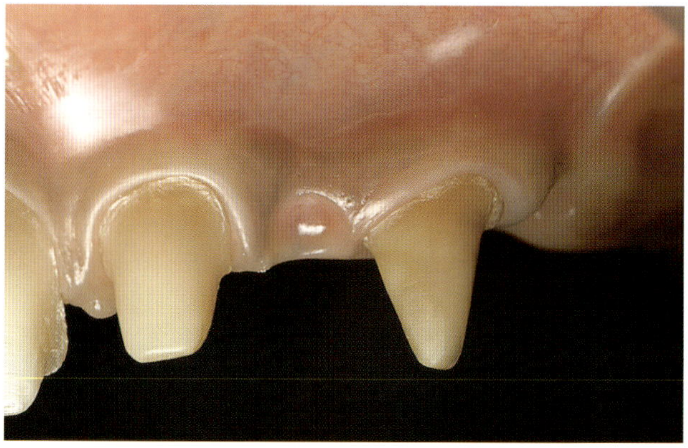

그림 7-4. 난형 가공치 부위의 상피화를 보여주는 3주 후의 아크릴 치료용 임시 수복물(bridge) 적용 부위(그림 7-3과 비교).

며, 치근 내 지지와 코어상태를 평가하고, 불량한 예후로 인해 임플란트로 대체할 것을 고려하며 발치할 상황인지에 대한 평가가 있어야 한다.

변연적합성 또한 치주건강에 필수적인데 이는 구강위생 관리에 도움을 주는 정확한 출현윤곽(emergence profile)과 적절한 치관 외형에 달려있다. 수차례 수정을 진행하면서 건강한 치주조직이 되도록 염증을 해결할 때까지 구강위생을 강화해야 한다(그림 7-2). 치은 구조물의 안정성은 인상채득 전에 이루어져야 한다. 만약 치은 비대가 확실하면 연조직을 절제하거나 임시 수복물을 수정해야 한다. 역으로 치은 퇴축이 있다면 치은연하로 변연을 숨기기 위해 다시 치아 삭제를 하여 수복물의 변연을 재형성해야 한다. 이는 특히 치관길이연장술이나 조직 이식이 치아 삭제와 동시에 이루어질 때와 관련되어 있다. 생물학적 폭경이 침범받은 경우 교정적 정출이나 골삭제와 같은 적절한 치료가 이루어져야 한다. 무치악 치조정에서 난형 가공치 자리를 만드는 경우 외과적 술식이 필요한데 상피조직에 의한 치유가 있어야 한다(그림 7-3, 7-4). 필요하다면 치주성형 수술이나 임시 pontic의 적합이 있어야 한다. 마지막으로 임시 수복물로 고정하는 것은 치주수술이나 발치 여부를 결정하는 동안에 치아 동요도를 감소시킨다.

기능(Function)

임시 수복물은 교합, 음성의 이상 여부를 평가하고 유지하고 수정하는 데 있어서 우수한 도구이다. 이는 특히 지대치가 교두감합위에서 조기접촉될 때, 작업 또는 비작업측 접촉에서 유도치 역할을 할 때, 교합양상을 바꾸거나 수직고경을 변경할 때 유용하다. 게다가 간섭없는 운동과 저작 기능 뿐 아니라 측방 및 전방 유도도 검증할 수 있다. 임시 수복물은 인접치나 대합치에 부가적인 압력을 주어서는 안 되며 교정적 운동이나 교합 외상을 일으켜서도 안 된다. 교합과 마찬가지로 발음장애도 임시 수복물을 삭제 또는 첨가하여 쉽게 조정할 수 있으며 비용과 시간이 소비되는 술후 재제작을 피할 수 있다. 교합과 음성에 대한 자세한 평가는 2장을 참조한다.

심미(Aesthetics)

여러 임상가들은 임시 수복물의 색조와 표면 특징의 미묘한 차이까지 맞추기 위해 충분한 시술시간을 투자할 것을 주장한다. 이는 환자의 즉각적 만족도를 얻고 환자의 가족, 친구, 동료들에게 간접적인 마케팅 효과를 기대하는 것이다. 하지만 임시 수복물의 기본 색조를 맞출 때 위에서 말한 노력을 기울이는 것에는 반대한다. 그 이유는 다음과 같다. 첫째, 색조와 특징을 임시 수복물로 완벽하게 재현하는 것은 거의 불가능하다. 왜냐하면 임시 수복물 재료와 최종 보철물에 사용된 재료의 광학적 특성이 다르기 때문이다. 둘째, 아크릴 레진과 도재의 마모 저항도, 착색,

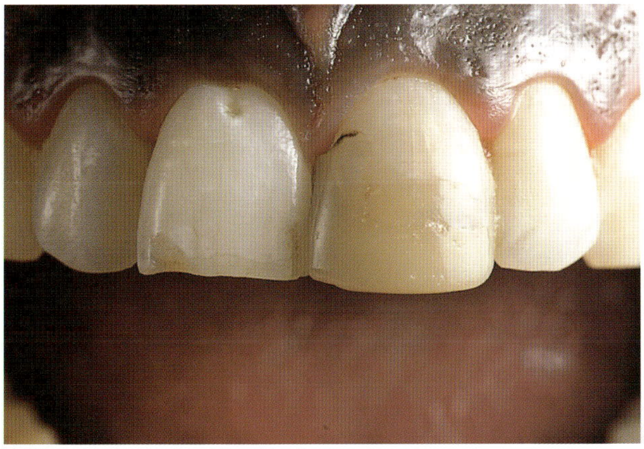

그림 7-5. 좌측 상악 중절치에 있는 결함 있는 컴퍼지트 충전.

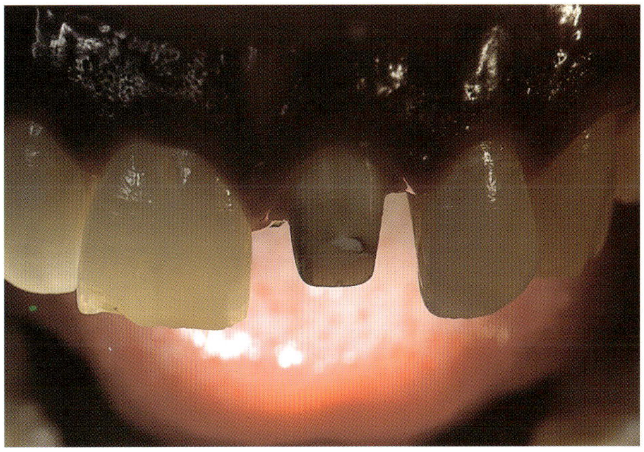

그림 7-6. 그림 7-5 환자의 치아 삭제.

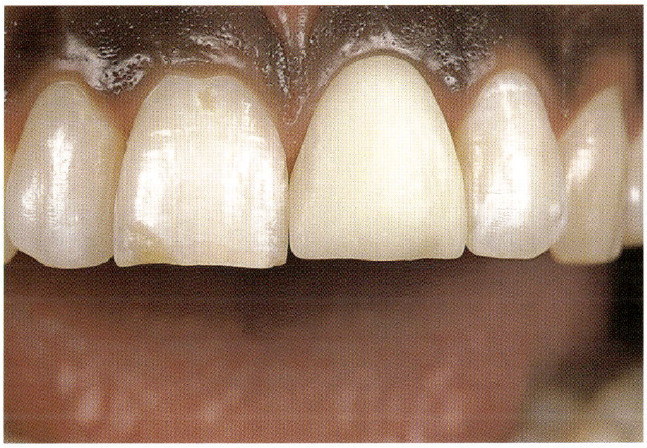

그림 7-7. 진료실 내에서 제작된 좌측 중절치의 치료용 임시 수복물은 반대측 중절치보다 짧다.

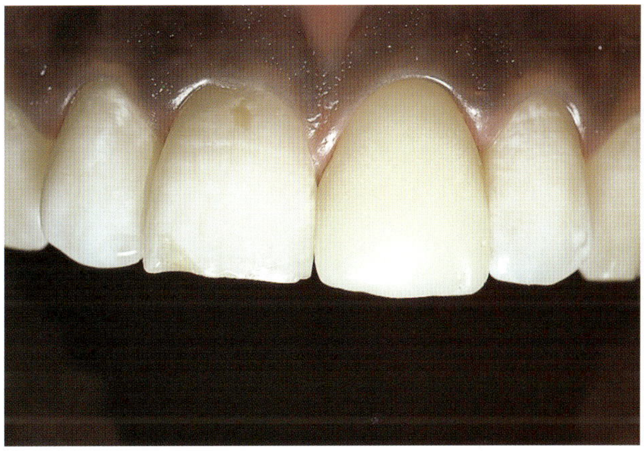

그림 7-8. 아크릴 레진을 첨가하여 모양을 완성하였으며 최종 완전-도재 보철물의 주형으로 쓸 예정이다.

치면세균막 부착, 표면 촉감, 거칠기가 다양하기 때문에 빛과의 상호작용, 나아가 모양에 영향을 미친다. 따라서 색조를 재현하기 위해 쏟는 시간은 형태와 모양처럼 최종 보철물로 통합될 수 있는 심미적 요소를 위해 활용하는 것이 더 좋다(그림 7-5~8).

또한 형태적 다양성도 심미적 항목인데 이는 임시 수복물을 장착하는 동안 평가한다. 이것은 구강 내와 구강 외 관계를 포함한다. 구강 내의 요소는 치아의 생체형이나 치은의 scallop의 정도(triangular, oval, square)에 의해 결정되는 치아의 일반적인 형태, 치간유두가 찰 것이지를 확신하게 하는 접촉점의 위치(그림 7-9), 절단 치간공극이 이루는 각도(incisal embrasure angle), 순측과 구개측의 외형의 정도, 치간이개, 비늘같은 모양(imbrication), 치

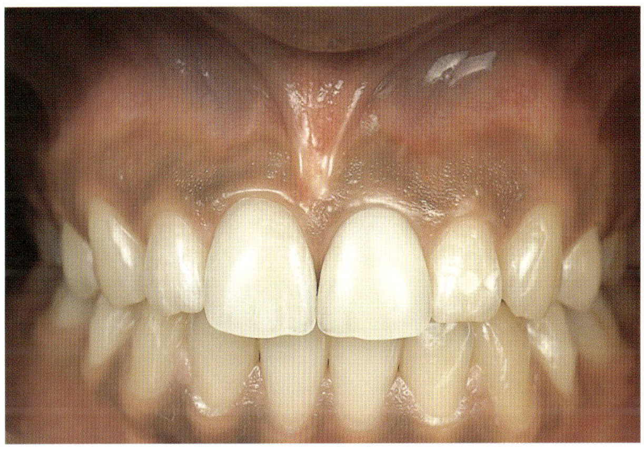

그림 7-9. 상악 중절치에 있는 임시 수복물 사이의 치은공극이 유두치은으로 완전히 채워지기에는 접촉점이 너무 치관측에 위치한다.

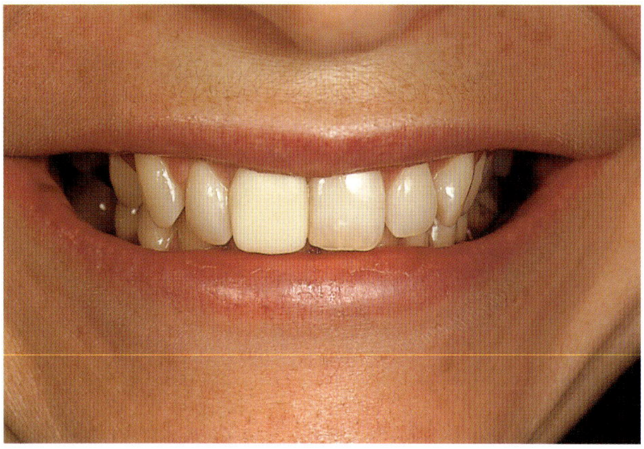

그림 7-10. 우측 상악 중절치에 임시 치관이 있는 정면 악안면사진.(절치 절단면 위치를 평가한다)

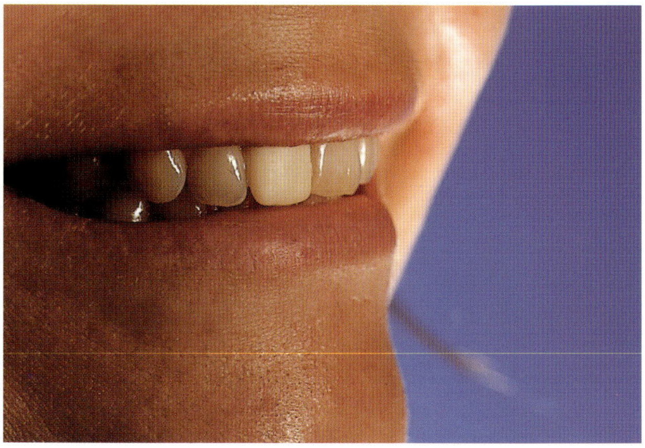

그림 7-11. 우측 상악 중절치에 임시 치관이 있는 측면 악안면 사진.(절치 절단면 위치를 평가한다)

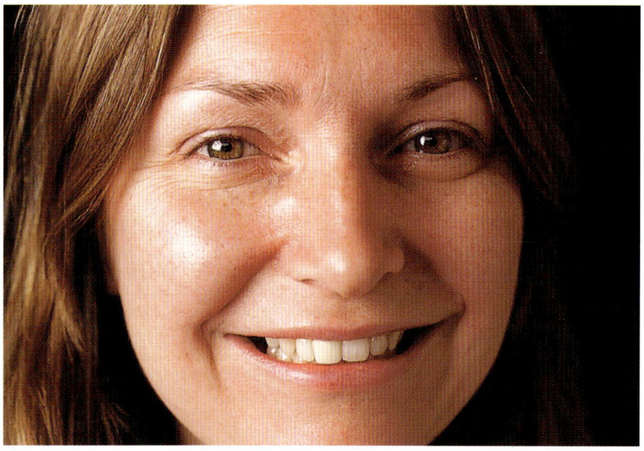

그림 7-12. 우측 상악 중절치에 임시 치관이 있는 안면 사진.(절치 절단면 위치를 평가한다)

축 경사도, 시상 경사도, 수평피개, 수직피개 등이 있다.

구강 외 관계는 이완 상태와 크게 웃을 때의 치아의 노출 정도(절단연의 위치), 치아 정중선의 위치, 입술의 지지 정도, 동공 간 수평선과 치아 절단연의 평행도, 하순의 만곡도 등이다(그림 7-10~12). 또 다른 이슈로는 이 단계에서 제시된 환자의 요구사항이 있다(그림 7-13~17). 이런 요소들이 확정되었으면 임시 수복물을 장착한 상태에서 인상을 뜨고 주형을 만들어 최종 보철물을 제작하는 동안 기공사와 의사소통 하는 데 이용한다.

보철 전에 교정이 필요한 경우 임시 수복물은 치간유두가 채워지도록 하기 위해 치은 외형 및 접촉점을 평가하는 데 사용되어 치은 치간공극이 열리거나 black triangle이 생기는 것을 막도록 한다. 덧붙이면 교정치료가 뒤따르는 경우 3가지 차원에서 치아와 치은의 형태를 확정하는 것이 필요하다: 치축면(apico-coronal), 근원심면(mesio-distal), 시상면(sagittal, bucco-lingual)

심미는 보철물에만 국한되는 문제는 아니다. 주위 치은 구조물의 외형, 위치, 색상, 질감 등이 심미적인 평가를 위해선 필수적이다. 임시 수복물은 치주 건강을 획득하고 유지하는 것뿐만 아니라 소위 pink-esthetic에 크게 영향을 미치는 연조직을 만들기 위해 사용된다(그림 7-18~20).

생체 적합성(Biocompatibility)

구강 내 사용되는 모든 재료는 생체 친화적이면서 살아있는 조직에 독성을 끼쳐서는 안 된다. 중합체를 base로 하는 임시 수복물 재료에서 잠재적으로 위해한 성분은 반응하지 않은 자유 단량체(free monomer)인데 이는 치수와 치은에 자극을 준다. 결과적으로 완전한 중합만이 잔존 단량체를 제거하는 방법이다. 열과 압력을 가하는 것은 경화반응을 가속화하며 완전히 진행되도록 한다.

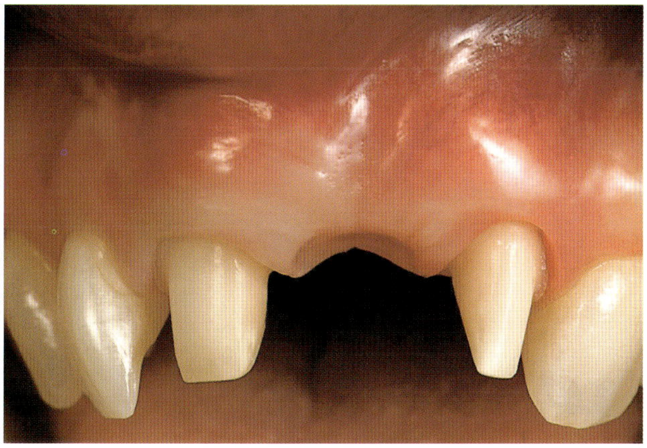

그림 7-13. 결손된 좌측 중절치를 위해 난형의 가공치와 함께 우측 상악 중절치와 좌측 측절치를 지대치로 하는 three-unit FPD의 치아 삭제.

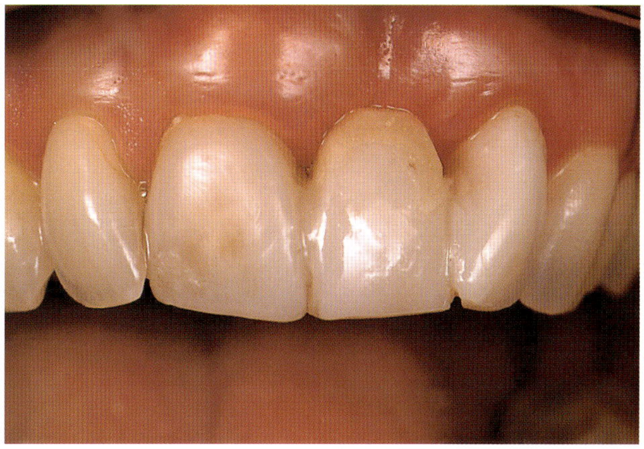

그림 7-14. 그림 7-13의 환자를 위한 최종 보철물을 진행하기 전, 심미를 완성하기 위해 사용된 아크릴 임시 수복물 네 세트 중의 하나.

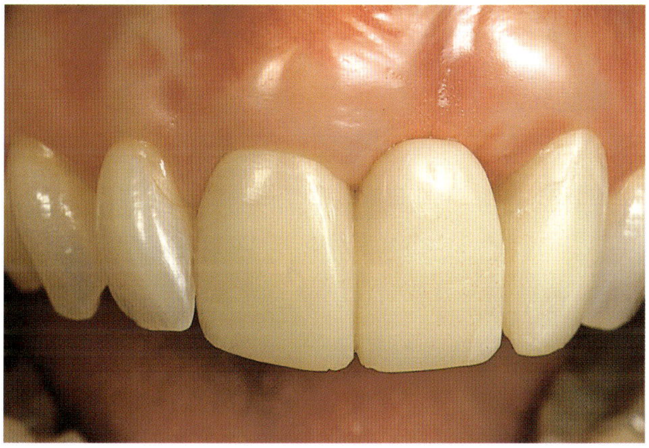

그림 7-15. 그림 7-13의 환자를 위한 최종 보철물을 진행하기 전, 심미를 완성하기 위해 사용된 아크릴 임시 수복물 네 세트 중의 하나.

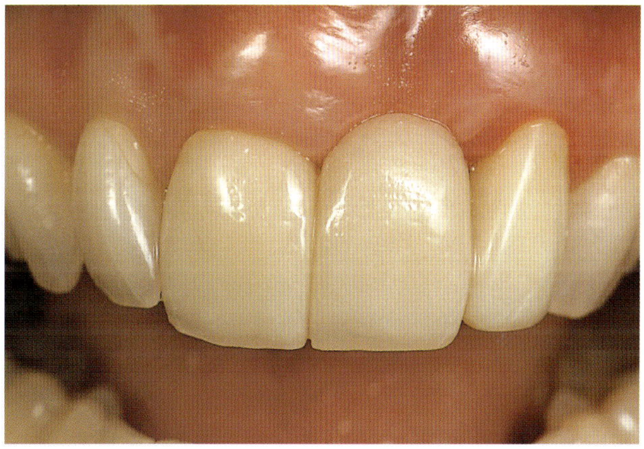

그림 7-16. 그림 7-13의 환자를 위한 최종 보철물을 진행하기 전, 심미를 완성하기 위해 사용된 아크릴 임시 수복물 네 세트 중의 하나.

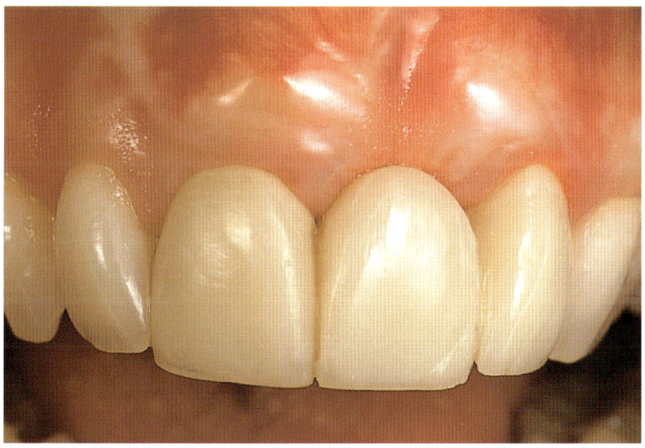

그림 7-17. 그림 7-13의 환자를 위한 최종 보철물을 진행하기 전, 심미를 완성하기 위해 사용된 아크릴 임시 수복물 네 세트 중의 하나.

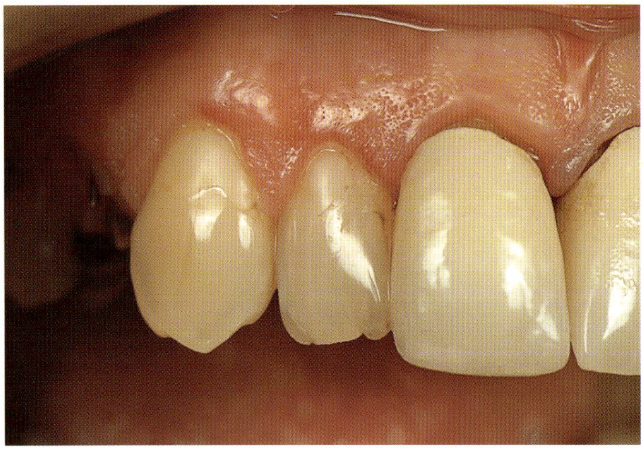

그림 7-18. 외상을 받아 비정상적인 유리치은 변연을 가진 상악 중절치에 있는 결함있는 금속-도재관.

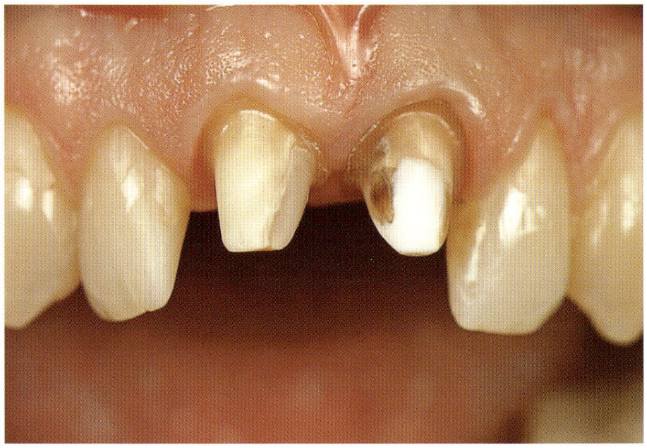

그림 7-19. 치아 삭제와 치료용 임시 수복물 제작 후에 중절치의 장축 원심부에 치은 천정(zenith)이 있는 건강한 치은이 만들어져 있다(그림 7-18과 비교).

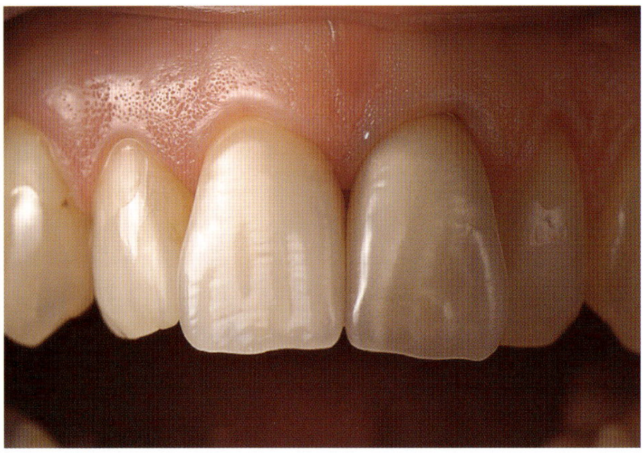

그림 7-20. 심미적으로 완벽하면서 치주 조직과 조화롭게 존재하는 수복물을 보여주는 그림 7-18과 그림 7-19 환자의 최종 보철물.

강도(Strength)

적절한 강도와 탄성과 같은 임시 수복물의 생체기계적 특성은 최종 보철물이 장착되기 전까지 교합과 저작력을 견디는 데 필수적이다. 대부분의 특허제품들은 독특한 기계적 특징을 가지고 있고 매우 다양하여 비교하기가 힘들다.[1] 그러므로 모든 제품들에 대해 각각의 적정성 여부를 평가해야 한다. 굽힘 강도, 찢김률, 탄성계수, 미세강도, 파절저항 등의 특성을 논할 것이다. 임시 수복물의 강도를 증가시키기 위해서 많은 강화용 첨가제(filler)가 제시되었다. 예를 들면 금속, 유리, 카본, 나일론 섬유 등이다. 이러한 것들은 탄성률을 증가시키기는 하지만 기질과 강화물 사이에서 실제적인 결합을 이루도록 하는 것은 어렵다. 만일 결합이 부실하면 강화물은 재료를 약화시키는 함유체로 작용한다. 또한 레진이 섬유로 강화될 때 섬유는 완전하게 기질 내로 가라앉아야 된다. 돌출되어 있는 섬유는 매끈하게 다듬기 어렵고 음식물 찌꺼기를 침착시켜 결국 세균집락을 형성한다. 마지막으로 망가진 수복물을 수리하는 것은 재료를 약화시킨다. 예를 들면 비스-아크릴(bis-acryl materials)은 처음의 건전한 수복물과 비교하여 강도가 85% 수준으로 감소한다.[2]

통증의 경감(Palliative)

지대치의 통증 완화는 첫째 치아 삭제 후 노출된 상아질을 상아질 접착제로 보호하여 술후 통증을 줄이고 두 번째로 임시 수복물 재료의 발열경화 작용으로부터 치수의 변성작용을 예방하여 얻어진다.

치아 삭제는 치아 경조직에 대한 수술 과정이라 할 수 있고 결과적으로 상아세관을 노출시킨다. 노출된 상아세관을 보호하지 않고 방치하면 술후 과민증은 고통과 환자 불편감으로 이어진다. 과민증은 Brannstrom's hydrodynamic 이론으로 설명된다. 이것은 상아세관과

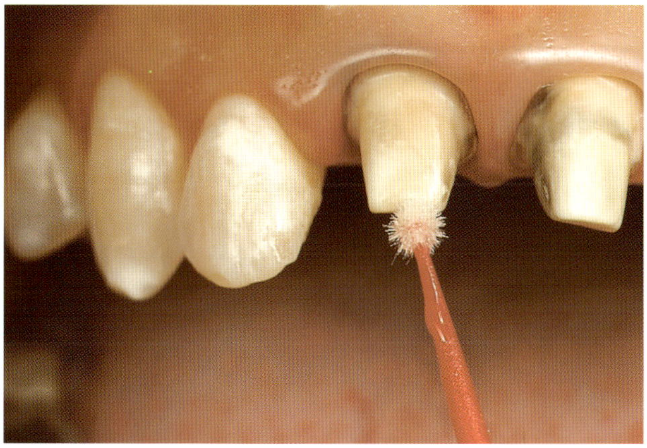

그림 7-21. 치아 삭제 후 즉각적인 상아질 접착제의 적용.

치수강에서의 액체 운동이 신경 말단을 자극하여 통증을 초래하는 것이다.[3] 이런 상황은 세균의 침입이나 미세누출에 의한 독성 자극이 복합적으로 작용하여 일어나게 된다. 결과적으로 유체역학적인 변화를 줄이고 미세누출을 예방하기 위해서는 상아세관은 봉쇄(sealing)되거나 폐쇄(blocking)되어야 한다.

다이아몬드 버로 치아 삭제를 한 경우가 스틸 버로 한 경우보다 도말층이 두껍다. 다이아몬드는 연마작용으로 법랑질과 상아질을 제거하면서 많은 찌꺼기를 만들어내기 때문이다. 역으로 스틸 버는 절삭작용을 하기 때문에 상대적으로 얇은 층의 도말층을 만들어 낸다. 상아질 봉쇄의 첫 단계는 도말층을 제거하는 것이다. 가장 예지성 높은 방법은 5세대 상아질 접착제를 사용하여 인산으로 산부식하고 프라이밍 한 후 adhesive resin으로 혼성층(hybrid layer)을 형성하여 상아질을 봉쇄하는 것이다. 위의 전 과정을 6세대, 7세대의 자가에칭과 all-in-one 상아질 접착제를 사용하여 진행할 수도 있다(그림 7-21). 새로운 상아질 접착제일수록 장기적인 임상결과가 확실하지 않다. 글루타알데하이드와 같은 상아질 소독제와 지각과민 처치제를 포함한 상아질 접착제를 선택하는 것이 중요하다. 예를 들면, Gluma(Heraeus Kulzer, Hanau, Germany)가 있다. 봉쇄 이외에 상아세관의 유체역학운동을 억제하는 또 다른 방법으로 상아세관을 폐쇄하는 것이 있다. 이러한 기술을 위해 사용되는 제품에는 BisBlock(Bisco, I 1, USA)이 있는데 상아세관 내에 oxalate crystal을 형성하여 유체의 이동을 막음으로써 술후 과민증을 감소시킨다.

임시 수복물 제작에 사용되는 대부분의 재료는 발열반응으로 중합된다. 여러 상이한 재료들이 경화반응 동안에 상승하는 온도는 4.4°~48°까지로 다양한데 이는 발열반응뿐만 아니라 광중합 레진의 경우 흡수된 빛 에너지도 영향을 미친다.[4] 붉은털 원숭이 실험 연구에 의하면 5.5° 상승 시 15%에 치수 손상을 주었고, 11° 상승 시 60%, 16.6° 상승 시 100% 치수괴사를 야기하였다.[5] 그러므로 즉각적으로 나타나거나 지연되어 나중에 나타나는 치수손상의 결정적인 역치는 5.5° 상승이다. 구강 내 임시 수복물 재료의 온도증가의 범위는 4~11°인데 이 온도는 치수에 해롭다. 결론적으로 치수를 보호하기 위해 제작 과정의 온도 상승을 최소화하는 것이 반드시 필요하다.

열 손상에 기여하는 요소는 잔존 상아질의 두께,[6] 혼성층(hybrid layer)의 폭, 상아질 접착제의 접착층과 수복물 접착제 base의 크기이다.[7] 혼성층(hybrid layer)(0.5~20um)과 이를 덮고 있는 접착층(adhesive layer)(5~10um)은 열 전달을 차단하기에는 너무 얇다. 게다가 상아질 접착제로 상아세관을 봉쇄하는 것은 과민증을 경감시키고 세균 침입을 지연시키지만 열 차단 효과는 거의 없다.[8] 마지막으로 치수 내와 치주의 혈액공급은 열 순환에 의해 온도를 분산시키는 역할을 한다.

요약하면 치수 내 온도상승을 줄이기 위해 임상적으로 선택하고 적용할 수 있는 것은 재료선택, 재료의 부피, 기질 형태의 유형, 제작 기술 등이다.

변연적합성(Marginal integrity)

삭제한 치아를 임시 수복물로 완벽하게 봉쇄하여야 미세누출을 방지하고 술후 과민증, 이차우식증, 근관치료의 실패, 치주염, 임시 접착제의 유출을 일으키는 세균 침입을 지연시킬 수 있다.

최종 수복물에서 임상적으로 수용할 만한 변연오차(marginal opening[MO])는 50㎛이고 임시 수복물에서도 이와 유사한 정확도가 바람직하다(그림 7-22).[9] MO는 재료의 고유 특성과 제작 기술에 달려있다. MO에 영향을 미치는 중요한 요소는 중합체를 기본으로 하는 대부분의 임시수복 재료의 고유 특성인 중합 수축이다. 임시 수복물용 레진의 평균적인 MO는 24~120㎛에 걸쳐 분포하는데, 재료 선택에 있어서 잠재적인 수복물/치아 간 계면의 오차를 최소화하는 것이 필수적이다.[10] 중합 수축은 시간과 온도에 좌우된다. 중합체를 기본으로 하는 재료에서 일어나는 대부분의 수축은 임시 수복물 제작 과정 중 가장 결정적인 시간인 혼합 후 첫 5~10분 이내에 일어난다. 덧붙이면 주변의 온도가 높아질 때 중합 수축의 정도에는 변화가 없지만 중합 속도는 빨라진다. 수축의 정도는 충전재의 부피(충전재의 비율이 높을수록 낮은 중합 수축이 일어난다), 충전제 입자의 크기, 단량체의 양과 종류, 중합의 방법, 지연된 수분 흡착과 같은 요소에 따르다.[11] 혼합 후 10분 안에 중합이 완전하게 이루어지도록 해야 하는데, 특정 재료의 조작 방법에 익숙해지는 것이 원치 않는 수축을 피할 수 있게 할 것이다.

치태 침착의 예방 (Preventing plaque accumulation)

치은염의 주된 원인은 치태 침착이며 이는 수복물이나 환자의 구강 위생 습관에 의해 영향을 받는다. 이 두 가지 요소는 치은을 건강하게 하고 이를 유지하는 데 결정적이다.[12] 치태 침착에 영향을 주는 임시 수복물의 요소는 변연의 정확성, 표면 거칠기, 출현 윤곽과 임시수복물의 총체적인 형태와 모양이다. 이러한 것들을 적절히 형성하면 음식과 세균이 부착되는 것을 막는 데 도움이 될 수 있다.

치면세마 후에 자연치는 곧바로 타액의 당단백질로 구성된 생체막으로 덮여진다. 이러한 생체막은 세균 군락화를 촉진하고 이것이 계속되면 병적으로 진행된다. 치태 침착은 법랑질이나 상아질보다 수복물에서 더 잘 이루어진다.[13] 결과적으로 보철물 주변에서 치주염의 가능성이 높아진다. 왜냐하면 제대로 형성되지 못한 변연, 잔류 접착제, 거친 표면에 의해 치태가 쉽게 부착되기 때문이다(그림 7-23). 덧붙이면 연마의 정도가 치태 침착의 정도에 영향을 끼친다. 치태 침착을 줄이려면 aluminum oxide disc나 steel bur로 다듬고, pumice abrasion과 실리콘 팁으로 연마하고 unfilled resin으로 표면을 봉쇄하는 방법들을 사용할 수 있다. 예를 들면 마무리와 연마과정 후에 Biscover(Bisco, I 1, USA)와 같은 표면 실런트를 사용하여 산소 차단막을 없애고 표면의 불규칙한 부분을 봉쇄하는 것이다.

치관의 전반적인 윤곽과 형태는 곡선이어야 하며 날카로운 선각이 없어야 한다. 또한 미세한 열구가 없이 현미경상 매끄러워야 음식물 찌꺼기가 붙지 않고 치태 침착도

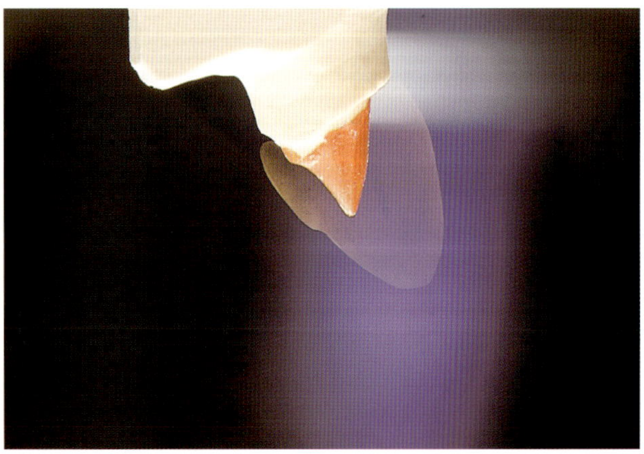

그림 7-22. 치관의 구개측 변연에서 큰 변연오차가 명확하다.

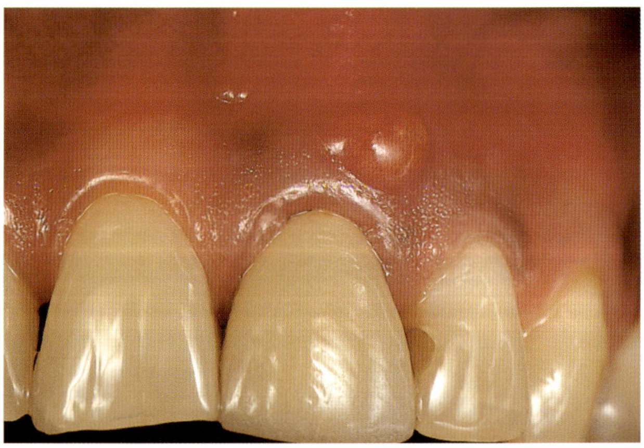

그림 7-23. 좌측 중절치 보철물 변연의 결함과 관련된 염증과 치주 농양.

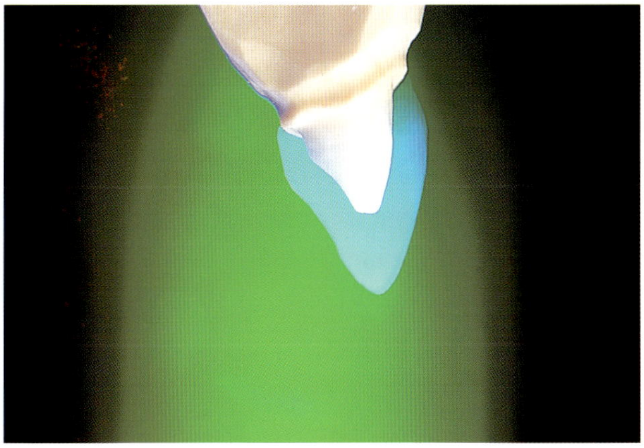

그림 7-24. 치관의 출현윤곽은 finish line에서 치근단쪽으로 치근표면과 접선 위에 놓여 있어야 한다.

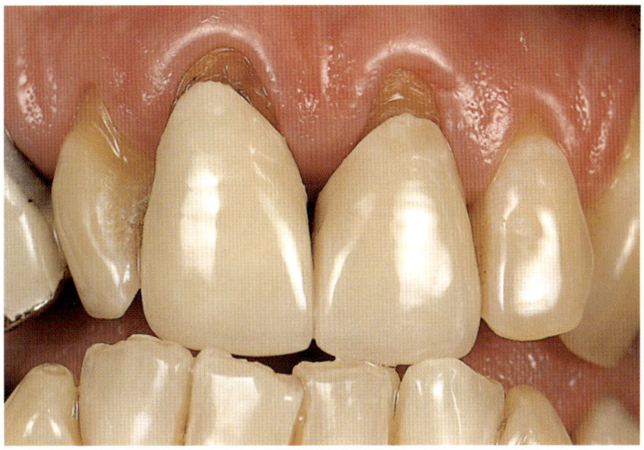

그림 7-25. 수직적으로 저풍융된 치관 증례 연구: 상악 중절치의 수직적으로 저풍융된 치관은 세균의 잠재적인 함요다.

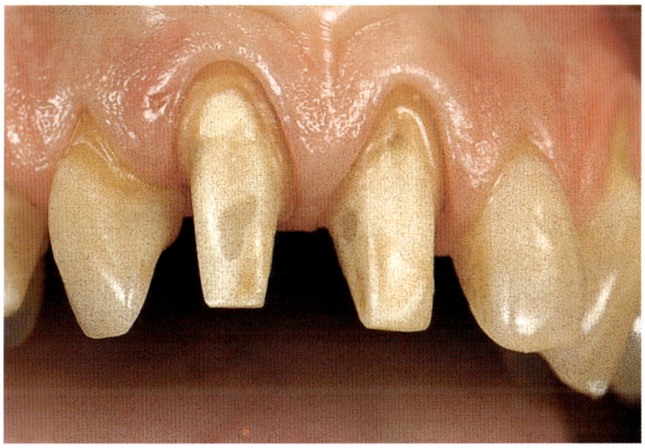

그림 7-26. 수직적으로 저풍융된 치관 증례 연구: 적절한 위치에 치관변연이 있도록 치아 삭제.

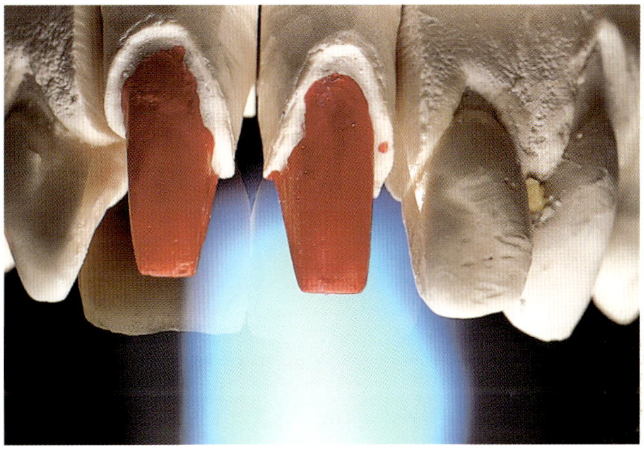

그림 7-27. 수직적으로 저풍융된 치관 증례 연구: 최종 보철물과 삭제된 치아의 관계.

예방된다. 알맞은 형태는 청소하기 좋고 구강위생을 향상시킨다.

마지막으로 출현윤곽은 치은 건강에 영향을 미친다.[14] 수복물의 출현윤곽은 치경부상에 있으며 이는 치아의 근단부쪽으로 형성된 변연선과 만난다. 이 치아/수복물의 경계는 이상적으로 접선 상에 놓이게 된다(그림 7-24). 출현윤곽은 수직면, 수평면 상에서 모두 직선이어야 한다. 수직적으로 저풍융된 변연은 세균의 침적소가 되어 염증이나 치아우식증을 유발한다(그림 7-25~28). 반면 수직적으로 과풍융된 변연은 생물학적 폭경을 침범한다. 수평면 상에서 저풍융된 변연은 지지가 부족하여 축 늘어진 유리치은 변연을 야기하여 세균의 저류를 초래하여 치면세마시 접근이 안 되게 하는 반면, 과풍융된 변연은 염증을 야

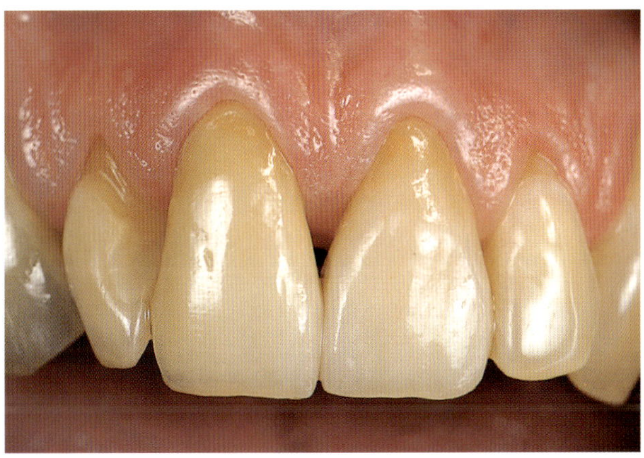

그림 7-28. 수직적으로 저풍융된 치관 증례 연구: 알맞은 출현윤곽이 있는 접착된 Empress 1 crown.

기하고 제한적인 접근성 때문에 임시 접착제를 완전히 제거할 수 없게 한다(그림 7-29~31).

색채 안정성(Chromatic stability)

앞에서 진술한대로 임시 수복물로 제대로 된 색상을 재현하려는 것은 현명하지 못하고 무익하다. 대부분의 임시 재료는 기포, 표면 거칠기, 치태 침착, 착색, 불완전한 중합, 타액의 흡수 등에 의해 색상이 안정적이지 않다. 그러므로 인접한 자연 치열과 유사하게 임시 수복물을 제작하는 것은 심미적으로 바람직한 반면 최종 수복물의 색조를 위한 원형으로 삼는 것은 권하지 않는다(그림 7-32).

각 재료의 특성을 잘 다루고 쉽게 제작하기(Handing characteristics and ease of fabrication)

임시 수복 재료를 진료실에서 조작함에 있어 필수적인 것은 신속 제작이다. 각 재료는 특성에 따라 조작 방법이 독특하며, 적절하고 지속적인 결과를 위해서는 임상 기술의 변형이 필요하다. 일반적인 상품군에서도 간혹 제품이

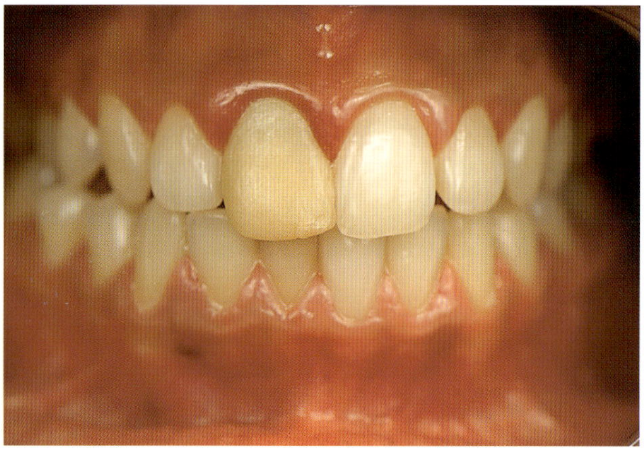

그림 7-29. 수평적으로 과풍융된 치관 증례 연구: 우측 상악 중절치에 있는 수평적으로 과풍융된 임시 치관 주위의 총체적인 변연부 염증.

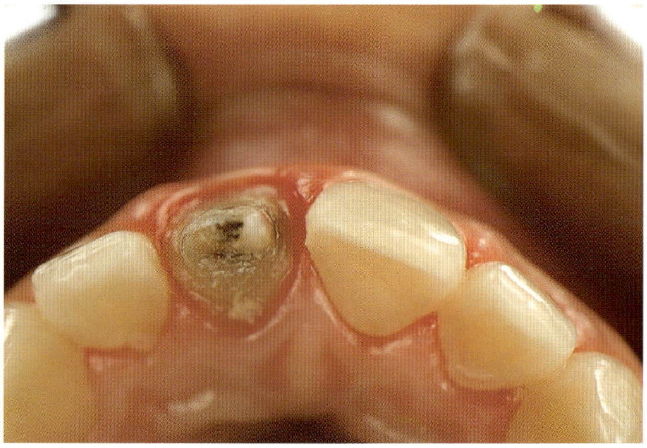

그림 7-30. 수평적으로 과풍융된 치관 증례 연구: 보철물 제거 후의 모습은 치관변연이 삭제된 치아가 아니라 변연치은에 있었다는 것을 나타내는 circumferential halo를 보여 주고 있다.

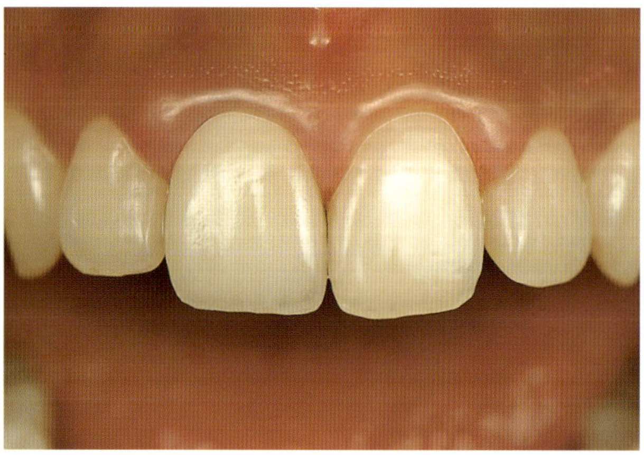

그림 7-31. 수평적으로 과풍융된 치관 증례 연구: 건강한 치은이 만들어질 수 있도록 하는 알맞은 출현윤곽이 있는 최종 Empress 1 보철물로의 대체.(David Korson의 기공작업, 영국)

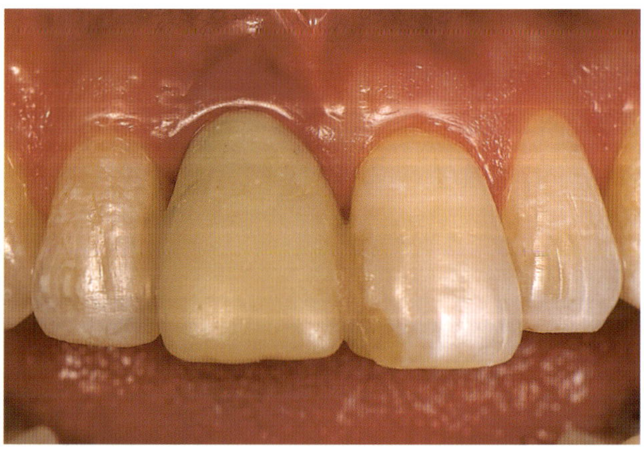

그림 7-32. 아크릴 레진은 쉽게 착색이 되며 우측 상악 중절치의 변색된 임시 치관에 보이는 것처럼 최종 보철의 색조분석에는 적당하지 않다.

엉뚱한 반응을 보이기도 한다. 그러므로 다음에 토의될 내용들을 만족시키는 제품 선택이 필수적이다.

재료 선택(Material selection)

임시 수복물 재료를 선택하는 데는 보철물의 예상 수명, 심미, 교합력, 수리 가능성, 조작 방법, 치아의 수, 부가적인 치료여부(예를 들면, 교정, 치주, 근관치료) 등 여러 요인들이 영향을 준다. 하나의 재료가 모든 조건을 만족시킬 수는 없고 많은 상황에서 절충이 필요하다. 대안으로 서로 다른 상품군의 장점을 이용해 재료를 조합 사용하여 임시 수복물을 만드는 것도 가능하다. 임시 수복물을 만드는 대부분의 재료는 레진인데 화학중합, 광중합, 이중중합형이 있다. 조작하기 쉬운 측면에서 보면 혼합이 균일하고 사용 후 버리기 쉬운 카트리지형이 유용하다. 하단에 최근 재료들의 장점과 한계점, 특수한 임상 상황에 맞는 적합성을 정리하였다.

Polymethyl methacrylate(PMMA)

대부분의 간접 임시 수복물이 이 재료의 제품군을 이용하여 제작된다. 치과학에서는 아크릴 레진이 가장 오래되었고 단독이거나 금속 구조물과 결합하여 최종 보철물에 사용되기도 하였다. 열과 압력을 가하여 중합하는 기공 과정은 물성과 기계적 특성을 증가시킨다. 주된 장점은 우수한 물성인데 휨강도, 파절강도가 크고 심미성이 좋다.[15] 그리고 높은 발열 반응으로 인해 구강 내에서의 사용이 금지된다. 또한 현저한 중합 수축으로 인해 변연 적합도가 불량해지며 이를 극복하기 위해 구강 내에서 수정하는 동안에 잔존 단량체가 치수를 자극한다. 이런 바람직하지 않은 상황을 피하려면 PMMA는 수축을 최소화하기 위해 적은 부피를 사용해야 한다. 예를 들면 PMMA shell을 기공소에서 미리 만들어 오고, 수정을 할 때는 삭제한 치아에 polyvinyl ethylmethacrtylate(PVEMAs)을 채우고 이장한다. 이런 과정은 수축으로 인한 변연봉쇄의 부족한 부분을 채워줄 뿐 아니라 PMMAs의 강도와 심미성에도 도움을 준다(그림 7-33, 7-34).

Polyvinyl ethylmethacrylate(PVEMA)

아크릴 계열에서 PVEMAs는 발열 반응이 낮아서, 구강 내에서 사용하기에 이상적인 재료이다. 상품으로 Trim(HJ Bosworth Co., I l, USA), SNAP(Parkell, NY, USA) 등이 있다(그림 7-35, 7-36). Ethyl methacrylate의 단량체는 PMMAs와 비교하여 독성이 크지 않다. 그러나 기포가 강도와 심미성을 저해하고 장기간 사용 시 마모가 잘 되며 표면 변색과 착색이 잘 된다. 물성 또한 평범하

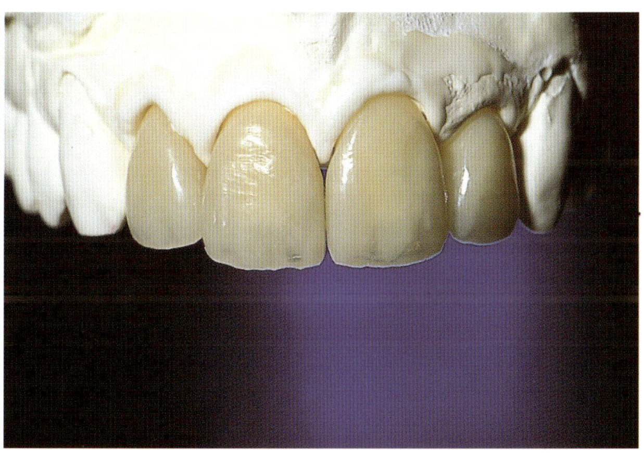

그림 7-33. 상악 4전치를 위해 기공실에서 제작된 아크릴 치관.

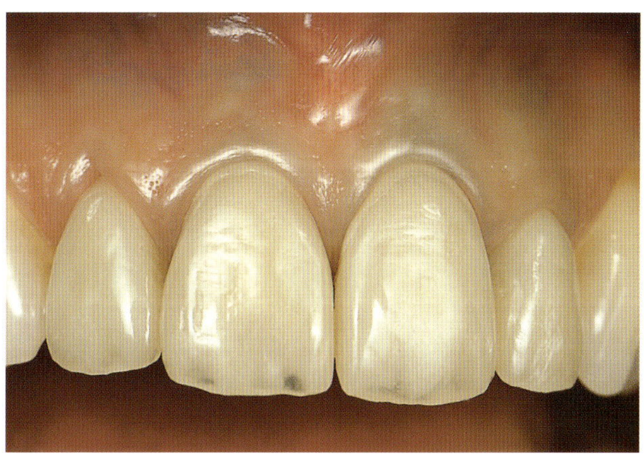

그림 7-34. 그림 7-33의 임시 수복물은 임시 접착제로 접착하기 전에 변연부 적합을 개선시키기 위해 진료실에서 재이장 되었다(치경부에 추가된 것에 주목).

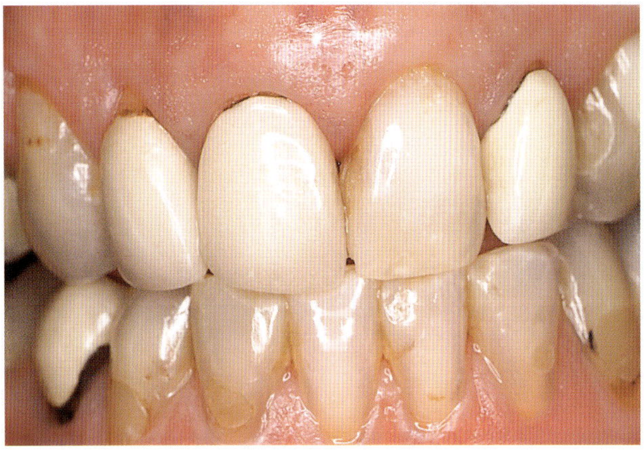

그림 7-35. 상악 우측의 측절치와 중절치 및 좌측 측절치에 있는 결함 있는 보철물.

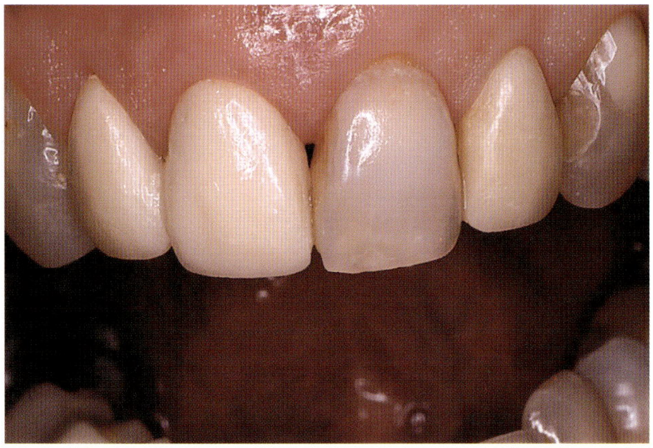

그림 7-36. 변연적합성이 개선된 것을 보여주는 그림 7-35 환자의 아크릴 임시 수복물(진료실 내 제작).

다. 낮은 파절강도가 종종 뜻하지 않는 파절을 야기한다. 파절의 수리와 기포의 충전은 낮은 점조도로 혼합하여 추가하거나 흐름성 레진을 중합하여 단순하게 해결한다. 그렇지만 수리한 수복물은 처음의 건전한 수복물에 비해 현저하게 약하다.

Bis-GMA resin

유연성, 다양한 색 선택, 제작의 용이함이라는 Bis-GMA 레진의 장점은 동일한 혼합물로 만들어진 전통적인 수복재료의 장점과 비슷하다. 광중합과 이중중합이 모두 가능하다. 아크릴 계열과 비교 했을 때 강도는 중간 정도이며 파절강도는 PVEMA보다는 높고 PMMA보다는 낮다.[16] 주된 단점은 부서지기 쉬워 잔금이 가거나 크게 파절될 수 있다는 것인데 특히 다수 치아를 연결한 경우에 그러하다.

Bis-acryl resin composite

Bis-acryl 컴포지트 재료는 구강 내 임시 치아 재료 중 가장 인기 있고 널리 쓰이는 재료이다. 상품으로 Protemp(3M-ESPE, St Paul, Minnesota, USA)가 있다. 카트리지 전달방식의 제품(혼합할 필요가 없는), 다양한 색조, 다양한 경화방법(화학중합, 광중합, 이중중합)이 있어 진료실 내 제작에 유용하다. 미세강도가 증가하여 마모 저항성이 있다는 것과 찢김률과 탄성계수가 높은 것이 장점이며 파절강도는 보통 수준이다.[17] 중합 수축은 PMMAs보다 작고, 경화하는 동안 온도가 조금 상승하여 치수자극이 적다. 주된 단점은 변연을 재이장하기 어렵고 연마가 힘들어 심미가 떨어진다는 것이다. 단일 치아나 단기간 동안 짧은 단위(short spans)의 임시 치아에 적당하다.

Urethane dimethacrylate(UDMA) resin

UDMA는 현재 통용되는 많은 컴포지트 충전 재료에 편재해있는 레진기질이다. 수복용과 임시 치아용의 큰 차이점은 임시 치아용은 filler 입자를 함유하지 않아 흐름성이 크다는 것이다. 상품으로 Triad(Densply, Germany)가 있다. UDMA 레진은 파절강도가 높고 발열반응이 낮다. 발생열은 경화반응에 의한 것이 아니라(아크릴처럼) 광선을 조사하는 동안 복사에너지를 흡수하여 생기는 것이다. 게다가 치수자극은 단량체를 제거했기 때문에 거의 없다. 단점은 변연 적합이 불량하고 연마가 어려워 잘 맞지 않고 심미성이 낮다. 그러나 불량한 심미를 극복하기 위해 혼성 수복재(filler가 함유된)가 임시 수복물의 비니어에 사용될 수 있다. 이러한 기법은 또한 PVEMA를 코어로 사용하고 혼성 컴포지트를 비니어로 사용하는 경우에도 역시 유익하다.

임상증례(Clinical practice)

제작(Fabrication)

치과 문헌에 임시 수복물을 제작하는 기법들이 기술되어 있고 다양한 임상 상황에 따라 여러 창의적인 방법들이 제안되어 왔다. 제작기법이 뛰어나면 일반적인 임시 수복물 재료로 특별한 상품의 선택을 대체할 수 있게 된다. 제작기법은 직접법(진료실 내 제작)과 간접법(기공실에서의 제작)으로 나뉜다. 직접법은 즉각적이고 경제적이나 시간이 많이 소모되며 간혹 물성이 불량하고 비심미적이다. 이 방법은 치아 수가 3개 정도까지일 때와 사용기간이 짧은 경우에 적당하다. 간접법은 심미적으로 우수하며 기계적 탄성(금속이나 섬유로 보강한 경우)이 좋아 사용기간이 긴 경우에 알맞지만 비용이 증가한다. 직접법과 간접법의 장점을 활용하는 혼합법 또한 각각의 한계를 극복한다면 가능하다.

치료용 임시 수복물(TTR)의 성공적인 제작을 위해서는 외부 윤곽과 내부 윤곽이라는 두 가지의 요건을 만족시켜야 한다. 외부 윤곽은 치아의 생물학적인 형태, 치은 구조, 심미, 교합, 접촉점, 음성 등을 고려한 치아 형태 등이다. 내부 윤곽(또는 적합성)은 유지와 저항 형태, 표면 거칠기, 변연 finish line의 유형, 삭제된 외형, 언더컷 유무를 포함하여 삭제되어 형성된 지대치의 외형이다.

주형(Matrices)

치료용 임시 수복물의 외부 윤곽은 주형(matrix)들에 의해 얻어지는데 다음과 같이 분류된다:

- 기존의 해부학적 형태(existing anatomical form)
- 제안된 해부학적 형태(proposed anantomical form)
- 기성의 해부학적 형태(preformed anatomical form)

표 7-1은 주형(matrix)을 선택하는 기준을 요약하였다.

기존의 해부학적 형태 (Existing anatomical form)

만약 치아 형태가 적절하다면 치료용 임시 수복물(TTR)의 주형으로 사용할 수 있다. 알지네이트나 탄성고무 인상이 해부학적 형태(외부 윤곽)를 만드는 데 사용될 수 있다. 실리콘 인상이 알지네이트 인상보다는 체적 안정성이 우수하고, 보관하기 쉽고, 재제작에도 다시 사용할 수 있어 좋다.

제안된 해부학적 형태 (Proposed anatomical form)

많은 사례에서 간접 수복물을 만드는 이유를 보면 심미,

표 7-1. 주형(matrix)을 선택하는 기준

기준	기존의 해부학적 형태 (existing anatomical form)	제안된 해부학적 형태 (proposed anantomical form)	기성의 해부학적 형태 (preformed anatomical form)
현상유지	Yes	No	No
심미, 교합, 교합고경의 변화	No	Yes	No
Units	3개까지	제한 없음	단일치
사용기간	Short	Long	short
치료용 임시 수복물의 재료 선택	제한	Any	제한
편리성	Yes	No	Yes
비용	Low	High	Medium

교합, 기능을 변경하여 현존하는 치아의 변형을 필요로 한다는 것이다. 이는 구강 내에서 이루어지기도 하고 기공소에서 진행되기도 한다. 작은 변화가 필요한 경우는 혼성이나 흐름성 레진 또는 왁스를 원하는 모양이 얻어질 때까지 첨가한다. 이와 달리 광범위한 변화를 주어야 할 경우에는 제안하는 형태의 진단용 납형(diagnostic wax-up)을 기공소에서 제작한다(그림 7-37, 7-38). 인상은 실리콘 인상재를 이용하여 진단용 납형으로부터 채득되는데 연조직 주변 1~2mm 뿐 아니라 인접치까지 확실하게 나와서 주형의 정확한 구강 내 위치가 기록되어야 한다. 실리콘 주형을 이용하면 임시 수복물 재료가 중합되는 동안 열이 분산되는 장점이 있다. 단점은 실리콘 인상체가 투명도가 없기 때문에 구강 내 삭제된 치아에 실리콘 인상체와 트레이를 위치시키기가 어렵다는 것이다.

다른 방법으로는 진단용 납형을 인상 채득하여 석고모델을 만든 다음 진공성형 폴리프로필렌 주형을 만드는 것이다. 주형은 진단용 납형 상에서 작업하게 되면 납형이 녹을 수 있기 때문에 납형을 복제해야 만들 수 있다. 이 경우 주형이 투명하므로 정확하게 위치시키기 용이하며 광중합 임시레진 재료를 사용할 수 있게 된다. 주된 단점은 얇은 쉘이 발열반응에 따른 열을 효과적으로 발산하지 못하는 것이다.

기성의 해부학적 형태 (Preformed metal and plastic crown forms)

기성의 금속(알루미늄이나 스테인리스 스틸) 또는 플라스틱(아크릴 또는 polycarbonate) 치관을 사용할 수 있다. 둘 다 삭제된 지대치의 내면 적합을 위해 레진으로 채우는 것이 필요하다. 금속은 견고성과 내구성이 있으나 교합을 맞추고 정확한 변연을 얻는 데 많은 수고가 따른다. 또한 다듬은 스틸 변연은 칼날과 같아 연조직에 상처를 낼 수 있다. 플라스틱은 즉시 심미성을 부여하나 마찬가지로 변연과 교합을 맞추는 데 많은 시간이 걸린다. 투명한 플라스틱은 치아에 쉽게 위치시키고 광중합 임시 치관 재료를 적용하는 데 용이한 장점이 있다. 보편적으로 미리 제작된 치관은 한 개 단위로 짧은 시간 사용할 때 이용된다.

기법(Techniques)

치료용 임시 수복물(TTR)의 외부윤곽을 결정하고 제작한 다음 단계는 내부 윤곽을 형성하는 것이다. 이는 위에 언급한 재료를 하나 혹은 복수로 사용하여 얻어진다. 많은 요소들이 치료용 임시 수복물(TTR)의 임상적 요구조건에 준하여 재료를 결정하는 데 영향을 미친다. 표 7-2는 임상적 요구조건에 따라 정확한 선택을 하는 데 지침을 제시

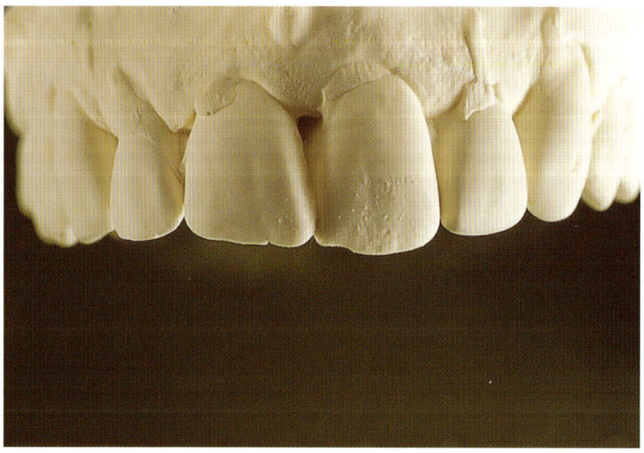

그림 7-37. 균일하지 않는 절단면과 상악 절치의 부족한 폭경/길이 비율을 보여주는 술전 모형.

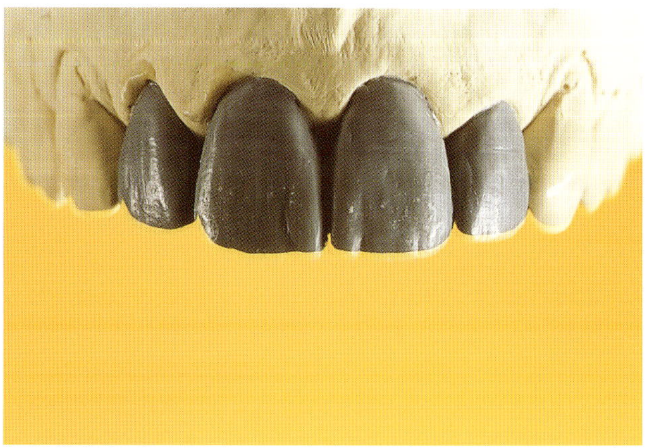

그림 7-38. 그림 7-37 환자의 심미를 개선하기 위해 제안된 진단용 납형. 기공실에서 아크릴 임시 수복물을 만들 때 사용한다.

한 것이다. 그러나 모든 재료를 써 보는 것보다는 특정 몇 재료에 익숙해져서 예견할 수 있는 지속적인 결과를 얻는 것이 낫다.

치료용 임시 수복물(TTR)을 제작하는 데 3가지의 기본적인 기법이 있다: 직접법, 간접법, 혼합법. 저자의 경험상 각각의 기법에 대해 아래에 서술된 방법과 재료는 예지할 수 있는 결과를 보인다. 그러나 임상가는 특정한 임상적 요구에 맞게 이 단계를 변형시키고 불필요한 과정을 생략하여 사용하였으면 한다.

직접법(Direct technique)

(1) 현존하는 구조와 심미적 상태를 흐름성 레진(또는 왁스)을 사용하여 개선하고 다이아몬드 버, 디스크, 실리콘 연마 팁으로 다듬는다. 외부윤곽을 형성하기 위해 기성의 치관을 사용할 수도 있으며 이때는 단계 2와 3을 생략한다.

(2) 과도한 치은 치간공극(gingival embra-sure)이 있으면 왁스로 블록아웃한다.

(3) Short-span bridge인 경우 실리콘 인상재나 진공성형 쉬트(진단용 납형으로부터 제작된)를 이용하여 주형을 만든다.

(4) 치아 삭제를 시행한다.

(5) 치아 삭제 후 주형을 지대치와 인접치에 정확하게 위치시켜본다. 정확히 위치되어 안착하는지 확인한다.

(6) 삭제된 치아는 압배사로 격리시키고 지대치 둘레로 finish line이 보이도록 치은열구 내에 압배사를 살짝 위치시킨다. 이는 임시 수복물 재료에 압배사가 붙어 변연이 부정확해지는 것을 막기 위해서이다.

7) 도말층을 제거하기 위해 산부식을 한다(hint 7-1). 이어서 지각과민 처치제가 통합된 상아질 접착제를 쓰거나 상아세관 폐쇄제(block agent)를 적용한다. 상아질 접착제는 치수에 대한 열보호 효과는 거의 없지만 상아세관을 봉쇄하고 박테리아 침입을 방지하여 술후 과민증을 줄인다.

8) 윤활제(petroleum jelly)를 지대치와 인접치 및 대합치에 바르는 것은 치수의 열손상을 줄이고 치은 조직을 보호한다. 이 분리재는 또한 지대치와 치은치아공극(gingival embrasure)에 임시 수복물이 걸리는 것을 예방한다.

9) 내부 윤곽에 사용될 재료를 표 7-2에서 선택한다. 예를 들어 SNAP같은 PVEMA를 고를 수 있다. 제조회사의 지시대로 혼합한다. SNAP의 혼합시간은 실온에서 2~3분이며 유동성의 혼합물을 주형에 붓는다(hint 7-2).

(10) SNAP을 부은 주형을 지대치에 정확히 안착시킨다.

(11) 온도 상승을 줄이기 위해 물을 뿌린다.

(12) Rubbery stage에 이르면(혼합 후 4분) 임시 수복물이 들어 있는 주형을 제거하고 언더컷에서 과잉의 재료를 다듬은 후 주형 없이 지대치에 재안착시켜서 환자에게 30초 동안 중심교합으로 물게 한다(hint 7-3).

(13) 구강에서 임시 수복물을 제거하고 구강 외에서 견고해질 때까지 2분간 기다린다(hint 7-4).

(14) 일단 단단하게 굳으면 변연 적합성, 출현윤곽, 교합, 심미, 저항 없이 안착되는지(passive seating)를 확인한다. 변연이 잘 맞지 않거나 기포가 있으면 임시 수복재를 dull appearance의(단량체가 증발된 것을 나타내는) 낮은 점조도로 혼합하여 다시 채운다. 과도하게 액을 혼합하는 것은 피해야 하는데 이는 반응하지 않은 자유단량체(free monomer)가 치수와 치은에 자극을 줄 수 있기 때문이다. 기포의 수정과 형태 변경은 흐름성 레진을 첨가하여 고칠 수 있다.

(15) Tungsten carbide acrylic bur를 저속으로 조작하여 모양을 대략적으로 다듬는다. 지나친 고속의 다이아몬드 버는 아크릴 레진을 삭제하기보다는 녹이는 경향이 있다. 변연이나 형태 및 교합을 다듬는 경우 알루미늄 디스크나 실리콘 팁, chamois leather mops를 이용한다(hint 7-5).

표 7-2. 치료용 임시 수복물에서 내부 윤곽을 위한 재료를 선택하는 기준

기준	PMMA	PVEMA	Bis-GMA	Bis-acryl	UDMA	Reinforce
구내	U	S	S	S	S	C
구외	S	C	S	C	S	S
조작	S	S	C	C	C	C
심미	S	C	S	C	C	C
Structural integrity/Resilience	S	C	C	C	C	S
Reparability	S	S	C	C	C	C
편의성	C	S	S	S	S	C
비용	C	S	S	C	S	C

S-Superior. 적합
C-Compromise. 적합하지 않으나 조건을 잘 맞추어 적용할 수 있다.
U-Unacceptable. 부적합

(16) 내부 윤곽을 재이장할 경우 묽게 혼합하거나 액만 사용하면 자유단량제에 의한 자극이 발생하므로 적당한 혼합을 위해 주의한다.

(17) 수복물은 temp bond(Kerr, Michigan,USA)와 같이 충분한 강도를 갖는 미세입자 ZOE 접착제를 사용하여 접착한다. 상아질 접착제와의 상호작용을 방지하기 위해 유지놀이 없는 접착제 계열을 쓰거나 심미성을 높히기 위해 투명 접착제 계열이 사용될 수 있다. 아크릴 라미네이트의 경우 37% 인산으로 지대치를 점 산부식(spot etching)하고 상아질 접착제 없이 흐름성 레진으로 접착하는데 이는 임시접착의 한 방법이다.

(18) 일단 경화하면 과잉의 접착제를 제거하고 예리한 probe로 압배사를 제거한다. Dental tape이나 치실로 치간의 잉여 접착제를 제거한다.

(19) 마지막으로 변연을 0.2% 클로르헥시틴 용액으로 세척하여 잔여 접착제가 나오게 하여 치은 건강을 도모한다.

간접법(Indirect technique)

이 방법은 덜 힘들고 심미성이 좋으며, 물성과 기계적 특성도 좋으나 시간과 비용이 더 요구된다.

(1) 외부 윤곽은 심미성이 만족할 만한 경우 현재의 치아를 이용하거나 진단 납형의 석고모델에서 진공성형 polypropylene 주형을 제작한다.

(2) 지대치 둘레의 finish line을 명확하게 인지할 수 있도록 압배사를 넣고 치아 삭제를 한다. 투명한 진공성형주형은 최종 보철물(금속/도재)의 수복재료에 상응하는 치아 삭제 정도를 확인하는 데 유용하다.

(3) 상아질 접착제나 상아세관 폐쇄제재로 삭제된 상아질을 바로 처리한 다음 실리콘 인상재를 이용하여 인상채득한다.

(4) 빠르게 경화되는 석고를 부어 모형을 만든다.

(5) 치은 치간공극을 와스로 블록아웃하고 지대치, 인접치, 대합치, 연조직에 윤활제인 petroleum jelly를 바른다.

(6) 삭제한 치아의 석고모형에 실리콘 분리제를 도포한다.

(7) 임시 수복물이 긴 기간 동안 마모에 저항해야 한다면 금속이나 섬유, rods를 PMMA 레진에 첨가하여 보강한다.

(8) 술전 인상체나 투명한 진공성형주형에 PMMA 레진을 채우고 열과 압력을 가하여 hydro flask에서 중합한다.

(9) 일단 경화되면 마무리, 연마, 접착에 따른 직접법의 (15)~(19) 과정을 따른다.

직접-간접법(Direct-indirect technique)

직접-간접법은 간접법의 강도와 물성, 심미성을 활용하여 구강 내 지대치에 직접 재이장하여 적합성을 확실하게 한다. 임시 수복물을 제작하는 이 방법은 구강 외, 구강 내 단계를 혼합하여 처음 (9)단계는 기공소에서, 나머지는 구강 내에서 시행한다.

(1) 외부 윤곽은 현재 치아 외형의 인상이거나 혹은 제안된 외형(진단용 납형)의 인상이다.

(2) 현재 치아 외형이나 진단용 납형의 석고모형을 만든다.

(3) 투명한 진공성형의 쉘은 위의 (2)단계로부터 제작된다.

(4) 치아 삭제는 모형상에서 시행한다. 이는 구강 내 치아 삭제의 지침이나 제안된 치료계획이 가능한지를 평가하는 술전 진단 도구로 이용될 수 있다.

(5) 삭제한 석고모형에 실리콘 분리제를 바른다.

(6) 임시 수복물이 긴 기간 동안 마모에 저항해야 한다면 금속이나 섬유, rods를 PMMA레진에 첨가하여 보강한다.

(7) 외부 윤곽의 주형은 투명한 쉘 내면에 PMMA나 컴퍼지트 레진을 추가하는 방법으로 형성하고 가압열 중합과정을 거친다(hint 7-6).

(8) 일단 중합되면 다듬고 연마한다(직접법에 기술된 (15)단계).

(9) 외부윤곽의 쉘주형을 술전에 완성한다.

(10) 임상가는 쉘주형을 지침으로 치아 삭제를 시행한다.

(11) 완성되면 치아와 연조직에 petroleum jelly를 바르고 치은 치간공극을 블록아웃 한다.

(12) 쉘주형이 안착되면 PVEMA로 내부 윤곽을 형성한다. 다음 단계는 직접법의 (9)~(19)이다. 얇은 쉘이 실리콘 인상재로 된 주형과 비교하여 열발산이 잘 되지 않으므로 반드시 물을 뿌려서 냉각시켜야 한다.

힌트와 팁(Hint and tips)

- hint 7-1: 산부식제를 씻어내고 건조시키면서 상아질이 탈수되지 않도록 해야 한다. 이는 치수 염증을 유발한다.
- hint 7-2: 혼합물이 dull appearance에 이르러야 자유단량체가 증발된 상태이며 독성이 줄어든 것이다.
- hint 7-3: 열을 발산하기 위해서 어떤 권위자들은 재료가 굳을 때가지 on/off 기법을 반복하라고 한다. 이 설명은 옳은 말이지만 반복적인 안착은 변연 적합성을 나쁘게 하고 재이장을 필요하게 한다. 또한 위에서 설명한 열차단방법(silicone matrix, water cooling, petroleum jelly)이라면 치수와 연조직에 미치는 해를 피할 수 있다.
- hint 7-4: 임시 수복물을 끓는 물이나 뜨거운 스팀에 넣으면 중합 반응을 가속시킨다(즉, 수축의 크기보다는 속도)(혼합 후 전체 경화 반응은 10분 이내에 완료된다).
- hint 7-5: 산소 차단막이 없는 Biscover와 같은 표면 실런트로 봉하면 광택의 효과가 나며 연마과정 후의 표면 결함을 봉쇄하게 된다.
- hint 7-6: 컴퍼지트 레진을 사용하면 다양한 색상을 쓸 수 있다.

참고문헌

1 Haselton, D.R., Diaz-Arnold, A.M. and Vargas, M.A. (2002) Flexural strength of provisional crown and fixed partial denture resins. *J Prosthet Dent*, **87**, 225–228

2 Koumjian, J.H. and Nimmo, A. (1990) Evaluation of fracture resistance of resins used for provisional restorations. *J Prosthet Dent*, **64**, 654–657

3 Camps, J., Pizant, S., Dejou, J. and Franquin, J.C. (1998) Effects of desensitizing agents on human dentine permeability. *Am J Dent*, **11**, 289–290

4 Lloyd, C.H., Joshi, A. and Mcglynn, E. (1986) Temperature rises produced by light sources and composites during curing. *Dent Mater*, **2**, 170–174

5 Zach, L. and Cohen, C. (1965) Pulp response to externally applied heat. *Oral Surg Oral Med Oral Pathol*, **19**, 515–529

6 Tjan, A.H.L. and Dunn, J.R. (1988) Temperature rise produced by various visible light generators through dentinal barriers. *J Prosthet Dent*, **59**, 433–438

7 Voth, E.D., Phillips, R.W. and Swartz, M.L. (1966) Thermal diffusion through amalgam and various liners. *J Dent Res*, **45**, 1184–1190

8 Usumez, A., Ozturk, A.N. and Aykent, F. (2004) The effect of dentine desensitizers on thermal changes in the pulp chamber during fabrication of provisional restorations. *J Oral Rehab*, **31**, 579–584

9 LaMar, F.R. (2004) Guest editorial. Microgap or macrogap: significance of the marginal discrepancy between implant crown and abutment. *Int J Periodontics Restorative Dent*, **24(3)**, 207

10 Tjan, A.H.L., Tjan, A.H. and Grant, B.E. (1987) Marginal accuracy of temporary composite crowns. *J Prosthet Dent*, **58(4)**, 417–421

11 Kim, S.H. and Watts, D.C. (2004) Polymerisation shrinkage-strain kinetics of temporary crown and bridge materials. *Dental Mat*, **20**, 88–95

12 Sorensen, J. (1989) A rationale for comparison of plaque-retaining properties of crown systems. *J Prosthet Dent*, **62(3)**, 264–269

13 Glantz, P.O. (1969) On wettability and adhesiveness. A study of enamel, dentine, some dental restorative dental materials and dental plaque. *Odontol Rev*, **17**(Suppl 20), 1–124

14 Martignoni, M. and Schonenberger, A. (1990) *Precision Fixed Prosthodontics: Clinical and Laboratory Aspects*. Quintessence Publishing Co. Inc., Chicago

15 Moore, B., Goodcare, C., Swartz, M. and Andres, C. (1989) A comparison of resins for fabricating provisional fixed restorations. *Int J Prosthodont*, **2**, 173–184

16 Gegauff, A.G. and Pryor, H.G. (1987) Fracture toughness of provisional resins for fixed prosthodontics. *J Prosthet Dent*, **58**, 23–29

17 Ireland, M.F., Dixon, D.L., Breeding, L.C. and Ramp, M.H. (1998) In vitro mechanical property comparison of four resins used for fabrication of provisional fixed restorations. *J Prosthet Dent*, **80**, 158–162

Chapter 8

생물학적인 인상

Biological impressions

서론(Introduction)

Shavell은 자연스런 상태에서 건강한 조직을 실제 그대로 충실하게 채득해내는 인상의 중요성을 강조하기 위해 '생물학적 인상' 이라는 용어를 창안하였다.[1] 간접법으로 제작되는 대부분의 치과 수복물들은 인상을 통해서만 도재기공사와 환자 그리고 치과의사 간의 의사소통이 가능하다(그림 8-1). 인상은 정확하고 세밀하게 인기해 내는 데 그 본질이있다. 지대치, 인접치아 및 대합치를 주변의 연조직과 함께 정확하게 인기해야 한다. 라미네이트, 인레이, 고정성 국소의치, 가철성 의치, 임프란트 등 어떤 인상채득이든 간에 원하는 수복물을 만들기 위해서는 정확하게 해부학적인 구조를 묘사해야 한다. 또한 인상의 결과 조직이 부패하거나 괴사되어서는 안 된다.

두 가지 형태에 대한 생물학적 인상채득이 필요한데, 그것은 치아와 치은이다. 생물학적 치아인상은 치아 삭제 후 형성된 지대치를 인기하는 것이다. 이 과정은 삭제한 변연부위의 정확한 출현윤곽(emergency profile)을 형성할 수 있도록 치은열구를 젖혀서 인상재로 잘 인기해 내는 것을 말한다. 생물학적 치은인상은 치은조직(periodontium)을 변형되지 않은 상태로 인기해 내는 것을 말한다. 후자는 최종 수복물을 제작한 연후에 시적 단계에서 치은이 정상적인 위치로 되돌아온 다음에 제작된다. 수복물을 다듬지 않은 석고 모형에 위치시키고 수복물과 주변 연조직의 관계를 살펴본다. 이 과정에서 치경부에서 점막관통 부위의 연조직 지지와 접촉점을 평가할 수 있다. 수정과정을 거쳐서 수복물과 연조직 사이에 서로 해를 주지 않는 관계를 만들어 낼 수 있다.[2]

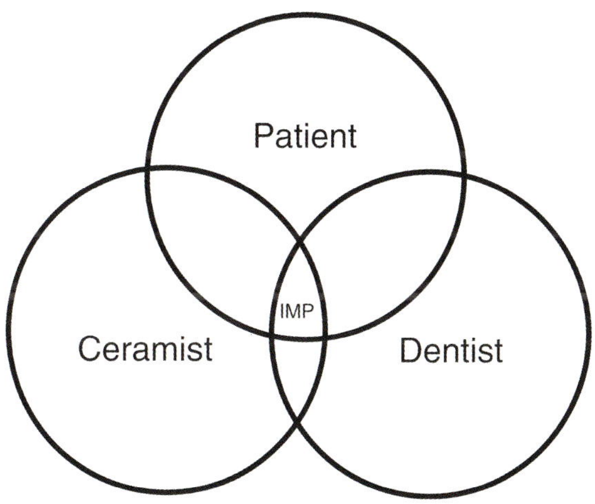

그림 8-1. 인상은 도재기공사, 환자, 치과의사를 연결하는 고리이다.

과학적 논거(Scientific rationale)

정확한 인상채득에 영향을 미치는 변수들은 1차적인 결정요소와 2차적인 결정요소로 구분된다. 1차적 결정요소는 단 하나이지만 이것을 만족시키지 못할 경우 정확한 인상을 채득할 수 없는 반면, 2차적 결정요소는 여러 가지가 있다. 보다 결정적인 1차적 결정요소를 이야기하기에 앞서 2차적 결정요소부터 살펴보기로 한다.

이차적 결정요소(Secondary determinants)

아래에 나열한 것들이 목록이 전부는 아니지만 2차적 결정요소로서 강조할 만한 것들이라고 할 수 있다.

기성 트레이와 맞춤 트레이 (Stock vs. custom trays)

맞춤 또는 특별한 트레이를 사용하는 이유는 체적의 안정성을 고려하는 것이며 중합수축을 최소화할 수 있도록 하는 데 있다. 이러한 것은 초창기의 탄성재료를 사용하는 경우 특히 중요하게 고려되어야 했으나 최근의 재료들은 크게 영향 받지 않는다. 최신 재료들은 비교적 안정되어 있으며 stiffness와 rigidity가 충분하다. 맞춤 트레이의 장점은 구강 내에서 위치시키기가 용이하고 날카로운 트레이의 변연이 환자의 열구를 다치게 하는 일을 피할 수 있으며 왁스나 컴파운드 등으로 트레이를 변형시키지 않아도 구치부를 인상채득할 수 있다는 점이 있다. 일반적으로 하나에서 세 개 단위까지의 인상채득의 경우 기성 트레이에 heavy-body 혹은 putty base를 결합하여 작업하는

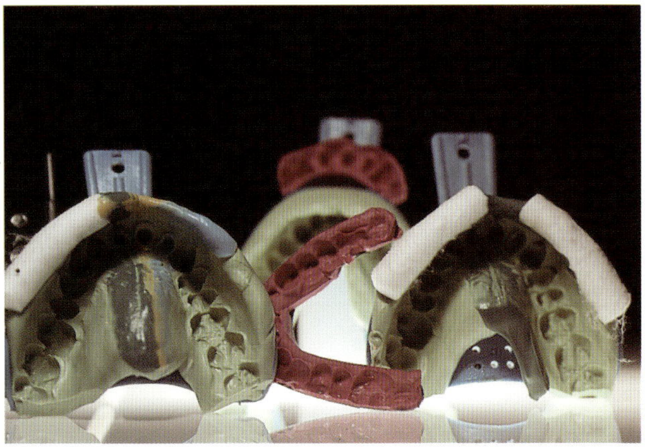

그림 8-2. 견고한 플라스틱 기성 트레이는 최대 3개의 유니트를 인상채득하면 적절하다.

것은 적절하다고 여겨진다(그림 8-2).

악간 및 악내 인상(Inter- vs intra-arch)

악내 인상채득은 반대측 치아를 포함하여 전악 인상채득을 하는 것인 반면(그림 8-3~6), 악간 인상채득은 대합치아와 동시에 인상을 채득하는 것을 말한다. 후자는 삼중트레이(triple tray)를 사용하며, 대합치와 악간관계를 별도로 채득하지 않아도 인상체에 지대치와 교합관계가 인기되어 있기 때문에 임상의와 도재기공사 모두에게 시도해 볼 만하다. 악간 인상은 한 개 혹은 두 개의 유니트에만 한정되어 사용된다. 단점으로는 환자가 교합할 때 트레이의 변형이 올 수 있으므로[3] 치아가 중심위로 다물어졌는지 확인해야 하며 적어도 지대치의 양측 인접에 두 개 치아 이상이 포함되어야 한다.

수복할 치아의 작업측이나 비작업측에 간섭이 있거나 초기 접촉이 교두 감합위나 유도치에서 일어나는 경우 악간 인상은 반 조절성 교합기를 사용하여 마운팅하는 것이 필수적이다.

폐쇄 또는 개방 트레이(Closed vs. open tray)

개방 트레이를 사용하는 이유는 과도한 인상재나 공기가 빠져 나갈 수 있는 길을 열어주는 역할을 기대하는 것이다. 이론적으로는 타당하지만 임상적 결과로는 채득한 인상에 별반 개선되는 점이 없다. 경우에 따라서는 과도한 인상재가 트레이를 구강 내에 넣은 후 너무 빨리 넘쳐 나오기 때문에 구역질을 유발할 수 있다.

1단계 인상법과 2단계 인상법 (One vs. two stages)

2단계 인상법을 하는 이유는 뒤따르는 wash stage를 위한 견고한 바탕을 만들어 주는 데 있다. 퍼티로 첫 번째 인상을 채득하며(금속 혹은 기성 트레이 사용), 아세테이트나 폴리프로피렌 시트를 이용해 쉽게 분리하여 맞춤 트레이를 만들 수 있다. 두 번째 단계로 light-bodied wash를 지대치 주변에 주입한 후 트레이를 다시 위치시킨다. 가장 큰 단점으로는 트레이를 재위치 시킬 때 부정확할 수 있다는 것과 시간이 많이 걸리고 환자에게 더 많은 인내를 요구한다는 것이다. 1단계 인상법의 장점은 편의성과 트레이를 정확히 위치시킬 수 있다는 점이지만 시간을 잘 맞추어야 한다. 보조원이 퍼티 혹은 heavy-body 재료를 혼합하여 트레이에 담는 동안 지대치 주변에 wash가 동시에 주입되어야 한다. 일단 혼합한 후에는 인상재가 탄성단계(elastic stage)에 도달하여 트레이를 뒤틀어 변형시키지 않도록(트레이가 플라스틱인 경우) 즉시 구강 내에 넣어야 한다.

인상채득 과정의 압력 (Passive vs. non-passive)

모든 탄성중합체는 구강 내에서 트레이를 제거한 후 체적이 반동하는 성질이 있다. 인상재가 중합되는 동안 트레이에 지속적인 압력을 가하여 non-passive한 인상을 채득한 경우 심각한 되돌아옴(반동) 현상이 일어나 보철물이 다이에서는 잘 맞지만 구강 내에서는 맞지 않는 일이 발생한다. 이와 같은 현상을 방지하려면 일단 트레이가 구강 내에 정확하게 위치되면 압박을 풀고 인상재가 passive하게 중합되도록 한다. 인상재가 외부의 압력이 없는 상태에서 passive하게 인상채득되므로 제거 후에 나타나는 되돌아옴 현상이 현저히 줄어든다.[5]

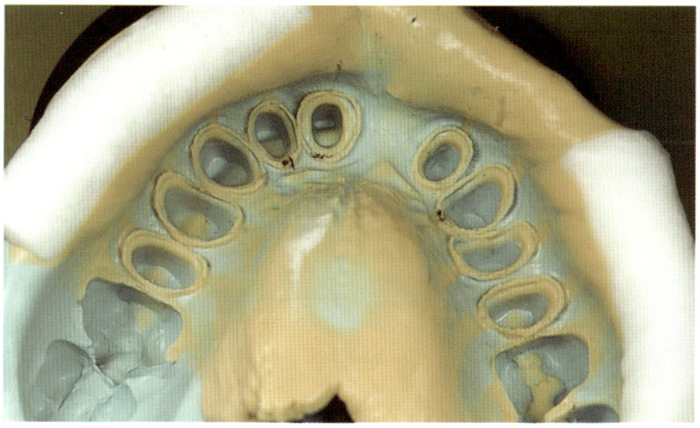

그림 8-3. 전악 상악 악내 인상채득.

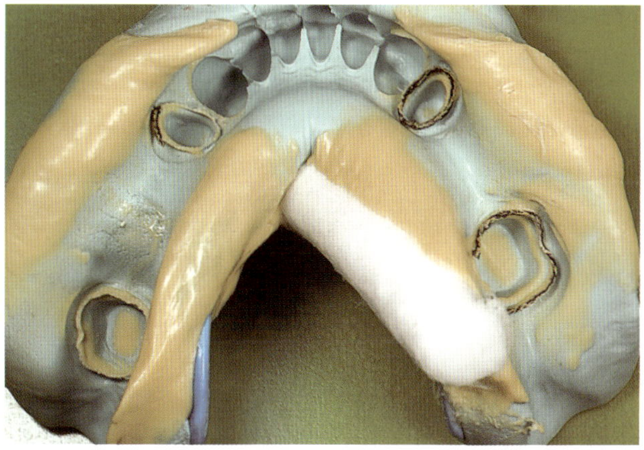

그림 8-4. 전악 하악 악내 인상채득.

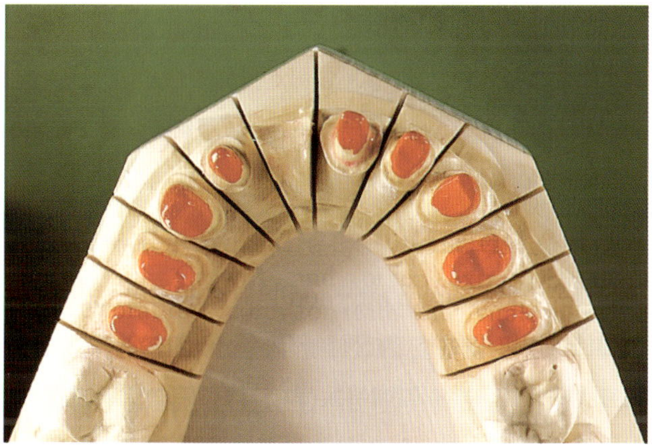

그림 8-5. 그림 8-3의 상악 악내 인상으로 만들어진 trimmed die.

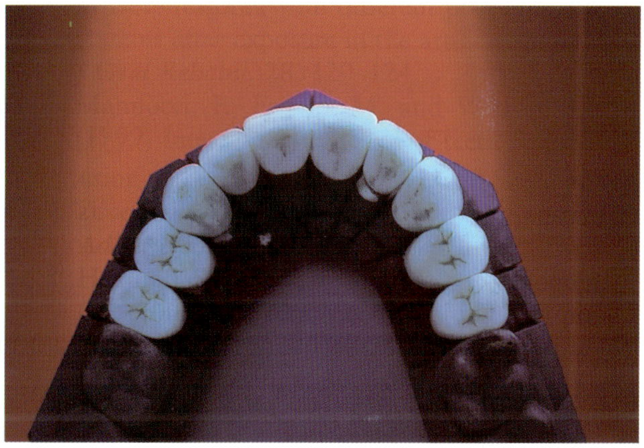

그림 8-6. 그림 8-5에서 만들어진 완성된 보철물.

인상재 또는 인상채득 과정의 온도 (Warm vs. cold environment)

여러 개 치아의 인상을 채득하는 경우에는 작업시간이 긴 것이 바람직하다. 인상재를 차갑게 할 경우 작업시간이 늘어나지만 점도가 증가하여 변형이 일어나거나 중합반응이 지연될 가능성이 있다. 최근에는 Flexitime(Heraus Kulzer, Hanau, Germany)과 같은 새로운 인상재가 소개 되었는데 여러 가지 임상 상황에 맞게 사용할 수 있다. 경화 반응이 따뜻한 구강 내 온도에 의해 시작되므로 중합은 인상재가 구강 내에 위치되면서 시작된다. 작업시간은 30초에서 2분 30초까지 다양하지만 항상 트레이를 구강 내에 넣고 2분 30초 후에 setting이 일어나고 한 개 혹은 여러 개의 치아에서 사용된다(그림 8-7).

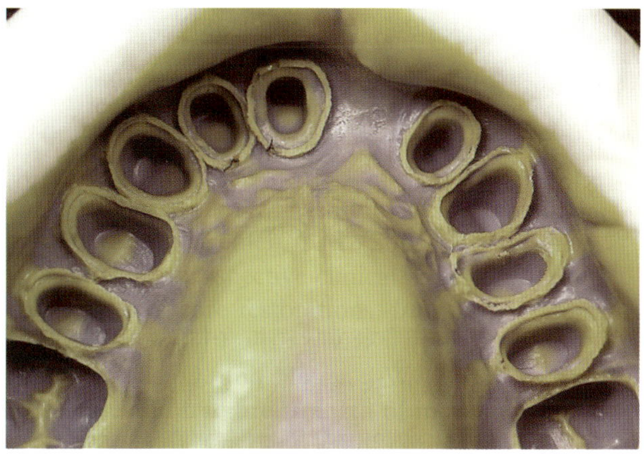

그림 8-7. Flexitime(Heraeus Kulzer)으로 전악 상악 인상채득.

수동혼합과 자동혼합 (Manual vs. automated mixing)

자동 혼합기를 사용하는 경우 균일하고, 기포가 없으며, 양질의 최종 보철물을 제작할 수 있다. Polyether, addition silicone이 자동 혼합기를 사용할 수 있도록 카트리지로 공급 되고 있다. 단점으로는 초기 장비 구입비가 든다는 것이다.

물리적 혹은 화학적 치은압배 (Physical vs. chemical gingival retraction)

압배사를 사용하여 치은열구를 물리적으로 압배할 수 있다(그림 8-8). 이 방법은 일시적으로 치은열구를 열어 인상재가 지대치 경계를 잘 인기해 내는 데 효과적이고 예측이 가능하다(그림 8-9). 치은을 압배하는 것은 고주파수술기 혹은 회전치은소파술(rotary gingival curettage)에 의한 것보다 치은 손상과 치은 퇴축의 가능성이 적다.[6,7] 압배사를 위치시키는 동안 심하게 압박을 가할 경우는 섬세한 열구의 상피세포에 손상을 주거나 생물학적 폭경을 침범할 수 있다.

압배사를 사용할 때 고려해야 할 또 다른 점으로는 지혈제를 첨가하는 것이 있다. 최근 연구 결과에 의하면 일반적으로 사용되는 racemic epinephrine, aluminium sulphate, aluminium chloride, aluminium potassium sulfate 혹은 ferric sulfate는 부가형 실리콘인 polyvinyl siloxane의 중합반응에 영향을 주지 않는다.[8] Aluminium chloride는 화학적, 물리적으로 조직을 유리시키는 데 효과적인 반면[9], epinephrine의 경우는 조직을 괴사시키거나 원하지 않는 전신적인 부작용을 일으킬 수 있다.[10]

최근에 소개된 화학적 치은압배 약재(Expasyl, Kerr)는 aluminium chloride와 kaolin을 혼합한 것이다. Aluminium chloride는 수렴작용을 하며 흡습성 kaolin은 팽창하는 성질을 가지고 있어서 치은 열구액을 흡수하여 원하는 만큼 치은을 유리시킬 수 있다. 열구를 유리시킨 후 kaolin을 세정하여 제거하는 것이 문제가 된다. 화학적으로 치은을 유리시키는 것은 압배 코드를 사용하는 경우와 달리 물리적인 보호대를 형성하지 못하므로 생물학적 폭경을 침해할 우려가 있다.

인상재(Impression materials)

치과시장은 인상재로 홍수를 이루고 있지만 인상의 목적에 따라 적절한 인상재를 선택해야 한다. 비가역적인 하이드로 콜로이드 인상재는 진단 혹은 대합치 인상채득에는 적합하지만 정밀한 수복물 제작에는 적절하지 않다. 보철물 제작에 일반적으로 사용되는 5개의 재료들의 특성이 표 8-1에 요약되어 있다.

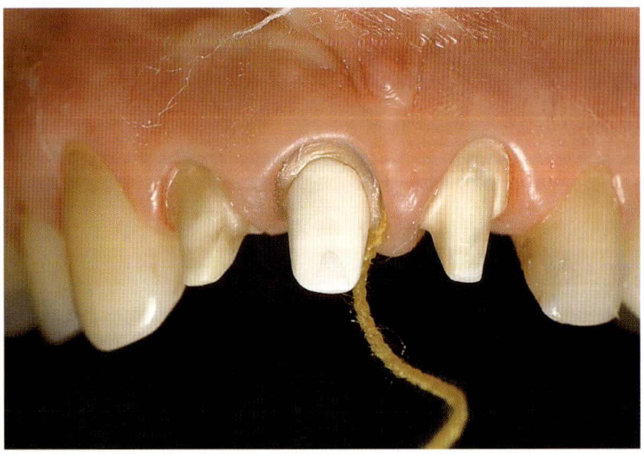

그림 8-8. 삭제된 치아 주위로 삽입되는 압배사.

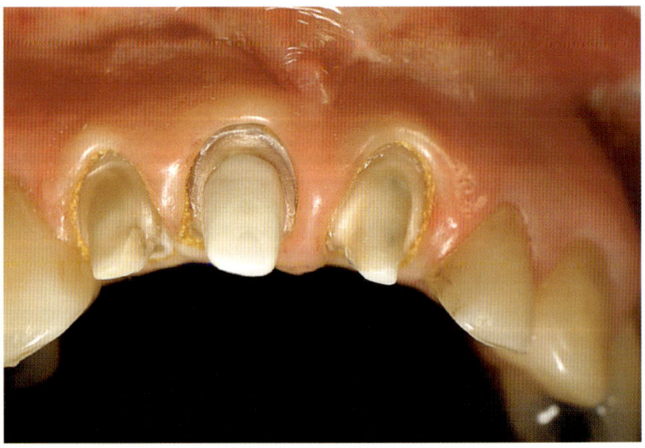

그림 8-9. 치은열구를 밀어내면서 동시에 생물학적 폭경을 보호하는 물리적 방어막 역할을 하도록 압배사를 위치시킨다.

정의(Definitions)

- 찢김 저항성(tear resistance) – 치은열구와 같이 작은 단면에서 찢어지는 것에 대한 인상재의 저항능력
- 탄성회복(elastic recovery) – 삭제된 치아의 언더컷으로부터 제거된 경우 영구변형 없이 재료가 원상으로 회복되는 정도
- 체적 안정성(dimensional stability) – 헤비 바디(heaby-body) 혹은 퍼티(putty)와 같이 영구변형 없이 스트레스를 견디는 능력

가역성 하이드로 콜로이드 (Reversible hydrocolloids)

십년 전 가역성 하이드로 콜로이드가 널리 사용되었었다. 이 재료들은 친수성이어서 비교적 수분이 있는 곳에서도 사용할 수 있고 찢김 저항성이 좋아 매우 정확한 인상 채득이 가능하였지만 장기적인 안정성이 떨어지므로 즉시 석고작업을 해야만 했다. 또한 맞춤 트레이가 필요하고 임상시간을 늘리기 위해 가온/냉각 장치가 요구된다. 더구나 대부분의 도재작업에서 요구되는 반복적인 석고모형 제작 작업을 할 수 없다.

폴리설파이드(Polysulphides)

폴리설파이드는 최초의 탄성 인상재로 우수한 찢김 저항성을 가지고 있어서 치은연하 보철물의 경계를 인기하는 데 이상적이다. 하지만 탄성회복이 낮아서 즉시 석고작업을 하여야 하며 체적 안정성이 떨어지기 때문에 맞춤 트레이를 사용해야 한다.

Condensation silicones

폴리설파이드와 비교하여 탄성 회복력이 좋으나 찢김 저항성은 떨어진다(그림 8-10), 그래서 치은연하의 경계를 인기하는 경우 치은열구에 인상재가 찢겨 부정확한 결과를 낼 수 있다.

표 8-1. 일반적으로 사용되는 인상재의 특성

특성	가역성 하이드로콜로이드	Polysulphides	Condensation silicones	Polyethers	Addition silicones
트레이	맞춤	맞춤	맞춤/기성	맞춤/기성	맞춤/기성
조작	특정장비 필요 Multiple pour?	Soft	Soft	견고함, 불쾌한 맛, Multiple pour?	Soft, Multiple pour 가능 라텍스 글러브와 Acrylic monomer를 피해야 한다.[11]
친수성	Yes	No	No	Yes	No
찢김 저항	Good	Good	Poor	Good	Average
탄성 회복	Average	Average	Good	Good	Good
Long-term Stability	Poor	Poor	Poor	Good	Good
소독	Non-water soluble	Water soluble (예, NaOCl)	Water soluble (예, NaOCl)	Non-water soluble	Water soluble (예, NaOCl)
Immediate pour	Yes	Yes	No	No	N0
정밀도	Good	Average	Average	Good	Good

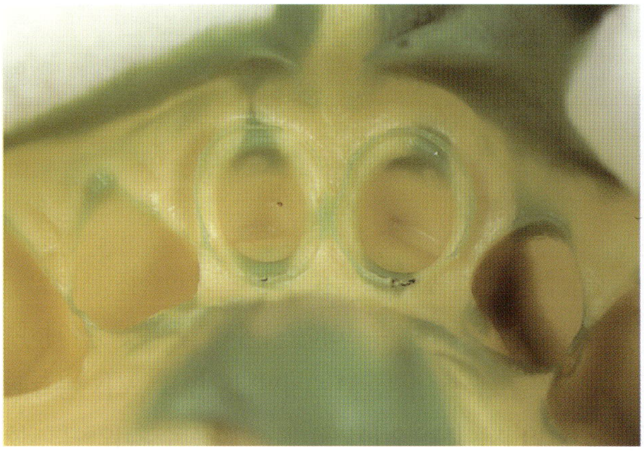

그림 8-10. Condensation silicone impression(Optosil, Xantopren,Heraeus Kulzer).

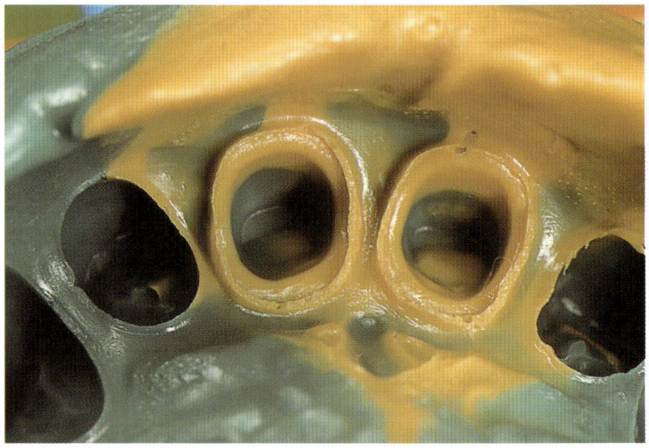

그림 8-11. Polyether impression(P2, Heraeus Kulzer).

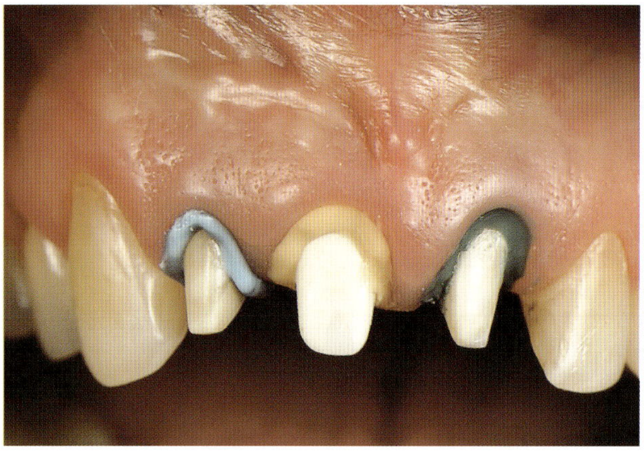

그림 8-12. Addition silicone은 다양한 점도가 이용 가능하다: monophase, medium and light-bodied consistencies.

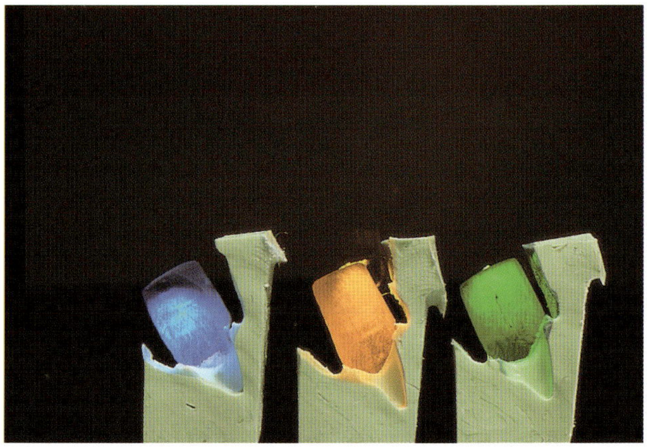

그림 8-13. 그림 8-12의 환자에서 3종류의 점도를 갖는 addition silicone을 사용한 인상체와 die의 절단단면.

Polyethers

Polyether는 condensation silicone과 비교하여 우수한 찢김 저항성을 가지고 있으며 뛰어난 체적 안정성과 정확성이 있다. 다른 장점으로는 친수성이어서 비교적 수분이 있는 곳에서도 사용할 수 있다. 초기의 polyether는 heavy body가 없었으나 새로운 제품은 퍼티가 제공되어 맞춤 트레이를 사용하지 않아도 된다. 단점으로는 너무 단단해서 치주적으로 약한 치아의 치은공극에 들어간 경우 제거가 너무 어렵다는 것이다. 이러한 단점은 여러 번 석고를 부어야 할 경우 인상재가 너무 단단하기 때문에 석고모형을 파절시키는 원인이 되기도 한다. 최근 제품은 soft polyether로 환자의 편안함을 증진시키고 구강 내의 재현성도 좋아졌다(그림 8-11). 새로운 제품은 기존 제품의 맛을 없앴다.

부가중합형 실리콘 (Polyvinyl siloxanes[addition silicone])

근래 보철분야에서 가장 널리 사용되는 인상재가 부가중합형 실리콘이다. 다양한 점도(그림 8-12, 8-13)가 여러 임상 상황에서 널리 사용할 수 있게 만들었다(그림 8-14~19). 장점으로는 우수한 탄성 회복력과 체적 안정성이 있으며, 무미하며 비교적 부드럽고(언더컷 하방에서 제거 가능), 기성 혹은 맞춤 트레이 모두를 사용할 수 있고, 정밀한 재현이 가능한 것도 장점이다. 찢김 저항성은 폴리설

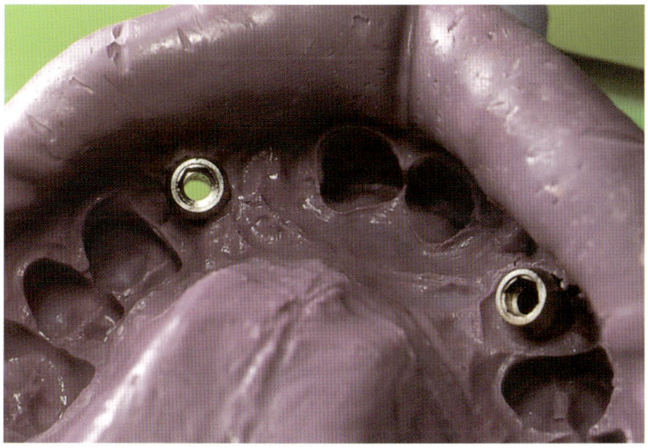

그림 8-14. Addition silicone 인상: 임플란트 지지 보철물.

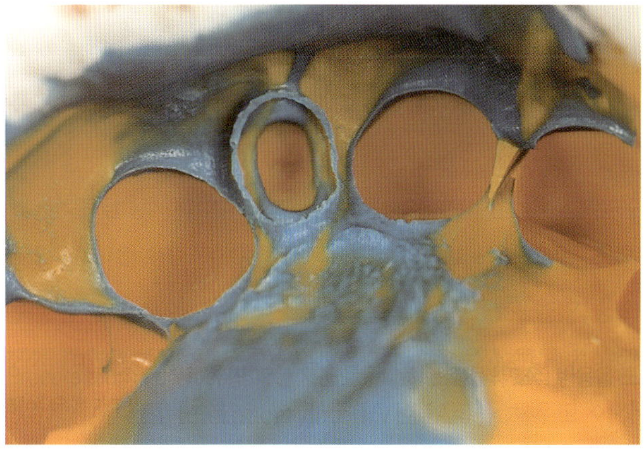

그림 8-15. Addition silicone 인상: single units.

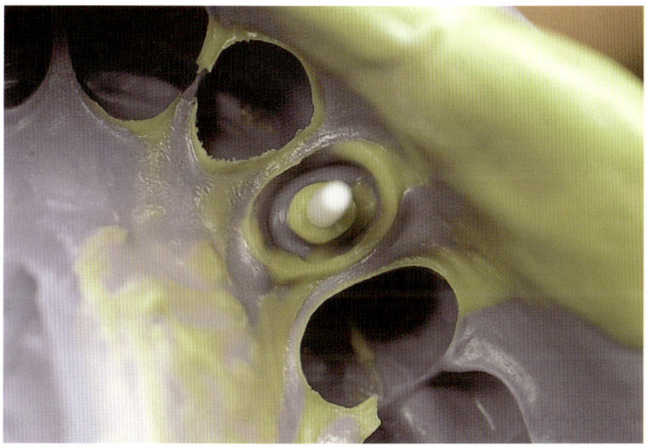

그림 8-16. Addition silicone 인상: 간접 포스트/코어.

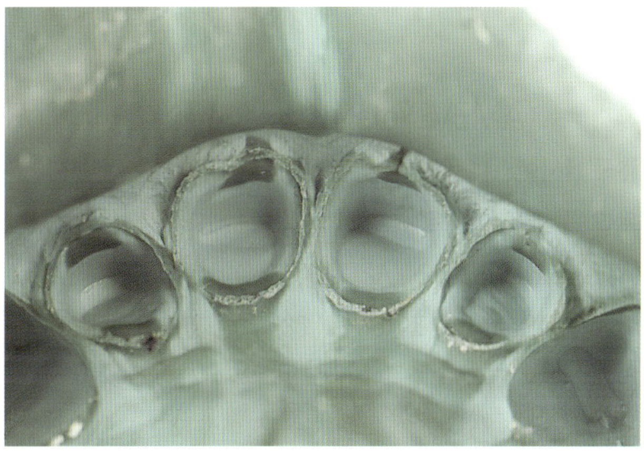

그림 8-17. Addition silicone 인상: multiple units.

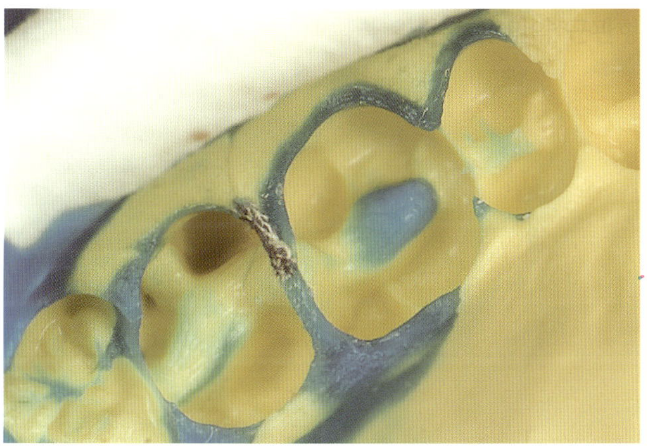

그림 8-18. Addition silicone 인상: porcelain inlays.

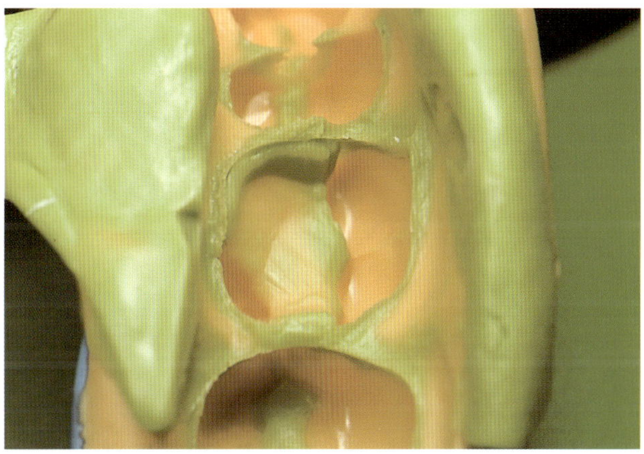

그림 8-19. Addition silicone 인상: porcelain onlays.

파이드보다 약하다. 폴리설파이드는 찢김 저항성은 크지만 탄성회복이 약하기 때문에 영구변형이 오기 쉽다. 반대로 부가중합형 실리콘은 좋은 탄성회복과 낮은 찢김 강도를 가지고 있기 때문에 영구변형이 일어나기 전에 찢어지는 특성을 갖게 되어 현재 치과 치료에서 가장 널리 사용되고 있다.[12] 가장 큰 단점은 polyvinyl siloxane 자체의 혐수성이나 근래에 출시된 Provil novo(Heraeus Kulzer, Hanau, Germany)는 초기에 지대치에 젖어들어 가는(wetting) "hydroactive"한 성질이 있어서 건조한 상황이 필요한 부가중합형 실리콘의 단점을 극복했다고 한다.

환자 요소(Patient factors) / 위험 평가(Risk assessment)

- 유전적 잠재 요인
- 나이
- 성별(예, 골다공증)
- 인종
- 전신질환(예, 면역질환, 정신적 스트레스)
- Dental biotype과 bioform
- 구강병변의 종류
- 국소적 외상 혹은 혈류의 문제를 동반한 기존의 병변(치근단 병변과 같은)

일차적 결정 요소(Primary determinant)

위에 열거한 요소들은 정밀한 인상채득을 위한 이차적 결정요소들이었다. 이차적 요소들이 모두 충족되더라도 일차적 결정요소가 결여된 경우에는 정확한 인상채득이 어렵다. 정밀한 인상을 위한 하나의 필수요인은 치주건강을 유지하는 것으로 이것을 일차적 결정요소라고 한다(그림 8-20~22). 치은회복에 필요한 시간은 3~21일로 차이가 많이 나며 환자와 술자적 요인에 의해 영향을 받는다.[13]

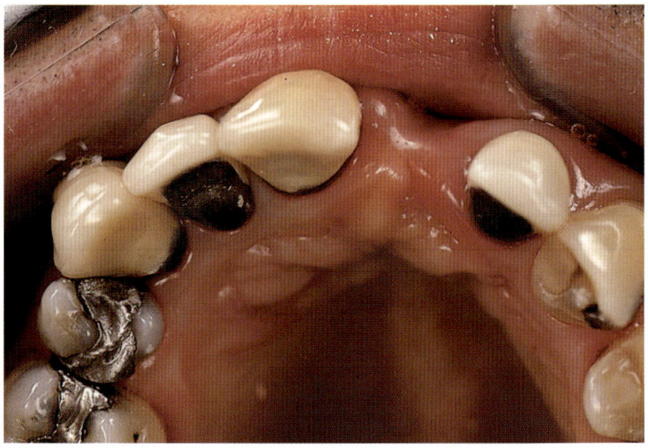

그림 8-20. 치주건강을 회복한다: 술전 불량 보철물.

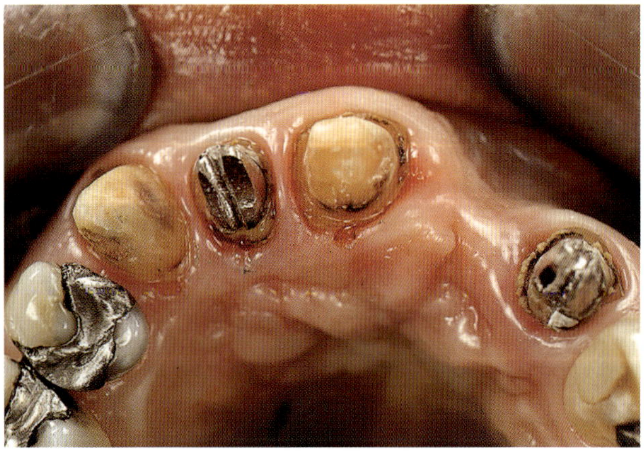

그림 8-21. 치주건강을 회복한다: 보철물 제거.

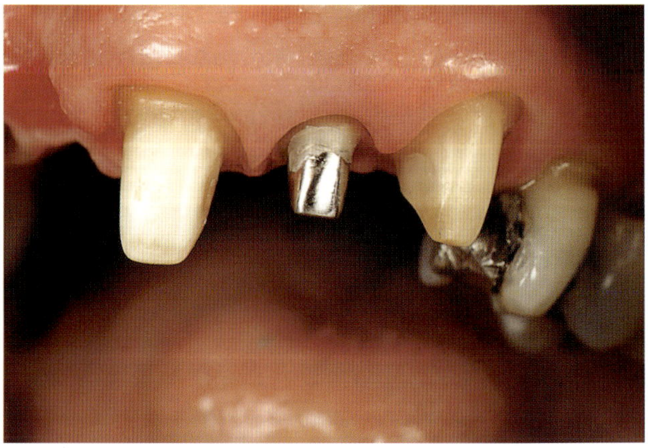

그림 8-22. 치주건강을 회복한다: 포스트/코어 형성. 지대치 형성과 임시수복물이 뒤따를 것이다. 치은이 건강한 모습이며 안정되어 있다. 인상채득할 준비가 되었다.

- 사회-경제적 요소
- 구강위생
- 국소적 자극으로 흡연, 담배 혹은 견과류를 씹는 습관

위에 열거한 요인들은 임상가가 조절할 수 있는 것이 아니며 처음 기술된 아홉 가지는 환자에 의해서도 조절되지 않는다.[15] 바꿀 수 없는 경우라 하더라도 이러한 요소들이 치유 속도와 제시된 치료계획을 점검하는 데 필요하므로 인지하고 있어야 한다. 예를 들면, 나이가 많고 전신질환을 가지고 있는 환자의 경우 치유기간은 길어진다. 또한 얇은 부채꼴 생체형을 가진 환자의 경우는 심미적으로 민감한 부위에서 치은 퇴축의 위험이 있으므로 연조직을 매우 조심스럽게 다루어야 한다. 마지막으로 사회경제적으로 낮은 위치에 있는 환자의 경우 치과치료에 우선순위를 두지 않으므로 복잡한 치과치료는 실패 가능성이 많아 시간 낭비가 될 수 있다(협조와 유지 부족).

마지막의 두 가지 요소는 환자에 의해 조절이 가능한 것으로 임상의가 구강건강 교육과 자연치아 유지의 중요성에 관해 충분히 강조하여야 한다.

술자 요소(Operator factors)

- 예방과 예방처치(예, 스케일링 및 연마)
- 생물학적 폭경의 유지
- 정확한 출현윤곽
- 외상이 없는 임상 술식(예, 출혈이 없는 시술, 정확히 계산된 치아 삭제, 정확한 인상채득과 접착과정)
- 치료용 임시 수복물

술자적인 요인은 임상적 결정과 기준에 의해 전적으로 조절이 가능하며 치주건강이 이루어지고 유지되는지의 여부에 따라서 영향을 받는다.

예방치료(Prophylaxis)

치주를 건강하게 하기 위해서는 치석제거, 치면연마 또는 치근활택술이 1차적으로 필요한데 이러한 치료에서 보조적 약제를 사용할 수도 있고 하지 않을 수도 있다. 이러한 중요한 과정이 보철치료를 위한 지나친 열망으로 인해 생략되거나 무시되는 경우가 종종 있다. 치료 시작단계에 시간을 조금 더 투자하는 것이 장기적인 구강건강을 위해서 좋을 뿐만 아니라 계속되는 치료의 진행을 빨리 할 수 있는 장점이 있다. 전반적인 예방치료 후에 가정 내 구강위생관리와 치은건강을 확인하기 위해 적절한 시간이 필요하다(그림 8-23~26). 또한 이 과정은 치료과정에 있어서 환자의 책임과 참여를 확인시켜 준다. 이 단계에서 환자의 협조가 부족하다면 치료계획을 보다 단순하게 바꾸어 이후의 치료단계에서 실망하지 않도록 해야 한다.

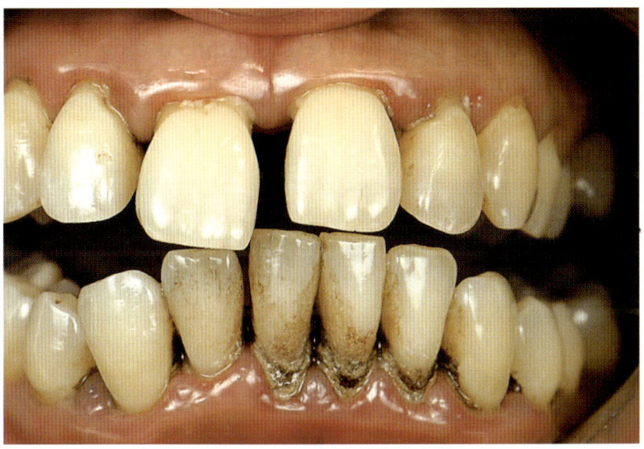

그림 8-23. 치석과 치태가 침착되어 있는 술전 상태.

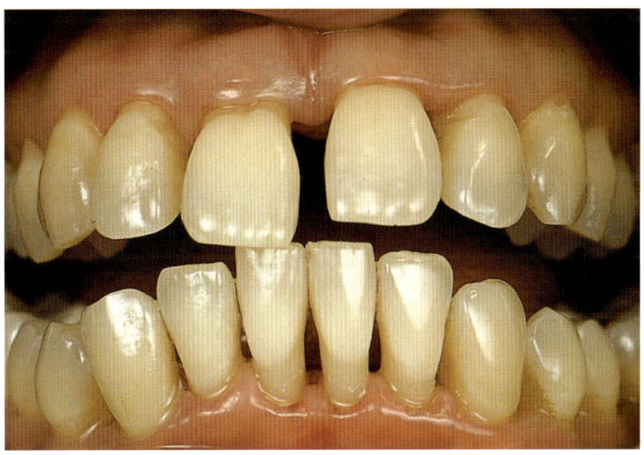

그림 8-24. 그림 8-23의 치석을 제거하고 구강위생교육을 한 술후 상태.

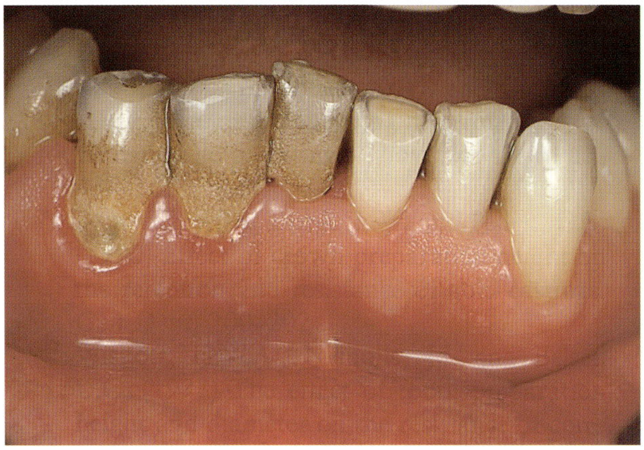

그림 8-25. 좌측 하악 전치부에 치석이 제거되었고 치은이 건강하게(분홍빛, 스티플링, knife edge 모양의 유리치은 변연) 보인다. 침착물과 염증이 있는 우측과 비교해 보라.

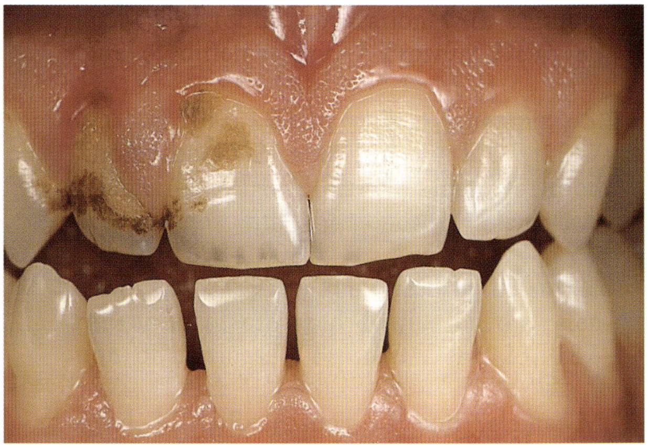

그림 8-26. 하악 전치부와 좌측 상악 치아에 치석이 제거되었다. 치석이 있고 염증 상태인 우측 상악 치아와 비교해 보라.

생물학적 폭경의 유지(Biologic width integrity)

2장에서 다루었던 생물학적 폭경은 치아의 생존에 중요한 치조골과 치주 인대를 보호하기 위한 자연적 보호장치이다. 이것이 손상되면 치아의 생존에 위협이 된다. 이 보호막은 손상을 받지 않은 상태에서만 효과가 있기 때문에 손상되거나 파괴되면 그 역할이 약해지거나 없어지게 된다. 따라서 세균 혹은 술자에 의해서 손상되는 경우 제 기능을 발휘하지 못하게 된다. 임상 술식 중에 생물학적 폭경에 위협이 되는 것으로는 치은압배, 치아 삭제, 인상채득, 보철물 경계의 위치 및 접착제가 있다. 따라서 생물학적 폭경을 유지하는 치료가 되기 위해서는 치은연상 혹은 열구 내에 국한되어 수복과정이 이루어져야 한다.

보철물 변연이 치은연하로 위치하는 경우, 열구의 깊이를 확인하여 인상채득과정에서 상피 부착이 손상되지 않도록 한다. 2장에서 논의한 것처럼 치조골능(ABC) 혹은 건강한 유리치은 변연을 기준점으로 사용한다. 치조골능을 기준점으로 사용할 경우 열구 깊이를 확인해야 한다. 치주용 탐침기로 치주낭 깊이를 측정하는 것은 정확하지 않다. 치주용 탐침기는 열구 기저부를 관통하여 상피나 결체조직부착까지 도달하기도 하여 탐침기의 위치확인이 어려운 경우가 있다. 치주낭 깊이 또한 가해지는 힘, 치아와 치주 탐침의 각도 및 염증 여부에 영향을 받는다. 열구 깊이를 측정하는 이상적인 방법은 마취 상태에서 치아 주위의 골 수준을 확인하여(bone sounding) 온전한 치아치은 복합체(dentogingival complex)를 측정하는 것이다. 치아의 해부학적 변이가 이상적일 경우 순측 중심에서 3mm의 깊이(bone sounding)는 1mm의 열구 깊이를 나타낸다(치아치은 복합체가 3mm일 때 생물학적 폭경 2mm를 빼면 열구의 깊이는 1mm가 된다). 치간에서 5mm 깊이를 보이면 이는 열구 깊이가 3mm임을 나타낸다(전체 치아치은 복합체가 5mm일 경우 생물학적 폭경 2mm를 빼면 열구 깊이는 3mm가 된다).

유리치은 변연을 기준으로 사용하는 경우 보철물의 변연이 유리치은 변연의 가장 높은 부분으로부터 열구 내로 0.5mm 깊이에 위치하도록 한다(그림 8-27). 치조골능 혹은 유리치은 변연 중 어느 것을 기준으로 사용하든 간에 보철물 경계는 상피부착 부위보다 위쪽에 위치해야 한다. 마찬가지로 인상채득 과정도 열구 내에서 이루어져야 한다.

다른 고려할 점으로 치은의 생물학적 유형이 있다. 예를 들면 생물학적 폭경에 위해가 가해질 경우 얇은 부채꼴 생체형은 치은 퇴축의 위험이 크고 두껍고 평평한 생체형은 치주낭이 형성되거나 지속적인 염증이 일어난다.[16] 얇은 부채꼴 생체형의 전치부 수복물은 심미에 악영향을 끼치는 치은 퇴축을 피하기 위해 조심스럽게 조직을 다루어야 한다.

출현윤곽(Emergency profile)

보철물의 출현윤곽(EP)은 삭제한 치아의 경계와 만나는

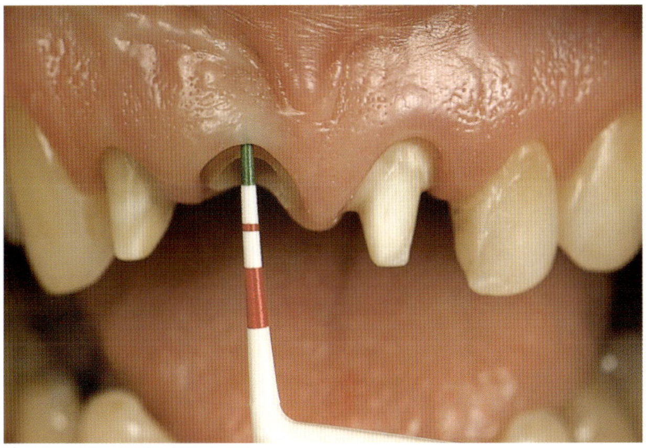

그림 8-27. 치은열구 깊이를 측정하는 치주낭 탐침기. 건강한 유리치은 변연을 참고점으로 쓴다.

그림 8-28. 출현윤곽: 변연 부위가 변연선 너머의 치근과 접선을 이루는 것이 보이는 보철물 윤곽의 시상면.

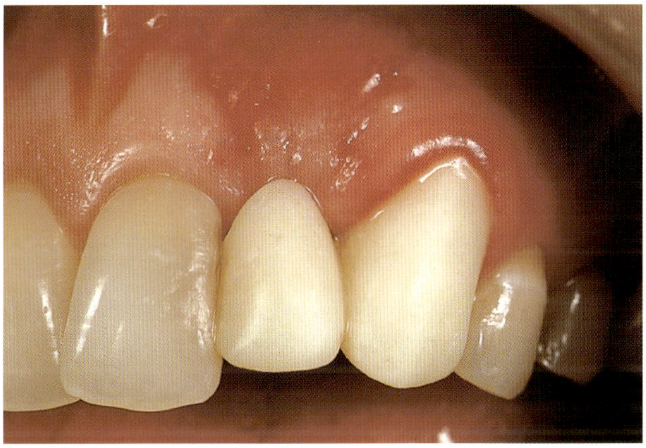

그림 8-29. 좌측 상악 견치에서 부적절한 외형으로 인해 치은염증이 발생한 모습.

치경부 부분을 말한다(그림 8-28).[17] 이상적인 출현윤곽(EP)은 치아와 보철물의 변연이 접선으로 만나는 경우이다. 다시 말해 보철물 변연이 치근면에 대해 180°가 되면 크라운의 외형이 너무 크거나 작지 않다고 할 수 있다. 이 경우 치료용 임시 수복물(TTR)을 정확하게 제작하면 치은은 건강하게 된다. 유리치은 변연이 하얗게 변하거나 지지가 부족해 너덜너덜한 경우 치은염증이 발생하게 되는데 생물학적인 인상채득 전에 이를 해결해야 한다(그림 8-29).

외상이 없는 임상 술식
(Atraumatic clinical protocols)

예방처치 및 치주의 건강과 안정을 얻은 이후 모든 임상 술식은 연조직 및 경조직이 다치지 않도록 외상 없이 진행되어야 한다. 이들 과정은 보철물 제거, 치아 삭제, 압배사 삽입 및 인상채득과 접착과정을 말한다.[18] 이상적으로는 가능한 한 출혈 없이 치료하도록 하며, 치료과정 중 외상을 최소로 하면 치유과정을 촉진할 뿐만 아니라 건강을 유지하는 데도 도움이 된다(그림 8-30~34).

치료용 임시 수복물
(Therapeutic temporary restoration)

7장에 임시 수복물의 제작과정에 대한 자세한 설명이 있다. 요약하면 임시 수복물은 생물학적 폭경을 침범하지 않으며, 정확한 출현윤곽(EP)을 보이고, 최종 수복물을 위한 판형의 역할을 하여야 한다(그림 8-35). 이러한 노력의 결과는 인상채득 시에 인지할 수 있다. 임시 수복물의 제작, 조정 및 유지 과정에서 세심하게 주의를 기울일 경우 치아와 연조직 인상에 필요한 연조직의 상태를 최적으로 만들 수 있다.

임상증례(Clinical practice)

일단 1차적 결정요소인 치은 건강이 이루어지고 유지되면 생물학적 인상채득을 고려할 수 있다. 치아 및 치은의 생물학적 인상 두 가지가 모두 요구된다.

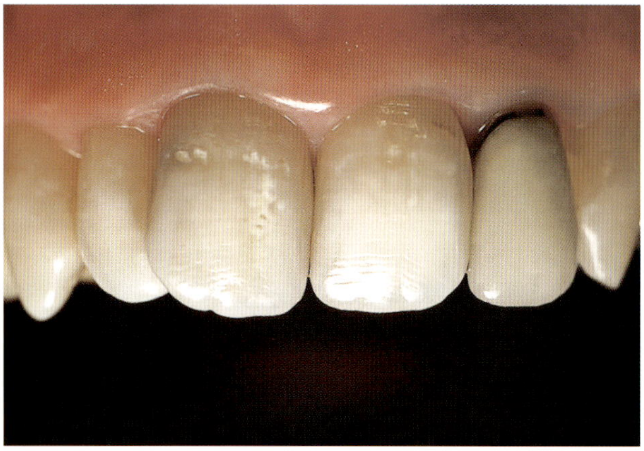

그림 8-30. 외상을 주지 않는 임상 술식: 좌측 상악 측절치에서 불량한 술전 보철물.

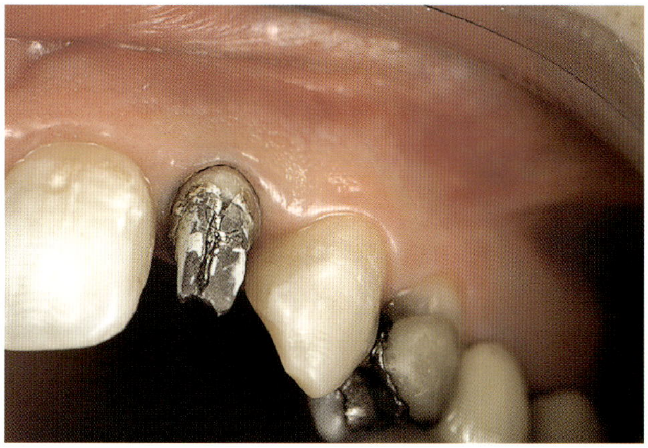

그림 8-31. 외상을 주지 않는 임상 술식: 치은압배와 보철물 제거.

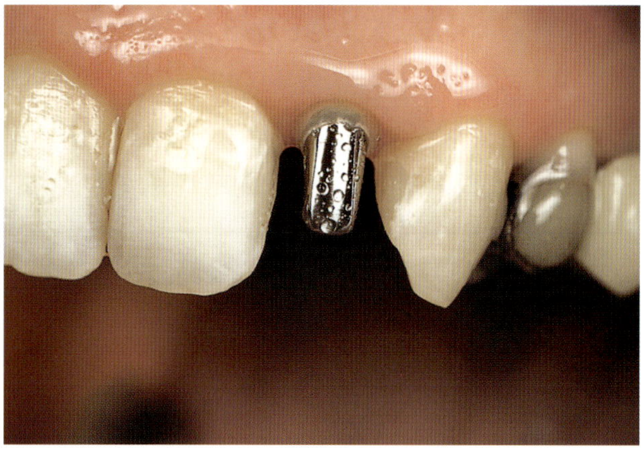

그림 8-32. 외상을 주지 않는 임상 술식: 출혈이 일어나지 않도록 치료가 진행된 주조 금속 코어.

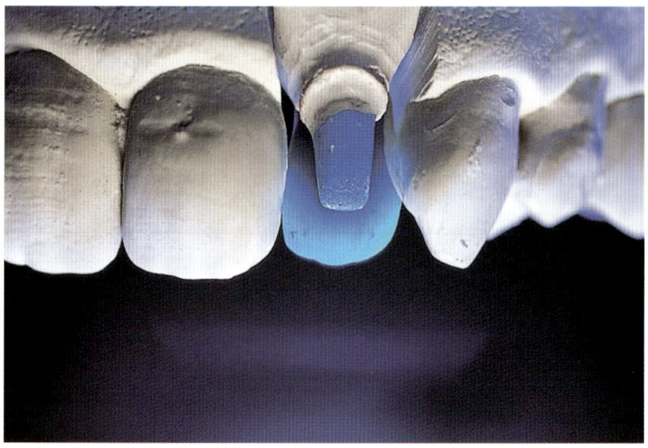

그림 8-33. 외상을 주지 않는 임상 술식: 최종적인 보철물-치아 관계.

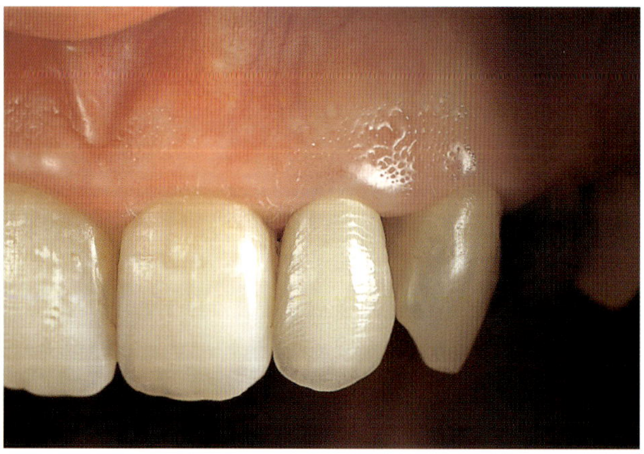

그림 8-34. 외상을 주지 않는 임상 술식: 접착된 최종 보철물.

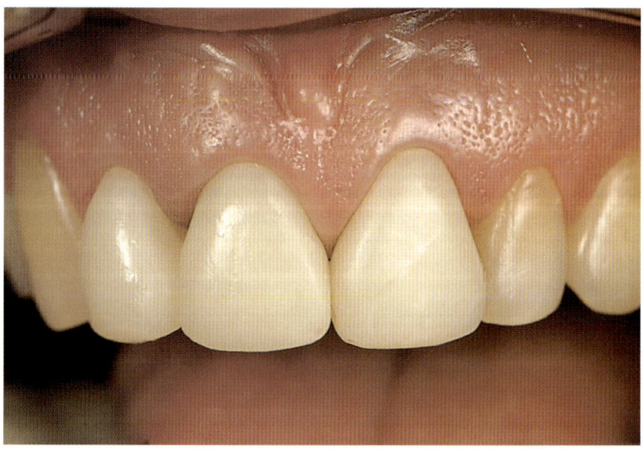

그림 8-35. 진료실에서 만든 임시 보철물(12, 11, 21번 치아), 이들을 조절하여 맞추어 나가면서 최종 수복물을 위한 판형으로 이용할 것이다.

생물학적 치아 인상 (Dental biological impressions)

생물학적 치아 인상은 삭제한 치아의 변연을 인기하는 것이다. 인상을 채득하기 위해 지대치 변연을 압배사를 이중으로 사용하여 노출시킴으로써 건조한 환경을 만들고 인상재의 적절한 부피가 들어갈 공간을 준비할 수 있다.[19] 인상재의 변형을 피하기 위해서는 열구를 최소한 0.2mm 노출시켜야 하는데[20] 일반적으로는 0.3~0.4mm의 치은이 유리된다.[21] 최종적으로는 삭제한 변연 너머로 치근의 근단쪽까지 인상을 채득하여 도재기공사가 보철물의 정확한 출현윤곽을 형성할 수 있도록 한다. 압배사를 이중으로 사용하는 방법은 그림 8-36에 있다. 먼저 가는 압배사(Ultradent #000)를 조심스럽게 열구 내로 넣어서 치은을 치근단 방향으로 이개시키면서 치은 열구액을 흡수하여 건조한 환경을 만들어 준다. 이 압배사는 열구 속으로 들어가서 순측에서는 보이지 않는다. 다음 굵은 압배사는(Ultradent #1) buffered aluminium chloride와 같은 수렴제를 함유한 것으로 굵기의 반 정도를 밀어 넣어서 측방으로 치은열구를 이개 시킨다. 수렴제가 포함된 압배사를 사용하는 것 대신 건조한 압배사를 열구 내에 위치시킨 후 수렴제를 발라 압배사의 부피가 늘어나도록 하여 열구를 이개시키기도 한다. 5분 후에 첫 번째 압배사를 둔 상태에서 두 번째 압배사를 제거한다. 형성된 지대치 변연보다 조금 더 치근단 방향으로 연장하여 지대치 변연과 치근면이 함께 나오도록 인상을 채득한다(그림 8-37, 8-38).

정확하고 예측 가능한 인상을 채득하기 위해서 아래와 같은 순서를 따른다:

(1) 1차적 결정요소인 치은의 건강을 확립한다.

(2) 적절한 2차적 결정 요소를 선택한다:

- 세 개 치아까지는 기성 트레이를 사용하고 그 이상은 맞춤 트레이를 제작한다.
- 전악 악내인상법
- 트레이에 과도하게 큰 구멍을 뚫지 않도록 하여 구강 내로 과다한 인상재가 흘러나오는 것을 최

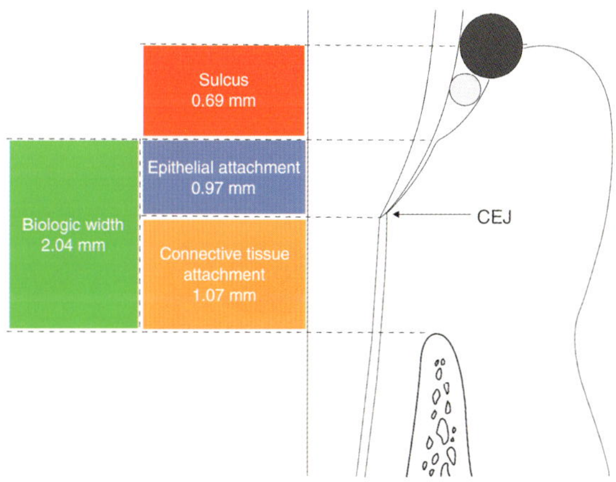

그림 8-36. 이중 코드를 이용한 압배법.

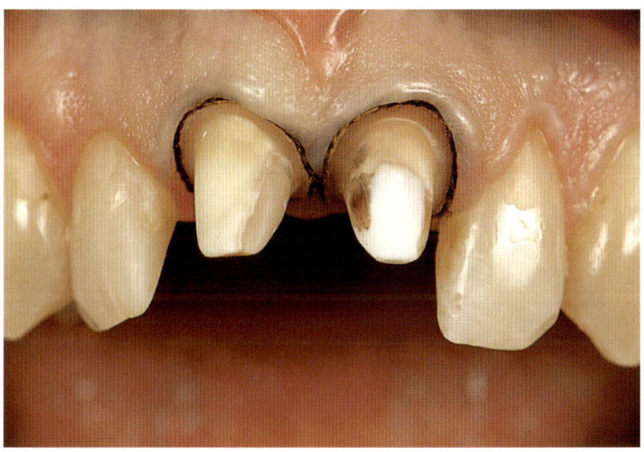
그림 8-37. 압배 코드는 치은변연을 밀어내어 치근면을 변연선 아래까지 인기해 내도록 위치시킨다.

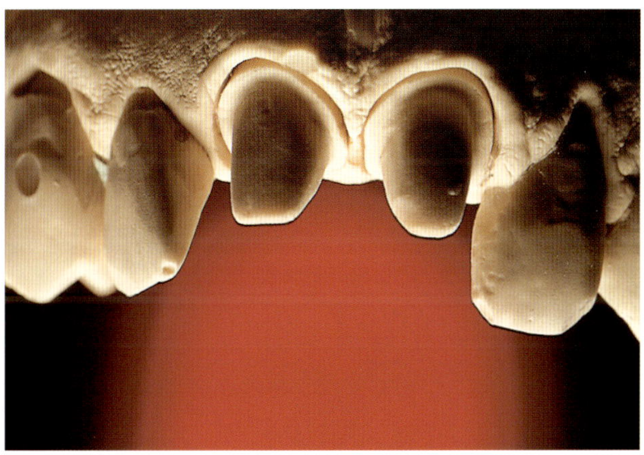
그림 8-38. 그림 8-37 환자의 인상형으로 만든 석고모형은 보철물 변연을 정확히 재현하도록 치근쪽까지 보여준다. 도재기공사는 정확한 출현윤곽을 얻어낼 수 있다.

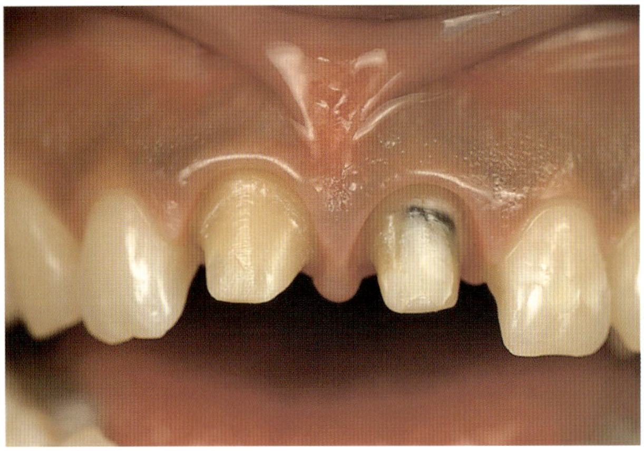

그림 8-39. 생물학적 치아 인상을 위해 이중 압배법을 쓴다: 상악 중절치에서 건강한 치주조직과 완전한 지대치 형성을 볼 수 있다.

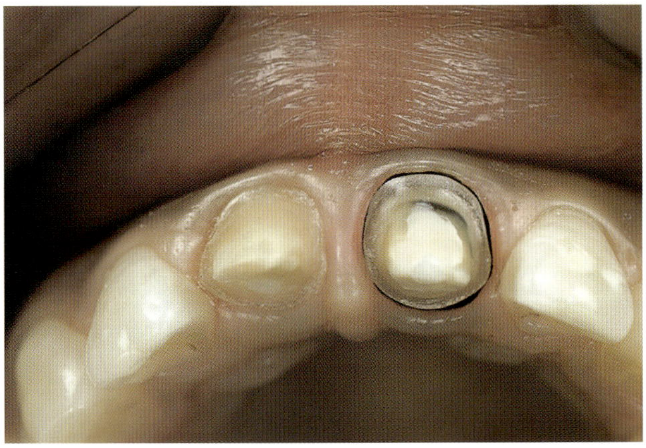

그림 8-40. 생물학적 치아 인상을 위해 이중 압배법을 쓴다: 좌측 중절치 주위의 치은은 이개할 것이다. 반면 우측 중절치는 이대로 남겨 놓을 것이다. 먼저 가늘고 건조한 코드를 열구에 넣는다.

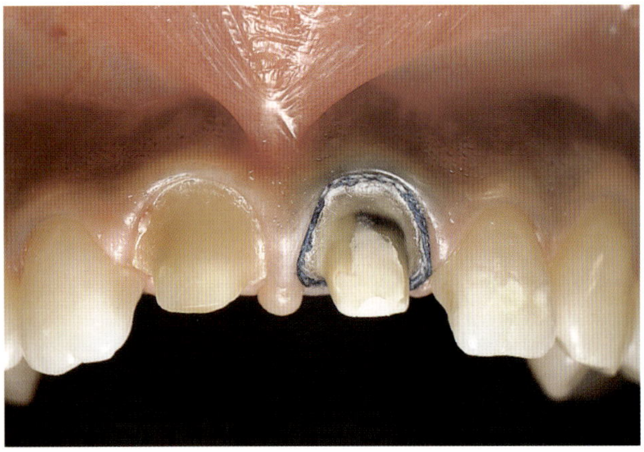

그림 8-41. 생물학적 치아 인상을 위해 이중 압배법을 쓴다: 다음에 굵은 코드를 직경의 반 만큼만 넣는다.

수화 한다(또는 closed tray 술식을 사용).

- 일단계 인상법
- 인상재를 저항 없이 위치시킨다.
- 인상재를 차갑게 하지 않는다.
- 자동 혼합기를 사용한다.
- 열구 내의 물리적인 방어벽으로 압배사를 사용하거나 화학적인 압배법을 쓴다.
- 편안함, 편리성 및 정확성을 위해 polyether 혹은 부가중합형 실리콘을 사용한다.

(3) 치아 삭제 후(그림 8-39) 6세대나 7세대의 self-ecthing 상아질 접착제[33] 혹은 에칭, priming, sealing을 하는 5세대 상아질 접착제를 사용해서 노출된 상아세관을 막아주어 술 후 발생할 수 있는 과민증을 완화시켜 준다.[22] 아크릴릭 모노머와 인상재 사이에 oxygen inhibition layer의 상호작용을 피하기 위해서 글리세린젤 커버를 통해 광중합한다.[24]

(4) 열구의 깊이를 확인하고 적절한 직경의 압배사를 선택한다. 이중 압배 술식을 사용할 경우에 두 개의 압배사를 모두 열구 안에 위치시켜야 하며 첫 번째 압배사는 두 번째 압배사보다 가늘어야 한다.

(5) 통상의 해부학적 관계를 볼 때 첫 번째 압배사는 대개 Ultradent #000 정도가 적당한데, 얇은 플라스틱 기구로 살짝 압박해서 출혈 없이 마른 압배사를 열구 내에 밀어 넣는다(그림 8-40)(hint 8-1).

(6) 다음으로 두 번째의 굵은 압배사는 Ultradent #1로 buffered aluminium chloride와 같은 수렴제가 포함된 것이 알맞은데 폭경의 반 정도를 집어넣는다(hint 8-2). 두 번째 압배사는 순측에서 보인다(그림 8-41)(hint 8-3).

(7) 5분 후에 첫 번째 가는 압배사를 그대로 둔 채 두 번째 압배사를 제거한다(그림 8-42, 8-43)(hint 8-4).

(8) 적절한 크기의 트레이에 adhesive를 충분히 바른다(hint 8-5).[25]

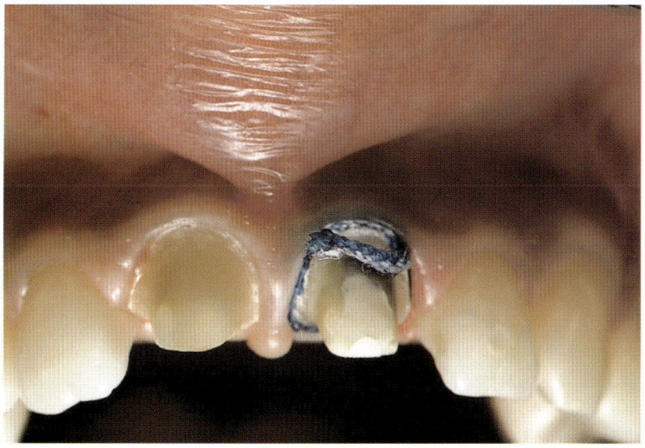

그림 8-42. 생물학적 치아 인상을 위해 이중 압배법을 쓴다: 5분 후에 두 번째 코드를 제거하고 첫 번째 코드는 남겨 놓는다.

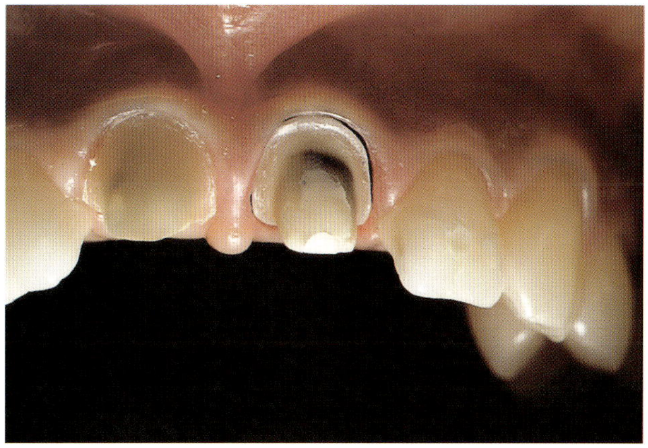

그림 8-43. 생물학적 치아 인상을 위해 이중 압배법을 쓴다: 좌측 중절치는 이개되어 있고 우측 중절치는 그대로다.

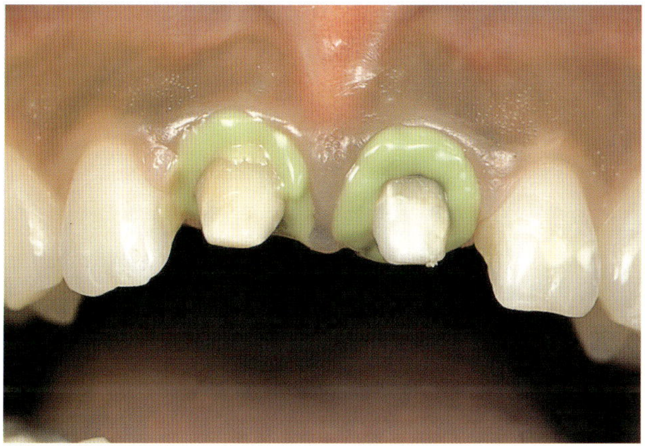

그림 8-44. 생물학적 치아 인상을 위해 이중 압배법을 쓴다: 즉시 light-body 인상재를 지대치 주위에 주입하여 인상을 뜬다.

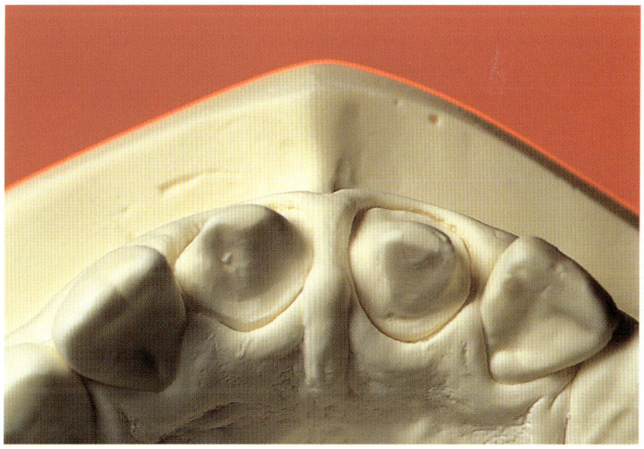

그림 8-45. 생물학적 치아 인상을 위해 이중 압배법을 쓴다: 변연선 너머 치근까지 정확히 인기해낸 석고모형.

(9) 지대치에 점도가 낮은 wash를 짜 넣는 동안(그림 8-44) 보조자에게 heavy body를 트레이에 담도록 지시한다(hint 8-6).

(10) 트레이를 정확하게 위치시킨 다음 인상재가 저항 없이 중합되도록 압력을 없애준다(hint 8-7).

(11) 일단 인상재가 굳으면 인상재의 탄성변형이 일어나지 않도록 트레이를 재빨리 제거한다. 재빠른 제거는 인상재가 스트레스를 받는 시간을 줄여줌으로써 영구변형을 없애준다.[26]

(12) 인상에 기포나 결함이 없는지, 형성된 변연 하방으로 치근 부위가 잘 인기되었는지를 확인한다(hint 8-8).

(13) 글루탈알데하이드 혹은 NaOCl과 같은 적절한 소독액으로 살균한다(hint 8-9).

(14) 치과용 석고(plaster/stone)를 인상체에 붓는다(addition silicones은 모델이나 다이를 만드는 대부분의 치과용 석고와 잘 어울린다)(그림 8-45).

(15) 일주일 이내에는 부가중합형 실리콘을 여러 번 부을 수 있다. 부가중합형 실리콘과 polyether 모두 4~40℃에서 체적 변화 없이 보관할 수 있다.[28]

(16) Facebow와 악간 관계를 채득한다(그림 8-46, 8-47).

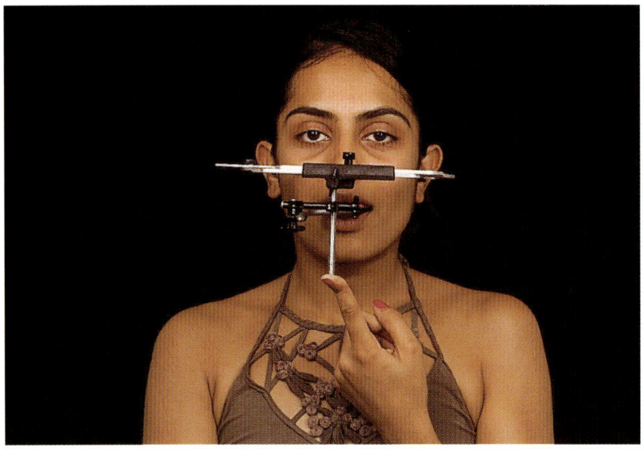

그림 8-46. 생물학적 치아 인상을 위해 이중 압배법을 쓴다: 반조절성 교합기에 마운팅하기 위해 face bow를 채득한다.

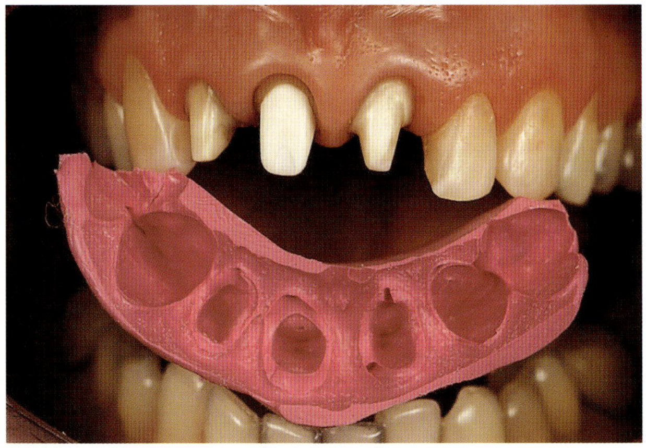

그림 8-47. 생물학적 치아 인상을 위해 이중 압배법을 쓴다: 실리콘으로 악간 교합채득.

생물학적 치은 인상 (Gingival biologic impression)

치은 인상은 연조직과 보철물 간의 관계를 실펴보기 위한 것이다. 이 과정은 전치부에서 "pink" 혹은 치은의 심미성이 중요한 관건일 때 필요하며 구치 부위에서는 의미가 적다.

생물학적 치은 인상은 최종 보철물의 bisque try-in 단계나 치료용 임시 수복물(TTRs) 제작 시에 채득한다(그림 8-48). 채득의 목적은 자연스러운 상태에서 변형되지 않은 건강한 치은의 형태를 인기해 내는 데 있다. 이 방법으로 완전한 치간유두의 형성을 위해 치조골능에서부터 5mm 이내로 보철물을 조정하여 치간 접촉점을 정확히 형성할 수 있으며[29](그림 8-49), 보철물의 치경부가 유리치은 변연을 적절히 지지할 수 있도록 보철물의 수평적인 풍융 정도를 조정할 수 있다.

임상적으로 치은 인상채득은 치아의 인상채득과 과정이 비슷하다. 가장 큰 차이점은 압배 과정이 없다는 점이다.

(1) 1차적 결정요소인 치은의 건강을 만들어 준다.

(2) 치은의 인상을 위해 적절한 2차적 결정 요소를 선택한다.

(3) Polyether나 addition silicone의 단일형상의 인상재가 이상적인 재료가 된다.

(4) 지대치가 임시 접착제 없이 깨끗해야 한다.

(5) Bisque 단계의 보철물이나 임시 치료용 수복물(TTR)을 지대치에 위치시킨다.

(6) 적절한 크기의 트레이에 접착제를 충분히 발라준다.

(7) 인상재를 혼합하여 트레이에 담는다.

(8) 트레이를 정확히 위치시킨 다음 압력을 풀어 인상재가 저항 없이 중합되도록 한다.

(9) 일단 중합이 되면 인상재의 탄성왜곡이 일어나지 않도록 재빨리 인상을 제거한다. 빠른 제거가 인상이 변형될 수 있는 시간을 단축시켜줌으로써 영구변형을 감소시킬 수 있다.

(10) 기포와 결함 부위를 확인한다.

(11) 보철물은 인상체 내에 묻혀서 나와야 하며, 그렇지 않을 경우에는 지대치에서 제거하여 정확히 위치시킨다.

(12) Glutaraldehude 혹은 sodium hypochloride 등의 적절한 소독액을 사용하여 소독한다.

(13) 석고를 붓는다(addition silicone은 모델이나 다이를 만드는 대부분의 치과용 석고와 잘 어울린다)(그림 8-50, 8-51).

(14) Addition silicone은 일주일 이내에는 여러 번 부을 수 있다. Addition silicone과 polyether 모두 4~40℃에서 체적 변화 없이 보관할 수 있다.

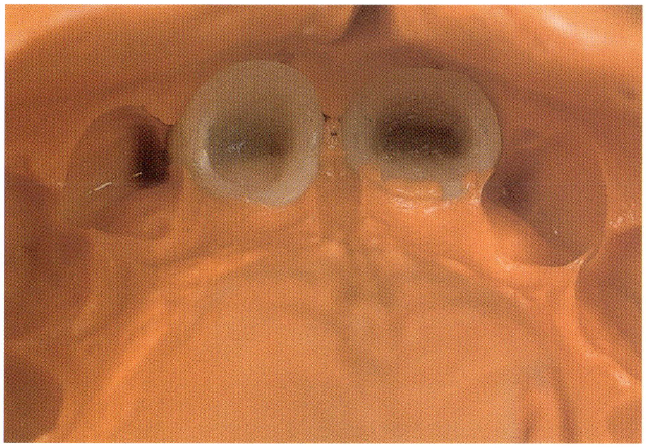

그림 8-48. 생물학적 치은 인상: soft silicone impressiom material로 pick-up 인상채득.

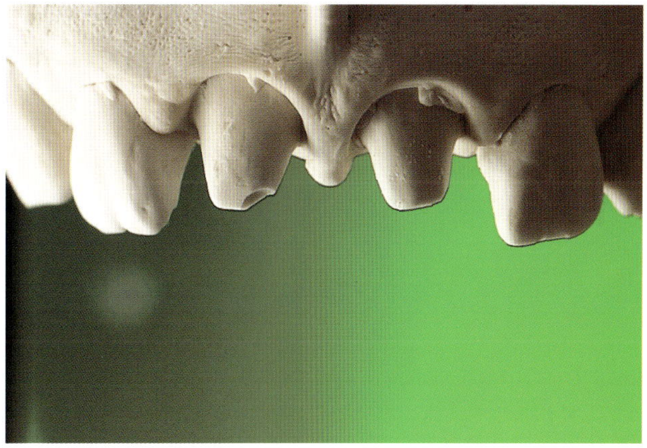

그림 8-49. 생물학적 치은 인상: 건강하고 이개되지 않은 상태에서 치은 인상을 뜬 것을 보여주는 석고모형.

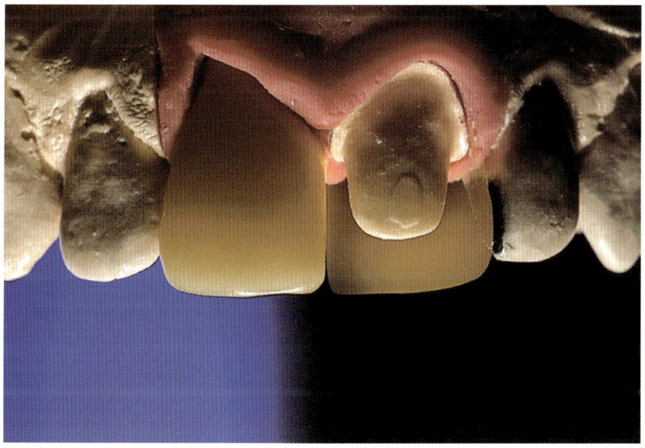

그림 8-50. 생물학적 치은 인상: 보철물의 치은통과 부위를 조절하기 위해 실리콘으로 만들어진 연조직 모델.

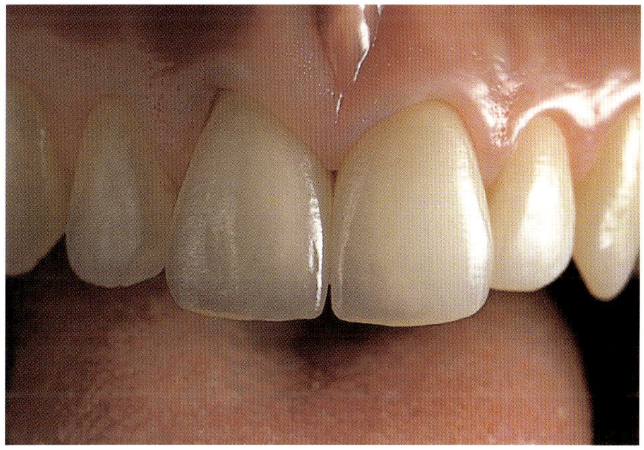

그림 8-51. 생물학적 치은 인상: 그림 8-50의 환자에서 적절히 조정된 보철물.

힌트와 팁(Hint and tips)

- hint 8-1: 첫 번째 가는 코드는 열구 내로 완전히 묻혀서 순측에서 보이지 않도록 한다.
- hint 8-2: 두 번째 두꺼운 코드는 사용하기 10~15분 전에 수렴제를 묻힌다.
- hint 8-3: 두 번째 코드에 수렴제를 묻힌 후 사용하기보다는 열구 내에 넣은 다음에 면봉으로 수렴제를 적셔준다. 이 술식은 코드가 부풀게 하며 열구를 기계적으로 벌려주는 역할을 한다.
- hint 8-4: 원하지 않는 출혈을 방지하기 위해서 두 번째 코드를 제거할 때는 코드를 물에 적신 다음 제거한다.
- hint 8-5: Adhesive를 공기로 말려줌으로써 끈끈하게 하며, 접착제가 너무 많으면 adhesive보다는 윤활제 역할을 할 수 있으므로 주의한다.
- hint 8-6: Addition silicone의 퍼티를 혼합할 때는 라텍스 대신 비닐을 사용하여 중합반응이 방해받지 않도록 한다.
- hint 8-7: 일반적으로 3분의 중합시간이 필요한데, 타이머를 사용하여 정확한 구강 내 중합시간을 확인한다.

- hint 8-8: 첫 번째 가는 코드가 인상재에 달려나오면 끝 부분을 가위로 잘라준다. 출현윤곽에 중요한 역할을 하는 부분이기 때문에 단단히 묻혀있는 압배사를 당겨서 꺼내다가 인상체가 찢어지면 보철물 변연이 부정확하게 된다.

- hint 8-9: 30~60분 동안 소독한다고 해서 변형을 일으키지는 않지만 장기적으로 보았을 때 18시간 이상 밤새도록 담가놓을 경우에는 인상재에 변형을 가져온다.

참고문헌

1 Shavell, H.M. (1988) Mastering the art of tissue management during provisionalization and biological final impressions. *Int J Periodont Rest Dent*, **8(3)**, 24–43
2 Touati, B. and Etienne, J.-M. (1998) Improved shape and emergence profile in an extensive ceramic rehabilitation. *Pract Periodont Aesthet Dent*, **10(1)**, 129–135
3 Ceyhan, A.J., Johnson, G.H. and Lepe, X. (2003) The effect of tray selection, viscosity of impression materials, and sequence of pour on the accuracy of dies made from dual-arch impressions. *J Prosthet Dent*, **90(2)**, 143–149
4 McCabe, J.F. and Carrick, T.E. (1989) Rheological properties of elastomers during setting. *J Dent Res*, **68**, 1218–1222
5 Sadan, A. (2001) The one-step versus the two-step impression technique. *Pract Proced Aesthet Dent*, **13(4)**, 282
6 Ruel, J., Schuessler, P.J., Malament, K. and Mori, D. (1980) Effects of retraction procedures on the periodontium in humans. *J Prosthet Dent*, **44**, 508–515
7 Azzi, R., Tsao, T.F., Carranza, F.A. and Kennedy, E.B. (1983) Comparative study of gingival retraction methods. *J Prosthet Dent*, **50**, 561–565
8 de Camargo, L.M., Chee, W.W.L. and Donovan, T.E. (1993) Inhibition of polymerisation of polyvinyl siloxanes by medicaments used on gingival retraction cords. *J Prosthet Dent*, **70**, 114–117
9 Weir, D.J. and Williams, B.H. (1984) Clinical effectiveness of mechanical-chemical tissue displacement methods. *J Prosthet Dent*, **51**, 326–329
10 Pelzner, R.B., Kempler, D., Stark, M.M., Lum, L.B., Nicholson, R.J. and Soelberg, K.B. (1978) Human blood pressure and pulse rate response to racemic epinephrine retraction cord. *J Prosthet Dent*, **39**, 287–292
11 Kahn, R.L. and Donovan, T.E. (1989) A pilot study of polymerisation inhibition of poly(vinyl siloxane) materials by latex gloves. *Int J Prosthodont*, **2**, 128–130
12 Tjan, A.H.L., Whan, S.B., Tijan, A.H. and Sarkissian, R. (1996) Clinically orientated evaluation of the accuracy of commonly used impression materials. *J Prosthet Dent*, **56**, 4–8
13 de Gennaro, G.G., Landesman, H.M. and Calhoun, J.E. (1982) Comparison of gingival inflammation related to retraction cords. *J Prosthet Dent*, **47**, 384–386
14 Torabi-Gaarden, R., Breivik, T., Hansen, F., Malt, U.F. and Gjermo, P.E. (2004) Negative life events, anxiety, depression and coping ability (stress) as related to chronic periodontitis. *Perio*, **1(1)**, 35–42
15 Wilson, T.G. and Kornman, K.S. (1996) *Fundamentals of Periodontics*. Quintessence Publishing Co. Inc., Carol Stream, IL
16 Olsson, M. and Lindhe, J. (1991) Periodontal characteristics in individuals with varying form of the upper central incisors. *J Clin Periodontol*, **18(1)**, 78–82
17 Martignoni, M. and Schonenberger, A. (1990) *Precision Fixed Prosthodontics: Clinical and Laboratory Aspects*. Quintessence Publishing Co. Inc., Chicago
18 Ahmad, I. (2001) Replacing defective porcelain fused to metal crowns with galvanoceramic restorations as an alternative to all-ceramic crowns: a clinical case study. *Independent Dentistry*, November, 2001
19 Perakis, N., Belser, U.C. and Magne, P. (2004) Final impressions: a review of material properties and description of a current technique. *Int J Periodontics Restorative Dent*, **24**, 109–117
20 Laufer, B.Z., Baharav, H., Ganor, Y. and Cardash, H.S. (1996) The effect of marginal thickness on the distortion of different impres-

sion materials. *J Prosthet Dent*, **76**, 466–471
[21] Ramadan, F.A. (1968) *The Linear Effectiveness of Dental Tissue Displacement Materials.* Thesis, St Louis University Dental School
[22] Paul, S.J. and Scharer, P. (1997) The dual bonding technique: a modified method to improve adhesive luting procedure. *Int J Periodontics Restorative Dent*, **17**, 536–545
[23] Ahmad, I. (2003) Evaluating dentine bonding agents: an update. *Pract Proced Aesthet Dent*, **15**(7), 531–538
[24] Magne, P. and Belser, U. (2002) Immediate dentin bonding. In: *Bonded Porcelain Restorations in the Anterior Dentition – A Biomimetric Approach.* pp. 270–273. Quintessence, Berlin
[25] Bindra, B. and Heath, J.R.I. (1997) Adhesion of elastomeric impression materials to tray. *J Oral Rehabil*, **24**, 63–69
[26] Hondrum, S.O. (1994) Tera energy properties of three impression materials. *Int J Prosthodont*, **7**, 517–521
[27] Rios, M., Morgano, S.M., Stein, R.S. and Rose, L. (1996) Effects of chemical disinfectant solutions on the stability and accuracy of the dental impression complex. *J Prosthet Dent*, **76**, 356–362
[28] Corso, M., Abanomy, A., Di Canzio, J., Zurakowski, D. and Morango, S.M. (1998) The effect of temperature changes on the dimensional stability of polyvinyl siloxane and polyether impression materials. *J Prosthet Dent*, **79**, 626–631
[29] Tarnow, D., Magner, A. and Fletcher, P. (1992) The effect of the distance from the contact point to the crest of bone in the presence or absence of the interproximal dental papilla. *J Periodontol*, **63**(**1**), 995–996

Chapter 9

시적단계

Try-in procedures

시적단계는 인공 수복물의 제작과정에서 임상가, 도재 기공사, 치과위생사와 기타 스탭, 환자와 환자의 친지들 사이에서 가장 상호작용이 활발한 단계이다. 임상가와 기공사의 주된 관심은 생물학적이고 기술적인 측면인 반면, 치과팀과 환자 그리고 환자의 주변사람들은 나중에 생길지도 모르는 실망과 걱정을 피하는 것이 가장 중요하다.

시적단계는 임상가가 수복물을 접착하기 전에 고칠 수 있는 마지막 기회이다. 교합, 발음 및 심미(형태, 크기, 위치)를 포함한 보철물의 요구조건 중 대부분이 마무리되어야만 한다. 재평가할 수 있는 항목도 있지만 몇 가지 측면은 시적단계에서 유일하게 평가할 기회를 갖는다. 다이 trimming이 정확한지, 다이 spacers로 형성된 공간이 접착제가 빠져 나오기에 충분한지, 접착면에 흠결이 없는지, 저항 없이 안착되는지, 보철물 변연이 정확히 적합되는지, 인접면 접촉이 적절한지, 출현윤곽과 치경부 점막 관통 부위의 수직수평적 풍융도는 적절한지, 표면특성과 다른 광원에서의 광택과 색상은 어떠한지가 여기에 포함된다(그림 9-1).

조정이 필요한 경우 도재를 첨가하거나 삭제해야 한다. 일반적으로 첨가해야 할 경우 보통 재제작을 필요로 한다. 반면 제거해야 할 경우 정도가 크지 않다면 진료실에서 바로 시행할 수 있다. 그렇지만 최소한의 범위가 지켜져야 한다. 앞서 말한 대로 도재의 조정은 흠결을 만들어내며 이것은 결국 파절로 이어질 수 있다. 이것은 고강도의 도재코어로 지지되지 않는 얇은 단면 또는 한 층의 도재에서 심각한 의미를 갖는다. 만약 도재의 조정이 제한적이라면 조정 후 이어지는 연마, 그리고(또는) 기공실에서의 glazing에 의해 밀폐될 수 있다. 주수를 다량으로 하면서 12 flute 텅스텐 탄소강 finishing bur로 삭제하거나 aluminum oxide abrasive disc를 쓰고 난 후 diamond polishing paste를 묻힌 slicone tip과 rubber cup으로 마무리하는 방식으로 조정한다. 만약 과도한 조정이 예견된다면 재제작이 임상시간을 절약하고 수복물의 생존을 장기간 확신할 수 있게 하는 나은 선택이 될 것이다. 시적단계는 구내와 구외평가로 이루어진다.

상악 중절치 완전-도재 보철물의 시적

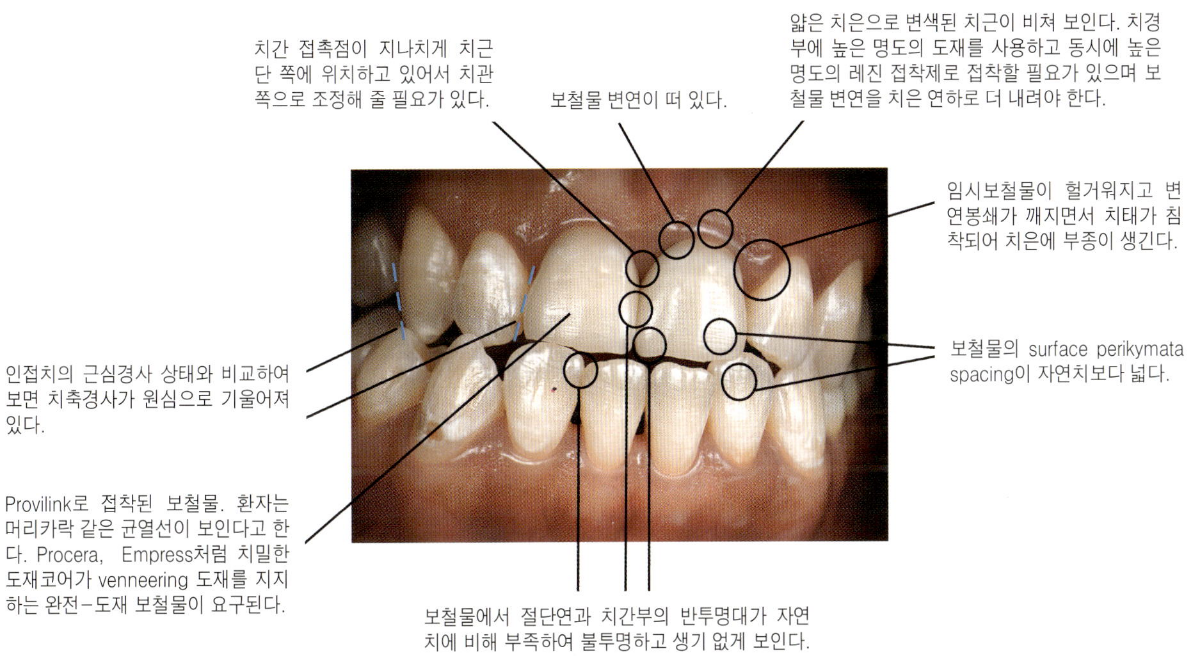

그림 9-1. 시적단계에서의 문제 분석.

임상증례(Clinical practice)

구외평가(Extra-oral evaluation)

대부분의 완전-도재 보철은 생물학적 치아 인상형에 적어도 두 번의 모형재 주입을 필요로 한다. 첫 번째 석고모형(untrimmed cast)은 손질되지 않은 채 유지되는데, 필요하다면 face bow와 bite 채득을 통해 교합기에 연결한다. 두 번째 모형은(trimmed cast) 손질한 후 정확한 보철물 제작을 위해 분리된 다이로 준비한다(그림 9-2, 9-3). 부가중합형 실리콘 인상재의 장점은 여러 번의 모형재 주입이 가능하다는 것인데 가역성 hydrocolloids나 일부 polyethers 재료로는 어려운 일이다. 비록 기공실에서 작업모형의 인상을 다시 떠서 복제할 수 있다 하더라도 적절한 방법이라고 할 수는 없다. 기공단계의 과정이 많을수록 오차가 발생할 가능성은 커진다. 원칙적으로 모든 모형제의 주입은 기공단계를 최소한으로 하기 위해 원래의 구내 인상형에 이루어져야 한다.

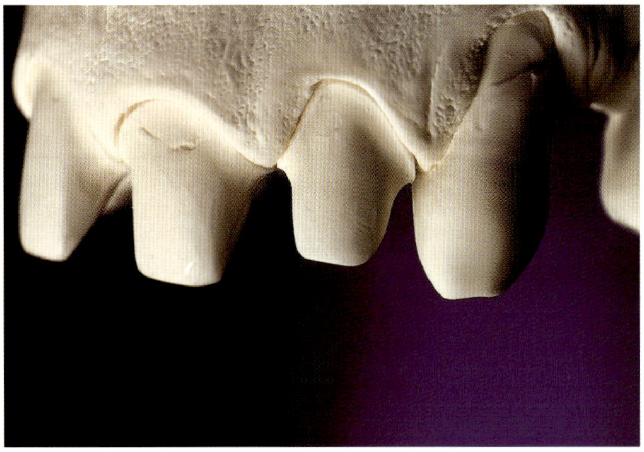

그림 9-2. 생물학적 인상이 채득되어 만들어진 untrimmed cast.

손질된 다이에서 수복물을 관찰한다 (Inspection of restoration on trimmed die)

(1) 다이에서 정확한 안착을 방해하는 기포를 관찰한다(그림 9-4). 완전-도재 수복물에서 도재의 균열이 시작되는 것을 방지하기 위해 방해를 받지 않는 안착은 필수적이다. 만약 밀링으로 만들어진 코핑이 하부구조로 이용된다면 100㎛보다 작은 cement space가 있어야 한다. 꽉 끼도록 맞는 것은 도재에 스트레스를 야기하므로 이롭지 않은 반면, 큰 오차는 접착제 두께를 두껍게 해서 기능적 부하를 견디지 못하게 한다. 두 경우 모두 재제작이 필요하다.

(2) 정확한 다이 trimming은 인공치관 변연의 윤곽을 그리기 위해 필수적이다. 특히 스캐너를 사용하는 CAD/CAM을 이용할 때 그러하다. Finish line은 세밀한 연필로 표시해야 한다(그림 9-5). Finish line을 명확히 하기 위해 석고모형에 finish line 너머 치근단홈을 수평으로 0.5mm 수직으로 1~2mm 정도 trimming하여 만든다(그림 9-6). 이 단계가 매우

그림 9-3. 완전-도재 보철물을 만들기 위해 정확히 다듬어진 다이(trimmed die).

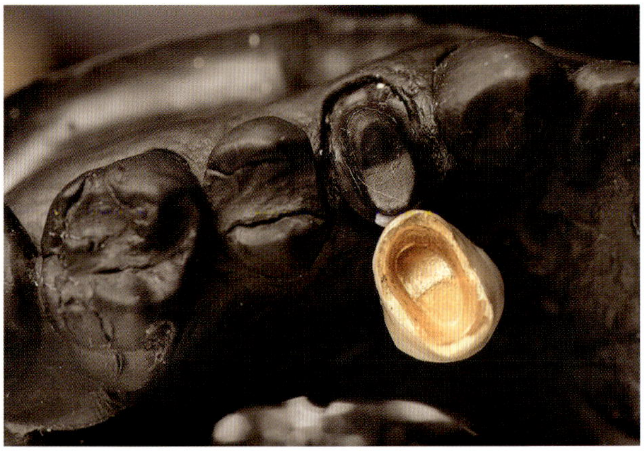

그림 9-4. 문제점을 찾기 위해 접착면을 살펴본다.

신중하게 이루어지지 않으면 변연 적합도는 심각할 정도로 맞지 않을 것이다. 다이가 정확히 손질(trimming)되었다면 확대경으로 치관을 관찰하여 치경부 변연이 적절한지 본다. 다이가 finish line에서 치근단쪽으로 석고를 제거하면서 손질되었으므로 출현윤곽은 손질되지 않은 모형에서 평가되어야 한다.

(3) 다이 spacer가 접착제(luting cement)가 이용되기에 충분한지 살핀다(그림 9-7).

손질하지 않은 다이에서 수복물을 관찰한다 (Inspection of restoration on un-trimmed die)

나머지 평가는 손질(trimming)하지 않은 다이에 수복물을 위치시켜서 이루어진다.

(1) 출현윤곽이 finish line에서 치근단으로 수평과 수직면에 접선으로 만나는지 확인한다(그림 9-8). 또한 연조직 모형에서 점막관통 부위의 외형이 유리치은 변연을 지지하는 데 충분한지 확인한다. 작은 과풍융 상태는 적절한 회전기구로 수정할 수 있으나 큰 오차나 저형성 상태는 기공실에서 도재를 부가하거나 재제작하여야 한다.

(2) CR과 CO 및 측방과 전방운동(anterior guidance)에서 교합이 올바른지 확인한다. 특히 교합기에 마운팅되어 있다면 얇고 색깔이 있는 교합지(40㎛ - Bausch, Koeln, Germany)와 shim stock(8㎛ - Hanel, Langenau, Germany)을 이용한다. 어려움

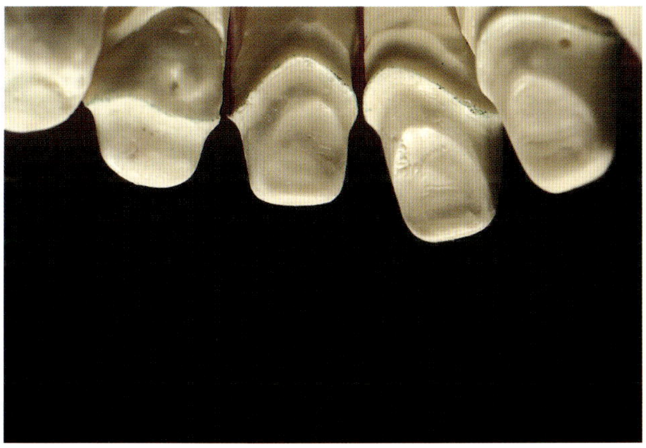

그림 9-5. 정밀한 연필로 변연선을 표시한다.

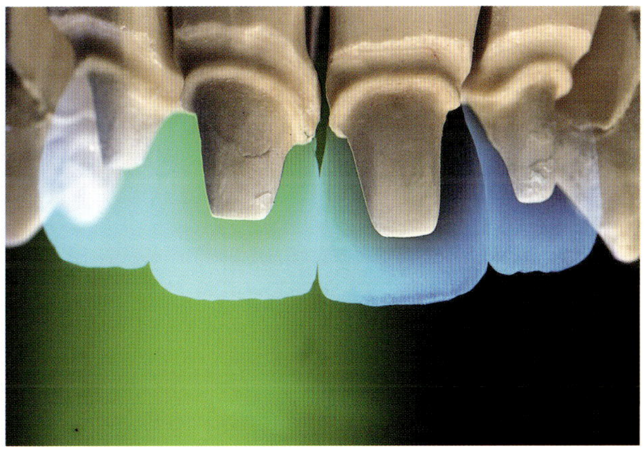

그림 9-6. 보철물 경계를 너머 치근단쪽에 변연선을 명확히 하기 위한 홈을 형성한다.

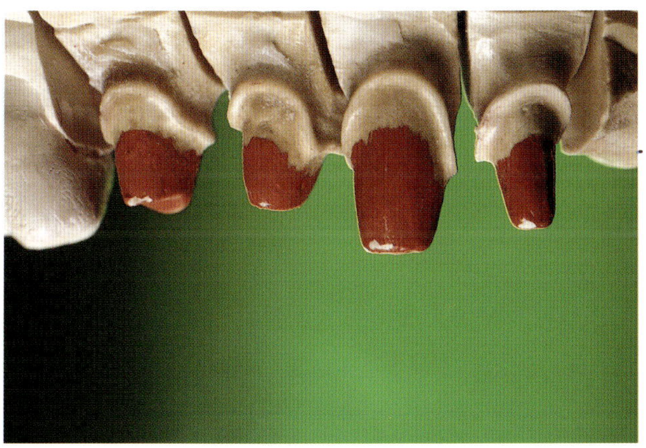

그림 9-7. 적절한 접착제 공간을 만드는 다이 spacer를 바른다.

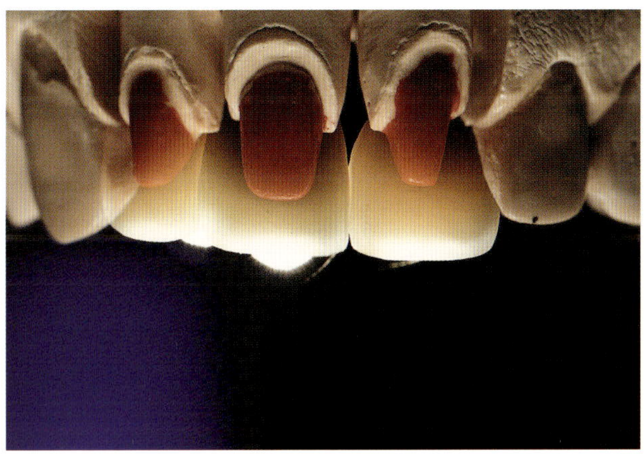

그림 9-8. 세 개의 완전-도재 보철물의 정확한 출현윤곽.

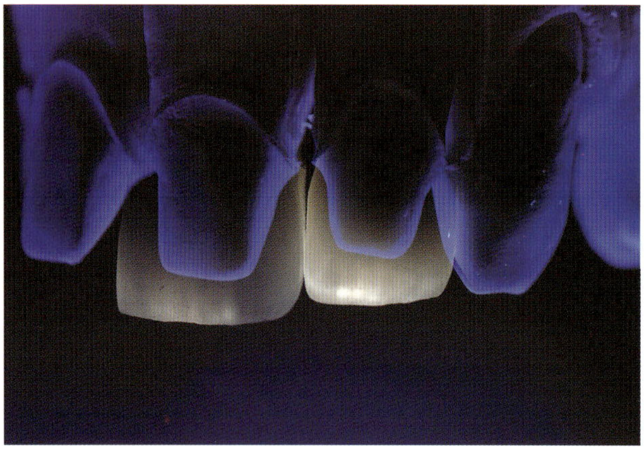

그림 9-9. 두 개의 완전-도재 보철물의 절단연 반투명도와 표면특성.

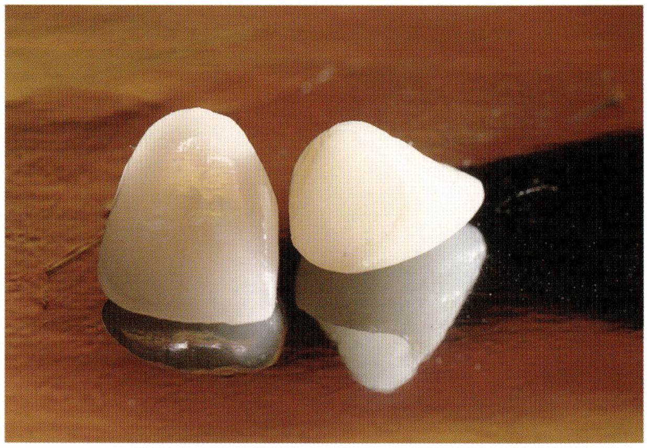

그림 9-10. 표면특성과 광택.

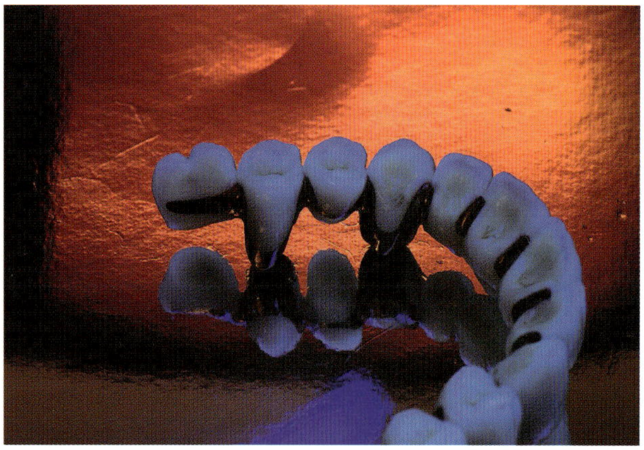

그림 9-11. 자외선을 투사하여 veneering 도재의 형광을 검사한다.

이 예견되는 상황에서 polishing과 glazing을 하기 위해 기공물을 돌려보내기 전에 구내에서 조정하기 위한 bisque 시적은 신중할 필요가 있다.

(3) 심미는 구강 내에서 평가하는 것이 좋지만 비록 다음과 같은 구외 검사들이 불완전하더라도 도움이 된다. 색, 특징, 형태, 크기를 평가한다(그림 9-9~11).

(4) 접촉. 치은압입(gingival entrapment)을 방지하고 구강위생을 용이하게 하기 위해 구치에서의 접촉이 치관쪽에서 인접면 col까지 있어야만 한다. 접촉은 인접치에 압력을 가하지 않은 선에서 음식물이 끼지 않도록 긴밀해야 하며 넓어야 한다. 전치에서 접촉은 유두의 충만함과 함께 심미에 영향을 미치며 구강 내에서 평가하는 것이 최선이다.

구강 내 평가(Intra-oral evaluation)

(1) 치료 과정에 사용한 임시 보철물을 제거한다. 임시 접착제를 제거하고 퍼미스와 클로르헥시딘 페이스트 혼합물로 지대치를 닦아낸다.

(2) 지대치에 완성된 보철물을 위치시킨다.

(3) Fit checker와 같은 실리콘 페이스트를 이용하여 변연 적합도를 확인한다.

(4) 유리치은 변연이 보철물의 치경부에 의해 정확히 지지되는지를 확인하면서 출현윤곽과 점막관통 부위의 외형을 검사한다. 과풍융된 보철물(over-contour)은 치은을 하얗게 압박하는 반면 저형성된(under-contour) 보철물은 지지가 부족해 연약한 유리치은 변연이 되게 한다. 만약 전반적인 조정이 필요하다면 지대치에 보철물을 위치시키고 생물학적 치은 인상을 떠서 기공사가 건강하고 안정적인 유리치은 변연을 볼 수 있도록 해서 외형을 조정하게 한다(그림 9-12)(hint 9-1).

(5) 구외 평가에서와 비슷한 방법으로 교합지로 교합을 검사한다. 교합을 검사하는 가장 좋은 방법은 입안에서 하는 것이다. 교합기는 구내조정을 대신할 수 없다. 결함이 있는 새로운 접촉이 생기지 않도록 특별한 관심을 기울이면서 CR, CO 및 운동 시의 교합을 검사한다(2장 참조)(hint 9-2).

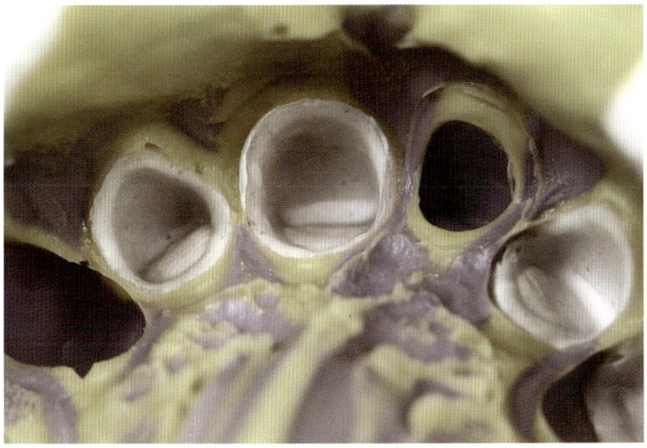

그림 9-12. 최종 보철물을 이용하여 생물학적 치은 인상을 떠서 치경부 풍융도와 치간부 접촉점을 정확하게 조정한다.

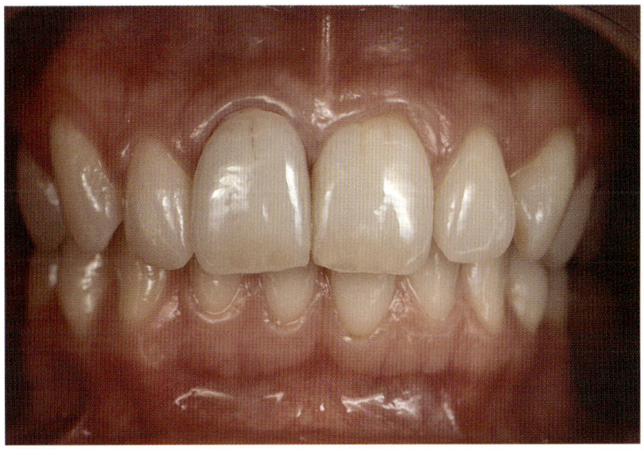

그림 9-13. 부적절한 색: 우측 중절치가 너무 회색빛을 띠고 자연치에 비해 명도가 낮다.

(6) 색(힌트 9-3), 형태, 크기, 표면특질 등을 인접치, 대합치와 비교하면서 심미적인 부분을 마무리 짓는다(그림 9-13). 마지막으로 입술과 안면부의 landmark(interpupillary line과 같은)를 기준으로 보철물의 배열상태를 검사한다.

(7) 발음을 검사한다. 'm', 'f', 'v', 'th', 's' 발음을 검사한다(2장 참조).

(8) 접촉. 치은압입(gingival entrapment)을 방지하고 구강위생을 용이하게 하기 위해 구치에서의 접촉이 치관쪽에서 인접면 col까지 있어야 한다. 접촉은 인접치에 압력을 가하지 않은 선에서 음식물이 끼지 않도록 긴밀해야 하며 넓어야 한다. 전치에서 접촉은 유두의 충만함과 함께 심미에 영향을 미친다. 접촉점은 치조골정에서 5mm 이내에 있는 것을 확인하고 보철물에 위치를 표시하고 조정을 시행한다.

(9) 수정이 필요하다면 기공소로 보철물을 돌려보내고, 괜찮다면 보철물의 접착을 시행한다(10장 참조).

힌트와 팁(Hint and tips)

- hint 9-1: 생물학적 치은 인상은 monophase나 soft addition silicone impression material로 얻어낼 수 있다.
- hint 9-2: 다른 색의 교합지를 사용하면 교합평가를 신속하게 할 수 있다. 예를 들면 CO는 적색, CR은 흑색, 측방 및 전방운동은 청색. Shimstock은 구치에서 반대측에 긴밀한 접촉을 확인하는 데 반드시 필요하다. 반면에 전치는 가벼운 접촉이 바람직하다.
- hint 9-3: 클로르헥시딘 페이스트를 보철물에 채운 후 시적을 하면 지대치와 보철물이 '시각적으로 연결된 상태에서' 색 평가를 할 수 있다.

Chapter 10

수복물 접착과 상아질 접착제

Cementation and dentine bonding agents

이론적으로 접착제의 목적은 치과 수복물을 하부 치아와 일체시켜서 치아의 삭제면이 구강으로부터 완전히 차단되도록 하는 것이다. 현실적으로는 삭제 형태나 수복 재료 및 접착제의 선택이나 임상 술식과 같은 다양한 요소로 인해 종종 이러한 목적을 충족시키지 못하는 경우가 있다. 현재의 수복물, 특히 완전-도재 수복물은 접착 술식에 있어서 사고 방식의 변화를 요구한다. 종래의 접착제와 술식이 다양하기는 하지만 적당하지 않은 것이 많다고 여겨진다. 새로운 도재 수복물은 지대치(임플란트 혹은 자연치)와의 지속적이고 견고한 결합을 얻기 위해 섬세한 기술적 과정을 필요로 한다.

과학적 논거(Scientific rationale)

사용 가능한 접착제가 너무 많은 현실은 특정 수복물의 접착을 위한 선택 상황에 놓이는 임상가에게 혼란을 야기한다. 이번 장에서는 접착제의 선택을 쉽게 할 수 있도록 접착제의 종류와 발전 양상, 특징 및 적절한 선택을 하기 위한 지침 등을 논하고자 한다. 마지막으로 치과 수복물의 접착 술식에 대한 이론을 제시한다.

접착제의 종류와 특징 (Types and properties of luting agents)

수복물과 지대치 사이의 결합의 형태(화학적 또는 미세기계적), 그 결합의 강도와 질은 접착제의 선택과 접착 술식에 달려 있다고 많은 문헌에서 공통적으로 강조한다.[1] 먼저 논의할 점은 현재 사용 가능한 접착제의 다양한 종류이다. 아래에 과거 수십 년 동안 발전해 온 순서대로 접착제의 목록을 간략한 장단점과 함께 나열하였다.

Zinc oxide eugenol(ZOE)

ZOE의 장점은 제거 가능하다는 점과(주로 임시 수복물에 이용) 삭제 후 노출된 생활력 있는 상아질에 적용하면 진정 작용을 한다는 것이다. 심미를 증진시키기 위해 투명하게 만들어진 것도 있고, 상아질 접착제(dentine bonding agent)를 적용한 경우에 쓰는 유지놀이 포함되지 않은 것 등 여러 가지 형태가 있다. ZOE의 단점은 용해도가 높고 치질이나 보철물의 접착면과 화학적 결합을 하지 않아 부착성(adhesion)이 없어 변연 적합성이 불량한 것이다. 결과적으로 누출가능성이 높다. 하부 치질과 화학적 결합을 하지 않으므로 완전-도재 보철물의 임시 접착에는 적절치 않다. 상품으로 TempBond(Kerr, Orange, CA, USA)가 있다.

Zinc phosphate(ZP)

장점으로는 장기간의 임상 적용으로 일정 정도 검증이 되었다는 것과 사용하기가 쉽고 술식에 민감하지 않다는 것이다. 단점으로는 용해도가 높고, 부착성이 없으며(치질이나 보철물의 접착면과 화학적 결합을 하지 않음), 변연 적합성이 불량하여 누출가능성이 높다는 점이다. 많은 상품들이 나와 있다.

Polycarboxylate(PC)

치수 위해성이 적고, ZP에 비해 소성 변형이 크며, 유리 카르복시산 그룹(free carboxylic acid group)과 칼슘과의 결합을 통해 치질에 화학적으로 결합할 수 있는 장점이 있다.[2] 단점으로는 작업 시간이 짧고, 접착 전에 치아에 전처치가 필요하다는 점이다. 많은 상품들이 나와 있다.

Glass ionomer(GI)

장점은 불소를 방출하고(항우식), 자연치와 열팽창 계수가 유사하며, 상아질과 법랑질에 화학적 결합을 한다는 점이다. 하지만 인장강도와 파절저항 등의 기계적 성질이 불량하고, 초기 경화하는 동안에 수분에 민감(따라서 건조한 환경이 전제 조건임)한 것이 단점이다. 상품으로 Ketac-Cem(3M ESPE, Seefield, Germany)이 있다.

Resin-modified glass ionomer(RGI)

ZP나 GI에 비해 인장강도와 압축강도가 우수하고, GI

에 비해 초기 경화반응 동안의 수분 오염에 저항성이 있다. 단점은 친수성이라는 것이다. 수분흡착과 수화팽창(hygroscopic expansion)으로 인해 균열과 접착제의 질 저하 및 중등도의 누출(ZP와 DR 사이)이 나타나게 된다. 상품으로 Fuji Plus(GC. Tokyo, Japan)가 있다.

Dual-polymerisation resins(DR)

장점으로는 기계적 및 심미적 성질이 개선되었고, 상아질 접착제와 같이 사용하면 치아에 화학적으로 결합하며, 보철물의 접착면에 적절한 전처치(silica, alumina, zirconia 등 도재의 종류에 따라)를 하면 도재와도 화학적 결합을 한다는 점이다. 단점으로는 임상 술식이 길어짐에 따라 비용이 많이 든다는 것과 숙련된 기술을 요한다는 것이다. 상품으로 Variolink Ⅱ(Ivoclar-Vivadent, Schaan, Liechtenstein)가 있다.

Self-adhesive, dual-polymerisation resins (SADR)

취급이 쉽고, 치아나 접착면의 전처치가 필요 없으며, 압축강도와 직경(diametral) 인장강도가 높으며, 심미적 성질이 우수한 것이 장점이다. 또, 치아와 화학적 결합을 하고(상아질 접착제 이용), 다기능의 monomer인 10-methacryloxydecyl dihydrogen phosphate(MDP)에 의해 보철물의 접착면과도 화학적 결합을 할 수 있으며, 모든 수복물에서 높은 인장결합력(shear bond strength[SBS])을 보인다는 점도 있다. 단점은 artificial ageing 후 파절강도가 감소하는 것이다.[4] 상품으로 Rely X Unicem(3M ESPE, Seefield, Germany), Panavia F와 Panavia F 2.0(Kuraray, Osaka, Japan)이 있다.

Self adhesive, auto-polymerisation resins (SAAR)

광중합이 필요 없어 금속-도재 보철물이나 매우 불투명한 완전-도재 보철물에 이상적이고 기계적 특성과 심미적 성질이 우수한 장점이 있다. 다음과 같이 이용할 수 있다:

- 상아질 접착제를 이용해 치아에 접착
- 다기능 monomer인 MDP를 이용해서 metal oxides[5]에 화학적으로 결합함(금속-도재 보철물의 금속 접착면에 접착)
- Alumina(Procera)를 air abrasion과 silane 또는 ceramic primer로 처리한 후
- Zirconia를 air abrasion과 ceramic primer 처리한 후[6]

단점은 몇몇 새로 나온 상아질 접착제(제6, 7세대)의 경우 산부식과 상아질 전처치 및 상아세관 밀봉을 동시에 하기 위해 산성분을 함유하고 있는데, 이것이 'acidic inhibition layer'를 형성해 자가중합 접착제의 경화반응을 더디게 한다는 점이다. 광중합이 즉각적인 반면에, 산화막이 접착제-치아 계면에서의 완전한 경화를 방해하여 자가중합은 느려지게 되고 결국 약한 부위를 만들게 된다.[7] 균일하지 못한 이 부위는 기계적 및 물리적 성질이 떨어진다. 이에 대한 장기적인 임상 자료는 없다. 상품으로 Panavia 21(Kuraray, Osaka, Japan)이 있다.

Ceramic primers(CP)

- Porcelain Liner-M: Super-Bond C & B(Sun Medical, Shiga, Japan)의 구성품
- Porcelain Bond Activator: Clearfil SE bond 또는 Clearfil Protect Bond/Panavia F, Panavia F 2.0 또는 Panavia 21(Kuraray, Tokyo, Japan)의 구성품
- Rely X Ceramic Primer: Rely X Unicem(3M ESPE, Seefeld, Germany)의 구성품

수복물 접착제의 효능 (Efficacy of cementing agents)

접착제의 성질, 예를 들면 내구성과 같은 성질을 평가하는 대부분의 연구 결과가 실험실 연구(in vitro)에 바탕을

둔 것임을 주지해야 한다. 즉, 반복적인 하중(cyclic loading) 하에서 물리적 마모(mechanical wear)를 측정하고 thermocycling으로 ageing을 측정하는 방식이다. 이러한 thermomechanical fatigue model이 여러 다른 상품을 비교하는 데 매우 중요하지만 이것이 임상적인 내구성의 실제적인 평가가 되지는 못한다. 그것은 축 방향만이 아닌 여러 방향의 교합력과 열응력 및 타액과 같은 부정적인 요소를 반영하지 못하기 때문이다. 이는 특히 구강 내 응력의 측면에서 중요한데 대부분의 접착실패가 압축응력보다는 인장응력에 기인하기 때문이다. 생체(in vivo) 연구가 최선이기는 하지만 이는 표준화하기 어렵고 비용과 시간이 많이 든다. 다양한 접착제의 적절성을 평가하는 데 있어 핵심요소는 부착(adhesion), 기계적 성질 및 변연부적합성(누출)과 유지이다.

부착(Adhesion)

부착은 다음 두 가지 계면에서 진성 화학적 결합(bonding)과 미세 기계적 결합(interlocking)으로 나누어진다(그림 10-1):

- 접착제-치아(법랑질 그리고/또는 상아질) 계면
- 접착제-수복물(금속 그리고/또는 세라믹) 계면

그리고 이 두 가지 계면 사이에 있는 접착제 층의 완전성은 수복물과 치아의 성공적인 결합을 위해 필수적이다. 접착제-치아 또는 접착제-수복물 계면에서의 성공적인

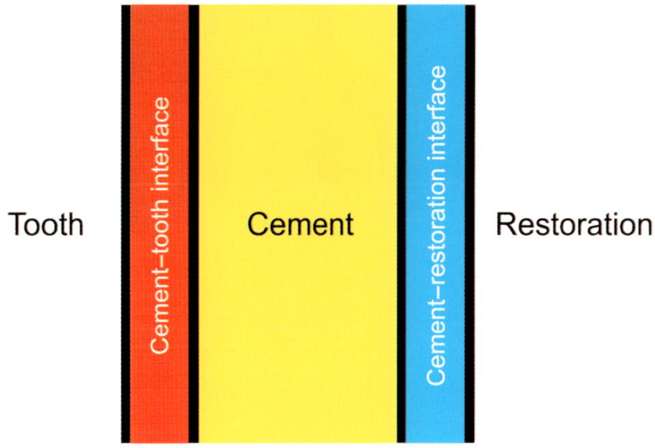

그림 10-1. 접착제-치아, 접착제-수복물 계면.

접착은 미세기계적 결합과 화학적 결합의 형성에 달려 있다. 어떤 결합이 이루어질 것인지는 수복물의 재료와 사용되는 접착제의 종류에 달려 있다. 이상적으로는 두 가지 계면 모두에서 화학적 결합이 바람직하지만 수복물의 재료와 이상적이지 못한 임상 술식으로 인해 미세기계적 결합이 일어나는 경우가 종종 있다. 표 10-1에 접착제 종류에 따른 접착제-치아 계면과 접착제-수복물 계면에서 형성되는 결합의 종류를 요약하였다.

접착실패(de-cementation)의 유형은 부착실패(adhesive failure)나 응집실패(cohesive failure)로 분류하여 정의할 수 있다. 부착실패(adhesive failure)는 접착제-치아, 접착제-수복물 계면에서 일어나는 반면, 응집실패(cohesive failure)는 접착제 층이나 치질 내부에서 일어난다(그림 10-2). 대부분의 접착실패는 부착실패이고 보통 접착제-치아 계면에서 일어난다. 이곳이 보철물-치

표 10-1. 다양한 접착제의 부착 유형

계면	미세기계적 결합	화학적 결합
접착제-치아	ZOE, ZP, DR[i]	PC, GI, RGI, DR[iii], SADRiii, SAAR[iii]
접착제-보철물	ZOE, ZP, PC, GI, RGI, DR[ii]	DR[iv], SADR[iv], SAAR[iv]

[i] 상아질 접착제를 사용하지 않은 경우

[ii] 수복물 접착면에 전처지를 하지 않은 상태

[iii] 상아질 접착제를 사용한 경우, 상아질과 레진 접착제 사이의 결합은 상아질 접착제에 의한 상아질 부착으로 이루어진다. 이것은 진정한 화학적 결합은 아니고 미세기계적 특성을 가지면서 혼성 접착막(hybrid and adhesive layers)을 형성해 레진 접착제에 연결되는 것이다.

[iv] 수복물의 재질에 따라 적절한 접착면 전치치를 한 경우

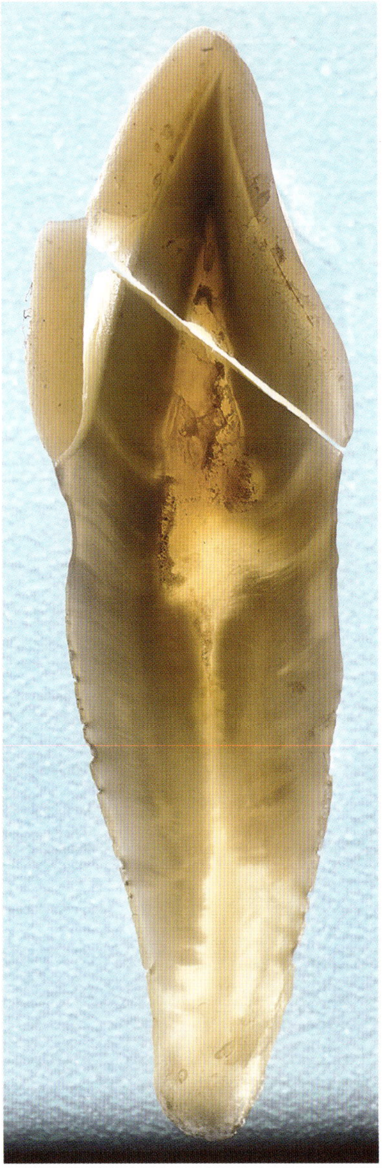

그림 10-2. Porcelain laminate veneer의 adhesive failure.

아 복합체의 가장 약한 부분으로 접착제-상아질 계면에서의 약한 상아질 결합 때문이다(특히 약한 혼성층 때문).[8] 반대로 접착제-보철물 계면의 결합력은 자연치의 상아질 결합을 능가한다(ceramic etching/silane 또는 ceramic priming을 한 경우).[9]

인장결합강도(shear bond strength,SBS)는 접착제의 종류뿐 아니라 유지, 저항형태 등을 포함한 치아 삭제 형태나, 변연부의 형태(finish line), 수렴각(convergence angle)과도 관련이 있다. 게다가 인장결합강도(SBS)는 초기에서부터 시간이 경과함에 따라 다양하게 나타난다. ZOE, ZP, GI 및 RGI와 같은 레진이 아닌 접착제는 수분에 노출되거나 thermal cycling 후 인장결합강도가 감소한다. 반면에 DR, SADR과 같은 레진 접착제는 후중합이 일어나 인장결합강도가 증가하며 기계적 인성(mechanical resilience)이 증진된다. 그렇지만 레진도 오랜 시간이 지나면 thermal cycling에 따라 접착제-도재 계면에서 완전한 부착실패(adhesive failure)가 나타난다.

또 다른 주목할 만한 점은 RGI의 경우 접착제-상아질, 접착제-보철물 계면 모두에서 접착실패가 일어나는 반면, 부착 술식을 이용하는 레진 접착제의 경우는 접착제-상아질 계면에서만 실패가 일어난다는 것이다. 마지막으로 alumina 또는 zirconia 도재에 air abrasion과 함께 사용되는 adhesive phosphate monomer(MDP)를 포함한 접착제는 초기에도 그렇지만 장기적으로도 높은 결합력을 보인다.

교합력(Occlusal stresses)

사람의 평균적인 교합력은 40N이지만 구치부에서는 얼굴의 해부학적 구조와 나이에 따라 200~540N까지 다양하게 나타난다.[10] 완전-도재 보철물은 본질적으로 깨지기 쉬워서 인장력과 torsional stress에 취약하다.[11] 수복물이 유지되려면 이러한 힘과 비슷하거나 이를 능가하는 강도를 가져야 한다. 현재 사용되는 많은 완전-도재 시스템은 자연치에 비견할 만한 파절저항을 가지고 있어서 구치부의 최대 저작력을 견딜 수 있다.[12] 도재의 파절 저항은 본래의 굽힘강도(flexural strength)와 탄성계수(MOE) 및 제작과정과 재료를 다루는 도재기공사의 기술에 영향을 받는다. 예를 들면, autoglazing은 미세 표면의 불규칙한 부분을 밀폐하는데 불충분한 반면, overglazing은 구강 내에 노출되는 표면결함을 봉해서 잠재적인 파절 가능성을 최소화 한다.

변연부 적합과 누출 (Marginal integrity and leakage)

접착제-치아, 접착제-수복물 계면에서 변연부 적합이 불량하거나 누출이 있으면 치주질환, 이차우식, 착색(심미성 저하), 술후 과민증, 보철물 탈락이 일어나기 쉽고 결국 보철물의 실패로 이어질 수 있다. 따라서 접착제의 밀폐능력이 보철물의 수명과 내구성을 위해 아주 중요하다. 첫 번째로 확인할 사항은 지대치에 정확하게 위치시키는 것이다. 부정확하게 위치시켜 보철물이 뜨게 되면 큰 오차가 생기고, 접착경계가 착색되어 심미성이 떨어지게 된다. 그러나 한 연구에서는 접착경계의 두께가 누출과 직접적인 연관이 있는 것은 아니라고 지적한 바 있다.[13]

두 번째로 광중합은 이중중합(dual polymerisation) 접착제의 인장 결합력을 증가시키고 경화를 완전하게 하여 물리적 및 기계적 성질을 향상시킨다. 특히 치은연하 변연인 경우 그러하다. 그러나 광활성화(photoactivation)는 빠른 중합을 일으켜 접착 계면에서의 응력을 증가시키므로 점성흐름이 일어날 시간적 여유가 있는 자가중합에 비해 누출의 위험성이 높다.[14]

다음으로 고려할 사항은 시간이 갈수록 보철물의 변연부가 열리는(들리는) 현상이다. 실험실 연구로 thermocycling에 의한 열응력과 cyclic loading에 의한 기계적 응력을 이용해 실험을 하면 시간경과의 결과는 변연부 적합의 저하로 나타나는데 접착제의 종류에 영향을 받는다. 특히 금속-도재 보철물의 경우 명백해서 시간이 지날수록 누출이 증가한다.[15] 그러나 최근 연구에서 레진 접착제로 접착한 완전-도재 보철물에서 thermocycling과 cyclic loading을 동시에 적용한 후 변연부 불일치에 큰 차이가 없음이 밝혀졌다. 이는 실험실 연구에서의 수직적인 cyclic loading이 압축응력을 야기해 변연을 닫게 하는 것으로 설명할 수 있다. 그러나 저작 중에는 수직적, 수평적(인장력) 응력이 모두 가해지는데 이는 실험실 연구에서 재현할 수 없다. 같은 연구에서는 또한 RGI의 경우 중간 정도의 누출이 나타났고, ZP의 경우 심한 누출이 나타났다고 강조하였다.[16]

유지(Retention)

수복물이 삽입방향과 반대방향으로 탈락하지 않으려는 힘을 유지력이라 한다. 이는 주로 높이, 폭, 표면적 및 경사도 등의 삭제형태와 관련이 있다. 가장 주목해야 할 요소는 경사도이다.[17] 치아 삭제형태에서 각(angulation)과 윤곽(configuration)을 명확히 정의하는 것이 중요하다. 경사도(taper)는 하나의 축벽, 주로 근심이나 원심의 각을 의미하는 반면, 수렴각(convergence angle)은 두 경사도를 합친 것을 말한다. 예를 들면, 이상적이라고 이야기하는 12°의 수렴각은 두 축벽의 각을 합친 값이다(근심 경사도 6°, 원심 경사도 6°). 경사도가 감소하면 유지와 표면적이 증가하지만, 지나치게 평행(작은 경사각)하게 삭제하면 적합이 부정확하게 될 수 있다.

유지의 정도를 결정하는 또 다른 요소는 접착제의 선택이다. 종래의 ZP 접착제는 보철불의 접착면과 치아표면의 불규칙한 부분이 맞물려서 유지가 이루어지는 접착제이고, GI와 레진 접착제는 보철물과 화학적 결합을 이룬다. 6~12°의 이상적인 경사도를 가지는 경우에는 접착제의 선택이 보철물의 유지에 영향을 미치지 않는다. 그러므로 경사도가 6°에서 12°로 증가해도 유지가 감소되지 않는다. 하지만 종래의 접착제는 부착(adhesion)이 이루어지지 않기 때문에 시간이 지날수록 접착제가 용해되면서 미세누출을 일으킬 수 있다. 임상에서는 평균 경사도가 14~20°로 다양하므로 접착제의 선택이 유지를 위해서 매우 중요해진다.[18] 예를 들면, 경사도를 6~24°로 증가시키면 모든 접착제에서 유지가 감소되는데 ZP의 경우 42%, GI는 38%, 레진 접착제는 20% 감소한다. 게다가 GI와 ZP 접착제는 유사한 유지력(3.6MPa)을 보이는데 이는 경사도에 관계없이 레진 접착제(6.5MPa)의 반 정도에 해당한다. 그리고 24° 경사도에서 레진 접착제가 보이는 유지력은 6°로 경사도에서 ZP 접착제가 보이는 유지력과 비슷하다.

임상적인 중요성은 다음과 같다:

- 레진 접착제의 경우 뛰어난 유지력을 보인다.
- ZP와 GI는 6~12° 경사도에서 유사한 유지력을 제공하므로 접착제의 선택은 덜 중요하다(부착이 일어나지 않고, 기계적 성질이 약하며, 미세누출, 변연부 착색, 술후 과민증 등의 단점이 있다).
- 경사도가 24°까지 증가되면 레진 접착제가 ZP나 GI보다 더 나은 유지력을 제공한다. 치아 삭제가 부적

표 10-2 Choice of cements for different restorations

Material	Ideal cement choice
Acrylic or composite	ZOE, ZP
(temporary crown)	
High-gold alloy	SAAR
Semi- or non-precious alloy	SAAR
Silica ceramics[i]	DR, SADR, SAAR
Alumina ceramics[ii]	SAAR
Zirconia ceramics[iii]	SAAR
Implant-supported prostheses	ZOE[iv]

[i]Silica ceramics - e.g. feldspathic, leucite reinforced glass ceramic (Empress 1 - Ivoclar-Vivadent, Liechtenstein, Liechtenstein), lithium disilicate glass ceramic (Empress 2 - Ivoclar-Vivadent, Liechtenstein).

[ii]Alumina ceramics - e.g. densely sintered pure aluminum oxide ceramic (Procera, Nobel Biocare, Sweden), glass infiltrated alumina (In-Ceram, Vita, Germany).

[iii]Zirconia ceramics - e.g. Cercon (Dentsply, Germany), Lava (3M-ESPE, Germany), Procera Zircon (Nobel Biocare, Sweden)

[iv]Alternatively, use acrylic/urethane polymer proprietary implant cement (ImProv, Nobel Biocare, Sweden).

절하게 이루어진 경우 레진 접착제를 사용하면 더 뛰어난 변연부 적합을 보이며[20] 특히 교합력에[22] 견디기 힘든 수복물에서 높은 파절저항[21]을 제공한다.

표 10-2는 여러 유형의 수복물에서 이상적인 접착제의 선택을 보여준다.

지대치의 전 처치 (Pre-treatment of abutment)

두 가지 표면에서 전처치가 필요한데 첫 번째는 삭제된 상아질과 법랑질이고, 두 번째는 수복물의 접착면이다. 상아질 접착제가 나오기 전에는 전통적으로 삭제된 치아에 대한 전처치 없이 인상을 채득하고, 임시 수복물을 만들고, 종래의 접착제로 최종 수복물을 접착하였다. 상아질 접착제가 발명되고 지난 반세기 동안 발달함에 따라 접착술식에 큰 변화가 생겼다. 오늘날 상아질 접착제는 직접 레진수복이나 아말감 뿐 아니라 간접적으로 제작되는 거의 모든 보철물에서 중요하게 사용된다.

상아질 접착제를 이용해 지대치를 전처치하는 것은 최종 보철물 접착 시에 하는 방법과 지대치 삭제 후 즉시 하는 방법이 있다.[23] 많은 연구에서 지대치 삭제 후 상아질 접착제를 적용하면 더 길고 많은 레진 tags를 가지는 혼성층이 생성된다고 결론짓고 있다. 이러한 tags는 탄성완화 능력(elastic buffering capacity)이 내재되어 있고 상부의 레진보다 낮은 탄성계수(MOE)를 가지므로 인공 보철물에 생기는 충격과 응력을 흡수한다.[24] 게다가 미세인장(microtensile) 결합력이 더 커서 미세누출과 술후 과민증을 줄인다.

상아질 접착제(Dentine bonding agents)

상아질 접착제의 발명과 발달로 인해 접착을 포함한 많은 임상 술식에 혁명적인 변화가 일어났다. 이는 오늘날 치과 술식에서 다양한 용도로 치료에 이용된다. 게다가 상아질 접착제와 레진 접착제를 이용해 완전-도재 수복물을 접착하면 수복물의 수명도 길어진다.[25]

Buonocore는 반세기 이상 이전에 산부식과 함께 법랑질 접착을 생각해냈다.[26] 1955년의 복합레진 수복이 오늘날의 그것에 비해 비교적 열등하지만 레진을 법랑질 프리즘 내로 interlocking 시키는 술식은 오늘날에도 여전히 적용되고 있다. 반면, 상아질 접착은 훨씬 더 어려운 것으로 알려져 왔다. 그 이유는 법랑질과 같은 무기물질에 대한 접착은 상아질 내의 유기물/무기물 복합체에 대한 접착보다 훨씬 용이하기 때문이다. 상아질 접착에 대한 이론적 기전은 이해되고 있지만 실제 임상에서의 성취는 여전히 어렵다. 아래의 논의는 상아질 접착제에 대한 현재의 생각과 상아질 접착제의 발전에 대해 중점적으로 다루었다.

상아질 접착 기전(Dentine bonding mechanism)

법랑질에서 치수강 쪽으로 들어갈수록 유기물질과 수분 함량이 증가한다(그림 10-3, 10-4). 무기물질인 법랑질은 소수성인 반면, 상아질과 치수는 친수성이다. 실제적인 접

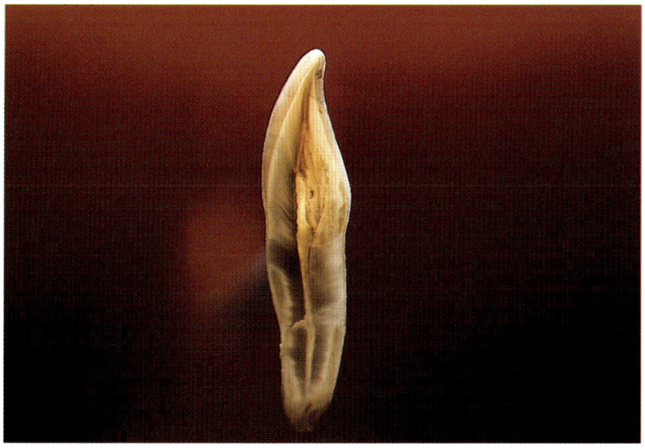

그림 10-3. 법랑질과 상아질의 층을 보여주는 자연치의 단면(빛 투과).

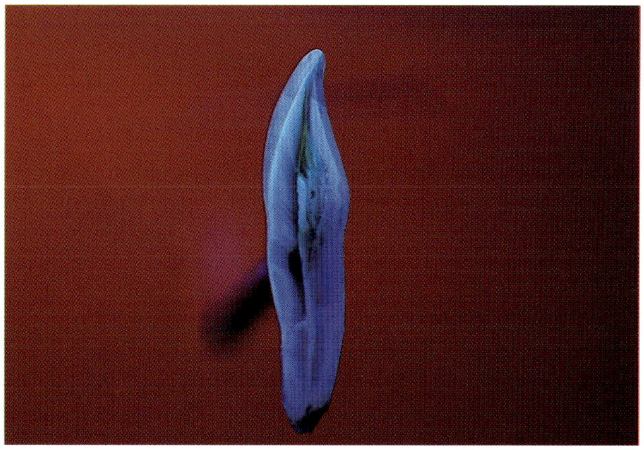

그림 10-4. 법랑질과 상아질의 층을 보여주는 자연치의 단면(자외선).

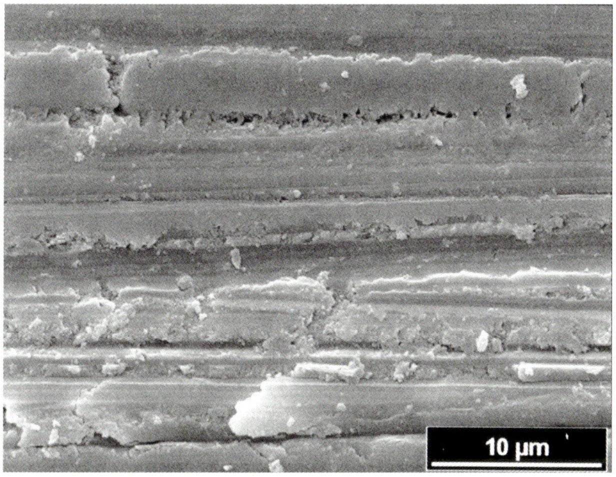

그림 10-5. 치아 삭제 후의 도말층.

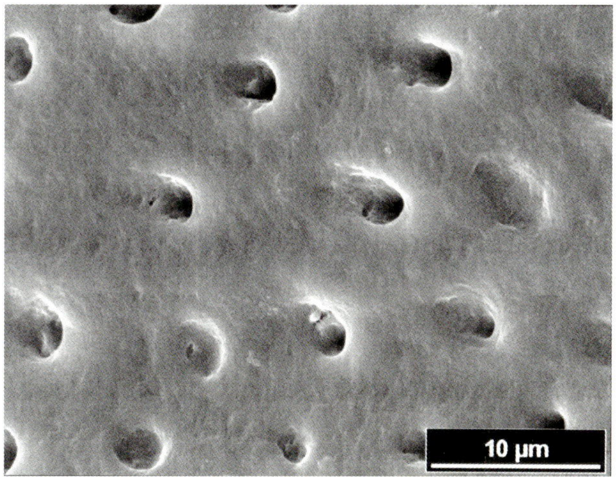

그림 10-6. 도말층 제거 후 노출된 상아세관.

착은 소수성의 환경에서만 가능하므로 법랑질에서의 접착이 더 쉽다. 상아질의 경우 성공적인 접착을 위해서는 환경이 일시적으로 소수성인 상태로 전환되어야 하며 이것이 모든 상아질 접착제의 기본적인 목표이다.

기술 및 재료의 발달로 상아질 접착의 효율이 증진되었다. Total etch technique이나 hydrophilic primer의 사용이 그 예이다.[27,28] 상아질 접착 즉, 부착은 본질적으로 미세기계적이며 다음과 같이 간단하게 설명된다. 첫 번째 단계는 도말층(smear layer)을 제거하는 것이다(그림 10-5). 무기질 상을 탈회시켜 상아질의 유기질 부분인 상아세관(그림 10-6)과 교원섬유(그림 10-7)를 노출시키는 것이다. 다음으로 monomer로 표면을 전처치(소수성의 환경을 만들기 위해)하는데, 이는 마지막 단계인 교원질 망상조직을 감싸서 안정화하는 레진의 주입과 침투를 도와준다.[29] 그 결과 레진으로 강화된 상아질이 되는데 어떤 관점에서 보느냐에 따라 여러 다른 용어가 사용된다: 혼성층[30](hybrid layer-레진과 교원섬유의 결합), interdiffusion zone[31](레진이 상아질 내로 침투) 또는 RIDL(resin-infiltrated dentine layer).[32] 용어와 상관없이 중요한 것은 상아질과 레진 사이의 미세기계적 연결이 접착의 기능을 한다는 것이다(그림 10-8).

이 혼성층의 모양, 크기, 성분 및 질은 연구자들과 임상가들의 많은 관심을 끌었다. 이 층의 크기는 2~10㎛의 범위로 다양하지만 얇은 층에서도 즉각적으로 높은 결합력을 보였다.[33] 혼성층의 두께나 모양은 일관성 또는 완전성(틈, 기포, 구멍이 없는 상태)보다 덜 중요한 듯하다. 혼

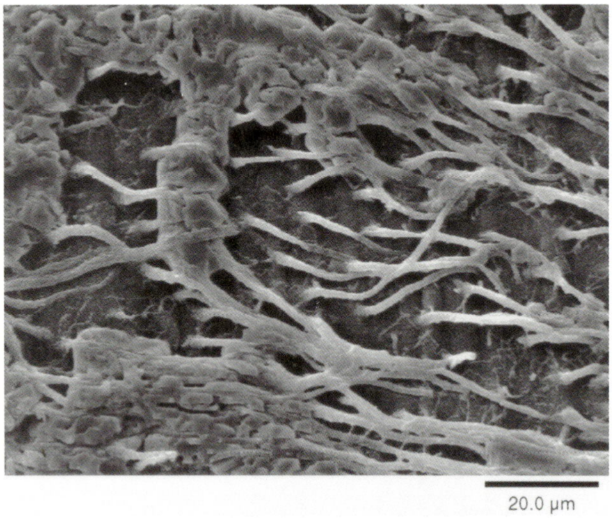

그림 10-7. 도말층 제거 후 노출된 교원섬유.

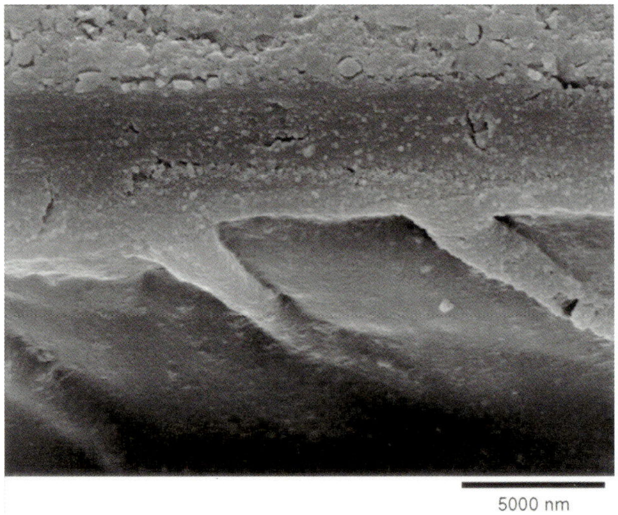

그림 10-8. 상아세관 내에 resin tag를 가지는 혼성층의 형성.

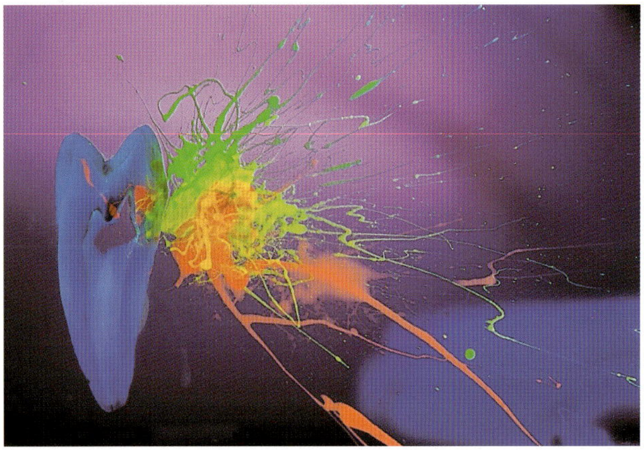
그림 10-9. Multi-component(MC) bonding agent는 원하는 결과를 얻기 위해 각각의 화학 물질을 적용하는 것이 필요하다. 첫 번째는 etchant(녹색), 두 번째는 primer(황색), 마지막으로 adhesive(적색)이다.

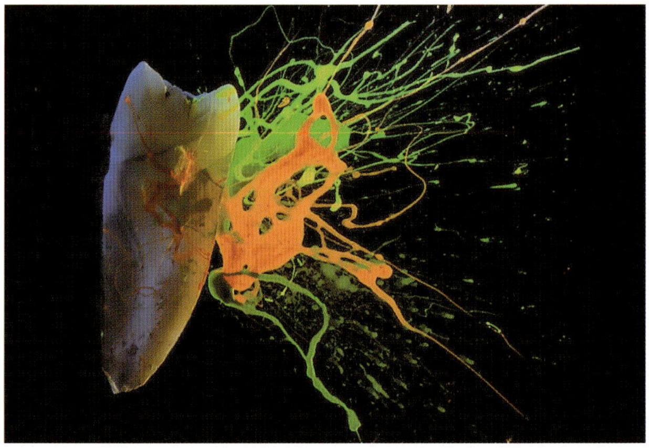
그림 10-10. Single-component(SC) bonding agent의 경우는 원하는 결과를 얻기 위해 두 가지 화학물질을 적용한다. 첫 번째는 etchant(녹색), 두 번째는 primer와 adhesive가 혼합된 물질(적색)이다.

성층의 일관성과 완전성은 효과적이고 내구성 있는 상아질 결합을 얻는 데 매우 중요하다.[34]

세대(Generations)

효과적인 상아질 접착을 이루는 일은 상아세관을 conditioning, priming, sealing 해서 무기물에 의해 지지되던 교원 섬유를 안정시키는 제재(agent)와 술식에 달려 있다. 상아질 접착제는 세 종류로 나뉜다:

- Multi-component(MC)(그림 10-9)
- Single-component(SC)(그림 10-10)
- Self-etching(SE)(그림 10-11)

MC의 경우에는 각 단계별로 각기 다른 성분의 적용이 필요하다. 먼저 도말층을 제거하기 위해 산부식제(etchant), 보통 37% 인산을 적용하고 씻어낸 다음 건조한다. 최근의 연구에서 인산과 hydrofluoric acid를 같이 적용하면 접착제-치아 계면의 변연부에서 봉쇄효과가 뛰어나다고 결론지었다.[35] 다음 단계는 primer를 적용 후 증발시키고, 마지막으로 상아세관을 봉쇄하고, 혼성층을 형성하기 위해 adhesive 레진을 적용한다. 이 multi-component system은 그 외양과 구성이 다양해서 상아질

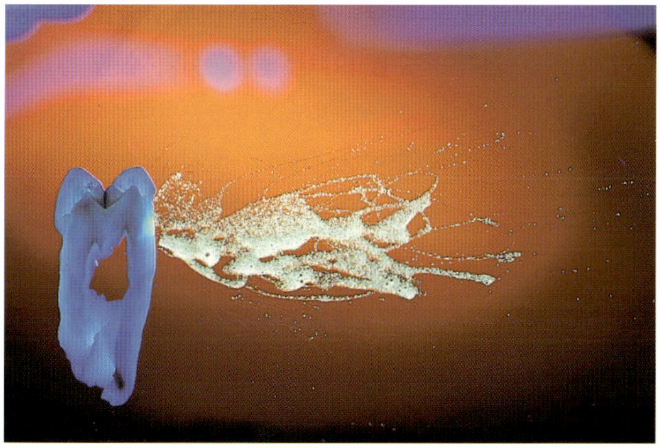

그림 10-11. Self-etching(SE) bonding agent는 conditioning, priming, sealing/adhesion을 위해 단지 한 가지 물질만 적용하면 된다.

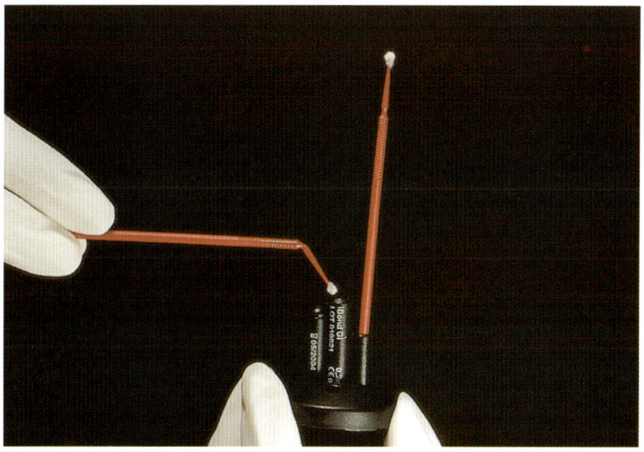

그림 10-12. SE DBA의 한 예인 iBond(heraeus kulzer).

접착제의 1세대부터 4세대까지를 이룬다.

SC 시스템은 primer와 adhesive를 한 성분으로 합친 것으로, 여전히 total etching과정이 필요하고, 5세대로 명명된다. 제품으로 Scotchbond 1, Syntac Single과 Syntac Sprint가 있다. 마지막으로 SE는 pyrophosphate initiator를 첨가해 etching의 필요성을 없앤 것으로 Etch & Prime 3(Dentsply, Germany), iBond(Heraeus Kulzer, Germany)(그림 10-12) 등의 제품이 있으며, 각각 6세대, 7세대에 해당한다. 최근에 소개된 SE로 7세대에 해당하는 iBond GI(heraeus Kulzer, Hanau, Germany)가 있다. 'i'는 'intelligent' 또는 'innovative'의 약자로 적용하기 전에 성분들을 혼합할 필요가 없음을 뜻하며, GI는 Gluma desensitizer를 포함함을 의미한다. iBond의 구성 성분은 상아질 접착에 필요한 세 가지 화학물질인 etchant, primer, adhesive resin 모두를 하나에 포함한다. 용매는 acetone(증발을 촉진함)과 물(교원섬유의 수화와 자가 부식 기전을 촉진함)의 혼합이다. 이는 상아질과 법랑질 모두에서 20MPa를 능가하는 SBS와 0에 가까운 marginal gap을 자랑한다.[36]

효과적이고 성공적인 결합을 얻기 위해서는 임상 술식이 매우 중요하고 전체 과정은 숙련된 기술을 요구한다. 각 성분들이 침투해서 서로 잘 섞여 남아있는 교원기질을 효과적으로 감싸는 것이 필수적이다. 이 중 어느 단계에서든 실패하면 수분에 의한 약화, 세균 침입, 교원섬유의 붕괴가 일어나 더 이상 hydroxyapatite 결정에 의해 지지받지 못하게 된다. 그러므로 성분의 수를 줄이는 것이 명백하게 유리하다. 임상 과정이 적을수록 실패의 여지도 줄어든다. SE 제재는 본질적으로 '자동적인' 상아질 접착제로 신속한 상아질 접착을 가능하게 한다. 임상가는 더 이상 etchant, primer, 레진을 적용하는 데 있어 시간을 엄격하게 지켜야 하는 부담을 가질 필요가 없다. MC 시스템을 사용할 때는 교원기질의 붕괴와 침투를 막기 위해 시간관리가 필수적이다.

용매(Solvents)

용매는 adhesive resin 전 단계에 사용하는 primer의 주요 구성 성분이다. 용매는 상아질의 wetting을 촉진하고, 교원섬유와의 상호 작용을 위해 수분을 제거하고, monomer를 운반하는 역할을 한다. 현재 사용되는 용매는 친수성으로서 유기물(아세톤, 에탄올)과 무기물(물)로 구분된다(그림 10-13~15).

아세톤은 많이 사용되는 용매이다. 끓는점은 56.5℃이고, 기질로부터 수분을 효과적으로 제거하며, 레진의 침투를 촉진하여 뛰어난 상아질 결합을 이루게 한다.[37] 그러나 탈수되고 건조한 상아질에 적용되면 교원기질의 붕괴를 막지 못한다. 그리고 아세톤 기질의 제재는 기술에 매우 민감하여 제조자의 지시를 엄격하게 따라야 한다.

물은 끓는점이 100℃이므로 아세톤보다 휘발성이 낮다.

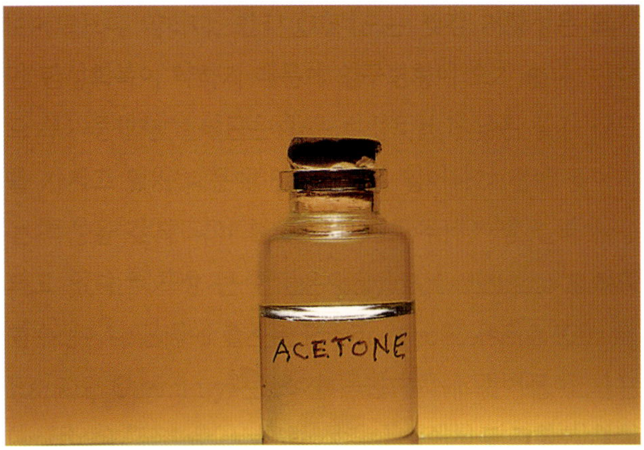

그림 10-13. 유기용매: 아세톤.

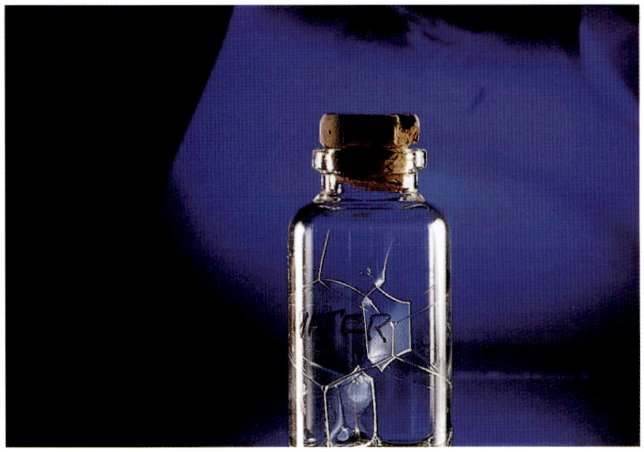

그림 10-14. 무기용매: 물.

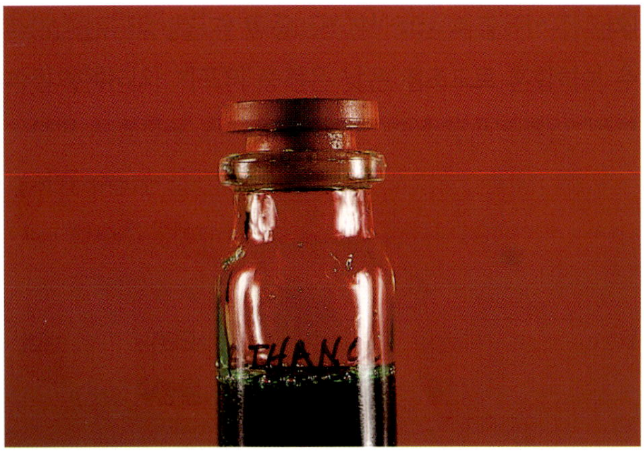

그림 10-15. 유기용매: 에탄올.

이로 인해 수분이 잔류하여 교원기질을 가리게 되어 결과적으로 HEMA(adhesive resin) 분자의 침투를 방해하고 혼성층의 질을 떨어뜨린다. 그러나 물은 붕괴된 교원섬유를 다시 일으켜 monomer의 침투를 좋게 하고[38] 상아질을 적셔야 할 필요성을 없애는 장점이 있다.

에탄올은 끓는점이 78.5℃로 아세톤과 물의 중간이고 많은 제5세대 접착제의 구성 성분이다. 에탄올 기질의 제재는 아세톤보다 기술에 덜 민감하고 물을 기질로 한 제재보다 수분제거에 효과적이다. 시장에 나와 있는 많은 형태의 제재들은 적절한 결과를 얻기 위해 여러 용매를 혼합함으로써 각 용매들의 장점을 활용한다. 예를 들면, 아세톤과 물을 섞어 사용하면 물이 아세톤의 증발을 안정화하고 상아질의 wetting을 촉진하는 반면, 아세톤은 물의 증발을 촉진하고, monomer와 레진의 침투를 촉진한다.[39]

효능(Efficacy)

결합 효능은 보통 접착제-치아 계면에서의 변연간극(MO)과 인장결합강도(SBS) 두 가지 변수로 평가된다. 비교를 위해 언급하자면 법랑질에 대한 평균 인장결합강도는 23~25MPa의 범위이다. 상아질의 인장결합강도 평가는 불규칙해서 종종 실험실(in vitro) 실험모형과 측정기준에 의존한다. 상아질의 인장결합강도는 3.5MPa의 작은 값부터 법랑질에 버금가는 25MPa 의 범위를 가진다.[40] 이러한 숫자는 임상적 환경을 나타내지 못하므로 주의해서 보아야 한다. 더 많은 연구와 생체(in vivo) 실험을 통해서만 믿을 만한 값을 얻을 수 있을 것이다.

결합 효능을 평가하는 또 다른 요소는 접착제-치아 계면에서의 변연간극(MO)이다. 명확한 수치는 없고 0~10㎛의 범위이지만,[41] 이를 최소화 하는 것이 성공과 내구성을 위해 필수적이다. MO가 크면 충치, 치수 병변, 변색으로 결국은 레진 접착제를 약화시킨다. 하지만 변연부 적합(marginal integrity)은 접착제만의 영향을 받는 것이 아니며 삭제 형태, 적절한 방습(압배사나 러버댐), 적용기술, 광중합 방법 등의 임상 과정에 의해서도 영향을 받는다(그림 10-16~18).

많은 연구에서 새로운 SC, SE 제재의 경우 얇은 혼성층(0.5m)에서도 전통적인 MC 시스템과 유사한 결합능력을

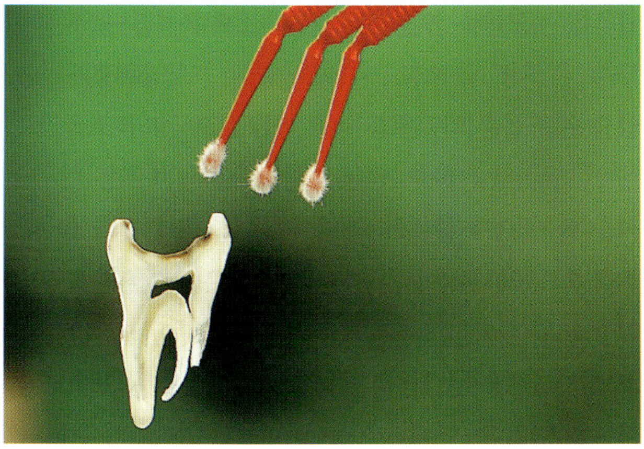

그림 10-16. DBA 적용 술식: 모든 와동면에 SE bonding agent를 연속해서 세 겹 바른다.

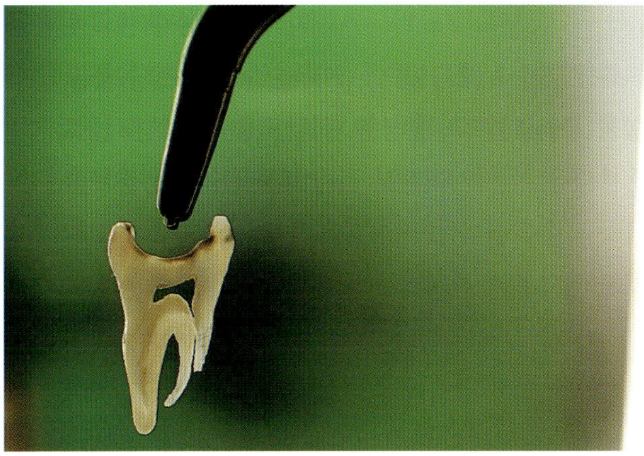

그림 10-17. DBA 적용 술식: 공기로 bonding agent로부터 아세톤을 날려 버린다.

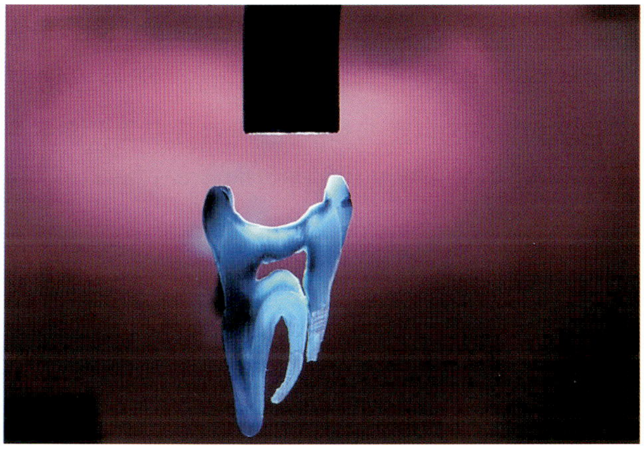

그림 10-18. DBA 적용 술식: 30초간 광중합하여 bonding 과정을 완료한다.

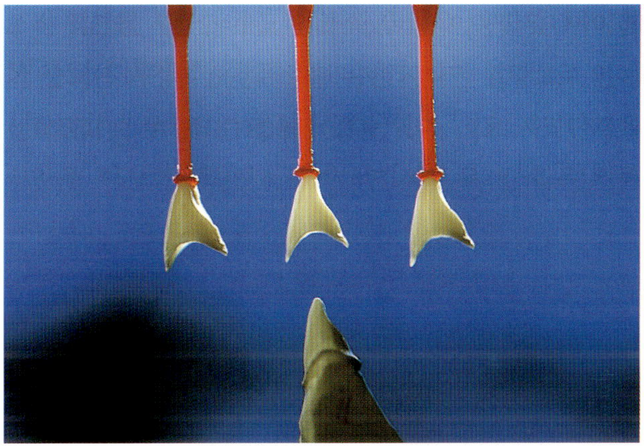

그림 10-19. Procera coping의 접착면은 본래부터 거친 표면을 가진다.

보인다고 보고하였다.[42,43,44,45]

접착면의 전처치 (Pre-treatment of intaglio surface)

지대치의 전처치 후 다음 단계는 수복물 접착면의 전처치이다. 접착면에 대한 전처치는 수복물의 재료에 따라 다양한데 기계적 및 화학적으로 나눌 수 있다. 기계적으로 표면을 거칠게 만드는 목적은 미세기계적 유지에 의해 결합을 강화하려는 것이다. CAD/CAM이나 milling과정에 의해 만들어진 보철물은 제조 과정상 본질적으로 거친 표면을 가지게 된다(그림 10-19). 이는 silica-based ceramic에서 미세기계적 결합을 증진시키기 위해 hydrofluoric acid로 산부식하는 것과 유사하다. Diamond bur나 aluminum oxide disc로 표면을 거칠게 하는 것은 금속 표면의 경우에는 유용하나 도재의 경우 조심성 없이 시행하면 균열이 형성되어 수복물이 약해지거나 파절이 일어날 수 있다. Aluminum oxide 입자(50~100㎛)를 이용해 airabra-sion을 하여 표면을 거칠게 하는 micro-etching은 깨지기 쉬운 도재에 회전기구와 유사한 영향을 주어 미세파절을 발생시키고 물리적 인성을 저하한다. 이는 feldspathic 또는 leucite-reinforced glass ceramic처럼 약한 도재의 경우 특히 고려되어야 하며 alumina나 zirconia와 같은 강도가 높은 도재에서는 덜 중요하다. 그러나 접착제는 부착을 유의성 있게 증진시키면서도 이러한 미세한 흠집(micro-flaws)을 성공적으로 봉하는 것으로 밝혀졌다.[46]

화학적인 전처치는 시행의 결과 미세기계적 결합이 되기도 하고 진정한 화학적 결합을 이루기도 한다. Silica-based ceramic의 경우 phosphoric acid(37%)는 접착면의 형태에는 영향을 주지 않고 오염만 제거하지만 hydrofluoric acid(5~9.5%)를 5분간 적용하면 오염을 제거하면서 도재를 산부식 하여 터널형태의 언더컷을 형성하여, silane-coupling agent와 함께 접착제-수복물 계면에서 화학적 결합을 형성한다. 인장결합강도(약 22MPa)는 레진 접착제와 상아질 접착제의 종류에 상관없이 hydrofluoric acid와 silane으로 접착면을 전처리 했을 때 가장 높다.[47]

Alumina와 zirconia 같은 강도가 높은 도재에 hydrofluoric acid를 적용하는 것은 미세기계적 결합을 위한 표면 거칠기에 영향을 주지 못한다. 높은 강도의 도재에 silane을 사용하는 것은 논란의 여지가 있다. 이론적으로 순수한 alumina나 zirconia는 silica가 없어서 화학적으로 silica-silane간 결합이 형성되지 않는다. 그러나 어떤 연구들에서는 wettability를 증가시키기 위해 silane의 사용을 지지한다.[48] 한 연구에서는 공기입자를 이용한 abrasion과 silane 및 SAAR 접착제를 이용하였을 때 초기(21MPa)와 artificial ageing 후(16MPa)의 인장결합강도가 가장 높았음을 보고하였다.[49]

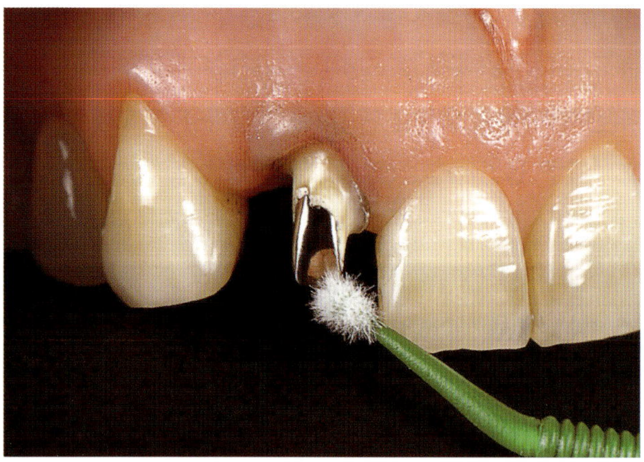

그림 10-20. 주조 금속 코어에는 합금용 primer를 적용한다.

Ceramic primer(CP)와 self-adhesive 접착제는 접착제-수복물 계면에서 화학적 결합을 얻는 또 다른 방법이다. 새로운 다중 성분의 CP는 silica-based ceramic에서 hydrofluoric acid 와 silane의 대체물로 이용되어 결합력이나 완전성을 저해하지 않으면서 신속한 전치치 과정을 가능하게 한다.[50] CP를 SADR이나 SAAR 접착제와 함께 사용하는 것은 alumina나 zirconia 도재와의 화학적 결합을 위한 전제조건이 된다. 몇몇 연구는 airborne aluminum oxide(AL_2O_3) particle abrasion[51]과 MDP를 포함한 레진 접착제(Clearfil SE Bond and Clearfil Porcelain Bond Activator, Kuraray Tokyo, Japan)를 사용하여 zirconia-based ceramic의 인장강도를 ageing 후까지 증가시킬 수 있다고 하였다.[52] 다른 접착면 형태를 가진 특정한 zirconia 하부 구조의 화학적 구성과 제조는 각 상품마다 독특하다는 것을 주지하는 것이 중요하다. 그러므로 어떤 한 연구로부터 나온 결론을 모든 zirconia 수복물에 적용할 수 없다. Zirconia와의 높은 결합은 레진 접착제와는 상관없으며, MDP를 포함한 bonding agent와 silane coupling agent를 적용하는 것이 중요하다. MDP를 포함하지 않은 bonding agent와 silane coupling agent를 이용한 경우 alumina와 zirconia ceramic 모두에서 보다 약한 결합을 형성하는 것으로 앞의 사실을 확신할 수 있다.[53] 표 10-3은 적절한 부착을 얻기 위해 각기 다른 접착면에 적용되는 전처치에 대해 요약하였다.

임상증례(Clinical practice)

접착을 치과보철 치료의 마지막 단계로 간주하여서는 안 된다. 보철물의 생존과 주변 경조직, 연조직과의 적합성을 확신하기 위해서는 주기적인 유지와 재검토가 필요하다. 사실상 접착은 이에 앞서서 행해지는 끝에서 두 번째의 단계이다. 다음은 접착의 임상적 순서이다:

표 10-3. Intaglio surface pre-treatment

Material/ pre-treatment	Acrylic or composite (temporary crown)	High-gold alloy	Semi- or non precious alloy	Silica ceramics[i]	Alumina ceramics[ii]	Zirconia ceramics[iii]	Implant-supported prostheses
Rotary instruments	N	Y	Y	N	N	N	N
Al2O3 air abrasion	Y[iv]	Y[iv]	Y[iv]	N	Y[iv]	Y[iv]	N
Alcohol	Y	N	N	N	N	N	N[v]
Tin plating	N	N	Y[vi]	N	N	N	N
Phosphoric acid (37%)	Y	N	N	N	N	N	N
Hydrofluoric acid (5~9.5%)	N	N	N	Y	N	N	N
Silane	N	N	N	Y[vii]	Y[vii]	Y[vii]	N
Ceramic primer	N	N	N	Y[viii]	Y	Y	N

Y - Yes.
N - No.
[i]Silica-ceramics - e.g. feldspathic, leucite reinforced glass ceramic (Empress 1, Ivoclar-Vivadent, Liechtenstein), lithium disilicate glass ceramic (Empress 2, Ivoclar-Vivadent, Liechtenstein).
[ii]Alumina ceramics - e.g. densely sintered pure aluminum oxide ceramic (Procera, Nobel Biocare, Sweden), glass infiltrated alumina (In-Ceram, Vita, Germany).
[iii]Zirconia ceramics - e.g. Cercon (Dentsply, Germany), Lava (3M-ESPE, Germany), Procera Zircon (Nobel Biocare, Sweden).
[iv]Following air abrasion, clean restoration in an ultra-sonic bath to remove all traces of the aluminum oxide powder.
[v]Traces of alcohol after cleaning the intaglio surface of the prosthesis may cause necrosis of the epithelial cells of the trans-mucosal attachment, or cuff, around an implant abutment.
[vi]Pre-treatment of the intaglio surface with an alloy primer (e.g. Alloy Primer, Kuraray, Osaka, Japan) negates tin plating(Fig 10.20)
[vii]Silane has a relatively short self-life, and is most effective when warm. Ensure silane is not used beyond expiry date, and that the intaglio surface is heated (e.g. with a hair drier) before application of the silane.
[viii]As a substitute for hydrofluoric acid and silane.

(1) 임시 보철물 제거(그림 10-21)

(2) 압배사로 지대치를 isolation(그림 10-22)(hint 10-1). 접착에 앞선 치아의 isolation은 최근 쟁점이 되어왔다. 몇몇 연구에서는 주위의 습기[54]와 타액으로 인한 오염이 결합강도에 악영향을 주지 않는다고 하였다.[55, 56] 그러나 이러한 새로운 개념은 근거정립이 더 필요하고, 저자의 생각으로 믿을만한 상아질 결합을 얻고, 의도하지 않게 접착 제재가 연조직으로 유출되어 일시적 또는 영구적으로 산에 의한 화상을 입히지 않도록 isolation 하는 것이 신중한 선택인 것 같다. 압배사는 상피부착과 접착제 사이의 장벽 역할을 해 지대치 변연부가 명확하게 보이도록 하고, 수분이나 오염이 없는 환경을 유지할 뿐 아니라 생물학적 폭경의 완전성을 보장한다(hint 10-2).

(3) 임시 접착제를 제거하기 위해 물로 지대치를 세척.

(4) 0.2% chlorhexidine paste와 혼합된 pumice로 지대치를 닦은 후 세척하고 부드럽고 따뜻한 공기로 건조한다(탈수가 아님)(그림 10-23).

(5) 최종 보철물을 시적하여, 적합도와 정확한 seating 및 교합을 확인한다(hint 10-3, 10-4).

(6) 보철물의 접착면 전처치. 보철물의 재료에 따라 전처치 방법은 달라진다(표 10-3)(hint 10-5).

(7) 지대치의 전처치. 선택한 상아질 접착제를 제조사의 지시에 맞게 사용. SE all-in-one DBA(hint 10-5)를

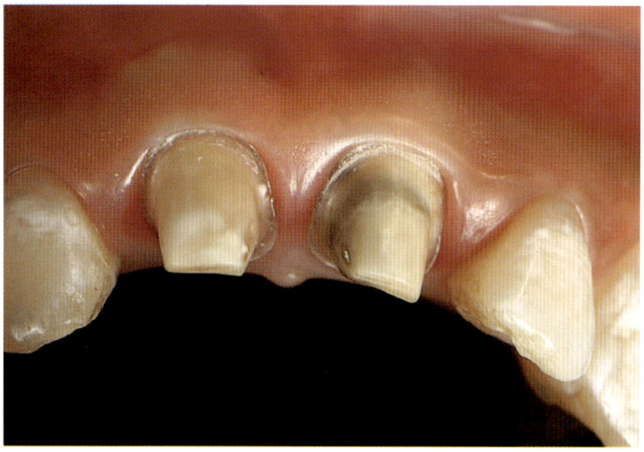

그림 10-21. 접착 술식: 임시 수복물을 제거한다.

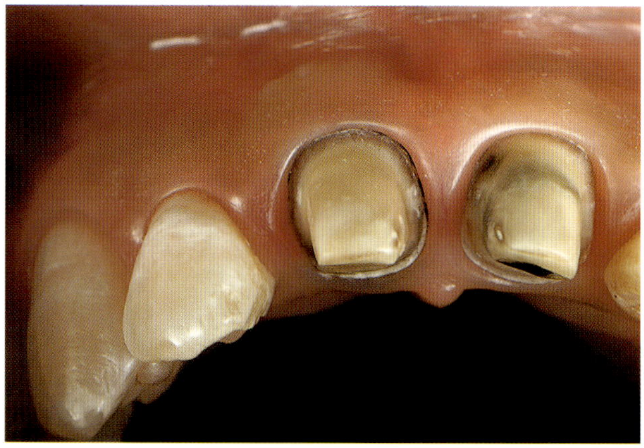

그림 10-22. 접착 술식: 압배사로 지대치를 isolation(우측 중절치) 한다.

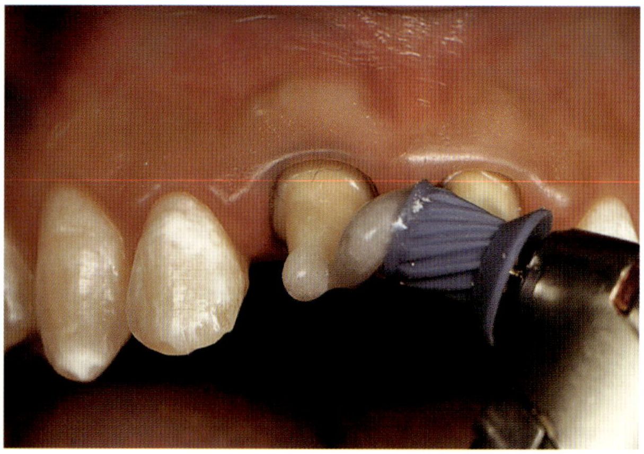

그림 10-23. 접착 술식: pumice와 Chlorhexidine paste로 지대치를 깨끗이 닦는다.

사용한다면 삭제되지 않은 법랑질과 경화 상아질을 37% 인산으로 20초 간 산부식, 세척, 건조(탈수 아님) 한 후 SE agent를 적용한다. 5세대 상아질 접착제를 사용한다면 지대치 전체를 37% 인산으로 20초간 산부식 하고, 세척과 건조(탈수 아님)를 진행한 다음 primer와 adhesive를 차례로 적용한다(hint 10-7). 광중합 또는 화학 중합 DBA의 경우 상아질에 대해 가장 높은 인장결합강도(15-20 MPa)를 얻을 수 있고, 이중 중합 DBA의 경우 8~12MPa의 인장결합강도를 얻을 수 있다. 이는 이중 중합 상아질 접착제의 경우 적절한 혼성층을 얻기 위해 primer와 adhesive의 혼합물을 희석하는 용매에 첨가제가 들어가기 때문이다 (그림 10-24)(hint 10-8).[57]

(8) 표 10-2에서 특정 수복물을 위한 적절한 접착제를 선택해 제조사의 지시대로 혼합한다.

(9) 보철물 내부에 접착제를 담아 지대치에 과도한 힘을 가하지 않고 부드럽게 안착시킨다(passive seating)(그림 10-25).

(10) 정확하게 seating 되었으면 치은 열구 내의 압배사와 잉여 접착제를 부드럽게 제거한다(그림 10-26)(힌트 10-9).

(11) 치실이나 테이프 및 Super Floss 등을 이용해 치간부 잉여 접착제를 제거한다.

(12) Oxygen inhibition layer를 최소화하기 위해 변연부 주위로 산소 차단 겔(oxygen blocking gel-Oxyguard Ⅱ, Kuraray, Osaka, Japan)을 도포한다.

(13) 접착제가 완전히 경화될 때까지 또는 이중 중합의 경우 빛으로 완전히 중합될 때까지 보철물에 부드러운 압력을 가한다(그림 10-27).

(14) 면봉으로 산소 차단 겔을 제거한다.

(15) #12 scalpel blade로 변연부 둘레의 경화된 잉여 접착제를 제거한다(그림 10-28).

(16) 치은 열구 내의 잔유 접착제를 제거하고 치은 건강을 도모하기 위해 0.2% chlorhexidine 용액으로 치은 열구를 세정한다(그림 10-29).

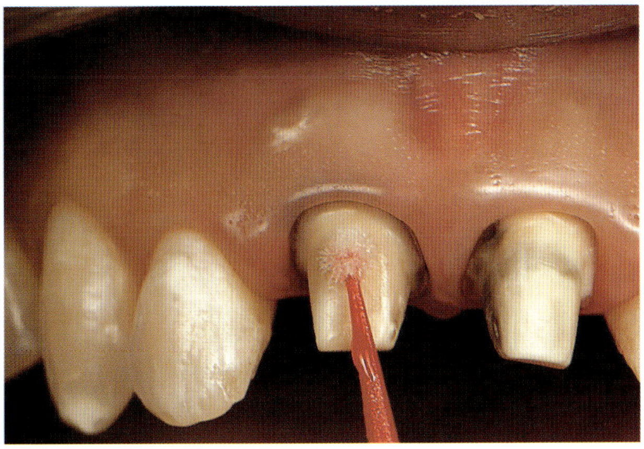

그림 10-24. 접착 술식: 상아질에 접착제를 적용한다.

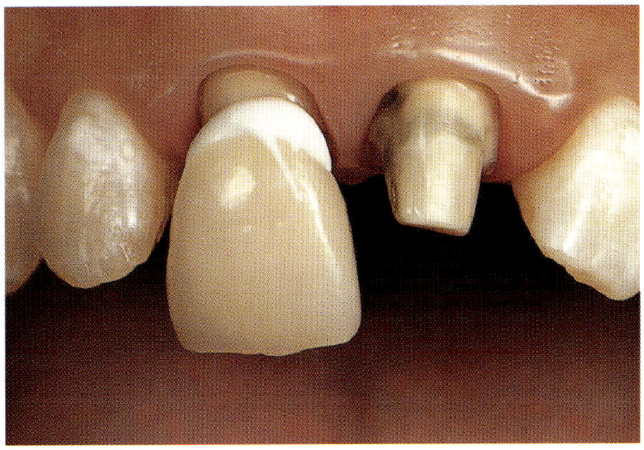

그림 10-25. 접착 술식: 접착제를 담은 보철물을 지대치에 seating한다.

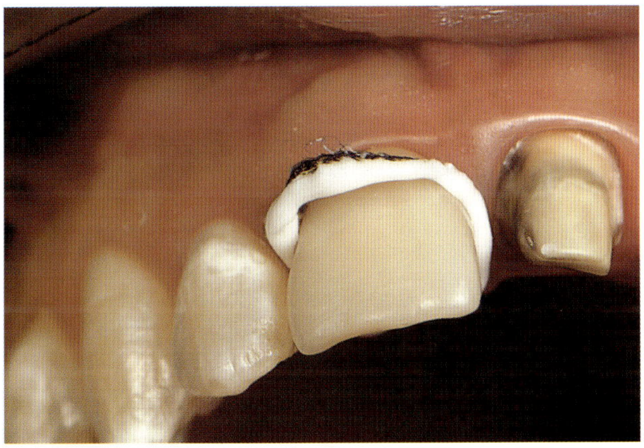

그림 10-26. 접착 술식: 압배사를 제거한다.

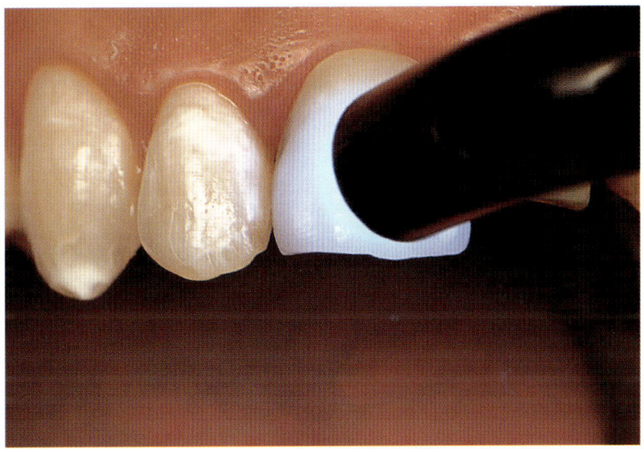

그림 10-27. 접착 술식: 접착제가 광중합이나 이중중합으로 중합되는 경우 광조사 한다.

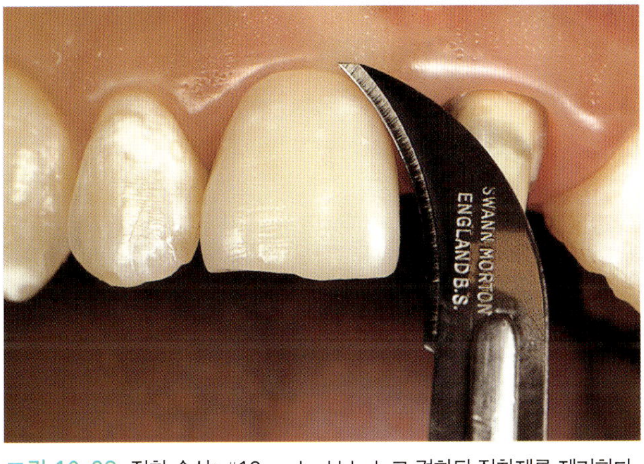

그림 10-28. 접착 술식: #12 scalpel blade로 경화된 접착제를 제거한다.

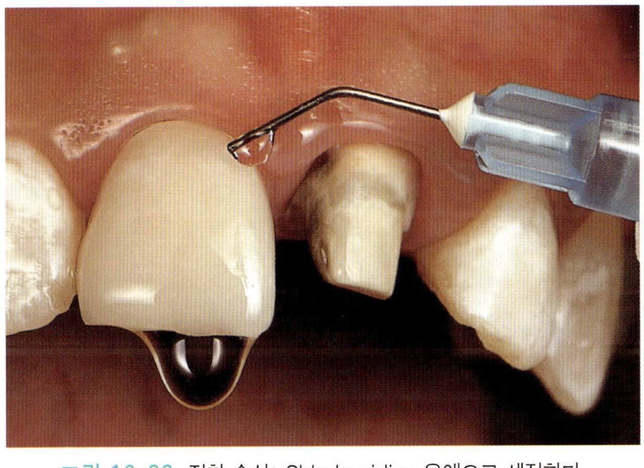

그림 10-29. 접착 술식: Chlorhexidine 용액으로 세정한다.

힌트와 팁(Hint and tips)

- hint 10-1: 열구액을 흡수하기 위해 dry, non-impregnated retraction cord를 이용한다.
- hint 10-2: Transmucosal cuff에 해가 되지 않도록 임플란트 주변에는 압배사를 사용하지 않는다. 바람직하지 못한 치은 퇴축을 일으키고 치근단 방향으로의 생물학적 폭경의 이동과 그 결과로 임플란트 주변의 골흡수를 일으킬 수 있다. 특히 thin, scalloped periodontal biotype에서 주의하여야 한다.
- hint 10-3: 보철물 변연이 치은연하에 위치하거나 불명확할 때는 적합도와 seating을 확인하기 위해 Fit Checker(GC, Tokyo, Japan)와 같은 silicone try-in paste를 이용한다.
- hint 10-4: 교합은 임시 보철물과 시적 단계에서 완성되어 있어야 한다. 하지만 미세한 조정은 적절한 회전기구로 충분한 주수 하에 행할 수 있고 부드러운 다이아몬드 버(20m grit 미만), tungsten carbide finishing bur(20~30 fluted), silicone tip, diamond polishing paste를 이용해 철저히 연마하여 표면의 불규칙한 부분(micro-fracture)을 제거한다.
- hint 10-5: 접착면의 전처치는 진료보조자에게 대신하게 할 수 있고 지대치의 전처치 이전에 혹은 동시에 행할 수 있다. 이렇게 함으로써 전처치한 지대치에 상아질 접착제 적용 후 구강액으로부터 지대치가 오염될 틈을 없앨 수 있다.
- hint 10-6: 레진 접착제와 상아질 접착제의 화학적 적합성을 보장하기 위해 같은 제조사에서 나온 것을 사용하는 것이 좋다.
- hint 10-7: 상아질 접착제를 사용하기 전에 다음의 사항을 따라야 한다. 상아질 접착제 내의 용매는 휘발성이 매우 강하므로 증발을 막기 위해 사용 후 꼭 밀봉하는 것이 좋다. 용액은 점도를 유지하도록 냉장고(4~10C)에 보관하고 사용하기 1시간 전에 실온에 내어 놓는다. 보관할 때 정체된 상태에서 용매와 활성 성분 사이에 바람직하지 못한 상의 분리가 일어나므로 제대로 된 접착 기능을 할 수 있도록 사용하기 전에 반드시 흔들어서 성분들이 다시 섞이도록 한다. 마지막으로 무균 상태를 유지하고, 사용하기 쉽고, 점도를 유지하기 위해 병에 든 것보다는 일회 분량으로 나온 것이 좋다.
- hint 10-8: 대부분의 상아질 접착 실패는 용매의 불충분한 증발 때문이다. 상아질 접착제를 적용하여 잠시 기다린 후 용액의 흐름이 보이지 않고 반짝이는 표면이 보일 때까지 상아질 접착제를 부드러운 바람으로 건조시킨다. 이는 보통 지대치의 표면적에 따라 10~15초 걸린다.
- hint 10-9: SE 상아질 접착제와 자가중합 레진 접착제를 함께 사용하지 않는다. 이는 SE 상아질 접착제가 'acidic inhibition layer''를 형성해 자가중합 접착제의 완전한 중합을 방해하기 때문이다.

참고문헌

1 Piwowarczyk, A., Lauer, H.-C. and Sorensen, J.A. (2004) In vitro shear bond strength of cementing agents to fixed prosthodontic restorative materials. *J Prosthet Dent*, **92**, 265–273

2 Diaz-Arnold, A.M., Vargas, M.A. and Haselton, D.R. (1999) Current status of luting agents for fixed prosthodontics. *J Prosthet Dent*, **81(2)**, 135–141

3 Knobloch, L.A., Kerby, R.E., Seghi, R., Berlin, J.S. and Lee, J.S. (2000) Fracture toughness of resin-based luting cements. *J Prosthet Dent*, **83**, 204–209

4 Komine, F., Tomic, M., Gerds, T. and Strub, J.R. (2004) Influence of different adhesive resin cements on the fracture strength of aluminum oxide ceramic posterior crowns. *J Prosthet Dent*, **92**, 359–364

5 Kern, M. and Thompson, V.P. (1995) Bonding to glass infiltrated alumina ceramic: adhesive methods and their durability. *J Prosthet Dent*, **73**, 240–249

6 Wegner, S.M. and Kern, M. (2000) Long-term resin bond strength to zirconia ceramic. *J Adhes Dent*, **2**, 139–147

7 Tay, F.R., Suh, B.I., Pashley, D.H. *et al.* (2003) Factors contributing to the incompatibility between simplified-step adhesives and the self-cured or dual cured composites. Part II. Single bottle, total-etch adhesives. *J Adhes Dent*, **5(2)**, 91–105

8 Nikaido, T., Kunzelmann, K.H., Chen, H. *et al.* (2002) Evaluation of thermal cycling and mechanical loading on the bond strength of a self-etching primer system to dentine. *Dent Mater*, **18**, 269–275

9 Sorensen, J.A. and Munksgaard, E.C. (1996) Relative gap formation adjacent to ceramic inlays with combination of resin cements and dentine bonding agents. *J Prosthet Dent*, **76**, 472–476

10 Strub, J.R. and Beschnidt, M. (1998) Fracture strengths of five different all-ceramic crown systems. *Int J Prosthodont*, **11**, 602–609

11 Morena, R., Lockwood, P.E. and Fairhurst, C.W. (1986) Fracture toughness of commercial porcelains. *Dent Mater*, **2**, 58–62

12 Attia, A and Kern, M. (2004) Fracture strength of all-ceramic crowns luted using two bonding methods. *J Prosthet Dent*, **91**, 247–252

13 Romao, W. Jr, Miranda, W.G. Jr, Cesar, P.F. and Braga, R.P. (2004) Correlation between microleakage and the cement thickness in three Class II inlay ceramic systems. *Oper Dent*, **29(2)**, 212–218

14 Tay, F.R., Pashley, D.H., Yiu, C.K. *et al.* (2003) Factors contributing to the incompatibility between simplified-step adhesives and the chemically-cured or dual cured composites. Part I. Single-step, self-etching adhesives. *J Adhes Dent*, **5(1)**, 27–40

15 Ettinger, R.L., Kambhu, P.P., Asmussen, C.M. and Damiano, P.C. (1998) An in vitro evaluation of the integrity of stainless steel crown margins cemented with different luting agents. *Spec Care Dent*, **18**, 78–83

16 Xin-Hua, G. and Kern, H. (2003) Marginal discrepancies and leakage of all-ceramic crowns: Influence of luting agents and aging conditions. *Int J Prosthodont*, **16**, 109–116

17 Goodcare, C.J., Campagni, W.V. and Aquilino, S.A. (2001) Tooth preparation for complete crowns: an art form based on scientific principles. *J Prosthet Dent*, **85**, 363–376

18 Smith, C.T., Gary, J.J., Conkin, J.E. and Franks, H.L. (1999) Effective taper criterion for the full veneer crown preparation in preclinical prosthodontics. *J Prosthodont*, **8**, 196–200

19 Zidan, O. and Ferguson, G.C. (2003) The retention of complete crowns prepared with different tapers and luted with four different cements. *J Prosthet Dent*, **89**, 565–571

20 Sorensen, J.A., Kang, S.K. and Avera, S.P. (1991) Porcelain-composite interface microleakage with various porcelain surface treatments. *Dent Mater*, **7**, 118–123

21 Burke, F.J. (1996) Fracture resistance of teeth restored with dentine-bonded crowns: the effect of increased tooth preparation. *Quintessence Int*, **27**, 115–121

22 el-Mowaft, O. (2001) The use of resin cements in restorative dentistry to overcome retention problems. *J Can Dent Assoc*, **67**, 97–102

23 Ozturk, N. and Aykent, F. (2003) Dentin bond strengths of two ceramic inlay systems after cementation with three different techniques and one bonding system. *J Prosthet Dent*, **89**, 275–281

24 Uno, S. and Finger, W.J. (1995) Function of the hybrid layer as a stress-absorbing layer in resin-dentine bonding. *Quintessence Int*, **26**, 733–738

25 Attia, A. and Kerm, M. (2004) Influence of cyclic loading and luting agents on the frac-

ture load of two all-ceramic crown systems. *J Prosthet Dent*, **92**, 551–556

[26] Buonocore, M. (1955) A simple method of increasing the adhesion of acrylic filling materials to enamel surfaces. *J Dent Res*, **34**, 849–853

[27] Fusayama, T., Nakamura, M., Kurosaki, N. and Iwaku, M. (1979) Non-pressure adhesion of a new adhesive restorative resin. *J Dent Res*, **58**, 1364–1370

[28] Nakabayashi, N., Ashizawa, M. and Nakamura, M. (1992) Identification of a resin-dentine hybrid layer in vital human dentine created in vivo: Durable bonding to dentine. *Quintessence Int*, **23**, 135–141

[29] Finger, W.J., Lee, K.S. and Podsum, W. (1996) Monomers with low oxygen inhibition as enamel dentine adhesives. *Dent Mater*, **12**, 256

[30] Perdigao, J., Lambrechts, P., van Meerebeek, B., Tome, A.R., VanHerle, G. and Lopes, A. (1996) Morphological field emission-SEM study of effect of six phosphoric acid etching agents on human dentine. *Dent Mater*, **12**, 262

[31] van Meerebeek, B., Dhem, A., Goret-Nicaise, M., Braem, M., Lambrechts, P. and VanHerle, G. (1993) Comparative SEM and TEM examination of the ultrastructure of the resin-dentine interdiffusion zone. *J Dent Res*, **72**, 495–501

[32] Prati, C., Chersoni, S., Mongiorgi, R. and Pashley, D.H. (1998) Resin-infiltrated dentine layer formation of new bonding system. *Operative Dent*, **23**, 185–194

[33] Prati, C., Chersoni, S., Mongiorgi, R. Pashley, D.H. (1998) Resin-infiltrated dentine layer formation of new bonding system. *Operative Dent*, **23**, 185–194

[34] Yoshiyama, M., Carvalho, R., Sano, H., Horner, J., Brewer, P. and Pashley, D.H. (1995) Interfacial morphology and strength of bonds made to superficial versus deep dentine. *Am J Dent*, **8**, 279–302

[35] Szep, S., Langner, N., Bayer, S., Bornichen, D., Schulz, C., Gerhardt, T., Schriever, A., Becker, J. and Heidemann, D. (2003) Comparison of microleakage on one composite with phosphoric acid or a combination of phosphoric and hydrofluoric acid and bonded with several systems. *J Prosthet Dent*, **89**, 161–169

[36] Dunn, J.R. (2003) iBond: the seventh generation, one bottle dental bonding agent. *Compendium*, **24(2)**, 14–18

[37] Kanca, J. (1992) Resin bonding to wet substrate. 1. Bonding to dentine. *Quintessence Int*, **23**, 39–41

[38] Manhart, J., Weber, K., Mehl, A. and Hickel, R. (1999) Marginal quality of dentine adhesives/composites in mixed class V cavities. *J Dent Res*, **78**, 444–447

[39] Abate, P.F., Rodriguez, V.I. and Macchi, R.L. (2000) Evaporation of solvent in one-bottle adhesives. *J Dent*, **8**, 437–440

[40] Finger, W.J., Lee, K.S. and Podsum, W. (1996) Monomers with low oxygen inhibition as enamel dentine adhesives. *Dent Mater*, **12**, 256

[41] Hanning, M., Reinhardt, K.J. and Bott, B. (1999) Self-etching primer vs phosphoric acid: an alternative concept for composite-to-enamel bonding. *Oper Dent*, **24**, 172–180

[42] Tani, C. and Finger, W.J. (2002) Effect of smear layer thickness on bond strength mediated by three all-in-one self etching priming adhesives. *J Adhes Dent*, **4**, 283–289

[43] Ernst, C.P., Holzmeier, M. and Willershausen, B. (2003) In vitro shear bond strength of self etching adhesives. Abstract IADR Goteborg, Paper 29757

[44] Vargas, M.A., Cobb, D.S. and Denehy, G.E. (1997) Interfacial micromorphology and shear bond strength of single-bottle primer/adhesives. *Dent Mater*, **13**, 316–324

[45] Geirsson, J., Ritter, A.V., Heymann, H.O. and Swift, E.J. (2001) Enamel and dentine bond strengths of a new self-etching dental adhesive. *Compend Contin Educ Dent*, **22(12)**, 8–11

[46] Burke, F.J., Fleming, G.J., Nathanson, D. and Marquis, P.M. (2002) Are adhesive technologies needed to support ceramics? An assessment of the current literature. *J Adhes Dent*, **4**, 7–22

[47] Stewart, G.P., Jain, P. and Hodges, J. (2002) Shear bond strength of resin cements to both ceramic and dentine. *J Prosthet Dent*, **88**, 277–284

[48] Madani, M., Chu, F.C., McDonald, A.V. and Smalkes, R.J. (2000) Effects of surface treatments on shear bond strengths between a resin cement and an alumina core. *J Prosthet Dent*, **83**, 644–647

[49] Blatz, M.B., Sadan, A., Arch, G.H. and Lang, B.R. (2003) In vitro evaluation of long-term bonding of Procera AllCeram alumina restorations with a modified resin luting agent. *J Prosthet Dent*, **89**, 381–387

[50] Attia, A. and Kern, M. (2004) Fracture

strength of all-ceramic crowns luted using two bonding methods. *J Prosthet Dent*, **91**, 247–252

[51] Wegner, S.M. and Kern, M. (2000) Long-term resin bond strength to zirconia ceramic. *J Adhes Dent*, **2**, 139–147

[52] Blatz, M.B., Sadan. A., Martin, J. and Lang, B. (2004) In vitro evaluation of shear bond strength of resin to densely-sintered high-purity zirconium-oxide ceramic after long-term storage and thermal cycling. *J Prosthet Dent*, **91**, 356–362

[53] Wegner, S.M., Gerdes, W. and Kern, M. (2002) Effect of different artificial ageing conditions on ceramic–composite bond strengths. *Int J Prosthodont*, **15**, 267–272

[54] Finger, W.J. and Tani, C. (2002) Effect of humidity on bonding strength of self-etching adhesives to dentine. *J Adhes Dent*, **4**, 277–282

[55] El-Kalla, I.H. (1999) Saliva contamination and resin micromorpholgical adaptation to cavity walls using single-bottle adhesives. *Am J Dent*, **12(4)**, 172–176

[56] Taskonak, B. and Sertgoz, A. (2002) Shear bond strength of saliva contaminated 'one-bottle' adhesives. *J Oral Rehab*, **29**, 559–564

[57] Stewart, G.P., Jain, P. and Hodges, J. (2002) Shear bond strength of resin cements to both ceramic and dentine. *J Prosthet Dent*, **88**, 277–284

찾아보기

[M]

[N]

[O]

[P]

[R]

[S]

예지성 있는 심미보철

아름다운 치아수복을 위한 프로토콜

Protocols for Predictable Aesthetic Dental Restorations

발행일 2007년 7월 15일
저 자 Irfan Ahmad
역 자 오 영 학 · 남 궁 혁 · 현 석 환 · 김 은 희
발행인 최 용 원
편 집 박 명 숙
표 지 박 명 숙
발행처 **대한나래출판사**
등 록 제6-0365호(1994. 12. 14)

주 소 서울특별시 동대문구 용두동 102-65
전 화 (02) 922-0840
팩 스 (02) 922-0841
이메일 dhpub@chol.com

ISBN 978-89-5741-088-2 **정가 70,000원**

www.dhpub.com